BIBLIOTHÈQUE DE THÉRAPEUTIQUE
PUBLIÉE SOUS LA DIRECTION DE
A. GILBERT & P. CARNOT

PHYSIOTHÉRAPIE

★ ★ ★

PHYSIOTHÉRAPIE

★ ★ ★

KINÉSITHÉRAPIE

MASSAGE — MOBILISATION — GYMNASTIQUE

PAR LES DOCTEURS

**P. CARNOT, DAGRON, DUCROQUET,
NAGEOTTE-WILBOUCHEWITCH, CAUTRU, BOURCART**

Avec 356 figures dans le texte

PARIS

LIBRAIRIE J.-B. BAILLIÈRE ET FILS

19, RUE HAUTEFEUILLE, 19

1909

Bibliothèque de Thérapeutique

PUBLIÉE SOUS LA DIRECTION DE

A. GILBERT
Professeur de Thérapeutique
de la Faculté de Médecine de Paris.

P. CARNOT
Professeur agrégé de Thérapeutique
à la Faculté de Médecine de Paris.

1909. 26 volumes in-8 de 4 à 500 pages, avec figures, cartonnés.

LISTE DES COLLABORATEURS

MM.

ACHARD (CH.) .... Professeur agrégé à la Faculté de médecine de Paris, médecin de l'hôpital Necker.

APERT (E.) .... Médecin des hôpitaux de Paris.

AUBERTIN .... Ancien interne des hôpitaux de Paris.

AUDRY (CH.) .... Professeur de clinique des maladies cutanées et syphilitiques à la Faculté de médecine de Toulouse.

BERGONIÉ .... Professeur à la Faculté de médecine de Bordeaux.

BESREDKA (A.) .... Chef de laboratoire à l'Institut Pasteur.

BOUCHARD (CH.) .... Professeur de Pathologie et de Thérapeutique générales à la Faculté de médecine de Paris, membre de l'Institut et de l'Académie de médecine.

BOURCART .... Privatdocent à la Faculté de médecine de Genève.

BRINDEAU .... Professeur agrégé à la Faculté de médecine de Paris, accoucheur des hôpitaux.

BRISSAUD (ED.) .... Professeur à la Faculté de médecine de Paris, médecin de l'Hôtel Dieu.

CALMETTE (A.) .... Directeur de l'Institut Pasteur de Lille, professeur à la Faculté de médecine de Lille.

CARNOT (PAUL) ... . Professeur agrégé à la Faculté de médecine de Paris, médecin des hôpitaux.

CASTAIGNE (J.) .... Professeur agrégé à la Faculté de médecine de Paris, médecin des hôpitaux.

CAUTRU (F.) .... Ancien interne des hôpitaux de Paris.

CHAUFFARD .... Professeur agrégé à la Faculté de médecine de Paris, médecin de l'hôpital Cochin.

CLAUDE (HENRI) .... Professeur agrégé à la Faculté de médecine de Paris, médecin des hôpitaux.

COMBE (A.) .... Professeur de Clinique infantile à la Faculté de médecine de Lausanne.

CONSTENSOUX .... Ancien chef de clinique adjoint des maladies nerveuses à la Faculté de médecine de Paris.

COYON .... Chef de clinique thérapeutique à la Faculté de médecine de Paris.

DAGRON .... Ancien interne des hôpitaux de Paris.

DEJERINE .... Professeur à la Faculté de médecine de Paris, médecin de la Salpêtrière, membre de l'Académie de médecine.

DELAGENIÈRE .... Chirurgien de l'hôpital et de l'asile d'aliénés du Mans.

DOPTER .... Professeur agrégé au Val-de-Grâce.

DUCROQUET (C.) .... Chargé du service d'orthopédie de la polyclinique Rothschild.

DUJARDIN-BEAUMETZ ...... Chef de laboratoire à l'Institut Pasteur.

DUPUY-DUTEMPS .... Ophtalmologiste des hôpitaux de Paris.

DURAND .... Professeur agrégé à la Faculté de médecine de Lyon, chirurgien des hôpitaux.

PRÉFACE

La Thérapeutique est la synthèse et la conclusion de la Médecine. Si Platon admettait que la plus belle Science est la plus inutile, il nous apparaît, au contraire, qu'une Science est d'autant plus belle qu'elle est plus féconde et qu'elle a pour but le soulagement des misères humaines. De fait, les plus éclatantes recherches de Médecine expérimentale, les plus subtiles analyses cliniques valent surtout par l'effort curateur auquel elles aboutissent.

Aussi la Thérapeutique, malgré ses incertitudes et ses tâtonnements, demeure-t-elle l'obsession du Chercheur et du Praticien. Aussi les Savants, même les plus illustres, les Cliniciens, même les plus réputés, à qui nous avons fait appel, nous ont-ils chaleureusement donné leur concours : qu'ils en soient tous remerciés ici !

La Thérapeutique peut être envisagée différemment, suivant que l'on prend pour point de départ de son étude le Médicament, le Symptôme ou la Maladie. La Bibliothèque de Thérapeutique sera donc divisée en trois Séries convergentes, dans lesquelles seront étudiés les AGENTS THÉRAPEUTIQUES, les MÉDICATIONS, les TRAITEMENTS. Chaque série comprendra un certain nombre de volumes, indépendants les uns des autres et paraissant en ordre dispersé, mais dont la place est nettement déterminée dans le plan d'ensemble de l'ouvrage.

I

La première Série est relative aux AGENTS THÉRAPEUTIQUES.

Elle comprend, comme une sorte d'introduction générale, l'*Art de formuler*, dont l'importance s'accroît par la publication d'un nouveau Codex et par les Conventions Internationales relatives aux Médicaments héroïques. Elle comprend aussi l'étude des *Techniques thérapeutiques médicales et chirurgicales*.

L'étude des *Agents physiques* a pris, depuis quelques années, un développement considérable. Les diverses branches de la *Physiothérapie* offrent, par là même, au Praticien, une série de ressources nouvelles. Qu'il s'agisse de *Kinésithérapie*, de *Massage*, d'*Hydrothérapie*, d'*Électrothérapie*, de *Radiothérapie*, etc., tout médecin doit savoir appliquer, lui-même, les méthodes usuelles, et connaître le principe, les indications et les résultats des méthodes plus compliquées, qui restent, nécessairement, confiées aux Spécialistes.

L'étude des *Médicaments chimiques* a fait, elle aussi, de grands progrès. Les Médicaments minéraux, dont on aurait pu croire la liste épuisée, ont récemment revêtu des formes nouvelles (combinaisons organiques, métaux colloïdaux), douées de nouvelles propriétés thérapeutiques. Quant aux Médicaments organiques, leur nombre s'accroît tous les jours ; déjà quelques lois de pharmacodynamie permettent de prévoir leur action thérapeutique, suivant l'introduction de tel noyau ou de tel radical : qu'il s'agisse des sulfones et de leurs propriétés hypnotiques, des ecgonines et de leurs propriétés anesthésiques, des anthraquinones et de leurs propriétés purgatives, le chimiste commence à jongler avec les molécules, et fabrique méthodiquement des médicaments synthétiques, comme il fabriquait déjà des couleurs ou des parfums.

Si les *Médicaments d'origine végétale* sont, de plus en plus, obtenus par synthèse, par contre de nouvelles plantes entrent, à leur tour, dans la matière médicale. La flore tropicale tient probablement encore en réserve bien des médicaments utiles.

Les *Médicaments d'origine animale*, fort employés jadis, puis fort oubliés, ont été surtout étudiés depuis Brown-Séquard. Qu'il s'agisse de thyroïdine ou d'adrénaline, de pepsine ou de sécrétine, l'*Opothérapie* utilise des produits fabriqués par l'organisme même, et supplée à l'insuffisance glandulaire en fournissant artificiellement au malade les substances qu'il ne fabrique plus. Il y a là tout un monde de corps et d'anticorps qui, vraisemblablement, feront la base de la Thérapeutique de demain.

Les *Médicaments d'origine microbienne* ont métamorphosé le traitement et la prophylaxie des maladies infectieuses. Ils peuvent conférer une immunité active grâce aux méthodes Pastoriennes de *Vaccination*, ou passive grâce aux méthodes de *Sérothérapie*, par lesquelles, après Ch. Richet, après Behring et Roux, on utilise les humeurs d'animaux chez qui l'on a provoqué préalablement la formation d'anticorps. On peut aussi, avec Metchnikoff, faire de la *Bactériothérapie*, en opposant aux microbes nocifs d'autres microbes domestiqués et inoffensifs, dont le développement gène celui des premiers.

L'étude des Agents Thérapeutiques comprend encore la *Crénothérapie*, la *Thalassothérapie*, la *Climatothérapie*. Sous le nom de Crénothérapie (κρήνη, source), on peut grouper, avec Landouzy, les méthodes thérapeutiques, si complexes, mais si puissantes, relatives aux Eaux Minérales. Les richesses naturelles de notre pays en Stations Thermales, Maritimes ou Climatériques sont, d'ailleurs, telles qu'aucun pays n'en possède d'équivalentes et ne peut aussi complètement se suffire à lui-même.

L'étude de la *Diététique* et des *Régimes* s'est beaucoup précisée : on peut, actuellement, doser l'énergie nutritive nécessaire à un organisme et la lui fournir sous telle ou telle forme isodyname, suivant l'état de ses viscères. Le régime, ainsi scientifiquement établi, fait, de plus en plus, partie de l'ordonnance et du traitement.

Enfin l'étude des *Agents Psychiques* a pris, elle aussi, une grande importance : si l'influence du moral sur le physique est telle qu'il suffit parfois, pour modifier l'évolution d'une maladie, de remonter les courages et d'imposer une volonté ferme, combien plus efficace encore est une direction morale méthodiquement graduée, suivant les règles précises de la *Psychothérapie !*

Tels sont les principaux Agents Thérapeutiques que le Praticien peut utiliser. Il est maintenant nécessaire de les grouper et de les combiner, en vue d'une Médication ou d'un Traitement.

II

La deuxième Série est relative à l'étude des MÉDICATIONS.

Étant donné un symptôme clinique, le premier problème thérapeutique qui se pose est de savoir si l'on doit agir sur lui, le favoriser ou le combattre : or ce n'est pas toujours une question facile à résoudre. Si certains symptômes sont, dans tel cas déterminé, manifestement défavorables et doivent être combattus (tels l'asphyxie, la putridité, etc.), d'autres, par contre, indiquent un effort réactionnel de l'organisme, que l'on doit respecter et même favoriser : tels les processus de l'inflammation mis en jeu par l'organisme contre l'infection, et qui doivent être respectés tant que leur excès même ne devient pas nuisible ; tel l'épistaxis d'un hypertendu, soupape de sûreté qui préserve parfois d'une hémorragie cérébrale. Mais, si tel symptôme doit être combattu et tel autre favorisé, beaucoup ont une signification variable ou douteuse : telle la fièvre. Aussi, bien souvent, en Thérapeutique, le difficile est-il, non pas d'agir, mais de savoir s'il faut agir et dans quel sens.

En second lieu, pour ou contre un symptôme donné, on peut utiliser plusieurs méthodes thérapeutiques. Chacune a ses indications et ses contre-indications, et l'on ne traitera pas l'insomnie d'un cardiaque comme celle d'un fébricitant ou d'un douloureux.

On voit, par là, toute l'importance pratique que présente l'étude des Médications Symptomatiques. Ce sont, d'ailleurs, celles dont on doit, le plus souvent, se contenter, faute de mieux, lorsqu'on ne peut atteindre la cause même du mal.

III

Enfin la troisième Série comprend l'étude des TRAITEMENTS.

Le Traitement d'une Maladie, lorsqu'il n'est pas pathogénique, est fait, le plus souvent, de la juxtaposition d'une série de Médications symptomatiques. Il devra se modifier incessamment, en se modelant sur la marche même de l'affection. Par exemple, le Traitement d'une fièvre typhoïde sera représenté par une série de Médications dirigées, non seulement contre l'infection éberthienne, mais aussi contre la fièvre, contre l'adynamie, contre la faiblesse cardiaque, contre les hémorragies intestinales, etc., suivant les symptômes successifs que l'examen clinique révélera.

Beaucoup de traitements sont devenus, dans ces dernières années, médico-chirurgicaux, qu'il s'agisse de sténose pylorique, de gangrène pulmonaire, de lithiase biliaire, de tuberculose rénale, etc. La partie médicale doit donc être complétée par une partie chirurgicale, de telle sorte que l'on puisse envisager, sous leurs différentes faces, les multiples traitements d'une même maladie.

C'est dans cet esprit qu'une série de volumes seront consacrés aux Traitements des Maladies Générales (Infections, intoxications, maladies de la Nutrition), des Maladies de chaque organe (Maladies nerveuses, digestives, circulatoires, pulmonaires, génito-urinaires), ainsi que des Spécialités (Maladies cutanées et vénériennes ; Maladies de la bouche, du nez, du larynx, des oreilles et des yeux).

Ainsi se complètent, mutuellement, les trois Séries relatives aux Agents Thérapeutiques, aux Médications et aux Traitements.

Elles sont conçues dans un même esprit général, et avec une même préoccupation, celle d'être immédiatement utiles au Praticien et, par là même, à ses Malades.

Si pareil but est rempli, ce sera la meilleure récompense de tous ceux qui ont collaboré à cette œuvre ; des Auteurs, à qui revient tout ce que cet ouvrage contient d'original et d'utile ; des Éditeurs, qui ont mis, à la réaliser, leur habileté coutumière ; des Directeurs, qui ont voulu continuer, par le livre, l'enseignement de la Thérapeutique dont ils sont chargés à la Faculté de Paris.

A. GILBERT et P. CARNOT.

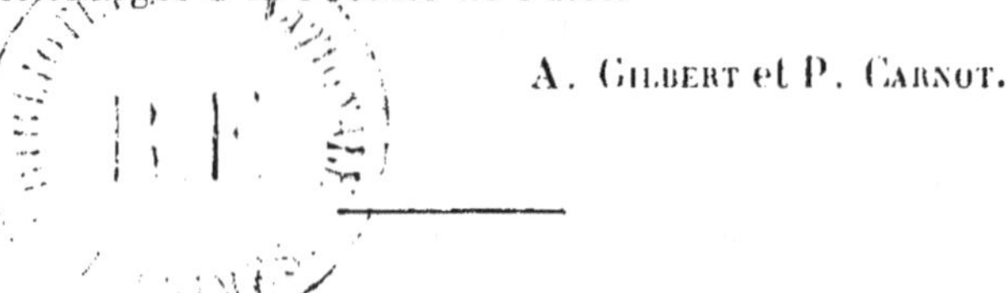

KINÉSITHÉRAPIE

MASSAGE — MOBILISATION - GYMNASTIQUE

AVANT-PROPOS

Des quatre volumes de la *Bibliothèque de Thérapeutique* consacrés à la *Physiothérapie*, les deux derniers sont relatifs à la *Kinésithérapie* (Massage, Mobilisation, Gymnastique, Mécanothérapie, Rééducation motrice), à la *Méthode de Bier*, à l'*Hydrothérapie*, et à l'*Aérothérapie*. Ces méthodes ont pour objectif principal de provoquer le fonctionnement de nos différents appareils, quelles que soient les actions physiques mises en jeu : ce sont donc des méthodes physiologiques, plus encore que des méthodes physiques.

Très anciennement connues, en raison même de leur simplicité, ces pratiques avaient été abandonnées aux mains des athlètes et des rebouteurs : il n'en est plus de même aujourd'hui.

D'une part, en effet, ces méthodes sont entrées dans la voie scientifique et s'appuient sur des recherches précises de Bio-Mécanique, relatives à la Physiologie des mouvements et à la Mécanomorphose.

D'autre part, on s'est rendu compte que, pour développer le jeu de nos organes, il est indispensable de les connaître, et que, seuls, des médecins physiologistes peuvent appliquer, en connaissance de cause, les méthodes nécessaires à ce but. Les divers chapitres de ces deux volumes le démontreront amplement.

Nous étudierons, d'abord, *les Bases scientifiques de la Kinésithérapie et les lois de la Mécanomorphose*, qui sont, en dernière analyse, les lois mêmes de l'Évolution relatives aux adaptations fonctionnelles. A l'aphorisme célèbre de J. Guérin : « La fonction fait l'organe », on peut ajouter, pour caractériser les tendances de la Kinésithérapie, deux corollaires. L'un résume le but de la Kinésithérapie éducative ou préventive : « Le développement progressif de la fonction aboutit au développement progressif de l'organe ». L'autre indique le but de la Kinésithérapie thérapeutique ou curative : « La restitution intégrale de la fonction dirige la réparation intégrale de l'organe. »

Or, depuis Lamark et Darwin, toute une science est née, avec Jules Guérin, Marey, Culmann, Wolff, avec William Roux surtout, la *Mécanique du développement* ou *Bio-mécanique*, qui analyse expérimentalement le rôle des actions mécaniques et des excitations fonctionnelles sur le développement des organes. Cette science, d'une haute portée philosophique, constitue le fondement même de la Kinésithérapie : elle est riche en applications pratiques immédiates.

Après cette introduction générale, vient l'étude, aussi pratique que possible, des différentes méthodes kinésithérapiques.

Le *Massage* et la *Mobilisation* sont étudiés, d'abord dans leur technique générale, puis dans leurs applications aux différentes régions anatomiques et aux différentes maladies. Ainsi que le dit fort bien Dagron, tout médecin transporte partout avec lui un instrument merveilleux, sa main, dont il ne tient qu'à lui de tirer de remarquables résultats thérapeutiques, mais dont il ne sait pas toujours faire usage. Le praticien doit savoir utiliser toutes les ressources du Massage et de la Mobilisation avant de se lancer dans une instrumentation autrement compliquée et coûteuse.

La *Gymnastique* est, elle aussi, une méthode puissante et simple dont le médecin ne tire pas toujours le parti qu'il pourrait, parce qu'il la connaît mal.

La Gymnastique éducative devrait être en honneur dans toutes les écoles et dans toutes les familles : car elle aide puissamment au développement morphologique de l'organisme et le met en état de résistance dans la lutte pour la vie et contre la maladie. A ce titre, le médecin ne peut s'en désintéresser : il doit pouvoir indiquer, lui-même, les mouvements qui conviennent pour développer un membre, pour éviter une déviation rachidienne, pour amplifier un thorax. Il ne doit pas abandonner à d'autres la direction de ces mouvements : car, seul, celui qui connaît les rouages d'une machine peut les faire fonctionner sans danger. Les flottements et les abus qui se sont produits en Éducation Physique tiennent surtout à ce que les médecins s'en sont trop désintéressés et n'en ont pas revendiqué la direction.

La Gymnastique médicale et orthopédique, a pour but, non seulement de prévenir la maladie, mais de la traiter une fois constituée : les lois de la Bio-mécanique y ont une importance capitale.

La *Kinésithérapie vertébrale* comprend, à la fois, la Gymnastique, la Mobilisation, le Massage, toute la Thérapeutique du Mouvement appliquée au rachis et à ses déformations : elle est la base même du traitement des déviations vertébrales que bien peu de médecins savent encore appliquer convenablement.

La *Kinésithérapie respiratoire*, complément de la méthode précédente, est fondamentale : car apprendre à l'enfant dont le thorax se développe mal, à l'adulte prédisposé héréditairement, au prétuberculeux, à l'emphysémateux, à l'asthmatique, la façon de respirer, c'est modifier profondément ses conditions générales d'existence : c'est faciliter ses défenses pulmonaires ; c'est augmenter ses combustions organiques ; c'est, par là même, fortifier le terrain et le rendre impropre aux infections.

La *Kinésithérapie abdominale*, appliquée à l'estomac, à l'intestin, au foie, etc., provoque un stimulus mécanique dont bénéficient souvent ces organes.

La *Kinésithérapie gynécologique* modifie la statique et les conditions circulatoires du petit bassin ; elle provoque parfois d'heureux changements en des cas que l'on aurait cru justiciables de la seule intervention sanglante.

La *Mécanothérapie*, par laquelle débute le quatrième volume de Physiothérapie, provoque, à l'aide d'appareils fort ingénieux, des mouvements actifs ou passifs. On peut en graduer très exactement l'étendue, la fréquence et l'énergie : par là, cette méthode est plus précise que les précédentes ; mais elle a moins de souplesse. D'ailleurs, les difficultés et le coût de l'installation en restreignent l'emploi : aussi le traitement mécanothérapique reste-t-il confié à des spécialistes, et le praticien a-t-il surtout besoin d'en connaître les indications, la technique générale et les résultats.

La *Rééducation motrice* représente une application toute spéciale de la Thérapeutique du Mouvement. Comme le dit Constensoux, tandis que le Massage exerce son action sur les organes périphériques sans leur demander aucun effort, que la Mobilisation assouplit muscles et articulations, que la Mécanothérapie dose et localise le mouvement, que la Gymnastique médicale et les Sports s'efforcent de développer librement la puissance de l'organisme, la Rééducation compte, à propos de ses exercices, bien moins sur le mouvement en lui-même que sur l'attention et l'effort qui permettront au malade de le régulariser et d'en prendre possession, en créant, grâce à la répétition, de nouvelles habitudes : elle agit donc, sur la coordination des mouvements, principalement par le Système nerveux, de tous nos appareils le plus susceptible d'éducation et de spécialisation.

Les *Jeux et les Sports* doivent avoir leur place en Thérapeutique. Le médecin doit en connaître, non seulement les indications, mais aussi (et surtout) les contre-indications. Comme le montre Ph. Tissié, les Jeux et Sports ne peuvent suffire à entraîner un organe : ils ne sauraient s'appliquer avec succès qu'après une éducation méthodique préalable ; mais ils doivent servir de complément aux autres méthodes kinésithérapiques, à la gymnastique suédoise notamment. D'autre part, l'abus est proche de l'usage, et nombreux sont les cœurs forcés et les organismes surmenés par des exercices hors de toute proportion avec les règles physiologiques. Ici encore, le médecin ne doit pas s'enfermer dans sa tour d'ivoire : il doit pouvoir intervenir, individuellement et collectivement, auprès de ses malades comme auprès des pouvoirs publics.

La *Méthode de Bier*, ou méthode de l'hyperémie veineuse, est une méthode physique, fort intéressante en ce qu'elle tend à provoquer la congestion, qui est un des processus les plus importants de l'inflammation, et une des défenses locales les plus utiles de l'organisme. Cette méthode si simple a donné, principalement aux chirurgiens, de très importants résultats.

L'*Hydrothérapie* utilise, à la fois, des actions mécaniques et des actions calorifiques. Sous forme de bains, de douches, de douches sous-marines, de bains de vapeur, etc., elle met en jeu des excitations diverses, principalement d'ordre nerveux ou vaso-moteurs, variables suivant la force, le degré thermique, etc.

D'autres méthodes physiques, utilisées dans les Cures naturistes, dans les Stations climatériques, marines ou minérales, agissent d'une façon plus complexe encore : elles seront exposées dans un autre volume de la *Bibliothèque de Thérapeutique*, consacré à la *Crénothérapie*, à la *Thalassothérapie*, à la *Climatothérapie*.

Telles sont les différentes méthodes de la Physiothérapie. Cette branche de l'art de guérir conquiert, chaque jour davantage, sa place au soleil ; elle a le grand avantage de n'introduire dans l'organisme aucune substance toxique ; elle rend, à qui sait en manier les méthodes, d'inappréciables services ; elle doit, par là même, être familière à tous les Praticiens.

LES BASES DE LA KINÉSITHÉRAPIE
ET
LES LOIS DE LA MÉCANOMORPHOSE

PAR

Paul CARNOT

Professeur agrégé à la Faculté de médecine de Paris,
Médecin des hôpitaux.

La Kinésithérapie est la Thérapeutique du Mouvement. Elle a pour but de provoquer, par des procédés mécaniques, actifs ou passifs, le fonctionnement des diverses parties du corps et dérive de ce principe général que le développement et la réparation d'un organe sont influencés par son fonctionnement même.

Il semble, en effet, y avoir, chez les Êtres vivants, des relations mutuelles entre la structure et les fonctions d'un organe. Si le jeu des machines inanimées dépend de leur conformation, mais ne la modifie guère, il en est tout autrement pour les machines vivantes. C'est même une de leurs caractéristiques les plus frappantes que, leurs organes se modifiant et se rénovant sans cesse, leur structure est constamment modelée par les actions physiques qui s'exercent sur elles ; or, les plus continues et les plus efficaces sont, précisément, les actions mécaniques qui dérivent de leur fonctionnement même. Aussi peut-on dire, à juste titre, que, si la structure d'un organe vivant détermine sa fonction, la fonction modifie, à son tour, cette structure, et répéter avec Jules Guérin, l'aphorisme célèbre : « C'est la Fonction qui fait l'Organe. »

Faire fonctionner un organe malade, c'est donc aider à sa reconstitution. Faire de la Kinésithérapie, c'est appliquer à la Thérapeutique les lois générales de l'Évolution, relatives aux adaptations fonctionnelles et à l'automorphose des divers organes. C'est utiliser les données précises de la Bio-Mécanique.

Aussi, nous paraît-il utile, au début de ce livre, d'indiquer les bases scientifiques de la Kinésithérapie. Trop souvent encore, en effet, le Massage, la Mobilisation, la Gymnastique, etc., sont considérés comme des pratiques empiriques, que l'on rejette avec dédain ou que l'on abandonne à un personnel secondaire. Ces méthodes sont, cependant, scientifiques par leurs principes et par les détails de leurs applications ; elles touchent, par leur esprit général, aux plus hauts problèmes de la Biologie.

Toute une science nouvelle, appelée tour à tour *Mécanique du développement* (W. Roux), *Bio-Mécanique* (Yves Delage), *Mécanomorphose*, s'édifie, actuellement, qui démontre, par des observations et des faits expérimentaux, le rôle des actions mécaniques et des excitants fonctionnels sur le développement et la réparation des organes. Ce sont ses lois que nous allons résumer, parce qu'elles peuvent servir de charte scientifique à la Kinésithérapie.

Lois générales de la mécanomorphose.

La doctrine évolutionniste des adaptations fonctionnelles a été formulée, avec une grande netteté, par le génie de Lamark.

L'action des influences extérieures, principalement mécaniques, sur la structure des êtres vivants, l'adaptation des organes à leurs fonctions sont, avec la transmission héréditaire des caractères ainsi acquis, à la base même du Transformisme.

Ces actions sont aussi à la base de la Mécanomorphose et, par là même, à la base de la Kinésithérapie.

Une preuve des plus péremptoires, démontrant l'adaptation d'un organe à sa fonction, est fournie par le fait capital qu'un organe qui cesse de fonctionner s'atrophie, et que, par contre, un organe qui hyperfonctionne s'hypertrophie.

C'est ainsi qu'un membre, condamné pendant longtemps à l'immobilité dans un appareil plâtré, tend à s'atrophier, tandis qu'un membre entraîné à fonctionner par une série de manœuvres, actives ou passives, s'hypertrophie. Les muscles du moignon d'un manchot deviennent grêles et flasques, tandis que le biceps d'un forgeron double ses dimensions.

De même, l'estomac d'un inanitié s'atrophie ; ses parois s'amincissent, ses glandes et ses muscles entrent en régression. Au contraire, l'estomac du gros mangeur épaissit ses tuniques, renforce ses muscles, allonge ses glandes.

De même, le cœur d'un hypotendu, d'un tuberculeux par exemple, obligé à un faible travail, devient petit et prend l'aspect typique en « gland de chêne ». Au contraire, le cœur d'un hypertendu, d'un brightique notamment, obligé de lutter contre l'obstacle périphérique, hypertrophie son ventricule gauche et devient le « gros cœur de Traube. »

On pourrait citer indéfiniment des exemples cliniques propres à montrer quelles adaptations de structure peuvent résulter de simples modifications fonctionnelles.

Lorsque, la cause persistant pendant plusieurs générations, l'hérédité fixe définitivement les caractères acquis, les modifications anatomiques ainsi produites deviennent permanentes et aboutissent à la constitution d'espèces nouvelles. Aussi les principaux faits relatifs aux adaptations fonctionnelles ont-ils été relatés par Lamark, Darwin et les partisans du Transformisme.

C'est ainsi que l'atrophie de certains organes inutiles aboutit à leur disparition ethnique. Les yeux de certains animaux, vivant, depuis de nombreuses générations, dans l'obscurité des cavernes, se sont atrophiés et ont disparu par absence de fonctionnement : une espèce nouvelle s'est ainsi constituée. De même, l'œil pinéal n'est plus, chez les Mammifères, que le vestige, à peine reconnaissable, d'une fonction depuis longtemps disparue.

Inversement, telle adaptation à une fonction utile s'est définitivement fixée sous forme de caractère ethnique. Telle race de montagnards est devenue courte, trapue, apte aux ascensions pénibles ; telle autre race sédentaire a courbé ses membres et a développé son cerveau. Les pattes des chevaux de course anglais se sont allongées et affinées : celles des percherons de trait se sont épaissies et fortifiées. Les muscles de la nuque sont devenus puissants chez les races de bœufs habitués au joug ; les mamelles des races laitières se sont développées.

Ainsi se sont créées des races nouvelles, chez lesquelles les caractères anatomiques acquis sont, de toute évidence, le résultat d'une adaptation fonctionnelle.

Si l'on peut discuter la généralité de ce processus évolutif et contester qu'il explique à lui seul, par sélection et par hérédité, l'origine même des espèces, il est hors de doute que la structure d'un organe est modelée par son fonctionnement même, et que l'hérédité peut, en fixant les caractères ainsi acquis, en faire des modifications ethniques définitives.

Il est, maintenant, nécessaire de serrer le problème d'un peu plus près et d'entrer dans quelques détails touchant la Mécanomorphose des différents appareils.

Les recherches les plus précises et les plus directement applicables à la Kinésithérapie ayant porté sur le système locomoteur, c'est par elles que nous commencerons.

Mécanomorphose osseuse. — Le développement morphologique des os s'explique, en grande partie, par les pressions qu'ils supportent et par les forces de traction qu'exercent, sur eux, les muscles et les tendons.

La grande malléabilité du système osseux est, en effet, remarquable. « L'os, dit Marey, est comme une cire molle qui cède à toutes les forces extérieures, et l'on peut dire du squelette que sa forme est celle que lui permettent d'avoir les parties molles dont il est environné. »

A la naissance, le squelette du fœtus présente bien une forme générale, préadaptée par hérédité aux fonctions motrices qu'il aura plus tard. Mais cette forme n'est encore qu'ébauchée : les os sont lisses et unis. Ce n'est que plus tard, sous l'influence de mouvements et, par conséquent, d'actions mécaniques, principalement de pressions d'appui et de tractions musculaires, qu'apparaissent les saillies et les creux qui les caractérisent. Les anciens anatomistes, Cruveilhier notamment, avaient déjà remarqué le rapport qui existe entre l'importance des excavations ou des crêtes osseuses d'une part, et la puissance du muscle qui s'y insère d'autre part.

L'architecture intérieure de l'os, la forme et la direction des travées osseuses obéissent, de même, à des lois mécaniques rigoureuses. Depuis longtemps, Rodet, Meyer, Wolff, etc., avaient montré la disposition régulière des travées osseuses dans la substance spongieuse de certains os, tels que le calcanéum, les épiphyses fémorale et humérale : cette disposition est commandée par les tractions et les pressions supportées par l'os et dirigées dans un certain sens.

La traction continue du muscle joue le rôle d'excitant vis-à-vis du périoste. Suivant le langage de W. Roux, elle constitue un stimulus mécanique. Elle ne se borne pas, d'ailleurs, à provoquer une néoformation osseuse : elle en détermine aussi la direction.

C'est ce qui résulte notamment des recherches de W. Roux, de Tornier, de Hirsch, etc. Par des mesures précises, on a montré que la surface d'un os, et, par conséquent, sa forme, sont les conséquences de sa texture, et que celle-ci est déterminée par le travail mécanique auquel il est soumis. Les trabécules osseuses s'ordonnent ainsi suivant les trajectoires de pression et de tension de la statique graphique. Cette ordination des lignes de force est l'ordination même des travées osseuses : elle est aussi mathématiquement tracée que celle d'un arc ou d'une ferme métalliques calculés pour entrer dans la structure d'un pont.

Si les pressions et les tractions mécaniques sont modifiées par un artifice expérimental, par une altération pathologique, par une manœuvre thérapeutique, la disposition des travées osseuses et la morphologie concomitante de l'os sont modifiées par là même :

Expérimentalement, si l'on fait agir, sur un os, une pression ou une traction, même légère, on voit, pourvu qu'elle soit longtemps prolongée, se produire les plus étranges déformations.

Fick (1), Gudden, Marey (2) surtout ont montré qu'en détruisant certains muscles ou certains nerfs, et, par là même, en modifiant les forces qui agissent sur l'os en voie de développement, on modifie la forme même de cet os.

Nous citerons, en particulier, une expérience curieuse d'Anthony (3). On sait que, chez les animaux carnassiers, obligés de mastiquer puissamment, le muscle crotaphyte (muscle temporal) prend un grand développement : aussi ses insertions osseuses s'accentuent-elles et les crêtes osseuses de la calotte cranienne se développeront-elles beaucoup ; de plus, l'action mécanique de ce muscle puissant, s'exerçant sur la convexité du crâne, tend à l'aplatir et, par suite, à empêcher le développement de l'encéphale sous-jacent. Or, vient-on à sectionner l'un des muscles crotaphytes, on constate ultérieurement une disposition beaucoup moins accentuée des crêtes d'insertion osseuse et un développement plus considérable de la convexité du crâne qui ne se trouve plus bridée par le muscle. Peut-être, lorsque le Primate dont l'Homme est issu, a fait un moindre usage de ses mâchoires, ses muscles temporaux ont-ils diminué d'importance : la compression cranienne consécutive s'étant atténuée, le cerveau sous-jacent a pu prendre le développement qu'on lui connaît.

Pathologiquement, nombreux sont les exemples de conformations osseuses modifiées par des actions extérieures. On sait que les anévrysmes de l'aorte, en contact avec le sternum ou la clavicule, déforment, puis perforent cette barrière osseuse, et que celle-ci résiste moins aux actions mécaniques ainsi transmises que la peau ou les parties dépressibles. De même, une artère se creuse un sillon dans un os ; les tendons s'y creusent des coulisses, etc.

Jules Guérin (4), Julius Wolff, et bien d'autres ont montré que les changements de forme et de structure consécutifs à une maladie osseuse sont dus, le plus souvent, non à la maladie elle-même, mais aux modifications motrices qu'elle occasionne. Il suffit, en effet, de rendre aux membres malades leur fonctionnement normal pour voir les os reprendre leur forme et leur structure.

Un des exemples les plus typiques est l'incurvation des os que l'on observe dans le rachitisme, suivant le sens des tractions musculaires et des pressions provoquées par le poids du corps. En même temps, se produit un épaississement de l'os du côté concave, ainsi que l'a

(1) Fick. Ueber die Ursachen der Knochenformen (*Exper. Untersuch.* — Goettingen, 1857).
(2) Marey. La machine animale. Alcan, 1873.
(3) R. Anthony. Études de morphogénie expérimentale; ablation d'un crotaphyte chez le chien (*Soc. Biologie,* 1902).
(4) Jules Guérin. Essai de physiologie générale. 1868.

montré Julius Wolff (1); la cavité médullaire devient plus petite, excentrique et se rapproche du bord convexe. Enfin, les aréoles osseuses allongent leurs colonnes dans le sens de la pression mécanique et fournissent ainsi le maximum de résistance. Pour Wolff, la pression sur les surfaces articulaires produit mécaniquement cette incurvation et ces changements de structure. Pour Félix Regnault (2), les changements de forme sont plutôt dus à l'action directe des muscles : car la pression sur un membre dont les muscles sont atrophiés incurve l'os sans que sa forme et sa structure se modifient. Lorsque l'os s'incurve, les muscles étant sains, il en résulte une élongation et un tiraillement de ces muscles : ceux-ci exercent une traction sur le bord concave de l'os, et cet excitant mécanique provoque une activité ostéogénique qui aboutit à la production d'un contrefort osseux.

On constate des faits de même ordre dans les fractures du fémur consolidées avec angle, dans l'ankylose en flexion du genou : dans ces différents cas, la consolidation s'accompagne d'un épaississement du côté fléchi, qui s'explique par les actions mécaniques, directes ou musculaires, supportées.

Comme le dit W. Roux, les trabécules osseux sont alors dirigés suivant les lignes du plus grand effort, c'est-à-dire obliquement par rapport à l'axe de l'os, et, par conséquent, d'une manière qui ne s'est jamais rencontrée chez aucun ancêtre de l'individu. Donc, sans tendances héréditaires, les actions mécaniques exercées par l'os ont suffi pour déterminer l'orientation la plus avantageuse de ces petites lamelles.

Un bel exemple de modifications, pathologiques et expérimentales à la fois, imprimées à l'os par des actions purement mécaniques, est relaté par Poirier (3). Dans un cas où la diaphyse tibiale avait été détruite par une ostéomyélite, Poirier remplaça l'os manquant par le péroné, en le faisant passer dans une encoche pratiquée à l'apophyse tibiale inférieure : or cet os, appelé à supporter des efforts supérieurs à ceux qu'il subit d'ordinaire, augmenta de diamètre, par suite d'une excitation fonctionnelle d'ordre mécanique plus active. Quinze mois après l'opération, le péroné, appelé à faire fonction de tibia et à supporter le poids du corps, était triplé de volume, ainsi que le montra la comparaison des deux radiographies.

Thérapeutiquement, on peut mettre en œuvre des processus du

(1) Julius Wolff. Forme et fonction : leur rapport réciproque dans l'organisme. Trad. Tavel. 1901.

(2) Félix Regnault. La morphogénie osseuse (*Rev. gén. des Sciences*. 1905).

(3) Poirier, Remplacement d'une diaphyse tibiale détruite par ostéomyélite par la diaphyse péronière. 10ᵉ Congrès de chirurgie. 1896.

même ordre. Par des tractions, continues ou intermittentes, pratiquées sur un os, on peut en modifier la forme, la longueur, la structure. Pareille méthode devrait être systématiquement essayée lorsqu'il s'agit d'allonger ou de redresser un membre incurvé : car une traction douce et prolongée exerce, sur le processus incessant de rénovation osseuse qui modèle l'os, une action autrement efficace qu'une traction brutale et passagère. De même, une pression douce et continue, exercée dans le sens du redressement, est la plus capable de lutter contre les forces musculaires ou de pesanteur qui ont déterminé la déformation initiale.

Le rétablissement des mouvements, et, par suite, des lignes de force normales, et des actions mécaniques qui s'exercent physiologiquement, doit être la base même des méthodes kinésithérapiques dirigées contre les déformations osseuses.

On doit, en définitive, se rappeler toujours, en Kinésithérapie osseuse, que la meilleure manière d'agir sur la forme et la structure de l'os est de provoquer des excitations mécaniques, correspondant aux fonctions physiologiques, et antagonistes des forces qui ont occasionné la déformation. On copie ainsi les processus de Mécanomorphose qui se produisent au cours du développement, et on peut s'opposer aux processus mécaniques de même ordre qui ont fait dévier, pathologiquement, le type normal.

Mécanomorphose des articulations et des cartilages. — De même que l'os, le cartilage et les cavités articulaires se forment et se modèlent sous l'influence d'actions mécaniques (1).

Il est facile, suivant Marey, de prévoir la forme des surfaces articulaires, d'après les mouvements auxquels elles sont soumises. Aux mouvements les plus étendus correspondent les surfaces dont la courbure comptera le plus grand nombre de degrés. Les mouvements bornés, au contraire, n'engendreront que des surfaces dont la courbure correspondra à un axe de quelques degrés seulement. Le rayon de courbure des surfaces articulaires sera donc très court, si les mouvements sont très étendus; il sera très long si les mouvements sont bornés.

Par exemple, l'articulation tibio-tarsienne a une courbure d'assez court rayon à cause de la mobilité grande du pied sur la jambe; au tarse, à mesure que diminue la mobilité des os, le rayon de courbure grandit; puis il diminue aux articulations phalangiennes, là où reparaît une grande mobilité.

---

(1) Tornier (G.). Das Enstehen der Gelenkformen (*Arch für Entw. Mech.*, I. 1897).

On pourra donc modeler une articulation, suivant l'étendue donnée au mouvement par les manœuvres actives ou passives de mobilisation.

D'après Tornier, les formes des articulations sont fonction de l'adaptation de l'animal aux conditions extérieures. Elles sont les résultats d'influences mécaniques, qui, produites par les nécessités de la vie, se transmettent à l'appareil articulaire par l'intermédiaire des muscles. Ces « excitations mécaniques » s'exercent directement sur l'appareil articulaire, et on peut analyser mathématiquement leur action suivant les parallélogrammes des forces appliquées.

D'après W. Roux (1), ce sont le frottement et le mouvement de clivage dans un sens parallèle à la surface qui déterminent la formation du cartilage. Les pressions, les tractions entretiennent ensuite le tissu cartilagineux une fois formé.

Inversement, le cartilage se transforme, lorsque l'intensité du mouvement de clivage diminue : là où règne une pression persistante, il se calcifie ; dans les points soustraits, par la partie résistante, à la traction et à la pesée, la structure cartilagineuse disparaît.

Lorsqu'à la suite d'une fracture osseuse, il existe un frottement entre les deux moignons, il se produit du cartilage : il en est ainsi chez les animaux dont on n'a pas immobilisé les os fracturés, et parfois aussi chez l'homme (Volkmann, Kapsamm). Dans un cas de myosite ossifiante relaté par Rathcke, il s'était formé du cartilage, et non de l'os, parce que les conditions de frottement et de clivage nécessaires pour la production du tissu cartilagineux avaient été réalisées.

Hüter a montré que, dans les luxations anciennes, les parties enduites de cartilage perdent ce revêtement sur les points qui cessent de frotter. Le cartilage se développe, au contraire, là où une surface osseuse munie de son périoste est soumise à des frottements répétés, dans les pseudarthroses par exemple.

Thérapeutiquement, on peut utiliser ces données lorsqu'il s'agit de s'opposer à l'ankylose ou de lutter contre certaines déformations articulaires, dans le rhumatisme chronique, par exemple : pour provoquer la production de cartilage, les procédés de frottement et de clivage pourront être utilisés.

Mécanomorphose des muscles et des tendons. — L'influence des actions mécaniques sur la forme et le développement des tendons et des muscles est prouvée par un grand nombre d'observations, de faits expérimentaux et de constatations pathologiques.

____

(1) W. Roux. Entwickelungsmechanik. Leipzig, 1895.

Les faits d'observation abondent, qui montrent que la longueur, la force et la structure des muscles et des tendons sont déterminées par les actions mécaniques qu'ils subissent.

La formation d'un tendon est provoquée, ainsi que l'ont montré W. Roux, Anthony, etc., par la compression qui s'exerce sur cette partie. De plus, la longueur du tendon est en raison inverse du mouvement angulaire commandé par les muscles accouplés au tendon : le tendon comble la différence qu'il peut y avoir entre l'amplitude du mouvement et le raccourcissement des fibres musculaires contractées : de plus, le tendon se localise à l'extrémité du muscle la plus mobile et la plus étroite (1).

Il y a plus de deux cents ans, Borelli avait constaté que « la longueur d'un muscle est proportionnelle à l'étendue du mouvement qu'il a à accomplir, c'est-à-dire à l'étendue de son raccourcissement. Si les insertions sont plus éloignées que l'étendue du mouvement à produire, c'est le tendon qui s'allonge. »

J. Guérin a observé que le diaphragme d'un enfant, qui a une grande amplitude de mouvements, est, en grande partie, musculeux, tandis que, chez le vieillard, le centre aponévrotique, véritable tendon du diaphragme, s'étend aux dépens de la fibre contractile, en raison de la restriction des mouvements.

Il en est de même pour les muscles de la jambe : chez le vieillard, le tendon semble envahir le muscle, de sorte que ce qui reste du mollet se trouve très haut placé et très réduit en longueur.

De même, les muscles des gouttières lombaires et dorsales sont, chez le vieillard à mouvements restreints, pauvres en fibres rouges et riches en tendons.

On constate, d'autre part, assez facilement que toutes les fibres musculaires d'un même muscle doivent avoir une égale longueur contractile proportionnelle à la longueur du raccourcissement, à la mobilité de ses insertions. S'il en était autrement, en effet, seules les fibres les plus longues supporteraient le travail de raccourcissement ; les autres resteraient inactives, s'atrophieraient et disparaîtraient. De fait, des mesures précises ont montré que, si l'attache tendineuse d'un muscle plat se fait en bas suivant une ligne brisée, cette ligne brisée se retrouve à l'attache tendineuse supérieure, en reproduisant les mêmes sinuosités.

Pour les muscles à longue insertion, comme le couturier, la longueur des fibres est toujours proportionnelle à l'amplitude des

____

(1) ANTHONY. Un facteur primordial de la localisation des tendons dans les muscles de mouvement angulaire (*Soc. Biol.*, 1906).

mouvements de ses points d'insertion, et l'équilibration est faite par la longueur différente du tendon.

D'une façon générale, on peut dire, avec W. Roux, qu'un muscle augmente de longueur lorsqu'augmente l'amplitude des mouvements commandés par lui, et qu'il augmente, au contraire, d'épaisseur lorsqu'augmente la résistance qu'il a à vaincre.

Expérimentalement, on a étudié le rôle des actions mécaniques sur l'orientation, le développement et la réparation des éléments tendineux et musculaires.

Comme pour la structure de l'os et la direction des trabécules osseux, on a montré que la structure et le sens des éléments tendineux sont déterminés par la direction des forces mécaniques qui agissent sur eux. Les expériences d'Oscar Levy, faites sous la direction de William Roux, sont, à cet égard, très suggestives.

Chez un jeune lapin, O. Levy pratique la résection pure et simple du tendon d'Achille : au dixième jour, au milieu de la cicatrice, les cellules conjonctives sont fusiformes, orientées suivant l'axe du tendon, et ont commencé à produire quelques fibres orientées de même et sensiblement parallèles. Si on a soin, par contre, d'énerver préalablement le muscle, afin d'empêcher, de sa part, des tractions sur la cicatrice, les cellules restent arrondies ; la formation des fibres est retardée ; puis elles se dirigent en tous sens, la cicatrice n'ayant aucune orientation particulière et ne présentant pas la structure typique du tendon. Enfin, si, dans un troisième genre d'expériences, on pratique des tractions latérales permanentes, par l'intermédiaire d'un fil de soie perpendiculaire à l'axe, il se développe, au voisinage du fil tout au moins, et partant de son insertion, un cordon de fibres transversales perpendiculaires à l'axe du cordon.

Il semble en être de même pour le développement et la réparation des fibres musculaires, qui deviennent plus considérables lorsque le muscle reste actif que lorsqu'il est paralysé.

Suivant Foinitzki, dans les muscles énervés, la prolifération du tissu conjonctif est rapide et active, tandis que la régénération musculaire y est lente et limitée. De plus, les cicatrices d'un muscle à mouvement rythmique et continu, comme le diaphragme, s'accompagnent de la production de nouvelles fibres musculaires en nombre beaucoup plus considérable que celles d'un muscle à mouvements moins fréquents et dans un état surtout tonique, comme le long dorsal.

D'après Fichera (1), les cicatrices du diaphragme, muscle à mouve-

<hr>

(1) Fichera, De la Mécanomorphose en pathologie : l'influence des facteurs fonctionnels sur le processus de réparation (*Arch. de méd. expérim.*, juillet 1908).

ments incessants, et celles du long extenseur, à mouvements libres, sont beaucoup plus rapides que celles du long extenseur des doigts, à mouvements ralentis ou supprimés (par exemple, lorsque la cicatrisation a lieu après abolition de la fonction motrice par section du sciatique, immobilisation ou ténotomie).

L'énervation d'un muscle produit donc l'atrophie, par absence de fonctionnement, au même titre que l'immobilisation ou la ténotomie. Dans ces circonstances, la réparation est tout autre que pour un muscle ayant conservé son activité fonctionnelle.

Un autre fait expérimental voisin est relatif à l'adaptation anatomique du muscle à sa fonction, et à la proportionnalité inverse qui en résulte entre la longueur du muscle et celle de son tendon suivant le travail de contraction à fournir, et par conséquent suivant l'amplitude d'un mouvement.

Marey a montré élégamment que l'on peut produire le raccourcissement de la partie charnue d'un gastrocnémien, chez le lapin, en diminuant de moitié, par résection, la longueur du calcanéum sur lequel il s'insère (et, par conséquent, la longueur du levier sur lequel il agit), donc en diminuant l'amplitude de son mouvement. Joachimstal a vérifié le fait chez le chat.

Anthony a relaté un fait spontané analogue : un renard avait reçu un coup de feu qui avait brisé le calcanéum, laissant subsister, dans le tendon, le fragment osseux détaché, à la façon d'un os sésamoïde, et raccourcissant le bras de levier osseux sur lequel agit le muscle : or la portion charnue du muscle fut trouvée très raccourcie, du côté où l'amplitude de son mouvement avait été ainsi réduite, tandis que le tendon s'était allongé d'autant.

Cliniquement, Marey dans le pied bot, W. Roux dans la cyphose, ont constaté des faits analogues.

La partie charnue des muscles diminue au profit du tendon, qui s'allonge à mesure que se restreint l'amplitude des mouvements. Les muscles inutiles s'atrophient et disparaissent.

Inversement, la restitution intégrale des mouvements articulaires aboutit à l'augmentation de longueur des bras de levier, à l'augmentation d'amplitude du raccourcissement musculaire, et, par là même, à l'allongement des fibres contractiles du muscle nécessaire pour produire ce degré de raccourcissement.

Thérapeutiquement, il est facile de se rendre compte de la nécessité qu'il y a à d'augmenter l'amplitude de certains mouvements articulaires pour augmenter l'importance du segment utile d'un muscle.

Les mouvements de gymnastique et de mobilisation ont, en particulier, pour but de produire cette amplitude des mouvements articulaires. Car la réduction d'un mouvement articulaire, par habitude ou par ankylose, aboutit rapidement au raccourcissement de la portion charnue, contractile, du muscle correspondant et, par conséquent, à une diminution de puissance musculaire. L'amplitude progressive du mouvement aboutit, au contraire, à une augmentation de la partie utile du muscle et, par conséquent, de la force musculaire.

Mécanomorphose des organes circulatoires. — Nous serons bref relativement aux actions mécaniques qui influent sur le développement ou la réparation des organes circulatoires. Ces actions ont, en effet, été peu étudiées jusqu'ici et n'ont, quant à présent, que des rapports indirects avec la Kinésithérapie.

Cependant un certain nombre de faits prouvent que les excitants mécaniques interviennent puissamment, ici encore, pour diriger la morphogenèse vasculaire.

Comme exemple d'actions mécaniques déterminant la forme ou la structure des organes circulatoires, nous citerons la différenciation des cellules endothéliales des vaisseaux. On sait que les cavités du cœur et des vaisseaux sanguins des Vertébrés sont tapissées par des cellules plates, de forme losangique, dont le grand axe est dirigé suivant le cours même du sang. Or ces deux caractères, l'aplatissement et la direction axiale des cellules, sont d'origine purement mécanique et reconnaissent pour cause le frottement du courant sanguin agissant toujours dans le même sens. On a constaté, notamment, que le grand diamètre des cellules est d'autant plus long que le cours du sang est plus rapide; il est, notamment, plus long dans les artères que dans les veines et dans les capillaires. Si, d'autre part, on examine les faces d'une valvule, la face valvulaire, balayée directement par le courant sanguin, présente des cellules allongées suivant la direction de ce courant, tandis que, sur la face opposée des valvules, qui n'est battue que par les remous liquides irréguliers, le grand axe des losanges cellulaires est plutôt transversal.

On trouve un autre exemple très typique de l'action des facteurs mécaniques sur le développement des vaisseaux dans la constitution de leurs enveloppes musculaires et élastiques. Ici, l'on retrouve les lois que nous avons précédemment étudiées pour le développement des muscles et des tendons. En effet, le système musculaire des vaisseaux se développe en proportion des pressions mécaniques qu'il subit et, surtout, des contre-pressions qu'il est obligé d'exercer.

L'influence de la fonction sur la genèse des éléments qui en constituent les tuniques vasculaires ressort des recherches de Robin, W. Roux, Bonnat, Gregory, d'Aquisto, etc.

Expérimentalement l'importance de la fonction sur la structure des vaisseaux est démontrée, d'une façon fort élégante, par les recherches récentes sur les transplantations vasculaires. Par exemple, des fragments de veine, transplantés entre deux moignons artériels, subissent de telles modifications dans la structure de leurs tuniques musculaires lisses et élastiques qu'ils prennent le même type de structure que les artères : c'est ce phénomène que Carrel et Guthrie, Stich, Watts appellent l'artérialisation des veines.

Au cours des réparations vasculaires, on peut constater facilement l'influence de la fonction sur la genèse des tuniques vasculaires.

C'est ainsi que, dans les cicatrices de parois d'artères occluses (Durante, Thoma, etc.), les fibres élastiques sont rares ou absentes. Elles apparaissent uniquement dans les vaisseaux d'un calibre plus grand, dans le tissu de substitution d'un thrombus, qui s'est ensuite canalisé, dans le thrombus pariétal, dans les plaies des artères, etc.

De même, Ficks a noté l'atrophie des fibres musculaires lisses dans les parois des vaisseaux liés ou thrombosés, leur formation rare ou nulle dans les plaies des vaisseaux oblitérés, et enfin l'abondante néoformation des fibres musculaires contractiles dans la réparation des plaies des artères à lumière perméable. Jassinowski, Bouglé, Tomaselli, etc., ont fait les mêmes constatations.

Cliniquement on constate l'hypertrophie de la tunique moyenne des vaisseaux à la suite d'un accroissement de la pression artérielle (Nothnagel, Ribbert), fait qui s'oppose à l'atrophie de la tunique relatée dans les cas de diminution de la pression ou d'oblitération par thrombose (Durante, Thoma, d'Anna).

De même, les fibres élastiques sont néoformées dans les tuniques internes épaissies, ainsi que l'ont montré Ziegler, Mayor et Quénu. La production de fibres élastiques et conjonctives serait, pour Josué, un véritable processus de défense.

A la suite de lésions des tuniques artérielles, Jores, Burci, Jacobsthal, Vitale ont noté l'apparition très rapide de fibres élastiques. La reconstitution de la trame élastique est, d'ailleurs, plus rapide dans les altérations des artères que dans celles des veines (Burci, Tadder). Il y a, de même, une différence appréciable dans la richesse en fibres élastiques du thrombus pariétal et du thrombus oblitérant (Fischer).

De même que l'on note, du côté du système vasculaire, l'hypertrophie et l'hyperplasie du système moteur par le travail, son hypotrophie et son aplasie par l'inactivité, de même, du côté du cœur, on a, bien souvent, attiré l'attention sur le fait que le cœur, obligé à un travail plus considérable, s'hypertrophie et hyperplasie ses éléments moteurs. Qu'il s'agisse de l'hypertrophie du ventricule gauche dans l'hypertension artérielle des brightiques, des aortiques, etc., ou de l'hypertrophie du ventricule droit dans la maladie bleue, c'est le stimulus mécanique provoqué par l'hyperfonctionnement même qui aboutit à ce développement. On a discuté la question de savoir s'il s'agissait alors de néoformation de fibres musculaires ou seulement d'hypertrophie des fibres musculaires anciennes (Debove, Letulle, R. Marie). Mais, dans l'un et l'autre cas, il s'agit d'une adaptation fonctionnelle en rapport avec les lois de Bio-Mécanique précédemment exprimées.

Thérapeutiquement, il est facile de prévoir les applications kinésiques des données précédentes. En modifiant les fonctions circulatoires, on peut modifier la structure et la réparation des vaisseaux.

La Mobilisation et le Massage dans des cas de varices, de phlébite, pourront modifier la constitution des veines malades, développer leurs tuniques motrices, et, par conséquent, faciliter l'ascension ultérieure du sang.

De même, la Kinésithérapie abdominale, par les pressions locales exercées, agira sur la circulation profonde, modifiera la pléthore portale, provoquera des anastomoses vasculaires et le renforcement des tuniques musculo-élastiques.

De même, enfin, la Cure de terrain, en substituant à l'immobilité, le fonctionnement gradué des organes circulatoires, provoquera le développement de leur appareil cardio-moteur.

L'Hydrothérapie, en déterminant des réactions vaso-motrices intenses, aboutira à une série de contractions et de dilatations vasculaires qui constitueront, pour tout le système artério-veineux, une gymnastique fonctionnelle, et agiront ainsi, secondairement, sur leur structure, sur leur élasticité et leur contractilité.

Mécanomorphose des organes respiratoires. — L'appareil respiratoire est, lui aussi, un organe de mouvement qui ne peut remplir son rôle que s'il conserve l'intégrité de sa motricité et de son élasticité. Comme les autres appareils moteurs, il est influencé par son fonctionnement même, et sa structure est modelée par les actions mécaniques qu'il supporte.

La motricité des poumons dépend des muscles respiratoires, du diaphragme, des muscles élévateurs des côtes, etc. Elle dépend aussi du riche système élastique des bronches, des alvéoles pulmonaires et des plèvres.

Or ces différents éléments subissent, comme nous l'avons vu, l'influence des actions mécaniques et se modifient, en plus ou en moins, suivant que le travail produit augmente ou diminue.

Nous avons déjà rappelé que le diaphragme, qui, chez l'enfant, a un jeu étendu et accéléré en raison de l'amplitude et de la fréquence des respirations nécessitées par une vie active, a des fibres musculaires longues; chez les vieillards, au contraire, son fonctionnement réduit aboutit à la diminution de longueur des fibres contractiles et à l'augmentation du centre tendineux.

Nous avons vu que, parallèlement, le diaphragme, muscle fonctionnant sans interruption, répare beaucoup plus vite ses éléments musculaires, après une plaie expérimentale, que ne le fait un muscle au repos.

Il en est de même pour les différents muscles respiratoires qui, comme les autres muscles, développent leur partie motrice et allongent leurs fibres musculaires, au prorata de l'étendue et de la fréquence de leurs mouvements. Aussi, des mouvements du diaphragme étendus, tels que ceux réalisés par une série d'inspirations profondes, augmentent-ils la partie charnue et contractile de ce muscle.

Du côté du système élastique, on observe les mêmes faits.

Expérimentalement, si l'on produit des plaies de la plèvre et du poumon, et que l'on suive la marche de la réparation, on constate, au début, des phénomènes régressifs du côté des fibres élastiques (lamination, renflement, dégénération granuleuse, fragmentation, disposition en anses ou en pelotes); puis, à partir du treizième jour, se manifeste une néoformation de fibres élastiques, minces, légèrement ondulées, éparses dans le tissu conjonctif de nouvelle production ou disposées autour des vaisseaux, au-dessous du revêtement pleural; après trente jours ou plus, les fibres élastiques sont très abondantes, constituant de véritables lamelles.

De même, du côté des alvéoles pulmonaires, on aperçoit, dès le quinzième jour, des fibres fines, grêles et ondulées, non encore rompues, qui augmentent de nombre et s'orientent surtout en direction longitudinale, en suivant le grand axe de la cicatrice (Fichera). On constate, en même temps, des ébauches de nouvelles formations alvéolaires dont l'épithélium, d'abord cubique, s'aplatit ensuite.

Cliniquement les relations entre la texture et l'activité fonctionnelle du poumon sont évidentes dans un grand nombre de faits.

Dans le poumon du fœtus, il existe déjà quelques fibres élastiques : mais celles-ci se développent, d'une façon rapide et intense, en épaisseur et en nombre, dès que l'organe commence à respirer (Linser, Lenri, Teuffel, etc.); ce phénomène est si net qu'on l'a proposé comme signe médico-légal de respiration accomplie.

De même, l'épithélium des cavités alvéolaires, subissant l'influence mécanique de la pression, s'aplatit dès les premières respirations.

Plus tard, lorsque les fonctions du poumon sont diminuées ou abolies, dans l'atélectasie, on constate l'atrophie ou la diminution des fibres musculaires lisses et des fibres élastiques. Par contre, lorsque le poumon exagère son fonctionnement (dans l'hypertrophie compensatrice consécutive à une lésion d'une partie du poumon), on constate un accroissement important des fibres musculaires et élastiques (Rindfleisch); il en est de même, expérimentalement, à la suite d'un pneumothorax unilatéral (Hellin et Tarantini). Schiffmann a constaté que, dans les adhérences de la pleurésie, les fibres élastiques sont plus abondantes dans l'épaississement diaphragmatique que du côté de la paroi costale.

Thérapeutiquement, on peut prévoir, d'après les résultats précédents, combien le fonctionnement du poumon est important pour le développement même et la réparation de l'organe.

Les fibres musculaires du diaphragme et des muscles respiratoires, les fibres lisses et élastiques de la plèvre, des alvéoles, des bronches et des poumons, se développeront en proportion du fonctionnement même de l'organe : les alvéoles se développeront aussi suivant les mêmes influences. On comprend donc tout l'intérêt de la Gymnastique respiratoire, puisque la puissance du système moteur pulmonaire en dépend

Ajoutons que la circulation pulmonaire est, en grande partie, régie par les alternatives de vide et de réplétion thoraciques provoquées par la respiration; par là même, l'amplitude des mouvements respiratoires a une importance capitale quant à la circulation, et, par conséquent, quant à la nutrition et au trophisme, non seulement du poumon, mais aussi des autres tissus.

En cas de réparation pleuro-pulmonaire, la Kinésithérapie aura, ici encore, une importance capitale, puisque, comme nous l'avons vu expérimentalement, la structure même des parties réparées est tout autre, suivant qu'elles sont laissées au repos ou qu'on les fait fonctionner d'une façon précoce.

Il en est tout particulièrement ainsi pour l'organisation des enveloppes pleurales consécutive aux pleurésies, pour la cicatrisation fibro-élastique des lésions pulmonaires, pour la néoformation d'alvéoles en cas d'hypertrophie compensatrice, etc.

Mécanomorphose des organes digestifs. — On trouverait, pour les organes digestifs, dont l'élément moteur est, aussi, fort important, de nombreux faits montrant l'influence prépondérante du fonctionnement et des facteurs mécaniques sur le développement et la réparation de ces organes.

C'est ainsi que, pour l'*estomac*, les fibres musculaires et élastiques se développent en proportion du fonctionnement de l'organe. Si l'estomac est mis au repos, grâce à un régime spécial ou grâce à l'inanition, il se produit rapidement une régression et une atrophie du système moteur.

L'estomac de l'inanitié devient rapidement un estomac dilaté, précisément par suite de l'atrophie des muscles et des fibres élastiques. Dans des expériences, déjà anciennes, Chossat a montré que les tuniques de l'estomac d'un pigeon soumis à l'inanition perdaient une grande partie de leur poids : cette diminution de poids porte, en grande partie, sur les éléments musculaires.

En Pathologie, on connaît les atrophies, parfois considérables, qui s'observent au niveau de l'estomac, chez certains inanitiés dont l'estomac ne fonctionne plus, dans les cas de cancer de l'œsophage par exemple. Les tuniques musculaires de l'estomac s'atrophient, et il est fréquent d'observer, consécutivement à ces atrophies, une dilatation de l'organe qui se laisse forcer par la simple distension alimentaire. Telle est, en partie, la genèse des dilatations gastriques, observées par Bouchard et Le Gendre, après l'inanition prolongée de la fièvre typhoïde.

Au contraire, l'estomac, soumis à un travail mécanique intensif, hypertrophie considérablement son système moteur : telles sont les tuniques de certains animaux obligés à un travail de broyage mécanique intense au niveau de l'estomac, celles du gésier des oiseaux par exemple.

Du côté de l'*intestin*, on observe des faits analogues. On sait que, suivant la nature mécanique des aliments, l'intestin s'allonge ou renforce ses tuniques.

La longueur de l'intestin varie beaucoup suivant l'espèce animale. Lorsque l'alimentation est riche en résidus, en cellulose, par exemple chez les herbivores, l'intestin s'allonge, probablement sous l'influence de l'excitation mécanique ainsi produite. Il en est de même chez les enfants mis à une nourriture grossière et riche en déchets.

Au contraire, chez les carnivores et chez les enfants nourris d'aliments faciles à absorber, la longueur du tube digestif se réduit rapidement.

On sait, de même, qu'au-dessus d'une stricture, l'intestin renforce son système musculaire.

Pour les éléments glandulaires, il en est exactement de même. Le développement anatomique des glandes est en proportion de leur fonctionnement.

Les glandes gastriques dégénèrent rapidement, ainsi que nous l'avons vu avec Lelièvre, lorsque l'on soumet un animal à un jeûne prolongé. Au contraire, elles se développent lorsque le travail digestif est augmenté, chez les gros mangeurs notamment.

Il en est de même pour les diverses glandes digestives et pour le pancréas.

Thérapeutiquement, on peut agir sur ces appareils et développer leur structure, soit par des actions d'ordre mécanique telles que le massage, le massage vibratoire, l'électricité agissant comme agent de contraction, soit en excitant leurs fonctions par une gymnastique alimentaire graduelle bien comprise.

Ici, comme pour les atrophies musculaires, c'est le rétablissement de la fonction qui commande le rétablissement de l'organe.

Si l'on maintient trop longtemps à l'inanition où à un régime trop restreint un tube digestif dilaté ou passagèrement impuissant, on pare aux accidents immédiats, et l'on croit ainsi faire une thérapeutique utile. Mais, ce faisant, on accentue, davantage encore, l'atrophie et la faiblesse de l'organe : on est alors obligé, pendant des mois et des années, de maintenir le sujet dans des conditions de repos alimentaire, qui paraissent d'autant plus nécessaires que le sujet y est plus accoutumé et que ses organes digestifs, moteurs ou sécrétoires, ont perdu l'habitude du travail.

Au contraire, si l'on soumet l'organe à une gymnastique alimentaire graduelle qui l'entraîne progressivement à son rôle, tout en évitant, par des périodes de repos, la fatigue et le surmenage, on permet, d'une façon plus précoce et plus durable, sa régénération anatomique, et, par là même, son retour intégral à l'état physiologique.

Qu'il s'agisse d'estomac, d'intestin, de pancréas, comme de muscles, un organe en hypofonctionnement bénéficie plus souvent d'un entraînement graduel que d'un repos prolongé. Le repos convient surtout aux organes enflammés ou aux organes hyperexcités. En dehors de ces cas, la thérapeutique fonctionnelle est généralement supérieure à la thérapeutique d'immobilisation.

Les remarques précédentes pourraient s'appliquer aux autres appareils.

La vessie hypertrophie ses fibres musculaires lorsqu'elle lutte contre un obstacle et subit, par là même, des pressions mécaniques.

Un rein s'hypertrophie après ablation de l'autre rein ou par la polyurie provoquée.

L'utérus développe ses fibres musculaires lorsque sa cavité contient un fœtus, un fibrome, ou tout autre corps capable d'agir mécaniquement à son intérieur.

Le système nerveux se développe et s'affine par son fonctionnement même. Les nerfs se régénèrent plus vite lorsque les membres auxquels ils sont destinés fonctionnent que lorsqu'ils sont au repos.

Pour tous les organes, le stimulus fonctionnel, produit par les contacts et pressions mécaniques, est un des plus puissants et aboutit à une adaptation morphologique correspondante.

Quel est le mécanisme intime par lequel des excitations fonctionnelles ou mécaniques agissent sur l'hyperplasie d'un tissu ou sur la prolifération d'une cellule ? Est-ce par une stimulation nerveuse ou trophique ? Est-ce par l'afflux sanguin ou lymphatique occasionné par le fonctionnement même de l'organe ? Est-ce par la production de substances excitantes voisines des hormones ou des cytopoiétines ? Il est vraisemblable qu'il s'agit là d'un phénomène complexe et que ces différentes actions additionnent leurs effets.

De nouvelles recherches sont, d'ailleurs, nécessaires pour expliquer le mécanisme même du phénomène : peut-être en tirera-t-on de nouvelles indications kinésithérapiques.

On voit donc que, quel que soit l'organe envisagé, il y a, entre son fonctionnement et sa structure, un double rapport de causalité. De là l'intérêt primordial, en Thérapeutique, d'assurer, par une méthode ou par une autre, le fonctionnement d'un organe pour agir sur sa structure et sa forme, pour diriger son développement ou sa régénération.

La base même de la Thérapeutique réparatrice des tissus est donc de faire fonctionner ces tissus et d'utiliser, avec méthode, les divers « excitants fonctionnels » que nous connaissons et qui sont, aussi par là même, des « excitants cytopoiétiques ».

Pour y parvenir, on peut utiliser des excitants d'ordre physique, chimique, physiologique, ou même microbien (1).

Grâce à l'Opothérapie on peut provoquer un stimulus physiologique aboutissant à un hyperfonctionnement et à une proli-

---

(1) P. Carnot, Le Problème thérapeutique des régénérations d'organes (*Presse médicale*, janvier 1900). — Les régénérations d'organes. *Actualités médicales*. Paris, 1899. — Les cytopoiétines sanguines, hépatiques, rénales (*Soc. biol.*, 1906-1907).

fération anatomique correspondante : tel est le rôle des hormones en circulation dans le sang, ou accumulées dans certains organes; tel est, surtout, le rôle des substances cytopoiétiques, qui existent dans les organes en régénération et dans le sérum au moment des proliférations viscérales.

Grâce à la Phyto- ou à la Chimiothérapie, on peut utiliser telle substance d'origine végétale ou synthétique, dynamogénique ou excitante : la digitale pour le cœur, l'alcool pour le cerveau, la caféine pour le muscle.

Grâce à la Physiothérapie enfin, on peut utiliser tel excitant physique, comme l'Électricité ou les diverses radiations.

Mais, de toutes ces sortes d'excitations, aucune n'est, à la fois, plus utile, plus simple à manier, moins susceptible de dépasser le but et de devenir nocive, plus proche des phénomènes physiologiques en un mot, que les excitations mécaniques, qui aboutissent, d'abord à provoquer le fonctionnement d'un muscle ou d'un organe, et, plus tard, à modifier sa structure même, par adaptation fonctionnelle.

Telle est surtout la portée des méthodes kinésithérapiques. On peut, par des mouvements directs, actifs ou passifs, provoquer la contraction d'organes moteurs, transmettre des pressions ou des tractions qui servent de stimulus mécanique. On peut, indirectement, agir à distance par les modifications imprimées au système circulatoire, qui se transmettent, sous forme de variations dans l'afflux sanguin, jusqu'à l'organe à atteindre, exerçant à leur intérieur une modification mécanique utile.

Tels sont les *stimuli* provoqués par le Massage et la Mobilisation, par les mouvements de Gymnastique, par les mouvements passifs de Mécanothérapie; tels sont aussi les stimuli musculaires ou vasomoteurs provoqués par l'Hydrothérapie, par l'Électricité, etc.

Par ces diverses méthodes, on intervient, en réalité, sur le fonctionnement même de l'organe : c'est en exaltant ce fonctionnement qu'on modifie progressivement sa conformation anatomique.

Indications et contre-indications générales de la kinésithérapie.

Comme toute méthode thérapeutique, la kinésithérapie a ses indications et ses contre-indications.

Les *Indications* résultent des lois mêmes de la Mécanomorphose que nous venons de rappeler, relatives aux adaptations fonctionnelles et à la physiologie des mouvements.

La Kinésithérapie peut donc être utilisée pour agir, d'une part sur le développement, et d'autre part sur la réparation d'un organe.

1° Sur le *développement des organes*, la Kinésithérapie a un rôle capital pour en modeler l'architecture, chez les jeunes sujets en voie de croissance. Aussi la Mécanothérapie, la Gymnastique éducative ou orthopédique sont-elles les méthodes les plus utiles pour diriger le développement des os, des muscles, des poumons, du cœur, etc.

Comme on le verra dans les différents chapitres relatifs à la Gymnastique éducative, aux Jeux et Sports, etc., une grande partie de la Kinésithérapie est destinée à diriger physiologiquement le développement de l'organisme, à provoquer, en temps utile, l' « excitant fonctionnel » qui modèlera l'organe et en provoquera l'adaptation, à contrarier, par contre, certaines influences résultant de la position assise ou penchée des écoliers, de la vie sédentaire des enfants des villes, etc.

L'éducation physique tend, très heureusement, à entrer dans nos habitudes scolaires et dans nos mœurs. Aucune méthode n'est plus propre à développer l'organisme, si elle est dirigée et conseillée par des physiologistes et des médecins; aucune ne peut être, par contre, aussi dangereuse, si elle est abandonnée à l'influence des acrobates, des entraîneurs et des exhibitionnistes de sports.

L'éducation physique doit agir méthodiquement sur le développement et réalise, ainsi, ce que l'on pourrait appeler une *Kinésithérapie préventive*.

2° Sur la *réparation et la régénération des organes*, la Kinésithérapie a une influence prépondérante, pour diriger, par excitation mécanique et fonctionnelle, le processus de réparation, pour modeler l'os, le cartilage, le tendon, le muscle qui, comme une cire molle, reçoivent les empreintes extérieures, au moment surtout où ils se reconstituent. Ils s'adapteront d'autant mieux à leur fonction que celle-ci se sera davantage manifestée au moment même où ils se mettent en forme. Ils auront enfin une poussée proliférative d'autant plus énergique qu'ils subiront un stimulus fonctionnel plus précoce.

L'intervention de forces mécaniques bien dirigées permet de modeler, dans un sens rationnel et par son fonctionnement même, l'organe en voie de réparation.

Telle est la méthode qui a donné, entre les mains de plusieurs chirurgiens, de Lucas-Championnière notamment, de si beaux résultats dans le traitement des fractures, des luxations, etc., par la mobilisation précoce.

Telle est la méthode que l'on doit chercher à appliquer également pour exciter et diriger fonctionnellement les diverses réparations d'organes viscéraux, du poumon, de l'estomac, de l'intestin, etc.

La Kinésithérapie, appliquée aux réparations des tissus et organes, est alors véritablement une *Kinésithérapie curative*.

Les *contre-indications* de la Kinésithérapie sont, elles aussi, capitales. D'une part, en effet, chaque méthode kinésithérapique présente une « dose toxique », variable suivant les sujets et les cas, et qu'il ne faut pas dépasser. D'autre part, il est certains cas où la Thérapeutique du Mouvement est formellement interdite, et doit faire place (au moins pour un certain temps) à la Thérapeutique inverse de l'Immobilisation.

1° En *Kinésithérapie préventive* ou *éducative*, les méthodes kinésithérapiques doivent être dosées convenablement et ne pas dépasser dans leurs applications, les limites convenables.

Si l'usage d'un excitant fonctionnel est des plus utiles, l'abus est particulièrement nuisible : car il aboutit au surmenage de l'organe, à sa fatigue, partant à son épuisement et, consécutivement, à son atrophie, c'est-à-dire à un but exactement inverse de celui que l'on cherche à atteindre.

L'usage de méthodes kinésithérapiques doit donc être réglé et l'abus doit être essentiellement évité.

Lors donc qu'il s'agit de Kinésithérapie éducative, s'adressant à de jeunes sujets en voie de développement, on doit veiller avec le plus grand soin, à ce que l'entraînement n'aboutisse pas au surmenage et à la fatigue. Si un muscle, entraîné par une série d'exercices gradués, double ses dimensions, un muscle fatigué s'intoxique et dégénère. Or, la capacité fonctionnelle de ce muscle, qu'il ne faut pas dépasser, varie d'un sujet à l'autre. Beaucoup d'enfants débiles s'entraînent à des exercices violents qui conviennent à leurs camarades plus vigoureux, mais qui ne font que surmener leurs muscles, leur cœur et leurs poumons.

Un des problèmes les plus délicats de l'Éducation physique est précisément, de proportionner l'exercice et l'effort à demander à la capacité de chaque enfant : seul un médecin (et un médecin très attentif) est capable de ces distinctions.

2° Lorsqu'il s'agit de *Kinésithérapie curative*, les limites à ne pas dépasser sont parfois plus délicates encore. D'une part, en effet, les organes malades sont particulièrement faciles à fatiguer et à surmener et particulièrement friables. D'autre part, la mobilisation réveille parfois une inflammation qui sommeille et réchauffe une infection qui tendait à s'éteindre.

Pour les organes malades, il est bon de se rappeler que le repos est parfois préférable au fonctionnement, l'immobilité au mouvement.

Si l'on a affaire à un muscle ou à une articulation enflammés, il faut se méfier, tout spécialement, de la mobilisation. Car bien loin de favoriser l'hyperplasie, elle assurerait, au contraire, l'inflammation, et parfois l'atrophie.

Masser, électriser un muscle atteint de paralysie alcoolique ou saturnine, avec réactions de dégénérescence, c'est l'exposer à une atrophie et à une fonte rapides. Le résultat ne se fait généralement pas attendre et est parfois interprété contre l'utilité des méthodes kinésithérapiques. Il ne peut être interprété que contre l'opportunité de ces méthodes en pareil cas, car, si l'on met l'organe à un repos complet pendant la période de régression, si l'on ne commence la rééducation fonctionnelle qu'au moment où l'organe manifeste spontanément sa tendance à la réparation, on aide et dirige ainsi le processus de guérison au moment où il s'ébauche, et les résultats obtenus, de détestables qu'ils étaient à une période trop précoce, deviennent, au contraire, excellents.

De même, s'il s'agit d'un membre enflammé, d'une phlébite encore en activité, d'un rhumatisme blennorragique encore mal refroidi, les méthodes kinésithérapiques peuvent être détestables, réveiller l'inflammation, mobiliser les microorganismes qui s'étaient fixés, et même en exalter la virulence.

C'est ainsi que, récemment, nous avons eu l'occasion d'observer, à l'hôpital Broussais, une arthrite blennorragique du genou encore mal éteinte après un délai de plusieurs semaines et chez qui l'on fit, par crainte de l'ankylose, une mobilisation encore trop hâtive. Or, non seulement le membre se tuméfia, devint rouge et douloureux; mais encore, il se produisit des poussées de fièvre, avec grands frissons, accompagnées d'arthropathies multiples, qui, heureusement ne persistèrent pas, et qui témoignaient d'embolies gonococciques multiples.

Il en est parfois ainsi, avec résultats déplorables, sans compter les menaces d'embolie, dans le traitement trop précoce des phlébites par la mobilisation et le massage.

La mobilisation peut donc être la cause de véritables désastres, lorsqu'elle s'attaque à des membres encore infectés ou en période de régression.

Or, il est parfois très délicat de dire à quel moment la Thérapeutique du Repos et les Méthodes d'Immobilisation doivent faire place à la Thérapeutique du Mouvement et à la Kinésithérapie.

Il en est de même lorsqu'on cherche à faire hyperfonctionner, quand même, un cœur insuffisant ou lorsque l'on essaie de développer une muqueuse gastrique atrophiée, grâce à une alimentation exigeant un travail digestif important. Parfois alors, on ne fait qu'épuiser l'organe et en hâter la dégénérescence.

Qu'il s'agisse de Kinésithérapie musculaire, osseuse, respiratoire, cardiaque ou digestive, la Kinésithérapie a donc ses Indications et ses Contre-indications formelles.

L'œuvre critique du Thérapeute est, précisément, de fixer où commence et où s'arrête l'opportunité d'une méthode, de l'appliquer sans intransigeance et en tenant compte des résultats. C'est là, essentiellement, une question de tact et de flair cliniques, qualités qui caractérisent, plus qu'aucune autre, le vrai Praticien, et qui le guident au milieu de la complexité des phénomènes.

C'est une des raisons pour lesquelles l'intervention du Médecin est indispensable dans l'habile application, à la Thérapeutique, des Méthodes physiques.

MASSAGE ET MOBILISATION

PAR

le Dr DAGRON

Ancien interne des hôpitaux de Paris.

PREMIÈRE PARTIE

MASSAGE ET MOBILISATION EN GÉNÉRAL

CHAPITRE PREMIER

KINÉSITHÉRAPIE EN GÉNÉRAL

I. — CONSIDÉRATIONS GÉNÉRALES.

Définition. — Massage, massothérapie, cinésie, kinésithérapie, sont employés indifféremment. Mais le premier terme, mieux connu de tous, d'un emploi plus fréquent, est à la vérité impropre et insuffisant, puisqu'il ne semble indiquer que des manœuvres, alors que la mobilisation, dans la plupart des cas, prend une telle importance que ce sont les exercices qui jouent le principal rôle. D'autre part, les mots de cinésie et de kinésithérapie passent sous silence les manœuvres de massage, et ne laissent concevoir qu'une idée de gymnastique ; enfin il nous faut reculer devant le terme complexe à l'excès de masso-kinésithérapie. Conservons donc le mot ancien de massage, qualifions-le de scientifique pour le séparer davantage des vieilles conceptions empiriques qu'il évoque, et convenons qu'il signifie essentiellement les exercices de mobilisation dans un but rééducateur avec les manœuvres de massage qui les préparent.

Notions d'histoire. — De tout temps on fit du massage ; les divers auteurs qui détaillèrent son histoire, ont tous signalé, dans chaque époque, dans chaque pays, des arguments en faveur de l'emploi de la gymnastique dans un but d'hygiène ; ce sont là travaux de peu d'intérêt pour nous. Nous ne nous étendrons pas sur les méthodes chinoises et hindoues, comme nous abandonnerons Hippocrate et Galien. C'est en Suède au siècle dernier que Ling a le plus perfectionné les méthodes cinésiques.

Mais tous ces procédés n'ont que bien peu de rapports avec le traitement mobilisateur, qui date d'une trentaine d'années. Le massage scientifique ne commença à se développer et à généraliser ses indications dans les différentes voies pathologiques que du jour où Lucas-Championnière montra que les os fracturés pouvaient se consolider sans le secours de l'immobilisation. Quelques manœuvres de massage, empruntées aux empiriques, employées avec discernement, analgésiaient les tissus contusionnés, mettant en résolution les muscles contracturés ; un traitement mobilisateur après ces pressions, entretenait ou au besoin rééduquait la fonction.

La Massothérapie, sur ce succès, s'adressa alors à tous les tissus malades, aux viscères abdominaux, aux maladies nerveuses, aux organes génito-urinaires de la femme, etc. N'était-ce pas la plus simple application du traitement de Championnière que celle qui s'adressait aux contractures, névralgies, paralysies, etc., puisque c'était contre ces symptômes que luttait le massage dans les fractures? La respiration, la circulation bénéficiaient aussi des données de la Kinésithérapie. En un mot, nous pouvons, sans exagération, avancer qu'il n'est pas, aujourd'hui, de branche médicale qui n'offre quelque nouvelle application du traitement cinésique.

Instruments. — Dans le traité du « Massage des membres » (1) j'ai décrit en détail le merveilleux appareil que tout masseur possède dans sa propre main, en démontrant les diverses régions utiles au massage (talons antérieur et postérieur, pulpe digitale). Je tiens à rappeler simplement ces termes que nous devrons souvent employer pour préciser les manœuvres opératoires.

Les diverses régions de la main doivent s'étaler de la façon la plus généreuse, c'est-à-dire qu'il faut éviter de ne masser que parcimonieusement du bout du doigt ; les contacts sont plus agréables pour le patient, quand ils sont le plus étendus possible. Est-il nécessaire de conseiller le bon entretien de la main, pour que la peau du patient n'en subisse aucune atteinte (rugosités épidermiques, ongles cassés, etc.) ? Enfin la température de la main du masseur doit être, le plus possible, un peu supérieure à celle du massé. Chez les rhumatisants par exemple, ce détail a son importance : le contact de la paume de la main est alors agréable, et les manœuvres réussiront plus vite à obtenir analgésie et sédation musculaire.

La main ne doit pas être froide; l'état de moiteur exclut toute délicatesse de pression ; aussi les téguments sont recouverts d'un agent de glissement dont le but est tout aussi bien de protéger l'épiderme du masseur et du massé que de rendre la surface très sèche et très lisse ; les pressions gagnent ainsi en légèreté. Les corps gras et

(1) DAGRON. Massage des membres, Paris. Steinheil. 1905

onctueux, comme l'huile ou la vaseline, sont peu employés à cause des inconvénients qu'ils occasionnent ; les poudres et surtout les poudres minérales, comme le talc de Venise, donnent, au contraire, toute satisfaction. L'amidon, la fécule glissent mal, et, comme poudres végétales, se putréfient facilement. La poudre de talc est une poudre minérale, puisqu'elle est un silico-aluminate de magnésie ; elle se conserve longtemps propre et, formant sur la main un très mince enduit nacré très brillant, émaillé, lui donne un contact des plus doux et des plus réguliers. Il est inutile d'y joindre quelque poudre odorante ; celle-ci nuirait à la principale qualité de finesse du talc.

Les lotions savonneuses sont parfois employées ; mais si elles peuvent rendre de grands services, les premiers jours, dans des régions qui nécessitent de grands soins de propreté pieds, région crurale supérieure, etc.), mieux vaut ne pas en abuser, car l'évaporation de l'eau refroidit le membre et l'impressionne de façon désagréable et nuisible à la sédation des fibres musculaires lisses ou striées.

De nombreux appareils sont décrits dans divers traités de massage : il serait déjà long de les énumérer, à plus forte raison de les décrire. Je le ferais toutefois s'il existait quelque avantage à leur emploi. Ballons, rouleaux, percuteurs mécaniques ou électriques ne peuvent remplacer la main du masseur.

Massage et électricité. — Je ne sais, si quelque jour, la collaboration de la Massothérapie et de l'Électrothérapie donnera quelque satisfaction. Pour l'instant je peux affirmer que toutes nos tentatives d'union de ces deux procédés de traitement, qui ont fait leurs preuves séparément dans leurs applications respectives, ne sont guère encourageantes : Massage et Électricité ne gagnent pas à être employés simultanément.

Nous savons aujourd'hui que tout médicament, tout procédé thérapeutique agit moins efficacement après une application de quelque durée ; donc, nos deux méthodes se nuisant dans un emploi simultané, on est en droit d'attendre d'heureux effets de leur application alternative. Par exemple, je crois qu'on peut espérer une amélioration plus rapide d'une atrophie musculaire, si, la soignant pendant une quinzaine de jours par le massage, on la soumet ensuite autant de temps à l'influence d'un courant galvanique.

Manœuvres de Massage. — Il semble que la pratique des empiriques ne présentait que données impeccables, lorsqu'on considère la quantité considérable des manœuvres qui leur furent empruntées et décrites par les divers auteurs comme devant être utilisées suivant leur indication particulière. Il en était un certain nombre de bien inutiles, défectueuses même, qui n'avaient de raison que dans le besoin d'étonner l'assistance. Quelques-unes étaient employées avec une certaine grâce extérieure qui jouait son rôle suggestif sur le système nerveux du patient, mais ne pouvaient avoir d'effet curateur sérieux.

Et encore je laisse de côté toutes ces croix et signes que les charlatans dessinaient du doigt sur la région malade. Si le traitement mobilisateur a emprunté aux anciens masseurs une partie de leurs manœuvres, c'est que certains d'entre eux, laborieux observateurs, avaient obtenu, après sélection de ces innombrables procédés, une pratique assez heureuse pour guérir ou, tout au moins, améliorer quelques-uns de leurs malades : il y avait bien quelque chose, mais tout n'était pas à copier.

Négligeons donc ce luxe de positions des mains ; rejetons comme indignes de nous celles qui ont des intentions suggestives, et ne pratiquons que les manœuvres qui présentent les qualités les plus nécessaires à notre but : préparer les tissus à la mobilisation et à la rééducation.

Le patient pourrait nous renseigner sur la façon la plus agréable de placer la main pour obtenir le soulagement de sa douleur ; mais la physiologie nous vient aussi en aide. C'est ainsi que nous avons reconnu que les contacts étendus de la main du masseur sont préférables à l'attouchement de l'extrémité du doigt. Conclusion : la pression est une bonne manœuvre, la percussion est à rejeter, et, d'après cette première indication, nous pouvons déjà constater que la pression, pouvant s'exécuter avec des variantes nombreuses, suffit à elle seule pour fournir toutes les excitations que réclament les nombreuses indications de la massothérapie.

Pression (Contact, Effleurage, Pressions légères, moyennes, fortes). — Elle est variable dans son intensité ; ainsi le simple contact de la paume sur une zone contracturée suffit pour calmer le muscle (fig. 1). Vient ensuite la pression légère qui va de la simple caresse ou effleurage à la pression à peine plus accentuée, car il n'y a pas encore de dépression des téguments. Puis la peau est légèrement déprimée et on arrive à la pression de moyenne intensité ; la paume de la main ou les doigts agissent à travers les téguments sur les muscles superficiels. Notre pression forte ferait sourire ceux qui usent de violence : car notre maximum ne doit jamais être douloureux pour le malade. Championnière insiste sur ce point qu'il ne faut pas dépasser la douleur.

Les manœuvres que nous conseillons commencent à se généraliser en France, au point de faire qualifier de française cette méthode de douceur, contrairement aux passes violentes qu'on emploie à l'étranger. Dans une classification de Colombo, ne classe-t-on pas les coups de poing ? Ces pratiques brutales correspondent à ce préjugé qui terrorise certains malades que nous devons soigner : ils attendent avec anxiété leur première séance ; pourront-ils supporter les mallaxations dont on leur a parlé ? Il est même des blessés courageux qui renseignent mal sur les pressions sensibles et disent triomphalement à la fin de la première séance qu'ils ont souffert, mais qu'ils ont enduré la douleur, sous le prétexte erroné de la nécessité de ce mal.

Les pressions agissent sur des régions de surface variable par leur étendue, leur forme, etc. ; aussi se modifient-elles suivant les cas. Sur une surface plane (région dorso-lombaire), la paume de la main s'étale facilement, sur une surface arrondie, la face palmaire se creuse en gouttière de forme longitudinale ou latérale suivant la commodité du masseur (épaule). Aux membres, la face palmaire des doigts, réunis ou isolés, est plutôt employée, mais toujours notre main ou nos doigts doivent offrir la surface la plus étendue. Aussi l'application des deux mains est-elle plus agréable au massé, surtout si elles se suivent dans leur pression réciproque et si l'une maintient le contact pendant que l'autre fait son échappée, afin de reprendre derrière elle.

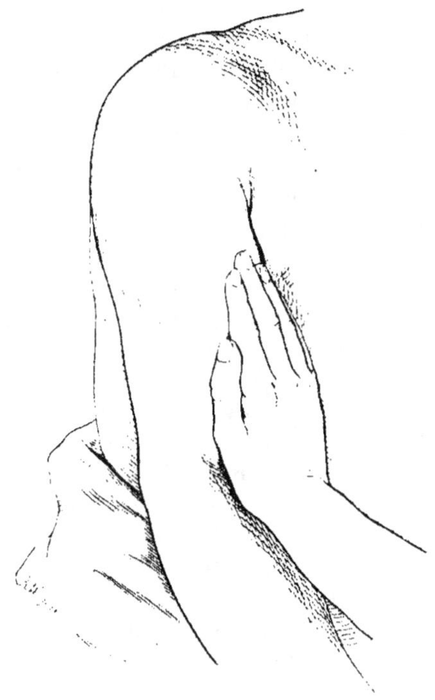

Fig. 1. — Pression par contact de toute la main.

La main, disposée en gouttière longitudinale, prend avec le corps charnu du biceps les rapports les plus étendus, exécutant ainsi soit des pressions de simple contact, soit des pressions légères ; elle se moule sur le muscle fusiforme, l'index et le médius bien placés pour suivre le tendon dans la coulisse bicipitale.

Certains praticiens emploient l'extrémité de la pulpe digitale en tenant les doigts perpendiculairement à la surface massée : pour peu qu'ils dépriment les téguments, ils exécutent un massage pénible, douloureux même, qui laisse névralgie et contracture après la séance. Cette observation suffirait pour condamner la percussion et le hachage, comme de mauvaises manœuvres.

En thèse générale, les pressions sont dirigées de la périphérie vers le centre, dans le sens de la circulation veineuse qu'elles aident mécaniquement, mais suivant certaines régions, certains effets à obtenir, il peut y avoir quelques variantes à la direction de la pression manuelle : nous l'indiquerons ultérieurement.

Nous ne voulons pas quitter cette question de l'intensité des pressions sans faire remarquer que le massage, agissant dans un but de régularisation, obtient à la fois des effets de modération et d'accélération, soit dans la circulation, soit dans les résultats de la nutrition, soit dans les phénomènes locomoteurs recherchés. Or il semble que les manœuvres très légères soient plutôt modératrices et calmantes et les pressions plus fortes toniques et revivifiantes. L'effleurage est anesthésique ; le simple contact obtient la sédation des contractures.

Autres manœuvres. — Quoique le pincement entre le pouce et les doigts, ou entre les doigts et la paume ne soit qu'une variété de pression, nous préférons en parler à part, son action est toujours mécanique et son but est plutôt destructeur que réparateur. Le pincement est une sorte de variété d'une dernière manœuvre que nous décrirons, la malaxation. Cette pratique qui consistait à pétrir, pour ainsi dire, les tissus, avait pour but de varier leurs formes. On comprend que les muscles, le tissu cellulaire, au besoin les cartilages soient modifiés par des pressions violentes fréquemment répétées à la même place, mais il est plus difficile d'admettre que les malaxations varient les formes du squelette. Toutefois dans l'enfance le tissu osseux n'a pas encore donné son dernier effort : la chondrine, abondante aux extrémités épiphysaires, permet de modifier la forme des articulations et de changer les aspects plastiques d'une région. Les auteurs des traités d'orthopédie la conseillent encore pour les pieds bots.

Malgré la force qu'il faut quelquefois déployer pour obtenir un léger changement dans les malformations congénitales du tarse, la violence est à bannir : on peut en appuyant progressivement, en maintenant quelques secondes une pression moyenne, gagner davantage et plus sûrement qu'en exerçant des secousses brutales qui déchirent les tissus au lieu de les assouplir : cette manœuvre de rupture aura exclusivement son indication dans le massage du tissu adipeux.

Dans ces dernières années, la malaxation, les pressions fortes ont été employées encore dans un but d'évacuation de certaines poches abcédées ou kystiques : l'action est encore essentiellement mécanique : on a ainsi proposé de vider les abcès de la prostate ou péri-urétraux, à travers le rectum.

Vibration. — Nous avons pris, comme point de départ des

variétés de pressions, le simple contact de la main appliquée sur les téguments du membre massé. Si nous soulevons la main pour répéter ce contact, la pression nouvelle multiplie son effet, et si cette alternative est répétée fréquemment et avec douceur, il y aura une impression de sédation sur les tissus influencés ; en revanche, cette répétition du contact, exécutée avec violence par la main, a un effet contraire : la peau se congestionne, comme sous l'influence d'un traumatisme, le muscle se contracte et même se contracture si la violence augmente. Il s'agit alors de vibration, et plus particulièrement de vibration manuelle.

Des vibrateurs ont été inventés ; ils sont nombreux, mus par des mouvements d'horlogerie ou par l'électricité ; tous sont défectueux, parce qu'ils agissent avec trop de violence. La main ne peut encore être remplacée ; elle est parfois au-dessous de sa tâche, parce qu'elle se lasse vite de cette vibration, mais l'habitude donne une endurance qui est bientôt suffisante pour obtenir les effets recherchés.

Manœuvres correspondant à chaque tissu. — Les pressions varient encore suivant le tissu auquel elles s'adressent, le muscle n'est pas massé comme la diaphyse d'un os long, la peau ne réclame pas des soins aussi attentifs que le système veineux.

Peau. — En dehors de notre action sur les tissus profonds à travers les téguments protecteurs, nous pouvons chercher à agir spécialement sur la peau, dans des éruptions d'acné, par exemple, dans des couperoses de la face, etc.

La main aurait en ce cas un réel avantage ; car les yeux peuvent la conduire avec sécurité et exactitude sur les régions de la peau intéressées, mais il est rare que les manœuvres réclament quelque précision ; ce sont, au contraire, des opérations qui rappellent plutôt la friction. Aussi emploie-t-on la paume de la main, en lui faisant exécuter des mouvements dits de meule, qui consistent à appuyer surtout le talon postérieur de la paume, comme pour écraser ou broyer (fig. 2).

Autrefois l'absorption cutanée d'un médicament, le mercure par exemple, était facilitée par les frictions répétées avec intention, pour détruire les cellules épidermiques protectrices. La pression en meule trouve son indication dans les régions à surface à peu près plane et de grande étendue, comme à la région fessière, aux lombes, au thorax.

Tissu cellulo-graisseux. — Le massage de la partie profonde du derme ne trouve d'application que dans les cas d'obésité ; les pressions n'ont d'action que pour comprimer les lobes adipeux du tissu cellulaire sous-cutané, les rompre même. Il ne s'agit donc pas encore de pressions douces, légères, dont le but est de réveiller les réflexes nutritifs : celles-ci pourront aussi être surajoutées. Mais au début la main agira toujours mécaniquement en comprimant entre le pouce et les doigts, en pinçant, pour ainsi dire, la partie profonde du derme. Comme la manœuvre consiste à ouvrir les enveloppes celluleuses des vésicules graisseuses, pour que l'huile élaborée par les cellules soit versée dans le tissu cellulaire qui la résorbera par voie lymphatique, il peut se produire des ruptures des vaisseaux auxquels sont suspendus ces lobules et qui parfois acquièrent une importance particulière (artères graisseuses) ; d'où présence d'ecchymoses le lendemain de quelques séances, mais elles ne sauraient être causes de modifications dans la technique.

Lorsque sont terminés les pincements de la face profonde du derme, et plus particulièrement du derme des régions qui fixent volontiers de la graisse dans les cellules du tissu conjonctif (abdomen, cuisses, etc.) une manœuvre complémentaire aide la résorption des liquides gras qui sont épanchés dans le tissu conjonctif lâche voisin. La main est fixée solidement par toute sa surface, ou la plus grande surface possible, sur les téguments et c'est

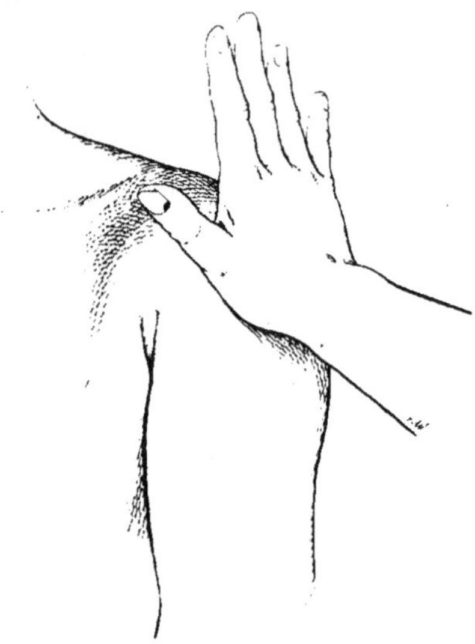

Fig. 2. — Mouvement de meule.

La région palmaire exécute des mouvements circulaires ou spiroïdes, en appuyant avec une intensité moyenne sur la région à masser, en général assez étendue ; tantôt ce sont de vastes surfaces musculaires (grand dorsal, deltoïde, etc.), tantôt la main masse ainsi les téguments de toute une région et souvent d'épais pannicules adipeux (région fessière). En ce dernier cas, la peau du masseur et celle du patient sont intimement unies et c'est la face profonde du derme massé qui agit sur les plans sous-jacents.

alors la peau elle-même du patient qui exécute des pressions très modérées sur les plans plus profonds, mouvements de meule dont l'étendue est en rapport avec la souplesse du tissu sous-jacent. C'est ce même principe de massage qui permet d'obtenir la mobilisation de la peau sur les plans profonds, quand il y a adhérence du derme aux aponévroses, ou même à l'os, dans les cicatrices consécutives aux fistules par exemple ; celles-ci sont déprimées, irrégulières, et en mobilisant la peau, les téguments gagnent au point de vue plastique; car ces manœuvres tendent à faire disparaître dépression et cicatrice (fig. 2).

Vaisseaux et nerfs. — ***Régions à respecter.*** — Les vaisseaux sont superficiels ou profonds : les premiers sont exclusivement veineux et demandent des ménagements. Comme il n'est pas d'indication spéciale d'agir sur les veines, mieux vaut les considérer comme des organes à respecter, et dans les diverses manœuvres de massage des membres, il est facile de pratiquer des pressions sur tous les corps musculaires sans passer sur les saphènes et les veines du pli du coude. Dans les massages en anneau, en bracelet, on pourrait même les éviter, en laissant la veine superficielle en dehors de la pression ainsi exécutée. En évitant les veines superficielles, on évite les nerfs superficiels les plus importants, car ils accompagnent généralement les troncs veineux principaux (saphènes, etc.).

Les vaisseaux profonds situés sous les masses musculaires ne sont pas influencés directement et les grosses veines bénéficient des pressions musculaires : mais les gros vaisseaux deviennent par instant plus accessibles. Ce sont là des régions à éviter, car, malgré la légèreté d'une pression, elle sera inutile et peut-être nuisible aux organes de la circulation (veines, artères, ganglions lymphatiques, etc.). L'effet nocif deviendra dangereux dans certains cas inflammatoires. Il y a donc des régions à respecter, puisque les gros vaisseaux y sont accessibles à la main du masseur : citons ainsi le creux poplité, le triangle de Scarpa et le lit de l'artère fémorale, l'aisselle, le pli du coude, la partie antérieure et inférieure du cou.

Les vaisseaux lymphatiques ne sont pas massés spécialement et les ganglions qu'il faut plutôt ménager se trouvent heureusement dans les régions à respecter.

Les nerfs accompagnent souvent les gros vaisseaux, mais il en est qui suivent des chemins spéciaux : nos pressions peuvent alors agir sur eux avec quelque avantage dans des cas de paralysie et même dans quelques névralgies; les régions où ils deviennent accessibles ne sont à redouter que dans certaines névralgies fort pénibles, car ils ne peuvent supporter le moindre contact.

Muscles. — La véritable action du massage est surtout d'ordre musculaire, ou mieux neuro-musculaire. Nous obtenons, en agissant indirectement sur les nerfs sensitifs de la peau par un mouvement réflexe, directement sur le corps charnu lui-même, soit des contractions, soit de la sédation musculaire, suivant que nous exerçons des pressions d'intensité moyenne, de simples contacts ou des manœuvres très légères.

La direction générale des pressions se fait de la périphérie vers le

centre, c'est-à-dire parallèlement à la diaphyse des os longs : mais les
corps charnus n'ont pas toujours cette même direction, quoique le plus
souvent ils soient orientés de la sorte ; quelques-uns sont absolument
perpendiculaires à l'axe du membre (carré pronateur, etc.). Au tronc,
la direction à donner aux manœuvres du massage varie en haut et
en bas, à cause du sens du torrent veineux. En général, on doit
masser les corps charnus autant que possible dans le sens des fibres.

Quand un faisceau musculaire est massé avec principe, les fibres
se contractent sur place tout le long de la pression de la main, et
cette contraction est suivie immédiatement du calme nécessaire au repos du muscle ; aussi l'exercice obtenu n'amène pas les effets du surmenage, ainsi qu'on l'observe quand on masse par manœuvres violentes comme dans le tapotage. Il suffit de le constater sur les membres amputés, où une

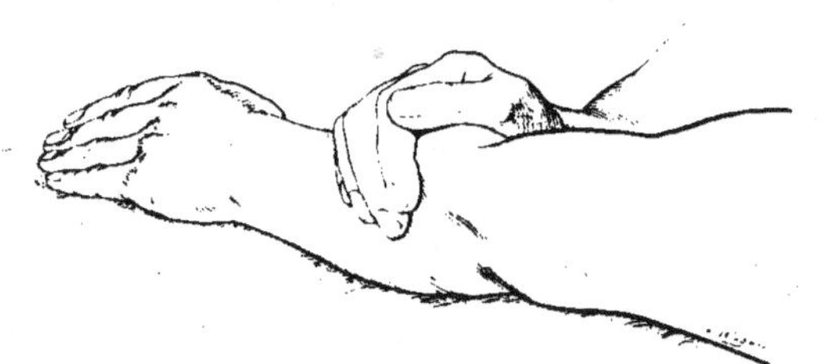

Fig. 3. — Pression de toute la main disposée en gouttière latérale
(demi-anneau).

L'avant-bras malade repose sur un meuble par le bord cubital,
main et poignet en extension : la main, par flexion des doigts, le
pouce en adduction, se dispose en gouttière, dont la concavité se
moule sur la convexité de la région massée : elle fait alors soit du
contact d'une loge musculaire, soit une pression ascendante de
la région externe exclusivement, ou de celle-ci avec la paume et de
la loge postérieure avec la face palmaire des doigts qui remontent
obliquement du radius à l'épitrochlée.

percussion (hachage, tapotage, etc.) exécutée sur le muscle mis à nu
par dissection, tout aussi bien qu'un pôle de courant faradique de
trop forte intensité, détermine des nœuds de contraction qui
persistent quelques minutes. Toute manœuvre perpendiculaire au
corps charnu donne un résultat analogue.

Si le muscle gagne à être au repos pendant qu'on le masse, il est
cependant préférable qu'il ne soit pas trop relâché, au point de flotter
dans sa gaine : les patients accusent parfois de la douleur dans de
telles positions : la main mal assurée peut plisser et par suite pincer
les faisceaux. Avant de commencer la manœuvre de massage, on doit
placer le membre dans une position telle que le muscle soit au repos,
mais en tonus physiologique, prêt à exercer sa contraction.

D'après la forme du muscle, on emploie la paume de la main, la
main en gouttière latérale ou longitudinale, les doigts, le pouce
(fig. 3, 4, 5, 10 et 11). La pression s'exerce d'un bout à l'autre de la

fibre charnue. Les muscles plats sont massés de la même façon : comme leur disposition est le plus souvent triangulaire (deltoïde), les pressions se font en éventail en suivant les trois faisceaux que l'anatomie et la pathologie ont d'ailleurs déjà divisés (fig. 14.

Aux muscles sont adjoints des accessoires, tendons, gaines tendi-

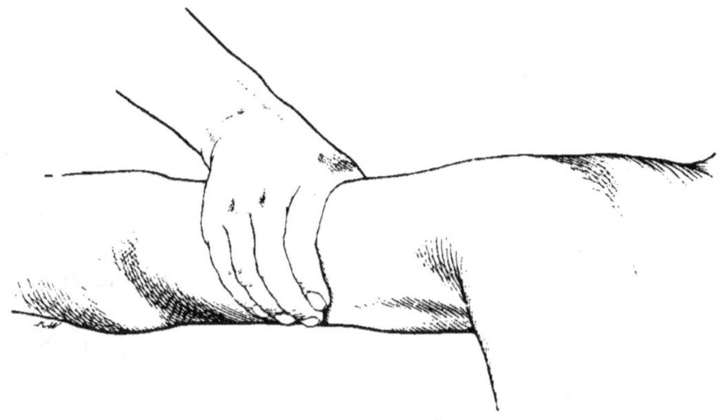

Fig. 4. — Pression de toute la main disposée en anneau ou en bracelet.

Le bras est entouré de l'anneau formé par la face palmaire des doigts fléchis plus ou moins. le pouce en opposition et fléchi de même ; c'est le demi-anneau de la figure 3 additionné de la face palmaire du pouce qui tend à rejoindre par son extrémité celle des autres doigts : les doigts massent le biceps, le pouce remonte la longue portion du triceps.

neuses, etc. qui sont massés d'après le même procédé. Toutefois ceux-ci sont surtout périarticulaires et dépendent plutôt du massage des articulations.

Articulations. — Les surfaces articulaires échappent à notre action, ou tout au moins les cartilages d'encroûtement, profondément situés, ne peuvent être que dans de rares cas massés indirectement. Il eût été assez facile dans les luxations, dans les mouvements extrêmes de certaines jointures, dont les moyens d'union sont assez lâches, d'expérimenter les effets du massage sur les cartilages à chondrine, mais peu sensibles, et bien protégés, ils sont rarement atteints par le traumatisme et résistent aux envahissements inflammatoires. Leur vitalité, quoique médiocre, n'a pas lieu de rechercher l'assistance des agents physiques.

Il n'en est pas de même des fibro-cartilages soit intra-articulaires, soit extra-articulaires, lieu d'élection des dégâts que le rhumatisme occasionne par son passage, ou plutôt par son séjour prolongé. Tout le tissu cellulo-fibreux, qui fait partie de la jointure, est susceptible de prolifération fibreuse et même fibro-calcaire, le traumatisme déchire la synoviale et les moyens d'union qui la consolident :

massage trouve donc là des tissus et des organes sur lesquels il agit de deux façons ; il aide la résorption des liquides épanchés, exsudats de toute nature, sang, sérosité, etc. et du même coup, en diminuant cette pression du voisinage, il modère les douleurs causées par les ruptures, les compressions, les tensions des filets nerveux contenus dans ces divers tissus cellulo-fibreux, d'autant plus que ces liquides envahissent aussi les séreuses articulaires et périarticulaires.

Dans un massage de jointure, la technique exige donc que la main, après avoir exercé quelques pressions générales en anneau pour agir mécaniquement sur les réseaux veineux et faire une sorte d'appel circulatoire, s'adresse successivement aux ligaments, aux tendons ou à leurs gaines et même continue sa manœuvre sur les corps charnus que meuvent les tendons périarticulaires. — Aux ligaments, le doigt suit avec une exactitude tout anatomique les divers faisceaux fibreux, les peignant, les lissant pour ainsi dire ; aux tendons, les deux pouces ou le pouce et les autres doigts de la même main,

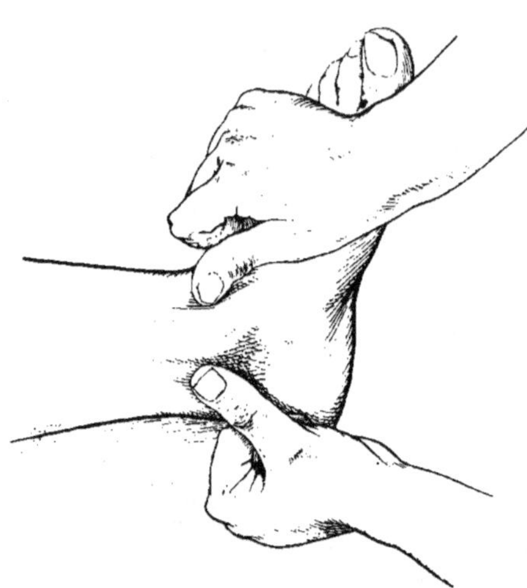

Fig. 5. — Pression des deux pouces.
Massage du péroné.

La jambe repose sur un coussin par la face postérieure pour que l'on puisse masser en dedans et en dehors ; la face palmaire de la phalangine de chaque pouce masse en avant et en arrière du péroné, séparée de l'os par les tissus mous voisins (en avant le péronier antérieur et en arrière les péroniers latéraux). Du côté interne, les deux pouces masseraient de même la malléole interne ; en arrière, les tendons de la gouttière calcanéenne matelassent la pression d'un pouce, en avant, l'autre pouce suit le jambier antérieur.

si le tendon peut s'énucléer, compriment ce tendon libre ou protégé par sa gaine et aident le liquide à remonter vers la racine du membre (fig. 5). Les tendons, comme les corps musculaires, doivent être massés suivant une certaine tension obtenue par la contraction momentanée du muscle opposant : les ligaments sont en extension, lorsque l'on imprime à l'articulation le mouvement que limitent les faisceaux fibreux ; ainsi le ligament latéral interne du coude (faisceau postérieur) ne doit être massé que si le coude est en flexion et en abduction ou en supination.

Os et périoste. — Le périoste, douloureux dans les déchirures traumatiques, est analgésié par le massage. Lorsque Championnière conseillait de ne plus immobiliser les fractures, il songeait plutôt à accélérer la fonction régénératrice du périoste par les excitations nouvelles. Au début en effet la pression très douce calme le système nerveux de la membrane fibreuse, comme elle agit sur les ligaments entorsés, mais plus tard elle aide à la consolidation du cal.

Il est même nécessaire de modérer cet effet en n'exerçant pas les manœuvres directement sur l'os, quand celui-ci est sous-cutané; on se sert des parties molles du voisinage pour matelasser, pour ainsi dire, la surface osseuse; ainsi fait-on au tibia, au péroné, au radius (fig. 5 et 6). Le massage direct du périoste, surtout chez un homme jeune, donne des cals exubérants ou même des exostoses qui déforment la région et gênent l'action des muscles voisins. Il est de règle de masser à peine les fractures des adolescents: on ne s'adresse qu'à leur musculature et à l'articulation

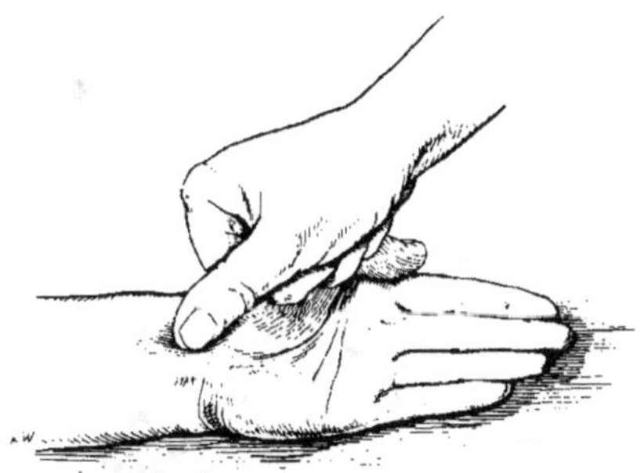

Fig. 6. — Pression d'un pouce.
Massage de l'extrémité inférieure du radius.

Le poignet malade, en extension, en demi-supination, repose sur un coussin. La face palmaire de la phalangine du pouce droit fait une pression légère sur la face antérieure de l'épiphyse radiale, séparée de l'os par les tendons du fléchisseur propre et du fléchisseur commun, le pouce évite surtout le bord externe du radius.

voisine; la mobilisation est ainsi préparée et elle suffit pour arriver à une cure encore préférable à l'immobilisation dans l'appareil plâtré.

Chez le petit enfant, le périchondre qui entoure le squelette ostéo-cartilagineux est assez épais pour maintenir les fragments en cas de fracture; pour les mêmes raisons que chez l'adolescent, il faut respecter ce périchondre et n'employer que la mobilisation des jointures voisines, sans pratiquer le moindre massage, mal supporté par l'enfant, presque toujours méfiant et indocile et par suite constamment en état de défense.

Usages des diverses parties de la main. — Avec intention, nous avons placé cette classification des positions variées de la main et des doigts sur les régions à masser, après la description des variétés du massage suivant les tissus auxquels il s'adresse. Nous connaissons déjà bien des exemples des indications que nous allons fournir.

Ce sont les dimensions des surfaces, c'est la précision de la pression exécutée, c'est la force à employer, c'est l'indication thérapeutique, c'est l'organe ou le tissu soigné qui nécessiteront les positions variables de la main. Quelquefois même la manœuvre est faite de façon toute différente du côté droit ou du côté gauche. La principale règle à observer est d'exécuter une pression adroite, sans violence, bien en place.

Le masseur emploie la main droite ou la main gauche indifféremment : il peut donc se servir de chacune alternativement, comme il pourra les utiliser simultanément.

Les phalanges digitales et exclusivement la dernière phalange du pouce, de l'index ou du médius servent aux massages de petites surfaces et bien localisés (doigts, gouttière péronière, espace interméta-carpien, etc.) (fig. 6, 7 et 11).

La face palmaire des doigts réunis peut suffire, sans addition de la paume tout entière, sur une surface longue et convexe (muscle droit antérieur de la cuisse, biceps brachial, etc.) (fig. 1, 8).

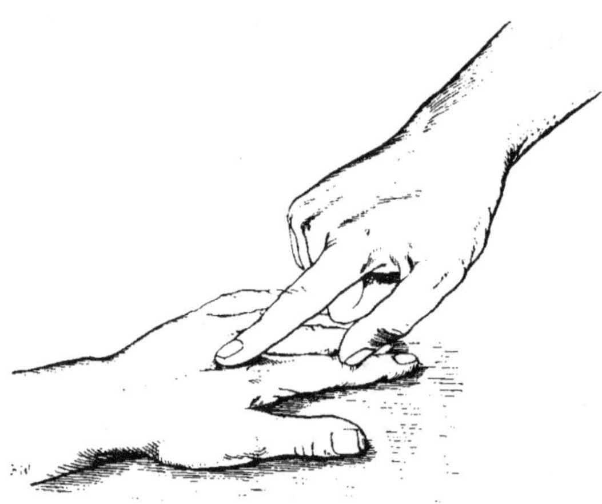

Fig. 7. — Pression d'un seul doigt.
Massage d'un espace interosseux.

La main malade repose par sa face palmaire sur un coussin : l'index, par la pulpe de sa phalangette exécute une pression ascendante dans l'espace interosseux dorsal, évitant la crête saillante du métacarpien. Pendant que l'index pénètre ainsi l'espace par la face dorsale, le pouce pourrait déprimer la région palmaire correspondante, mais cette dernière manœuvre ne peut espérer atteindre l'interosseux palmaire que chez les malades très amaigris.

La face palmaire de toute la main est utilisée dans les manœuvres de simple contact, pour une contracture du biceps par exemple (fig. 1), et surtout pour les pressions en anneau (fig. 3), ou en bracelet (fig. 4 : enfin la paume de la main agit seule dans les mouvements de meule, comme nous l'avons vu (fig. 2).

Les deux mains disposées en anneau ou en bracelet travaillent simultanément, quand il s'agit de masser de larges surfaces comme la région crurale : elles entourent alors la racine du membre, lui formant à elles deux un bracelet qui l'enserre plus ou moins suivant l'indication. Les deux pouces situés l'un contre l'autre précisent quelque partie de la manœuvre, s'il est nécessaire (muscle grand droit antérieur (fig. 9).

L'unique bracelet ainsi formé peut être assimilé à deux gouttières longitudinales qui remontent le long du membre de chaque côté (masses musculaires interne et externe de l'avant-bras (fig. 10).

Les deux pouces seuls, les deux index isolés peuvent préciser certaines pressions (massage de l'os dans les fractures, péroné par exemple) (fig. 5). Enfin il est une dernière position que je signalerai.

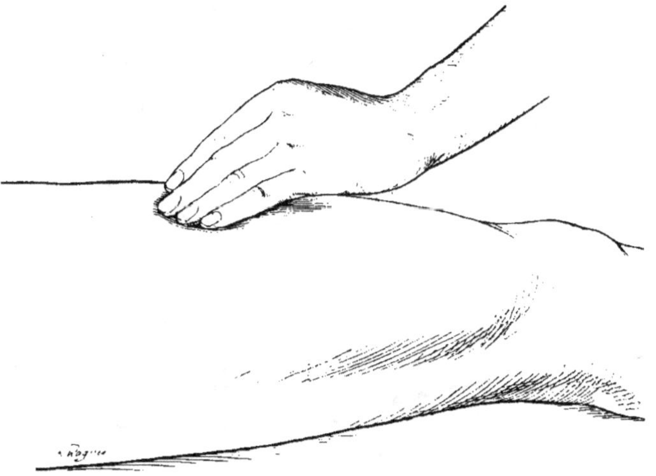

Fig. 8. — Pression de tous les doigts réunis.

Cette manœuvre a pour but d'agir sur une surface assez étendue, mais avec beaucoup de précision (droit antérieur de la cuisse, grand droit antérieur de l'abdomen, côlon, estomac, etc.). La pression digitale ne se fait pas avec l'extrémité de la dernière phalange, mais avec la surface à peu près totale des deux dernières phalanges de l'index, du médius et de l'annulaire, et de la dernière seulement du petit doigt et du pouce.

celle des faces palmaires de trois ou quatre doigts d'une même main pour masser à la fois trois ou quatre faces d'un doigt. Celui-ci est comme entouré par les quatre phalangettes des doigts du masseur; elles se placent en avant et en arrière sur les tendons fléchisseurs et extenseurs, et en passant au niveau des articulations, latéralement les deux autres doigts font une légère pression sur les ligaments latéraux et les tendons interosseux et lombricaux (fig. 12).

Les manœuvres de pincement se font au moyen de pressions exécutées par la face palmaire de la phalangine du pouce et de la phalange de l'index, plus puissante que sa phalangette.

II. — **EFFETS DU MASSAGE.**

Les indications et contre-indications de la massothérapie ne dérivent plus de ce rôle d'ordre mécanique qu'on lui reconnaissait exclusivement autrefois, attribuant à certaines des innombrables passes des charlatans mille pouvoirs merveilleux. Le hachage avait une faculté toute spéciale pour détruire les effets inflammatoires, et la

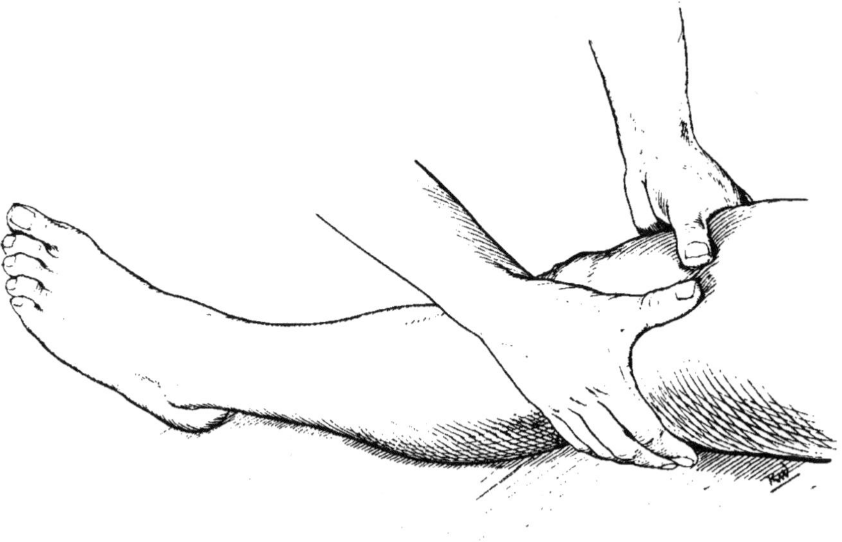

Fig. 9. — Pression des deux mains en anneau.

Si la région est trop étendue pour qu'une main suffise à l'entourer entièrement, l'anneau peut doubler sa largeur avec l'aide de la main gauche. Le bracelet ainsi formé est irrégulier, la surface des doigts réunis est plus large que celle des deux pouces. Aussi place-t-on les mains de façon que les pouces soient en rapport avec l'organe qui doit être suivi avec le plus de précision. Ainsi à la cuisse, une paume suit les adducteurs, l'autre le vaste externe, les doigts agissent sur les muscles postérieurs et les deux pouces suivent avec exactitude le droit antérieur, pour éviter toute manœuvre directe au triangle de Scarpa.

région paralysée, qu'on espérait rendre à la vie, était bourrée de coups de poing : les résultats ne répondaient pas toujours aux efforts.

A. Action mécanique. — Le rôle mécanique de la pression du massage est facile à séparer de son action biologique. Il suffit de faire des pressions avec la main disposée en bracelet sur le membre inférieur et de remonter ainsi jusqu'à la partie moyenne de la cuisse pour voir les saphènes se vider de sang en aval de la pression et si on comprime les membres à mi-cuisse, on assiste à la turgescence des vaisseaux qui se dilatent par suite de l'arrêt de la circulation en amont.

Désire-t-on une nouvelle expérience ? Quelques pressions sur un membre œdémateux diminuent sa circonférence.

Les effets mécaniques ne sont pas exclusivement circulatoires ; les manœuvres de pincement et les mallaxations ont aussi une action immédiate sur les tissus et les organes qu'ils cherchent à détruire ou à modifier.

B. **Action physiologique**. — C'est en pratiquant sur les téguments les excitations les plus simples, qu'on a reconnu les nombreux effets biologiques qu'on pouvait obtenir par le massage. Beaucoup

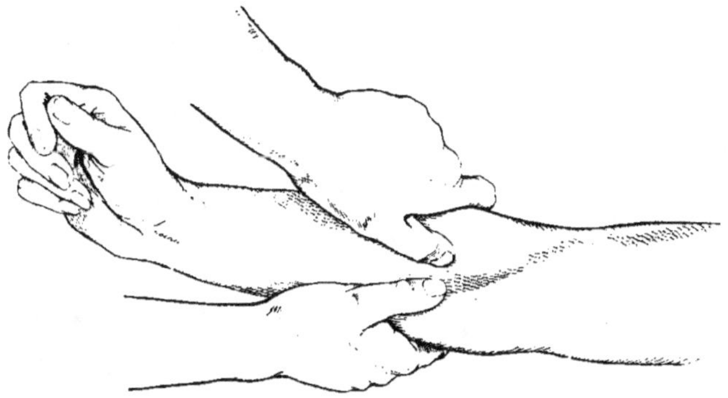

Fig. 10. — Pression des deux mains en anneau.

Même manœuvre qu'à la figure 9 ; les pouces limitent le mouvement à la région antérieure pour éviter le milieu du pli du coude ; chaque paume de main masse les loges latérales et les doigts remontent le long de la loge postérieure.

ont massé sans s'en douter : lorsqu'il existe en quelque endroit de la peau une démangeaison assez vive, la main se porte dans la région du prurit et la frotte avec une vigueur variable, mais en rapport avec la sensation désagréable.

Que s'est-il passé ? Il y a eu hyperesthésie de la peau qui a réveillé le réflexe du grattage et la main a analgésié les terminaisons nerveuses par ses frictions plus ou moins violentes : il y a eu massage dans un but anesthésique.

D'autre part, voici un chat qui, faisant le gros dos, se dirige vers son maître ; celui-ci le caresse en appliquant sa main doucement, très doucement sur la région dorsale du félin : presque aussitôt l'animal s'abandonne et la main ne rencontre plus qu'un corps souple, mou, sans résistance : si le maître donne à l'animal une légère tape, se redressant aussitôt, le chat s'éloigne en courant.

Ce sont là deux effets d'ordre biologique du massage : analgésie, sédation musculaire d'un côté, de l'autre réveil de la sensibilité et de la motilité, en un mot régularisation possible des fonctions neuro-musculaires : voilà un premier résultat de l'effet biologique.

Or cette équilibration du système nerveux est encore plus générale : car l'appel à la sensibilité cutanée s'étend aussi aux centres sympathiques et par suite aux fonctions de nutrition. D'ailleurs il

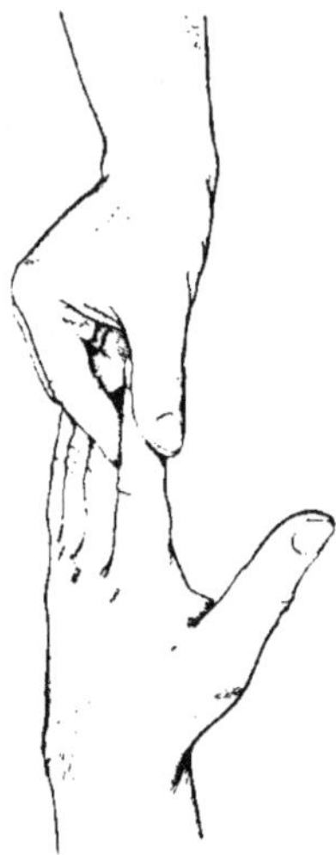

Fig. 11. — Pression entre pouce et index. Massage d'un doigt.

Le doigt malade est en extension : la face palmaire de la dernière phalange de l'index et du pouce sont placées sur chaque face latérale de l'articulation phalango-phalanginienne de l'index malade et massent simultanément le ligament latéral sous-jacent ; ils remonteront latéralement sur la face de la phalange et suivront les tendons des interosseux ; par d'autres pressions, ils masseront l'un en avant, l'autre en arrière du doigt malade les tendons fléchisseurs et extenseurs.

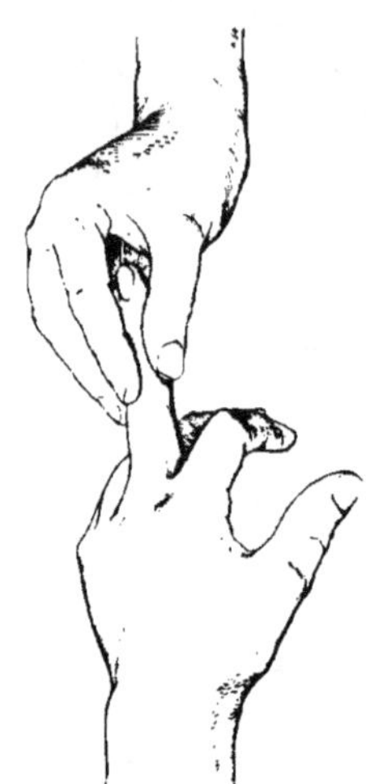

Fig. 12. — Massage d'une petite jointure par l'action simultanée de trois ou quatre doigts.

Quand le massage d'une région réclame la préparation des régions voisines en amont, à cause d'œdème, les pressions ne peuvent pas être très précises à cause du temps que réclamerait le massage de chaque jointure (doigts et mains) ; chaque doigt peut être massé par l'action simultanée de trois ou quatre doigts du masseur (pouce et medius sur les côtés et index avec annulaire sur les faces antérieure et postérieure du doigt malade).

est bien difficile de séparer dans la fonction musculaire, l'influence motrice et l'influence nutritive ; il y a union intime dans l'action de la fibre à myéline qui se rend au bouton nerveux intrafibrillaire et les fibres de Remak qui accompagnent les artères intra-musculaires. Tous deux concourent à la dégénérescence comme à la régénération du corps charnu.

Par son action sur le système vaso-moteur, le massage régularise toutes les fonctions de nutrition, respiration, circulation.

digestion, sécrétions diverses. Ce n'est pas seulement par l'entre-
mise des nerfs qu'il fait contracter la fibre musculaire et entretient
sa vitalité. L'irritabilité hallérienne est réveillée par les pressions.
comme le démontrent les contractions obtenues sur des corps charnus dont on a sectionné le nerf moteur, et même, comme on pourrait
incriminer la partie périphérique du nerf moteur qui est restée dans
le corps charnu, il est préférable de ne rechercher à faire contracter
la fibre musculaire par le massage qu'après dégénérescence du nerf
moteur. Il est donc possible de conserver la vitalité d'un muscle en
attendant que la cause qui a produit sa paralysie soit détruite, s'il
est possible, ou qu'une greffe nerveuse lui rende l'influence motrice
qu'il avait perdue.

En considérant que la plupart des effets réflexes étaient de nature
motrice ou nutritive, on a pu conclure que le massage n'agissait que
sur la fibre musculaire striée ou lisse : il en est ainsi pour l'action
sur les os, puisque la régénération est sous la dépendance des vaisseaux du périoste, sur les glandes, etc. L'expérimentation a démontré
que l'excitation de tout tissu par le massage occasionne l'hypertrophie
par hyperplasie des éléments de ce tissu ; ne peut-on pas penser que
c'est l'accélération de la circulation, par excitation vaso-motrice, qui
facilite les échanges nutritifs ? Et nous sommes encore ramenés à la
théorie de l'action réflexe vaso-motrice.

C. Rôle du massage dans le diagnostic. — Il ne s'agit plus
ici d'un troisième effet du massage, mais plutôt d'un corollaire de
son action biologique. La contraction musculaire gêne la plupart des
examens de malade : à l'abdomen, la paroi par sa fixité s'oppose à
la mobilisation des viscères ; dans les diverses régions des membres,
les jointures sont immobilisées par les corps charnus périarticulaires qui fixent tout fragment osseux épiphysaire ou diaphysaire,
d'où crépitation osseuse difficile à saisir, douleur exagérée et mal
limitée, etc. Par quelques pressions, quelques contacts de la main, la
sédation musculaire se rétablit, et la douleur est mieux localisée, tout
symptôme physique est alors mieux perçu par la main qui examine.

Ce masso-diagnostic évite parfois les inconvénients d'un sommeil
chloroformique, et il en donne tous les avantages.

III. — RÉGIONS MASSOTHÉRAPIQUES.

**Necessité de connaitre les organes sous-cutanés. Ana-
tomie massothérapique.** — L'anatomie descriptive étudie les
organes, les groupe suivant leur structure, mais déjà dans ses divisions elle classe ces organes d'après certaines régions muscles de

l'épaule, artères de la face). L'anatomie chirurgicale conserve à chaque organe ses rapports, et nous permet de nous reconnaître dans toute région du corps, lorsque nous passons de la superficie aux plans profonds, de la périphérie au centre, de l'extrémité d'un membre à sa racine. Ces deux variétés d'anatomie ont des indications précieuses ; mais si nous avons à prendre, nous avons beaucoup à laisser.

Nous pensons qu'il est nécessaire de grouper, pour les décrire, les divers tissus et organes que notre main peut reconnaître sous les téguments. Nous avons vu l'utilité de la précision dans les pressions qu'elle exerce, elle doit donc ne rien ignorer de ce qui se présente à ses sensations diverses, pour varier d'intensité, de direction, arrêter ses effets, s'échapper au besoin. Il s'agit d'une anatomie massothérapique, divisant d'abord membres et corps suivant des régions où le massage intervient le plus souvent, donnant les formes de ces régions, découvrant avec soin le plan sous-cutané et tous les tissus et organes que doigts et main peuvent reconnaître, c'est-à-dire donnant la raison de la technique des manœuvres et préparant à l'étude de la physiologie de cette même région, puisque notre massage prépare la mobilisation et la rééducation.

Ces régions, d'après ces dernières applications, correspondent donc à des articulations et surtout à celles que le traumatisme ou les diverses affections choisissent, on pourrait les multiplier autant de fois qu'il existe de surfaces articulaires, mais il est inutile de varier les méthodes de massage pour des régions voisines, pour des jointures qui ont des mouvements coordonnés. Ainsi l'épaule est massée de même sorte pour aboutir à la mobilisation de la scapulo-humérale, de l'acromio-claviculaire, de la sterno-claviculaire même. Aussi existe-t-il à l'épaule une région massothérapique. On la masse et la mobilise de même façon pour des affections bien diverses ; suivant le cas tel muscle, tel mouvement devient l'objet d'attention spéciale.

Divisions. — Nous diviserons donc le corps en quatre parties : la tête, le tronc, le membre supérieur et le membre inférieur. A la tête on distingue deux régions massothérapiques, la face et le cou ; au tronc, comme les muscles du thorax sont classés avec ceux des épaules, il n'existe que la paroi antéro-latérale de l'abdomen et la région lombaire. Ces deux dernières régions ne font pas partie de notre étude.

Au membre supérieur, on groupe ensemble : doigts et main, poignet et avant-bras, coude et bras, épaule et thorax. Le membre inférieur comprend orteils et pied, cou-de-pied et jambe, genou et cuisse, hanche et fosse iliaque externe.

Nous pourrions décrire toutes ces régions avant de parler de mobilisation et d'indications, mais nous ne donnerons que l'anatomie massothérapique des membres, reportant à un chapitre ultérieur le massage de la face et du cou. La description de chaque région sera suivie, immédiatement après, comme corollaire de cette exposition, de la technique des manœuvres de massage dans cette région.

MEMBRE SUPÉRIEUR

Doigts et main.

Anatomie massothérapique. — Des cinq doigts quatre ont une forme et une composition à peu près identiques : le pouce mérite une description à part. Chaque doigt est formé de trois phalanges s'articulant entre elles par des trochlées avec ligaments latéraux en éventail dont la poignée est située à la tubérosité de l'os supérieur. Le tendon de l'extenseur est à la région dorsale, recevant des expansions des tendons des interosseux dorsaux et lombricaux. A la face palmaire sont les tendons des deux fléchisseurs, profond et superficiel, celui-ci se divisant pour laisser passer entre ses deux branches le profond qui s'insère à la phalangette, tandis que le superficiel s'est arrêté à la phalangine.

Ajoutons des veinules et des artérioles de peu d'intérêt pour nous, des nerfs collatéraux plus importants à connaître comme origine et distribution, médian, radial et cubital se partageant la sensibilité tactile des extrémités digitales, recouvrons les doigts par des téguments très riches en corpuscules nerveux et doublés d'un tissu cellulo-adipeux spécial, et nous connaissons ce que l'anatomie peut fournir d'utile à notre technique.

Le pouce n'a que deux phalanges articulées par une trochlée : le tendon fléchisseur propre longe la région palmaire et l'extenseur propre suit la région dorsale.

Les doigts s'articulent avec les têtes des métacarpiens par des condyliennes assez mobiles permettant flexion et extension avec mouvements de latéralité des doigts. Au pouce, l'adduction et l'abduction sont assurées par deux muscles assez puissants qui présentent des os sésamoïdes dans leurs tendons.

La région dorsale de la main est recouverte par un derme très mobile sur les tendons extenseurs appliqués contre le plan ostéomembraneux profond, situés dans des gaines spéciales. Profondément entre les métacarpiens sont les interosseux dorsaux, écarteurs des doigts. A la paume, les tendons fléchisseurs plus mobiles glissent facilement à cause des synoviales importantes de la main ; elles sont en rapport avec les interosseux palmaires rapprocheurs des doigts. De

chaque côté sont deux éminences, en dedans l'hypothénar peu charnue, constituée par les quatre muscles peu importants du petit doigt,
tandis qu'en dehors l'éminence thénar est surtout formée par le
premier interosseux palmaire ou court adducteur du pouce, innervé
par le cubital comme tous les interosseux. Court fléchisseur, opposant
et court abducteur entourant le tendon du long fléchisseur propre
du pouce sont les trois autres muscles de l'éminence thénar. Les métacarpiens s'articulent entre eux aux deux extrémités ; près des doigts,
ils ont une articulation par glissement, très souple chez les virtuoses.
Au carpe les jointures s'emboîtent réciproquement.

Le métacarpien du pouce est très mobile, d'où possibilité de
l'opposition, qui est encore aidée par des articulations très souples à
la trapézo-métacarpienne et à la scapho-trapézienne.

Les téguments de la paume de la main sont très épais à la partie
moyenne ; en dehors la peau est fine.

Technique du massage. — Les quelques souvenirs d'anatomie
chirurgicale, que nous venons de rappeler, donnent les premières
notions du massage de la région. Il est possible de faire des manœuvres précises sur les doigts et leurs jointures ; à la face dorsale de
la main les espaces interosseux et les tendons extenseurs sont accessibles au doigt du praticien, mais à la paume dans la partie
médiane où sont fléchisseurs, lombricaux et interosseux palmaires
les téguments épais, la disposition des apophyses du carpe, l'incurvation des métacarpiens, gênent les pressions qui deviennent
inutiles. Aux éminences latérales, le massage redevient plus précis.

Chaque doigt est massé au niveau de ses articulations. Après
avoir fait des pressions générales, légères et rapides avec le pouce
et l'index (fig. 7) ou avec le pouce, l'index et le médius (fig. 12), on
prend une à une chaque jointure. Successivement on se fait
présenter la région dorsale, la face palmaire, et les deux parties
latérales, en exécutant des pressions longitudinales en avant et en
arrière et suivant la disposition en éventail des ligaments latéraux.

Avec un peu d'habitude, on peut masser ensemble extenseur
et fléchisseur et même s'il s'agit d'un massage rapide, lorsque,
par exemple, c'est au poignet que sont les principales lésions, on
peut employer simultanément trois et même quatre doigts (fig. 12).

Pour l'articulation métacarpo-phalangienne, les pressions sont
amorcées sur les tendons des interosseux aux faces latérales de la
première phalange et sont continuées dans l'espace qui sépare les
têtes des métacarpiens ; on peut continuer cette pression dans les
espaces interosseux dorsaux de la main. Il n'y a guère que ces espaces
à masser sur la face dorsale ; un doigt suffit à les suivre (fig. 7.

A la paume, l'éminence thénar est mieux suivie par le pouce dans sa disposition triangulaire ; ce doigt part de l'articulation métacarpo-phalangienne, qui a d'ailleurs été massée comme les articulations phalangiennes, et se dirige d'abord vers le trapèze en dehors (court abducteur), puis suit le tendon du fléchisseur propre (court fléchisseur et opposant) et oblique peu à peu vers le milieu du carpe, enfin, continuant sa conversion, gagne perpendiculairement le deuxième métacarpien jusqu'au voisinage de sa tête (court adducteur). Ce massage précis qui a une importance capitale dans certaines atrophies myopathiques, est le seul qui suive la bonne direction des fibres.

L'éminence hypothénar, dont la forme est moins étalée, est aussi triangulaire, mais la base du triangle est toute à l'apophyse unciforme, de sorte que les pressions n'ont qu'une seule direction parallèle au cinquième métacarpien, commençant à l'articulation métacarpo-phalangienne du petit doigt et venant s'arrêter à la moitié interne du pli du poignet.

Poignet et avant-bras.

Anatomie massothérapique. — Le poignet chirurgical s'étend de quelques centimètres au-dessus à quelques centimètres au-dessous de la ligne de flexion. En massothérapie, cette région ne descend pas plus bas que cette ride accentuée, mais elle remonte jusqu'au coude : c'est, à vrai dire, l'avant-bras tout entier dont tous les tendons viennent s'arrêter au voisinage du poignet ou le dépassent pour se rendre à la main et aux doigts. La peau, lisse et glabre en avant, adhère à l'aponévrose qui s'épaissit pour former le ligament annulaire du carpe. En arrière, la peau est plus épaisse, velue chez l'homme, souple sur les plans profonds qui ne contiennent que des tendons, séparés par leurs gaines. De nombreuses veines superficielles sont les origines des veines dites du pli du coude.

En avant le canal carpien cache les tendons fléchisseurs profonds et superficiels avec leurs gaines, ils ont comme rapport profond le carré pronateur, situé contre les deux os de l'avant-bras. Superficiellement sont deux tendons, l'un grêle médian, très sensible, s'épanouit en aponévrose palmaire superficielle, l'autre plus volumineux, le grand palmaire qui passe dans un orifice spécial du ligament annulaire et va se fixer au deuxième métacarpien (fléchisseur de la main). Latéralement les tendons des cubitaux et du long supinateur se fixent sur l'épiphyse du cubitus et sur celle du radius. En avant les os sont donc matelassés par des corps charnus et des tendons.

En arrière, l'articulation est en rapport avec de nombreux tendons qui glissent dans des gouttières ostéo-fibreuses. Ce sont, de dedans en dehors, le cubital postérieur qui ne va pas plus loin, l'extenseur du petit doigt, l'extenseur commun, l'extenseur propre de l'index, le long extenseur propre du pouce, les deux radiaux, le court extenseur et le long abducteur du pouce.

Au-dessous sont des ligaments disposés de façon confuse sur le dos du carpe, mais où l'on peut reconnaître deux grands faisceaux allant du grand os au cubitus et au radius. Les deux ligaments latéraux (faisceaux moyens) allant de chaque apophyse styloïde au pisiforme d'un côté, et au scaphoïde de l'autre, sont aussi accessibles et peuvent être massés.

En suivant ces divers tendons dans l'avant-bras, nous constituons nos trois grandes régions musculaires, externe, antéro-interne et postérieure, formant deux groupes, épitrochléen et épicondylien, dont les masses charnues matelassent l'articulation du coude. Les directions des corps musculaires sont parallèles aux os approximativement. Cependant si on considère les deux sommets d'insertion, épicondyle, épitrochlée, les faisceaux striés en partent et s'irradient d'avant en arrière; ainsi en dedans, le rond pronateur est incliné à 45° sur l'axe radial, puis le grand et le petit palmaire, à peine obliques, les cubitaux parallèles au cubitus, puis obliquant de plus en plus, l'extenseur du petit doigt, le commun, ceux de l'index et du pouce, les long abducteur et court extenseur du pouce. Les os sont à peu près recouverts par ces muscles et tendons; entre ceux-ci sont des bourses séreuses qui facilitent leur glissement (radiaux et long abducteur du pouce) (fig. 13).

L'articulation radio-cubitale inférieure est recouverte par le carré pronateur, la supérieure est entourée par le court supinateur; ces muscles sont profonds et inaccessibles. Les vaisseaux sont dissimulés dans les masses musculaires; l'artère radiale réapparaît au poignet sur le bord interne du long supinateur; elle est peu gênante. Les filets nerveux, musculo-cutanés, abandonnent en route à peu près tous leurs rameaux importants (radial) ou sont réduits à une ultime branche motrice (rameau thénarien du médian) en plus de ses filets sensitifs, ou enfin se divisent en deux branches, l'une superficielle musculo-cutanée, l'autre motrice, la plus importante, s'épuisant dans les muscles interosseux, y compris le plus important, l'adducteur du pouce (cubital).

Les trois nerfs dans la partie charnue de l'avant-bras sont plus accessibles : le radial entre dans le court supinateur et se divise en bouquet dans les muscles postérieurs, sa branche sensitive suit le long supinateur en avant et passe dans la tabatière anatomique ; le médian sous l'expansion du biceps donne nombre de filets aux corps charnus d'ordre fléchisseur à l'avant-bras, et, très amoindri, suit les tendons des palmaires. Le cubital a aidé le médian pour les fléchisseurs, fourni aux cubitaux et, à peine diminué, se divise sur le bord du cubital antérieur.

Technique du massage. — Le membre repose sur un coussin ou sur la cuisse du masseur qui emploie une ou deux mains, suivant le cas.

Il est rare que le massage du poignet ne doive pas être précédé de quelques pressions aux doigts et à la main dont les tissus sont œdématiés par la gêne circulatoire.

En avant, les pressions s'exercent du ligament carpien aux masses épitrochléennes et épicondyliennes. La même passe se continue donc au poignet et à l'avant-bras et se termine au-dessus du coude.

Si les lésions traumatiques ou inflammatoires réclament de la légèreté de main, le poignet est soigné d'abord avec la précaution exigée; les corps charnus de l'avant-bras, moins sensibles, sont massés ensuite avec moins de précision, cependant chaque muscle est suivi de son tendon à son insertion supérieure.

En arrière, les tendons des extenseurs peuvent êtres suivis un à un de la main jusqu'à l'avant-bras et au coude, et de plus les faisceaux postérieurs des ligaments dits latéraux sont massés aussi bien que les faisceaux moyens métacarpo-pisi-cubital et scapho-radial.

Le cubitus et le radius sont accessibles sous les téguments sur les parties latérales du poignet : ce contact, pénible chez les fracturés de l'épiphyse radiale, est évité en suivant le long supinateur en avant et, sur le côté, le long abducteur et le court extenseur du pouce, puis les radiaux externes en arrière.

Coude et bras.

Anatomie massothérapique. — Le coude est accessible en arrière et l'olécrâne présente même une large surface osseuse sous-cutanée : la région du coude, continuée par le bras, ressemble à un cylindre aplati en bas d'avant en arrière, et latéralement au bras. Sous la peau, le doigt prend connaissance du squelette de la face postérieure du coude, de ses trois apophyses très saillantes qui soulèvent même la peau chez les gens émaciés. Ce sont, de dedans en dehors, l'épitrochlée, l'olécrâne, l'épicondyle, situés sur la même ligne quand le coude est en extension. En avant le pli du coude, plus bas que la ligne articulaire, est déprimé en son milieu ; de chaque côté sont deux saillies correspondant aux groupes musculaires interne et externe.

La peau lisse, peu épaisse en avant, laisse voir par cérulescence les veines du pli du coude, surtout la basilique en dedans ; la présence de ces veines (surtout les médianes), de l'artère humérale assez superficielle sous l'expansion aponévrotique du biceps et du nerf médian fait considérer comme région à respecter cette zone médiane du pli du coude.

En dehors les muscles épicondyliens s'insèrent assez haut sur le bord externe de l'humérus. En dedans les corps charnus ne s'insèrent que sur l'épitrochlée elle-même et sont bien des épitrochléens.

En arrière les trois saillies délimitent deux gouttières : dans l'interne passe le nerf cubital. Elles sont tapissées par les faisceaux postérieurs très obliques des ligaments latéraux et recouverts par les ailerons du triceps, c'est-à-dire par les insertions aponévrotiques des vastes interne et externe ; celui-ci descend moins bas, le muscle anconé le supplée. Comme les fibres des ailerons du triceps et des ligaments latéraux sont parallèles, le massage précis des fibres d'insertion du triceps agit aussi efficacement sur les faisceaux postérieurs des ligaments latéraux.

Les faisceaux moyens sont eux-mêmes accessibles, leur direction est à peu près verticale, de chaque côté de la base de l'olécrâne à l'épicondyle et à l'épitrochlée ; les autres parties des ligaments latéraux sont recouvertes par les muscles.

Dans le bras, le biceps, recouvrant le brachial antérieur, est seul accessible en avant. En arrière, la longue portion suit l'axe huméral, passe derrière le deltoïde et se fixe en bas de la cavité glénoïde ; le vaste interne gagne la surface située sous la gouttière de torsion où le nerf radial passe de dedans en dehors de l'humérus ; le vaste externe remonte plus haut sous l'empreinte deltoïdienne.

Les vaisseaux et nerfs suivent le bord interne du biceps, mais au coude le cubital a passé en arrière, le médian a suivi le tendon du biceps avec l'artère humérale ; le nerf radial est aussi en avant, dans la gouttière des muscles externes.

Technique du massage. — Une manœuvre générale en anneau prépare la région, puis la pulpe des doigts exerce quelques pressions parallèles à l'axe, très légères, dans les deux gouttières postérieures, pour les débarrasser de leurs exsudats. Le pouce alors exécute des massages qui partent d'abord de la base de l'olécrâne et se dirigent obliquement vers l'épitrochlée en dedans et vers l'épicondyle en dehors. Cette manœuvre correspond aux deux faisceaux moyens des ligaments latéraux ; puis en éventail d'autres pressions sont exécutées autour de l'olécrâne (fig. 15) suivant la direction des ailerons interne et externe et de la longue portion ; elles agissent aussi sur les faisceaux postérieurs des ligaments latéraux.

La main, disposée en gouttière longitudinale (fig. 1) ou en bracelet (fig. 4), masse le biceps avec une force variable, mais au niveau de la coulisse bicipitale, l'index et le médius suivent seuls le tendon de la longue portion. Les masses latérales musculaires sont suivies par les deux mains disposées de façon que les pouces soient en avant et la face palmaire des doigts sur les côtés et en arrière (fig. 10). Enfin la longue portion du triceps est massée par la face palmaire des doigts, le pouce suffit pour les deux vastes : la manœuvre de la face postérieure du coude est plus rapide, quand le pouce continue son action du tendon sur le corps charnu du bras.

Les nerfs sont facilement suivis, s'il est nécessaire, en cas de paralysie ou de névralgie ; leur description nous a démontré les régions où la main devait agir sur eux : il faut éviter d'appuyer fortement sur le cubital qui repose au coude sur une surface ostéo-fibreuse.

Épaule.

Anatomie massothérapique. — La région de l'épaule est surtout musculaire pour le kinésithérapeute, car l'articulation scapulo-humérale est trop profonde pour qu'une action directe soit rationnelle. D'ailleurs dans les divers traumatismes de la région, qu'il y ait luxation ou fracture, lorsque les muscles sont en résolution, la douleur est calmée et la mobilisation est possible.

La clavicule, l'omoplate, l'extrémité humérale supérieure concourent à former le squelette de l'épaule ; clavicule, acromion et épine de l'omoplate forment un rebord osseux d'où partent au-dessus et au-dessous des muscles plats sous-cutanés, donc accessibles à notre main.

En avant, le grand pectoral à faisceaux radiés partant de la lèvre antérieure de la coulisse bicipitale gagne obliquement en haut le bord antérieur de la clavicule, puis horizontalement le sternum et obliquement en bas l'aponévrose de l'abdomen qui recouvre le ventre supérieur du grand droit. Le deltoïde se divise en trois faisceaux : l'antérieur, oblique en avant, va de la branche antérieure de l'empreinte à la partie externe du bord antérieur de la clavicule ; le moyen s'étend de la pointe inférieure de l'empreinte au bord externe de l'acromion ; le postérieur de la branche postérieure de l'empreinte à la lèvre inférieure de l'épine de l'omoplate.

Le trapèze par son grand bord va de la protubérance occipitale postérieure aux dernières vertèbres dorsales, s'insérant sur toute cette crête rachidienne ; de là, les fibres sont supérieurement descendantes et vont au bord postérieur de la clavicule, à la lèvre interne de l'acromion et de l'épine, les moyennes sont horizontales et vont à la lèvre supérieure de l'épine ; les inférieures sont obliques et ascendantes, gagnant la lèvre inférieure de l'épine de l'omoplate, ou, mieux, la partie de cette lèvre que lui laisse le faisceau postérieur du deltoïde.

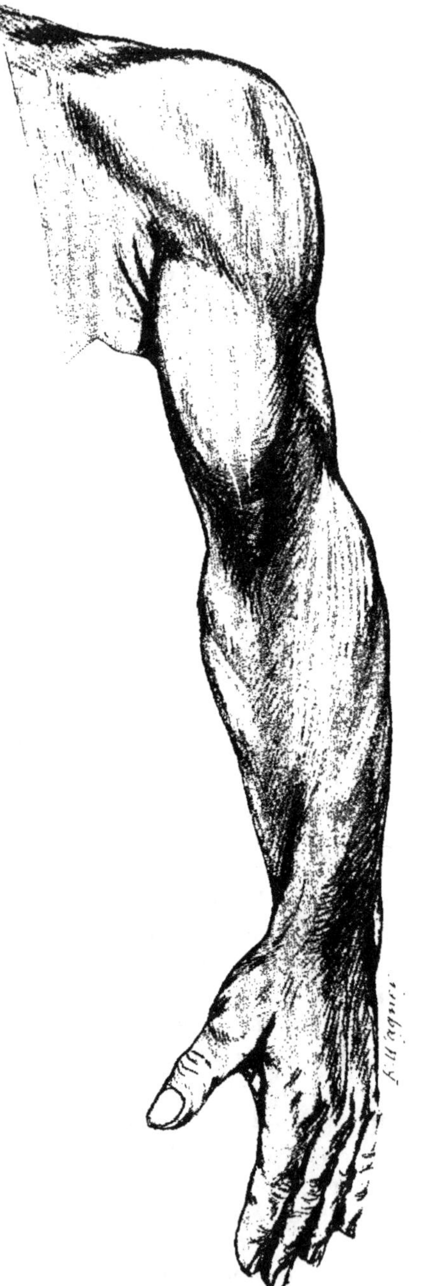

Fig. 13. — Membre supérieur : direction
des pressions massothérapiques.

Les saillies musculaires sont massées
d'après la direction de leurs fibres. A
l'épaule, le deltoïde présente ses faisceaux
antérieurs et moyens : les premiers sont
obliques, les autres verticaux. Au bras,
la loge antérieure est massée suivant la
direction du biceps. A l'avant-bras, les
deux régions épicondylienne et épitro-
chléenne sont massées par des pressions
obliques, respectant le pli du coude.

Le grand dorsal descend, sous la large portion du triceps, de la lèvre postérieure de la coulisse bicipitale et va sur la crête rachidienne des dernières vertèbres dorsales, des lombaires et à la crête iliaque. Dans l'espace inter-delto-trapézo-dorsalien apparaissent quelques faisceaux du sous-épineux; sous le trapèze on sent assez bien la fosse du sus-épineux dont les fibres musculaires ont la même direction que celles du trapèze à ce niveau.

Technique du massage. — Le kinésithérapeute peut ne connaître que ces muscles superficiels, les seuls qu'il peut rationnellement influencer, les autres muscles suivront l'exemple de leurs opposants ou suppléants. C'est ainsi que le massage des rotateurs externes sus et sous-épineux met le sous-scapulaire en résolution, quand il est contracturé dans la luxation de la scapulo-humérale.

Les pressions suivent la direction des fibres du grand

pectoral, du deltoïde, du grand dorsal, du trapèze, des sus et sous-
épineux ; enfin on ajoute à cette liste le biceps et le triceps dont les
longues portions s'insèrent à l'omoplate et sont bien motrices de

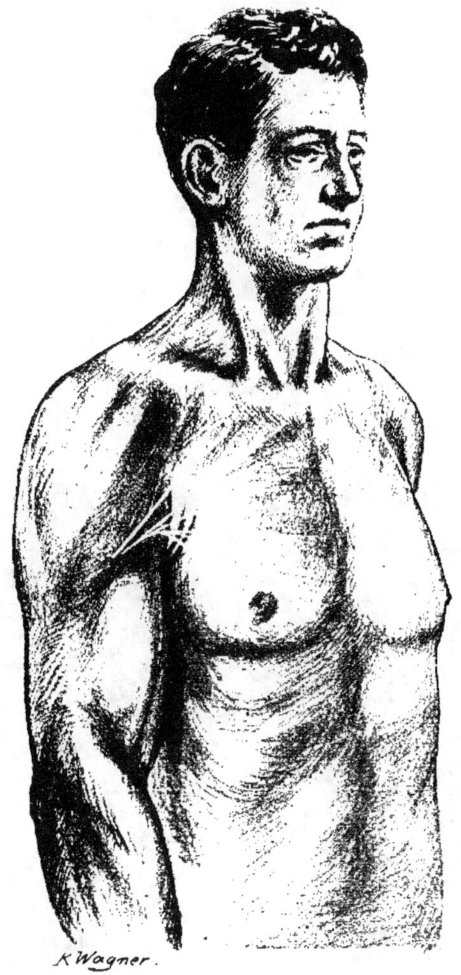

Fig. 11. — Région supérieure du corps (face antérieure).
La figure montre la direction à donner aux pressions du cou (sterno-mastoïdien), de
l'épaule (deltoïde moyen et antérieur, grand pectoral radié), des bras (biceps, vaste externe),
de l'avant-bras (loge antéro-externe).

l'épaule. S'il est nécessaire, d'autre part, le massage du sterno-mastoïdien est aussi exécuté suivant les principes que nous donnons
ultérieurement (fig. 13, 14 et 15).

La région axillaire, riche en ganglions, vaisseaux et nerfs, doit être respectée.

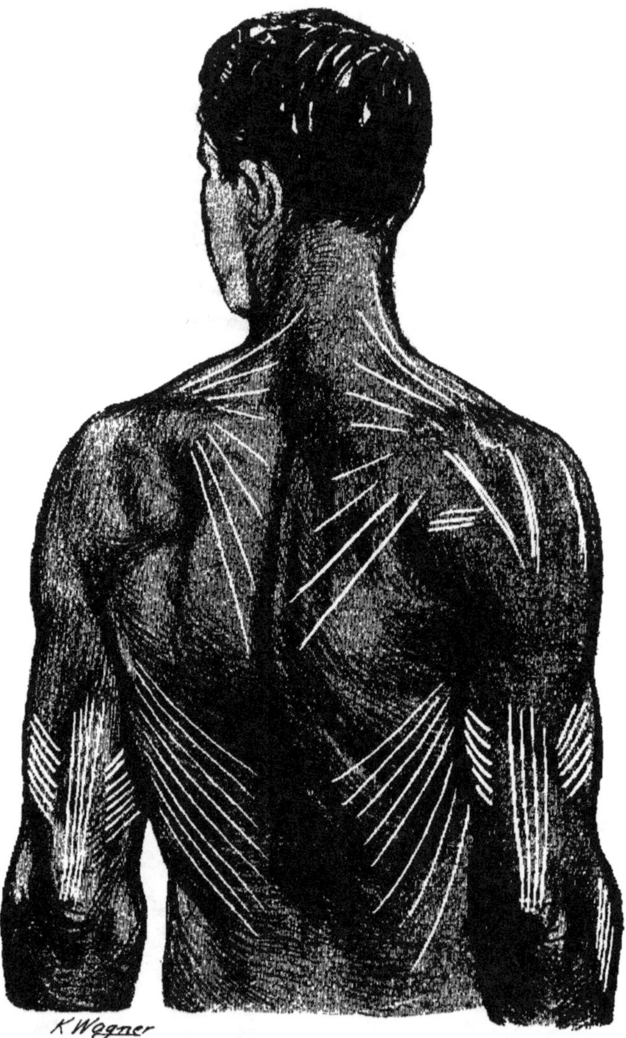

Fig. 15. — Région supérieure du corps (face postérieure).

La figure montre la direction à donner aux pressions du cou (trapèze), de l'épaule (deltoïde moyen et postérieur), du dos (grand dorsal), du bras (longue portion, vastes interne et externe) : quelques lignes donnent la direction du sous-épineux, entre le trapèze inférieur et le deltoïde postérieur.

Il est difficile de masser l'épaule lorsque le malade est dans son lit : si c'est possible, mieux vaut le faire lever et l'asseoir sur un siège sans dossier, ou dont le dossier est situé du côté sain, pour que la main passe facilement de la région antérieure de l'épaule à la région postérieure et que la mobilisation soit aisée. Le bras est pendant, le long du corps, le coude fléchi, la main sur la cuisse : dans cette position, les muscles sont sans défiance.

MEMBRE INFÉRIEUR

Orteils et pied.

Anatomie massothérapique. — Il est inutile de répéter pour les orteils ce qui a été dit aux doigts : toutefois ici la précision peut être moindre, car le massage y est peu fréquent, parce que peu nécessaire. Nous verrons au contraire que la mobilisation de ces petites jointures assure d'excellente façon la circulation du membre inférieur.

Les espaces intermétatarsiens nous donnent les mêmes impressions qu'au métacarpe. Comme, à la plante du pied, les téguments, par leur sensibilité exagérée et leur épaisseur, s'opposent aux manœuvres, seule la région dorsale nous arrêtera quelques instants. Les tendons des extenseurs commun et propre la traversent dans sa largeur, mais tandis qu'à la main il n'y a pas de fibres charnues, au pied, un petit muscle, le pédieux, formé de quatre faisceaux, va renforcer le tendon extenseur : son massage n'a d'ailleurs aucune utilité pratique.

Technique du massage. — La face dorsale est massée au métatarse comme au métacarpe, la face palmaire du pouce peut gagner un peu sur les bords pour aider la circulation veineuse : c'est là en effet que sont les origines des saphènes.

Les tendons extenseurs sont suivis sur le tarse : de nombreuses bourses séreuses en facilitent le glissement ; dans les entorses et fractures, elles se remplissent de liquide séro-sanguinolent.

Cou-de-pied et jambe.

Anatomie massothérapique. — Le cylindre de l'avant-bras continue au poignet ; bien arrondi au bras, il s'était aplati et avait conservé ce changement de forme pour aboutir à l'organe de préhension, la main. Au membre inférieur, la jambe demeure cylindrique, mais se redresse en bas à 90° pour donner au pied sa direction, et là le membre inférieur, arrondi à la partie dorsale, s'aplatit à la plante pour permettre la station et la marche.

L'extrémité inférieure du tibia avec la malléole interne courte constitue en grande partie la mortaise articulaire qui reçoit la poulie de l'astragale. C'est la partie terminale du péroné qui, se fixant au tibia, constitue la malléole externe descendant beaucoup plus bas que l'interne. L'astragale est solidement fixée au calcanéum : ce dernier os est articulé solidement avec le cuboïde en avant, et l'astragale s'articule en avant par enarthose très mobile avec la cavité scaphoïdienne : de telle sorte que le tarse présente deux systèmes : l'interne très mobile, astragalo-scapho-cunéo-métatarsien et l'externe solide, calcanéo-cubo-métatarsien. Ce bord externe est normalement celui de la station (marche et sustentation).

Le calcanéum dépasse fortement en arrière les malléoles, creusant deux gouttières rétro-malléolaires, en dedans la gouttière calcanéenne, en dehors la gouttière péronière ; la première se suit sur la face interne du calcanéum, la seconde sur sa face externe, puis sous le cuboïde (coulisse du long péronier latéral).

Des ligaments puissants relient malléoles et tarse : ils sont latéraux avec faisceaux antérieur, moyen et postérieur, accessibles surtout en avant, dissimulés en arrière par des coulisses tendineuses.

En avant passent de dedans en dehors les tendons du jambier antérieur, de l'extenseur propre du gros orteil, de l'extenseur commun et du péronier antérieur ; sous ce tendon aplati, en éventail, est une petite séreuse souvent remplie de liquide et toujours tuméfiée dans les entorses externes. Des cloisons aponévrotiques séparent les tendons les uns des autres.

En dehors glissent, derrière la malléole péronière, les deux tendons des péroniers latéraux qui viennent, l'un, le long, du premier métatarsien, sous la plante du pied et l'autre, le court, du tubercule du cinquième en dehors. Tous deux remontent le long et en dehors du péroné dans la loge externe de la jambe.

En arrière, le tendon d'Achille s'insère sur la face postérieure du calcanéum ; une bourse séreuse permet son glissement en haut de cette face ; le plantaire grêle s'y insère et en empêche, dit-on, le pincement.

En dedans glissent tous les tendons qui passent de la région plantaire à la face postérieure de la jambe, jambier postérieur, fléchisseur commun, fléchisseur propre du gros orteil, vaisseaux et nerfs plantaires. Tandis que le tendon d'Achille sera continué par les jumeaux et le soléaire, les tendons de la gouttière calcanéenne deviendront aussi des muscles postérieurs de la jambe, mais sur un plan plus profond, contre le ligament interosseux en avant du soléaire.

Le nerf sciatique poplité interne, devenu à la jambe tibial postérieur, reste entre ces deux dernières couches musculaires derrière le tibia, alors que le sciatique poplité externe contourne la tête du péroné et fournit le tibial antérieur et les nerfs des péroniers latéraux.

Les veines superficielles, dont l'origine est à la plante, forment ensuite les arcades dorsales du pied dont les deux extrémités deviennent l'une la saphène interne et l'autre l'externe. Celle-ci est rétro-malléolaire, puis gagne le bord externe du tendon d'Achille, l'espace entre les jumeaux et se recourbe en crosse dans la veine poplitée. L'interne est située devant la malléole, suit à 1 ou 2 centimètres en arrière le bord interne du tibia, passe derrière le condyle fémoral, puis suit la direction du couturier pour se terminer en crosse dans la fémorale à 3 centimètres du pli de l'aine. Chaque veine est accompagnée d'un filet nerveux sensitif.

De nombreux lymphatiques remontent le membre et se rendent aux ganglions du creux poplité ou de la région inguino-crurale. Les téguments sont lisses et glabres en arrière et velus en avant. Le péroné n'est superficiel qu'à ses extrémités ; le tibia est sous-cutané par sa face interne et son bord antérieur.

Technique du massage. — La disposition anatomique favorise le massage, car le doigt reconnaît facilement presque tous les organes du cou-de-pied, d'où la précision des manœuvres.

Le membre est placé sur un plan horizontal, moyennement résistant ; le pied est incliné d'abord en dedans pour masser le côté externe et la face antérieure. On peut ainsi continuer les pressions sur la loge antéro-externe de la jambe et même sur le jumeau externe. En plaçant le pied plus en dehors, on masse la gouttière calcanéenne et, si le genou est légèrement fléchi, le jumeau interne est ainsi abordé sur toute son étendue : il est inutile de placer le malade en décubitus abdominal. Le praticien s'assied pour que ses avant-bras reposent sur le lit ; sa main y gagne en force et en adresse.

Le pouce suit chaque tendon fig. 5. En avant, jambier antérieur, extenseur et péronier antérieur, sans oublier d'insister sur sa bourse séreuse, et la pression peut s'achever sur les corps charnus de la loge antéro-externe fig. 16. En dehors et en arrière de la malléole, on agit ainsi sur les péroniers latéraux, en dedans sur les tendons de la gouttière calcanéenne, en arrière sur le tendon d'Achille, et la main remonte sur les corps charnus de la loge postérieure, si le massage des organes périarticulaires ne réclame pas une manœuvre spéciale (entorse, fracture). Si les os doivent être massés, on emploie le procédé déjà décrit au radius, on passe avec les pouces en arrière de l'os, les tendons péroniers le protègent en empêchant le contact direct) et en avant (le tendon du péronier antérieur atténue la pression du pouce) (fig. 5). Les ligaments sont massés faisceaux par faisceaux.

En cas de lésions veineuses, les vaisseaux sont à ménager ; il est facile de ne pas les rencontrer, si on ne masse pas le jumeau interne, car la saphène interne est en rapport avec son corps charnu et l'externe avec l'espace celluleux intergémellaire.

Il est une manœuvre agréable aux malades et qui termine bien les pressions musculaires de la jambe : les deux mains s'engagent de chaque côté du creux poplité et passent en se creusant en gouttière contre les masses charnues internes (demi-membraneux, demi-tendineux, droit interne, etc.) et externes (biceps). Cette manœuvre qui se fait en soulevant et en fléchissant légèrement le genou, est d'autant plus calmante, que ces malades sont pour la plupart dans le décubitus et ont de l'œdème du creux poplité par stase.

Genou et cuisse.

Anatomie massothérapique. — Le genou est une des articulations où le système ligamenteux est le plus complètement accessible. Les quelques fibres charnues qui la recouvrent sont placées en arrière et profondément. Mais, en avant et latéralement, le tissu fibreux prédomine et est suivi facilement du doigt.

Le fémur s'élargit brusquement en bas et forme deux masses, les condyles, séparées par l'échancrure intercondylienne, surtout visible en arrière. Le tibia présente aussi ses plus larges dimensions au genou : il offre une surface à peu près plane au fémur qui y place ses deux condyles.

Le plateau tibial est légèrement excavé de chaque côté, mais cette dépression insuffisante devient plus profonde, grâce aux ménisques interarticulaires, bourrelets de fibro-cartilages qui forment un coussinet pour les condyles. Les moyens d'union sont fournis par des ligaments latéraux sur deux plans. Le ligament latéral interne est une bandelette large qui va de la tubérosité interne du condyle interne à la surface dite de la patte d'oie. Elle est doublée de fibres profondes qui vont des bords du condyle au ménisque et du ménisque au rebord du plateau tibial (fibres fémoro-méniscoïdales et tibio-méniscoïdales). En dehors le ligament latéral est une corde solide qui va de la tubérosité externe du condyle externe à la tête du péroné. Il y a de même des fibres profondes fémoro-méniscoïdales et tibio-méniscoïdales.

Ce sont là les seuls ligaments vrais, mais en avant le tendon du

triceps, qui contient la rotule
dans son épaisseur, ferme l'articulation par le tendon rotulien,
la rotule, le ligament rotulien et
les ailerons de la rotule. En
arrière le muscle demi-membraneux vient s'insérer par trois
faisceaux, un direct, un réfléchi
qui contourne le plateau interne
du tibia et un récurrent qui
remonte en s'aplatissant contre
la synoviale et forme comme la
partie postérieure de la capsule
de l'articulation.

En dedans les tendons de la
patte d'oie, droit interne, couturier, et demi-tendineux, en
dehors les tendons du biceps
complètent ce système fibro-ten-
dineux qui glisse par de nombreuses séreuses communiquant
souvent avec la synoviale inter-
articulaire triceps, demi-membraneux, poplité, etc.).

Ces divers tendons se continuent dans la cuisse et y forment
trois loges. En avant le triceps
qui est la suite du tendon rotulien
droit antérieur et des ailerons
de la rotule vaste interne, vaste
externe. Ces deux derniers sont
fémoro-tibiaux, le droit antérieur
vient de l'os iliaque.

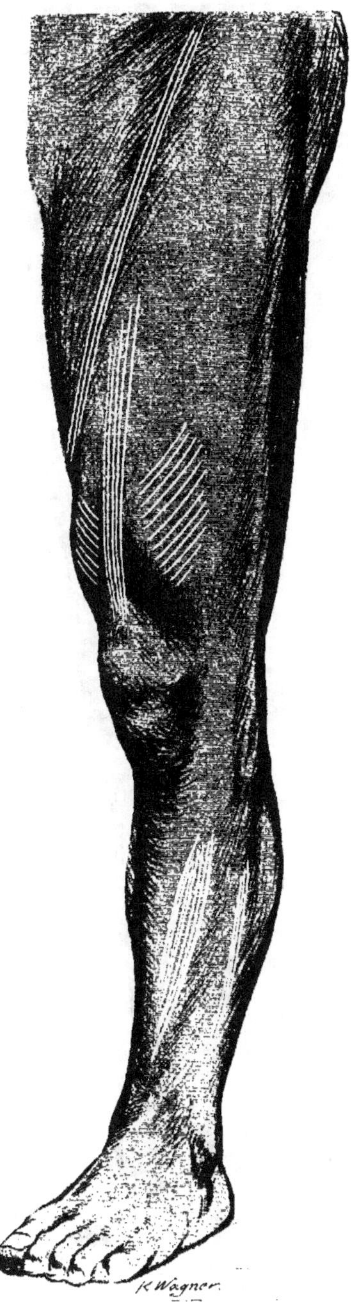

Fig. 16. — Membre inférieur
(face antéro-latérale).

On peut préciser les directions à donner
aux pressions de la face antéro-latérale de
la cuisse (triceps, droit antérieur, vastes interne et externe, et de la jambe (loges antéro-
externe et interne, c'est-à-dire jambier
antérieur, extenseurs communs et péroniers
latéraux). La ligne du couturier à la cuisse,
indique le triangle de Scarpa comme région
à respecter.

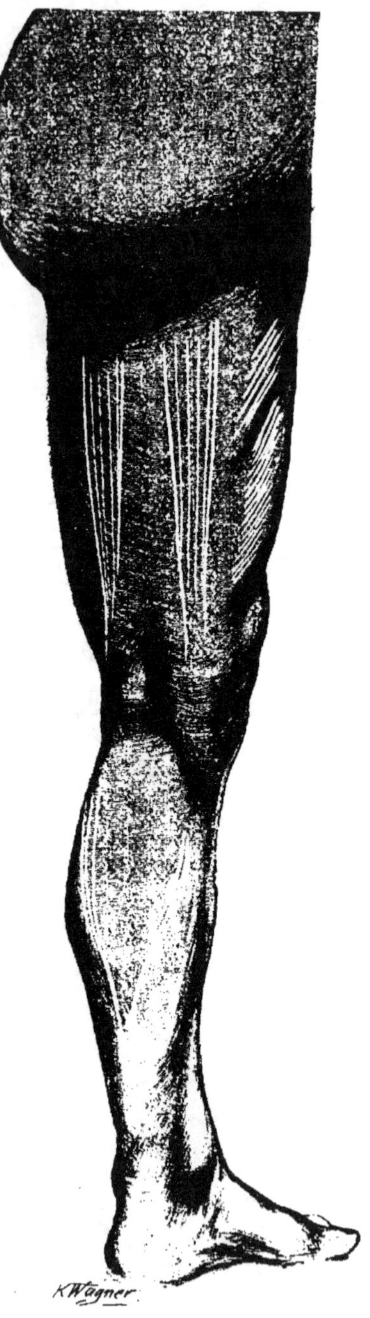

Fig. 17. — Membre inférieur
(face postéro-interne).

Les saillies musculaires permettent de distinguer les deux régions latérales du losange poplité qui remontent vers l'ischion (biceps en dehors, en dedans demi-membraneux et demi-tendineux), et les deux jumeaux à la jambe terminés en bas par le tendon d'Achille.

En dedans les adducteurs forment une masse imposante qui va de la ligne âpre au pubis. Le droit interne est le faisceau le plus long de cette masse, le seul qui ne s'insère pas au fémur.

Le couturier gagne obliquement la région antérieure, c'est le satellite de l'artère qu'il recouvre.

En arrière les deux masses latérales poplitées, biceps en dehors, demi-tendineux et demi-membraneux en dedans, se réunissent pour former en haut le losange que les jumeaux ferment en bas ; ils se rendent à l'ischion ; le nerf sciatique tient le milieu de cette région postérieure : il est divisé déjà assez haut ; la branche externe, plus superficielle que l'interne qui semble continuer le tronc lui-même, gagne obliquement le col du péroné (point douloureux).

Technique du massage. — Le massage se fait mieux dans le décubitus, la cuisse très légèrement fléchie ; recommander au malade de ne pas chercher à voir. Dans cette position on peut ainsi masser aisément la face antérieure et les faces latérales.

En avant les deux pouces passent sur le ligament rotulien, puis ils suivent obliquement les ailerons, se redressent pour le tendon rotulien ; il s'agit donc encore d'une direction radiée, en éventail. La main continue alors ses pressions sur le droit antérieur, le vaste interne, et le vaste externe, qu'elle remonte très haut, d'autant plus haut qu'elle masse par la même occasion le petit muscle tenseur du fascia lata, souvent surmené et par suite contracturé (fig. 16).

En dehors le ligament externe est assez en arrière ; les pouces le suivent de la tête du péroné à la tubérosité externe du condyle, puis se mettent en rapport avec les fibres profondes méniscoïdales.

En dedans on agit de même, mais la corde fibreuse devient ici une bandelette large ; de plus, des pressions sont exécutées sur la patte d'oie et ses trois tendons, ainsi que sur les séreuses qui séparent tendons et ligaments. Enfin le doigt en massant demi-tendineux et demi-membraneux a commencé les manœuvres de la face postérieure. Les deux mains remontent de chaque côté les masses latérales de la région poplitée, mais comme le patient est dans le décubitus dorsal, la main située du côté externe abandonne, tandis que l'autre continue à remonter jusqu'à l'ischion. Cette manœuvre est possible à cause de la légère flexion du genou et de la hanche et de l'abduction des cuisses.

La main qui suit les masses postérieures, passe de temps en temps sur les corps charnus des adducteurs.

Si le massage de la région postérieure doit être pratiqué avec soin sur chaque muscle, le malade se met en décubitus latéral ou mieux abdominal et on exerce des pressions sur les deux groupes postérieurs (fig. 17).

A moins de manœuvre spéciale (rupture), le massage du muscle couturier à la cuisse peut être négligé.

Hanche et fosse iliaque externe.

L'anatomie massothérapique devient ici beaucoup plus simple ; l'articulation coxo-fémorale, profonde, ne saurait être massée avec précision ; les muscles pelvi-trochantériens sont dissimulés derrière les gros muscles fessiers. Seuls les grand et moyen fessiers sont accessibles.

Les manœuvres de massage consistent donc à suivre leurs fibres radiées : les meilleures pressions sont exécutées sur les muscles de la cuisse qui sont ilio-cruraux ou ilio-tibiaux (droit antérieur, biceps, etc.) S'il est utile, les adducteurs sont massés à leur tour.

MOBILISATION

Le massage utile mécaniquement pour la résorption des exsudats, mais surtout utile physiologiquement, analgésie les tissus, les revivifie et, par conséquent, prépare articulations et muscles aux exercices cinésiques qui sont le véritable but du traitement.

La souplesse articulaire s'adresse à la mobilisation passive; la force musculaire est la conséquence des exercices actifs des corps charnus, préparés par le massage.

Mobilisation passive. — 1° *Considérations physiologiques.* — Elle consiste à faire exécuter aux articulations intéressées les mouvements divers, soit que le médecin entretienne une jointure qui fonctionne normalement, soit qu'il cherche à récupérer des mouvements perdus ou moins étendus. Chaque article exécute des mouvements précis, limités par les moyens d'union eux-mêmes ou par des saillies osseuses, sous la direction d'une main qui manœuvre pendant que l'autre maintient le segment de membre voisin, veillant à l'orientation régulière du mouvement.

Certaines articulations sont dirigées avec précision par le tissu fibreux qui les unit et ne peuvent exécuter de mouvement que dans certains axes (coude, genou, etc.); d'autres jouissent d'une mobilité qui leur permet de faire un mouvement, le même mouvement, sous des angles différents. Ainsi à l'épaule, la propulsion se fait franchement en avant, mais on peut la diriger en dedans et en dehors, sous des angles plus ou moins étendus.

Cette souplesse toutefois n'a rien d'arbitraire, car il y a toujours une musculature pour régler les directions des mouvements. Il importe donc de connaître dans une jointure, non seulement les mouvements qu'elle peut exécuter passivement, mais aussi ceux que les muscles commandent. On ne doit pas, par exemple, donner à un réséqué du coude des mouvements de latéralité; aucun muscle, plus tard, ne les exécuterait, et la jointure serait condamnée à des vacillations qui affaibliraient la flexion et l'extension.

Lucas-Championnière a bien recommandé de ne pas faire de massage douloureux: il a ajouté : « ni de mobilisation pénible ». La pratique qui consiste à forcer raideurs et ankyloses doit être employée le plus rarement possible, quand on est certain que le progrès ne se fera qu'à la condition de dépenser quelque force.

La mobilisation passive exclut pour le même motif toute assistance qui mettrait plutôt le malade en défiance, au lieu de l'aider à obtenir le calme de ses muscles. Tous les patients ne savent pas faire *le bras mort :* quelques jours d'éducation même n'arrivent pas toujours à ce résultat. En ce cas, les membres sont mobilisés passivement avec l'aide (active) du malade.

Sans donner l'explication certaine de la nature de la mobilisation, nous comprenons que l'immobilisation nuise aux qualités du mouvement en s'opposant à la raison d'être de la séreuse. Nous savons qu'en physiologie générale, le mouvement crée des séreuses dans le tissu cellulaire lâche : il est compréhensible que l'absence du mouvement nuise au bon entretien des endothéliums qui élaborent la synovie, et les cellules retournent à leur ancienne destination de cellules du tissu conjonctif. La mobilisation est donc le meilleur excitant de la nutrition du système séreux.

L'action mécanique est utile, mais l'effet biologique est supérieur. L'intervention unique et brutale, sous le chloroforme au besoin, semble avoir plus d'effet sur l'étendue du mouvement, mais elle ne donne pour résultat que douleur, ankylose et raideur, si on s'en tient à cette première manœuvre.

Un des meilleurs effets mécaniques de la mobilisation passive est le mouvement imprimé à distance et dans la profondeur, dans des régions inaccessibles au doigt qui masse. Ainsi la flexion et l'extension de chaque segment digital fait glisser les tendons fléchisseurs, et il se produit ainsi un massage profond des plans sur lesquels reposent les groupes tendineux du carpe et de l'avant-bras. La première mobilisation des orteils, dans la phlébite, est suivie d'une diminution de l'œdème; ce résultat ne semble pas en rapport avec les manœuvres bien légères qu'on a exécutées au niveau des orteils.

2° *Technique générale.* — Si nous considérons une articulation, nous trouvons en général ses muscles moteurs dans le segment de membre qui lui est supérieur, et elle met en mouvement le segment sous-jacent. Ainsi le coude est mû par les muscles du bras, il fait mouvoir l'avant-bras. La situation de repos de la jointure est celle qui résulte du calme musculaire ; mais ce calme musculaire est parfois modifié par l'action de la pesanteur. Ainsi le bras pendant le long du corps suppose le repos des biceps et triceps, et cependant la demi-flexion est plus rationnelle comme position de repos; elle ne donne de sédation au biceps que si l'avant-bras repose sur un meuble.

Il n'y a donc pas qu'une situation de repos; mais nous pouvons pour chaque articulation considérer une position de repos plus fréquente, et nous en servir comme point de départ des mouvements à imprimer.

Une main du masseur s'empare du segment mobilisé, en veillant à ne pas comprimer d'organes importants ou sensibles, et en modifiant fréquemment sa prise. L'autre main agit de même au-dessus de l'article en jeu. Des mouvements sont imprimés régulièrement suivant les différents plans perpendiculaires au centre de la jointure. Ce détail est très important, car les articulations qu'on mobilise ont parfois des mouvements anormaux à rectifier et il faut savoir les corriger pour que la musculature soit prête à mobiliser activement ce que la main mobilisait passivement.

Chaque mouvement répété gagne en étendue, mais on arrête si un muscle s'oppose à la progression, dès que la douleur apparaît.

Un mouvement abandonné peut être repris, mais l'avertissement se renouvelant indique la limite actuelle, mieux vaut ne pas insister.

Après chaque mouvement régulier, simple (flexion et extension, adduction et abduction), des mouvements complexes (flexion et adduction) sont exécutés; mais, autant que possible, doit-on concevoir des mouvements complexes usuels, ceux que la musculature est éduquée déjà à répéter facilement (main à la bretelle, c'est-à-dire rétropulsion, rotation interne de l'épaule, puis flexion du coude, l'avant-bras en supination).

La mobilisation passive est toujours en avance sur la rééducation motrice, aussi a-t-on tout le temps nécessaire pour donner à l'article sa souplesse perdue.

Lorsque le massage s'adresse à des muscles contracturés, une pratique excellente consiste à faire ensemble contact simple ou caresse du corps charnu et manœuvre de la jointure correspondant à l'action du muscle contracturé. Pendant qu'une main fait le massage, l'autre est prête à exécuter le mouvement du muscle. Ainsi agissons-nous par exemple sur la masse des fléchisseurs de l'avant-bras (biceps et brachial antérieur); une main prend des contacts, fait des pressions très légères sur le corps fusiforme du biceps, tandis que l'autre est prête, appuyant déjà légèrement, à étendre l'avant-bras de quelques degrés. De temps en temps, la main qui masse agit de même sur l'opposant (triceps). Lorsque l'extension a progressé quelque peu, il est préférable de céder, et de rester quelques secondes en deçà de la position acquise.

Mobilisation active : Rééducation musculaire. — Le massage aide à regagner la souplesse de la jointure en débarrassant les tissus périarticulaires des exsudats pathologiques, en mettant les muscles en état de sédation, c'est-à-dire dans l'impossibilité de nuire aux manœuvres. Mais plus tard les pressions plus actives accélèrent la nutrition musculaire, et les corps charnus sont prêts à mobiliser eux-mêmes les articulations intéressées.

Le médecin qui connaît l'état des muscles qu'il soigne sait la dose de travail qu'ils peuvent fournir : là est en effet le danger, car un corps charnu ne doit pas être surmené. Il dégénère aussi vite par surmenage que par immobilisation. Mal dirigé, le muscle devient maladroit; puis il se fatigue, et lorsqu'il est forcé (claquage), l'atrophie l'attend.

Or un muscle bien portant est déjà difficile à éduquer, la rééducation d'un corps charnu déjà atteint devient fort délicate. Il faut, pour ce motif, surveiller l'effet de chaque exercice, se méfier du malade qui exagère son travail, comme du paresseux ou du pusillanime qui ne s'exerce pas suffisamment : il n'y a qu'un critérium, l'hypertrophie progressive du muscle reconnue par la palpation, la mensuration, la résistance à l'opposition, au besoin la réaction aux courants continus.

Technique générale. — Chaque muscle, puis chaque groupe musculaire, de même fonction, puis de même innervation, est exercé, d'abord sans, puis avec résistance au mouvement. Chaque muscle est sollicité à se contracter à tous les moments de sa fonction : ainsi le biceps est exercé en flexion forcée, en demi-flexion, au début de la flexion, puis on lui fait exécuter des mouvements très étendus, on lui commande des arrêts brusques. Ces diverses manœuvres ont pour but d'entraîner la fibre charnue à l'obéissance immédiate et adroite des centres.

On ne saurait demander au malade de faire de l'abduction, de la rotation, etc. Ce sont pour le malade des termes barbares, incompréhensibles. Pratiquement, le mouvement à faire est donné en exemple et répété de suite. A cette occasion, on doit enseigner au patient que peu de mouvements sont nécessaires, mais à condition qu'ils soient très bien faits : cette qualité à obtenir rentre dans la rééducation, car le mouvement bien fait ne lasse pas. Il est un exercice fatigant pour les malades qui ne sont pas précis dans son exécution, c'est la flexion simultanée des deux membres inférieurs. A la troisième flexion du genou, ceux qui oublient de bien réunir pieds et genoux, et de lever les talons, ressentent déjà des douleurs dans le triceps sural.

Pour ce motif, il est nécessaire de faire exécuter devant soi quelques-uns des mouvements que le malade répète chez lui. L'emploi des poids, mines, haltères, appareils à ressorts est inutile et même nuisible, car le malade y trouve une occasion de gagner des records et surmène ses muscles.

Technique particulière de la mobilisation. — Nous allons passer

rapidement en revue, quels sont les mouvements à donner aux
diverses articulations ou plutôt régions articulaires (parfois complexes
comme au poignet) et quels muscles sont à éduquer pour ces divers
mouvements.

MEMBRE SUPÉRIEUR.

Doigts et main.

Les phalanges s'articulent par de petites trochlées, donc extension
et flexion ; l'extension met le doigt dans la rectitude, les flexions ne
dépassent pas l'angle droit. Il n'y a pas de mouvements de latéralité. Au pouce les deux phalanges ont une trochlée identique.

Les métacarpo-phalangiennes, condylarthroses, sont douées de
flexion et d'extension. La flexion gagne l'angle droit, et fait saillir
fortement la tête du métacarpien ; l'extension dépasse l'horizontalité,
surtout chez les personnes adroites de leurs mains (artistes, virtuoses, etc.). Les doigts se meuvent latéralement sur le métacarpien
surtout dans l'extension : les articulations intermétacarpiennes,
douées de glissement, facilitent ces mouvements de latéralité
(adduction et abduction des doigts).

La métacarpo-phalangienne du pouce est très mobile. A sa flexion,
à son extension se joignent de l'adduction et de l'abduction, et même
certaine rotation qui parfait l'opposition. C'est au niveau de la
trapézo-métacarpienne, aidée de la scapho-trapézienne, que se trouve
l'appareil le plus mobile du pouce. La flexion y est relativement
moins étendue, mais l'abduction et l'adduction jointes à un mouvement de circumduction, qui place l'éminence thénar au milieu de la
région palmaire, concourent à former un mouvement bien particulier
à l'homme, l'opposition du pouce aux autres doigts : la pulpe du
pouce se met en contact avec celle de l'index, du médius, de l'annulaire
et même du petit doigt et la main peut ainsi saisir des objets de façon
précise et solide.

La main considérée comme plan, augmentée de la surface des
doigts réunis, se fléchit en masse au niveau des articulations
métacarpo-phalangiennes et tous les doigts fléchissant de même, la
main peut saisir des objets assez volumineux et consolider sa
prise par le passage du pouce en dehors de l'objet saisi (en bracelet) (fig. 4).

Les fléchisseurs superficiels et profonds des doigts, celui du pouce
et du petit doigt sont les vrais muscles de la préhension, plus puissants
que ceux de l'extension : aussi les corps charnus sont d'importance
et multiples. L'extension remet la main et les doigts en position
normale pour la prochaine prise : la civilisation a rendu les muscles

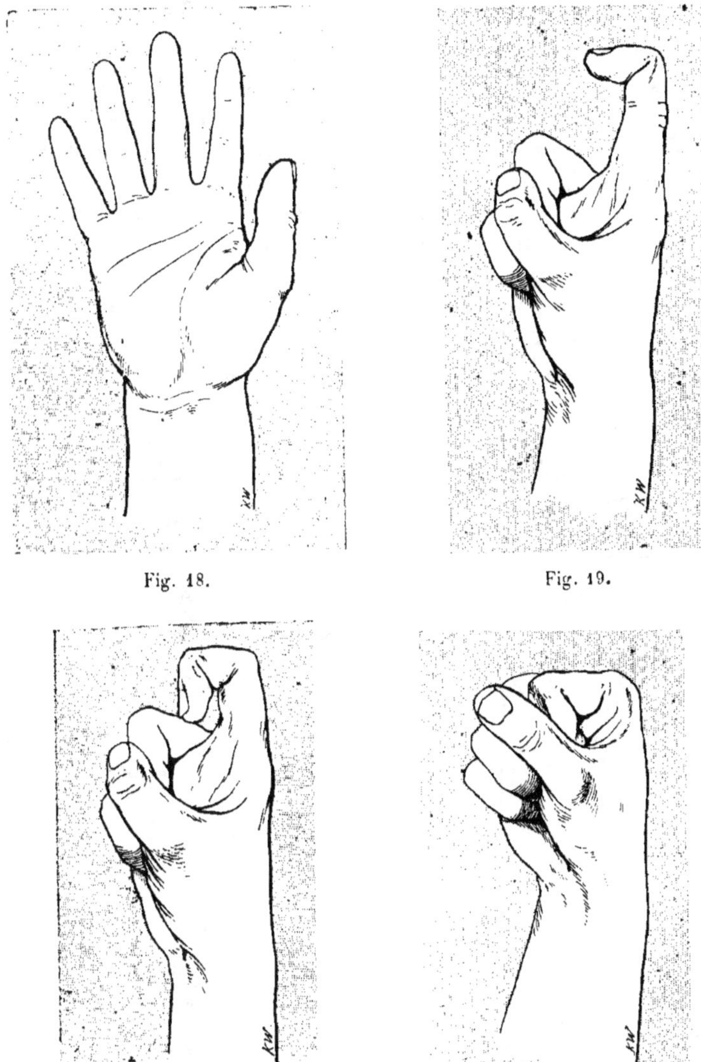

Fig. 18.

Fig. 19.

Fig. 20.

Fig. 21.

Fig. 18 à 21. — Mobilisation de la main et des doigts.

Fig. 18. — Extension de tous les doigts : action commune avec les interosseux dorsaux qui sont écarteurs.

Fig. 19. — Flexion de la phalangino-phalangettienne de l'index (cette manœuvre ne se fait que passivement, si les autres articulations du doigt sont étendues).

Fig. 20. — Flexion des deux articulations digitales (se fait activement par l'entrée en jeu des extenseurs et des interosseux).

Fig. 21. — Flexion des jointures des doigts et des métacarpo-phalangiennes (main fermée).

extenseurs plus importants en leur donnant des rôles divers dans des usages spéciaux (écriture, dessin, instruments de musique, etc.); aussi sont-ils fréquemment surmenés. Aux extenseurs se joignent les interosseux dorsaux ou écarteurs et aux fléchisseurs les palmaires ou rapprocheurs (fig. 18).

Les mouvements des doigts présentent toutes les combinaisons possibles d'extension et de flexion (fig. 19 à 29). Les exercices s'adressent à un doigt ou à toute la main. Les mouvements de latéralité des doigts se font par paire : les deux doigts sont écartés et ramenés l'un au-devant de l'autre.

L'opposition est la plus surveillée : pouce à chaque doigt, à chaque

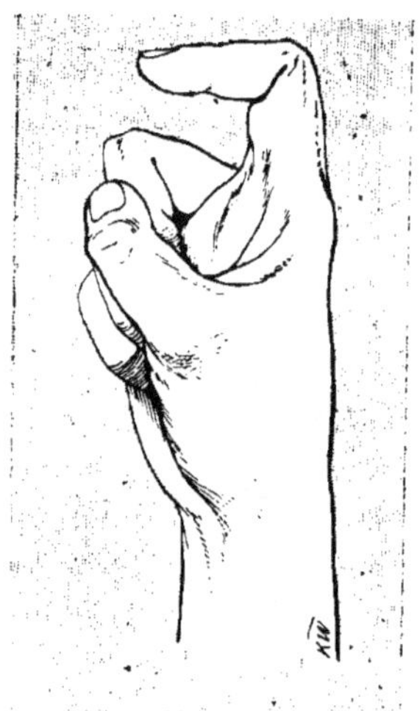
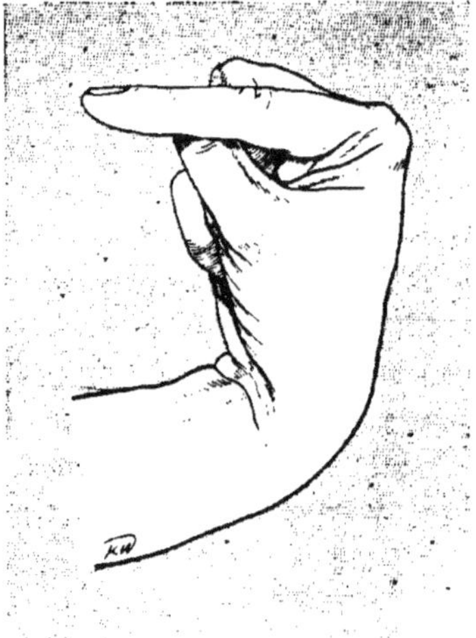

Fig. 22.   Fig. 23.

Fig. 22 et 23. — Mobilisation de la main et des doigts.

Fig. 22. — Extension de la main et du doigt, sauf flexion de la phalango-phalanginienne (éducation des interosseux).

Fig. 23. — Extension du doigt. Flexion de la métacarpo-phalangienne et du poignet.

phalange, à tous les doigts réunis. La préhension est exercée en force, adresse, rapidité, etc. : on doit habituer les doigts à presser avec force (appuyer sur un ressort, faire couper la viande avec le couteau de table, etc.). Pour entraîner la musculature interosseuse, on peut faire pincer latéralement des objets entre chaque doigt, ou simplement faire répéter fréquemment le mouvement qui consiste à se croiser les doigts dans l'union des mains.

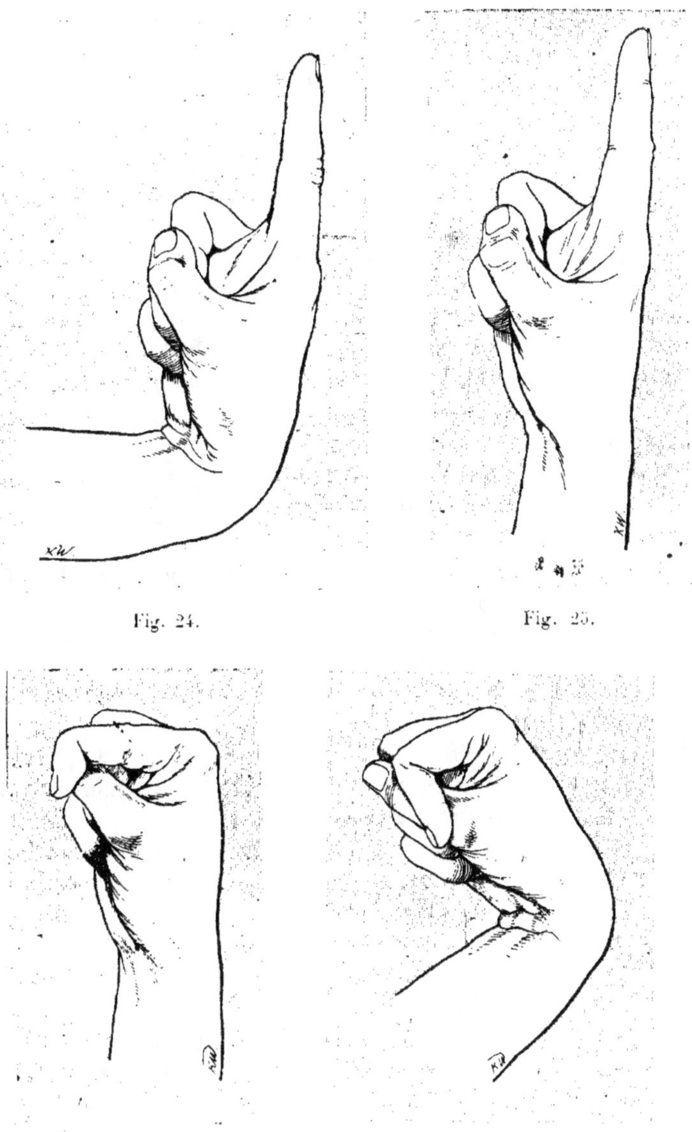

Fig. 24.

Fig. 25.

Fig. 26.

Fig. 27.

Fig. 24 à 27. — Mobilisation de la main et des doigts.

Fig. 24. — Extension du doigt et de la main. Flexion du poignet.

Fig. 25. — Extension du doigt, de la main et du poignet.

Fig. 26. — **Alterner flexion et extension** (phalangino-phalangettienne fléchie, phalango-phalanginienne étendue, métacarpo-phalangienne fléchie, poignet étendu).

Fig. 27. — Flexion du doigt, de la main et du poignet, sauf extension des deux dernières phalanges (mouvement volontaire).

Poignet.

Le carpe et ses huit os ne sont doués que de mouvements de glissement très limités : seule la radio-carpienne doit être considérée, tout en reconnaissant que le carpe peut donner plus d'étendue à certains mouvements limités du poignet.

Le poignet, articulation condylienne, est doué de mouvements très étendus qui ajoutent à la souplesse de la main. L'extension dépasse l'horizontalité de 90° comme la flexion (fig. 28). L'abduction est moins étendue que l'adduction à cause de l'apophyse styloïde du radius qui descend plus bas que celle du cubitus (fig. 30 et 31). Un mouvement de circumduction très irrégulier réunit donc les quatre positions.

Les fléchisseurs des doigts, le grand et le petit palmaire assurent la flexion ; l'extenseur commun, les extenseurs propres, les radiaux externes sont les muscles moteurs de l'extension. Les cubitaux et les radiaux sont les abducteurs et les adducteurs : tous ces muscles concourent à opérer la circumduction.

Avant de mobiliser passivement la radio-carpienne, on peut faire glisser les unes sur les autres les surfaces articulaires des os du carpe et même rechercher quelques mouvements dans l'interligne intercarpien, entre les deux rangées : le résultat est à peine sensible, mais il augmente encore l'action radio-carpienne. De même sont répétés les mouvements des doigts et de la main pour additionner l'action des fléchisseurs et extenseurs. La main malade est alors prise par celle du masseur, qui fixe l'avant-bras d'autre part, et dans la supination sont exécutées progressivement des manœuvres de flexion et d'extension, puis d'adduction et d'abduction, enfin de circumduction. Les mêmes mouvements sont répétés en pronation et enfin, en passant de la pronation à la supination, on exerce tous les mouvements du poignet.

Ces mouvements sont de suite répétés par le malade, d'abord doucement, puis vivement en les combinant avec ceux de la main et des doigts, sans résistance, puis avec résistance.

Coude.

La trochlée huméro-cubitale, aidée de l'huméro-radiale forme une sorte de bitrochlée, charnière à direction générale oblique; l'épitrochlée, l'olécrâne et l'épicondyle sont sur une même ligne droite, l'épitrochlée étant inférieure. Les mouvements sont donc exclusivement la flexion et l'extension, celle-ci plaçant les deux

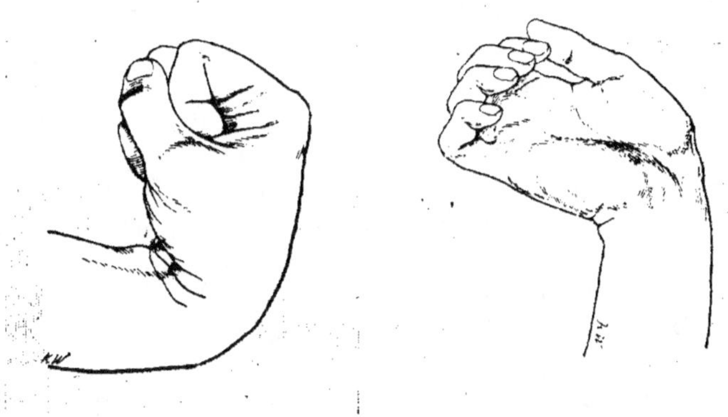

Fig. 28.   Fig. 29.

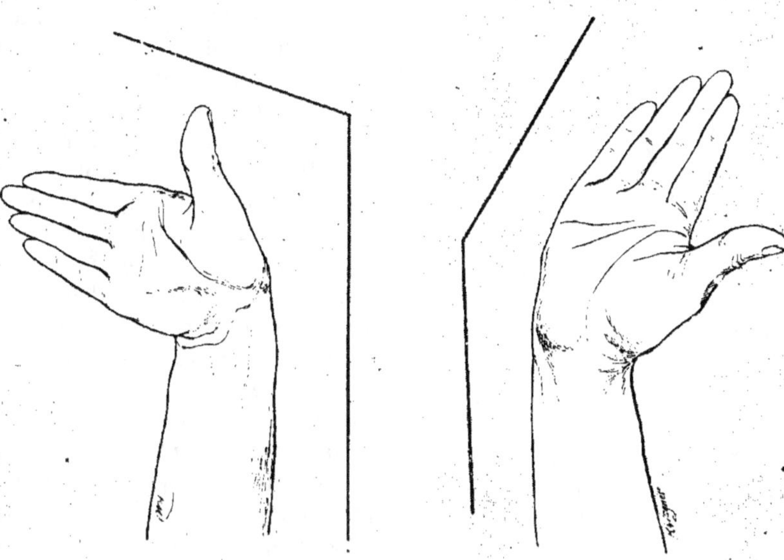

Fig. 30.   Fig. 31.

Fig. 28 à 31. — Mouvements du poignet.

Fig. 28. — Flexion du poignet. En général, ce mouvement se fait avec flexion d'autres articulations de la main et le plus souvent avec toutes ces articulations dans l'acte de préhension. Maximum 90°.

Fig. 29. — Extension du poignet. Atteint son maximum (80°) lorsqu'il y a flexion de plusieurs phalanges des doigts ou de la main.

Fig. 30. — Abduction. Très limitée par l'apophyse styloïde de l'extrémité radiale (correspondant à la malléole externe).

Fig. 31. — Adduction. Angle obtus, mais beaucoup plus aigu qu'en abduction : l'apophyse styloïde du cubitus ne gêne pas ce mouvement. Les deux lignes de ces deux figures représentent les axes de l'avant-bras et de la main dans les deux mouvements de latéralité : dans l'abduction, la ligne est presque droite ; dans l'adduction, l'angle est presque droit.

segments de membre approximativement en ligne droite. C'est le squelette (bec de l'olécrâne) qui arrête l'extension, car les masses musculaires antérieures limitent la flexion, avant que le bec coronoïdien ne soit pénétré dans la fossette correspondante de l'humérus.

Les ligaments latéraux empêchent la moindre latéralité; suivant que nous sommes en flexion ou en extension, ce sont les faisceaux antérieurs, moyens ou postérieurs qui résistent contre toute tendance à l'adduction et à l'abduction.

Le biceps et le brachial antérieur sont les muscles de flexion, mais ils sont aidés par le long supinateur. Le triceps et l'anconé sont les extenseurs.

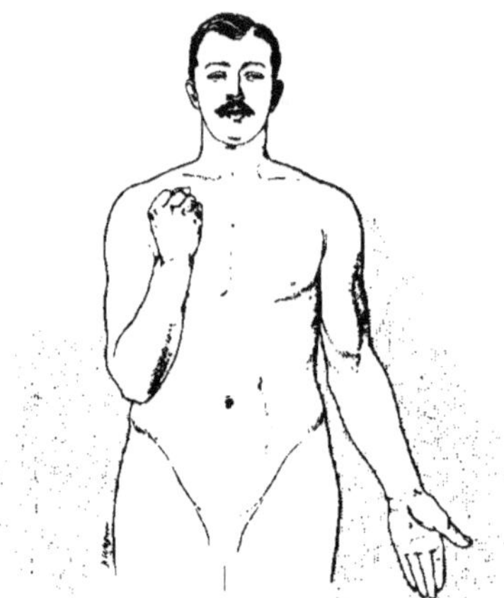

Fig. 32. — Mouvements du coude.

Le bras droit est en flexion; le gauche en extension. Cette dernière position place l'avant-bras en dehors : la main s'écarte du corps. L'angle à sinus externe ainsi formé est très obtus. Dans la flexion, en revanche la main se dirige vers la face. Cette irrégularité est due à la direction oblique de l'articulation huméro-cubitale, qui descend plus bas en dedans.

Les radio-cubitales supérieures et inférieures sont des trochoïdes : en haut le radius pivote, en bas le cubitus tourne dans la facette radiale correspondante. De la sorte les deux os sont parallèles (supination) ou se croisent (pronation); le radius, pour exécuter ce mouvement, a tourné d'un demi-cercle en haut et le cubitus se trouve ainsi en bas en dehors de l'extrémité inférieure du radius : la face dorsale de la main devient antérieure. Des ligaments modèrent cette action : les muscles court supinateur d'un côté, d'autre part les rond et carré pronateurs en sont les moteurs.

Les dispositions de la charnière huméro-cubitale empêchent l'axe de l'avant-bras de se continuer avec celui du bras, d'où abduction en extension, et au contraire adduction en flexion; la main vient se placer dans le voisinage de la face. Cette particularité est utile à connaître, surtout lorsqu'on mobilise un coude réséqué : il est important alors de ne donner que les mouvements vraiment physiologiques, ceux qui seront utiles pratiquement (main à la face) et ceux qui auront une musculature vraiment rationnelle (fig. 32).

La mobilisation passive n'exerce pas seulement la flexion et l'extension, mais la pronation et la supination, et combine les mouvements pour qu'il y ait en même temps pronation et flexion, puis

pronation et extension : enfin elle exécute la flexion et l'extension,
en passant plusieurs fois dans l'intervalle, de la pronation à la supination. N'oublions pas que la flexion seule fait travailler les muscles, car l'extension, qui nécessite peu d'efforts, use et abuse de l'aide de la pesanteur : aussi est-ce l'occasion d'employer la gymnastique suédoise en exerçant chaque muscle, isolément ou par groupes.

Épaule.

Cette jointure présente des mouvements très étendus, comme toute énarthrose, d'autant plus que la glène est à peine le quart de la surface de la tête humérale, et que la capsule qui relie ces deux surfaces articulaires est assez lâche.

Pour faciliter l'étude des mouvements de la jointure, on les groupe de façon à décrire des mouvements en avant, en arrière, latéraux, propulsion, rétropulsion, abduction, adduction, auxquels on joint des mouvements de rotation interne et externe. Ce sont des mouvements simples : il suffit de les unir pour retrouver tous ceux que nos muscles pratiquent sous notre direction volontaire, suivant nos besoins.

La propulsion amène le bras à l'horizontalité ; s'il s'élève davantage, ce n'est plus aux dépens

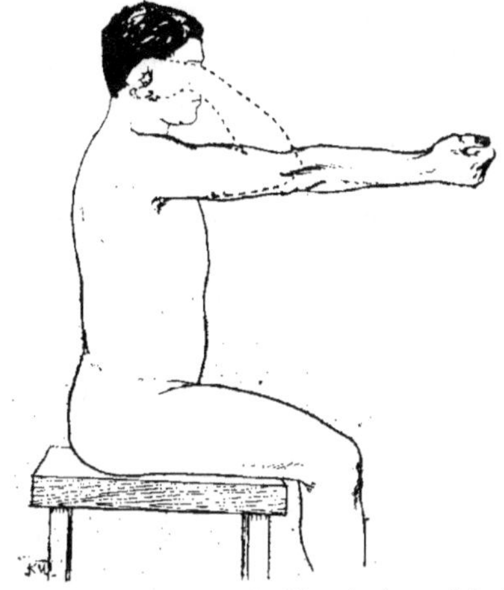

Fig. 33. — Mouvement de l'épaule (propulsion)
Le bras arrive à l'horizontalité. Son poids paraît moins lourd quand le levier est coudé. Faire fléchir le coude et alors porter le coude en avant. Ce mouvement est exécuté par le deltoïde antérieur et le grand pectoral.

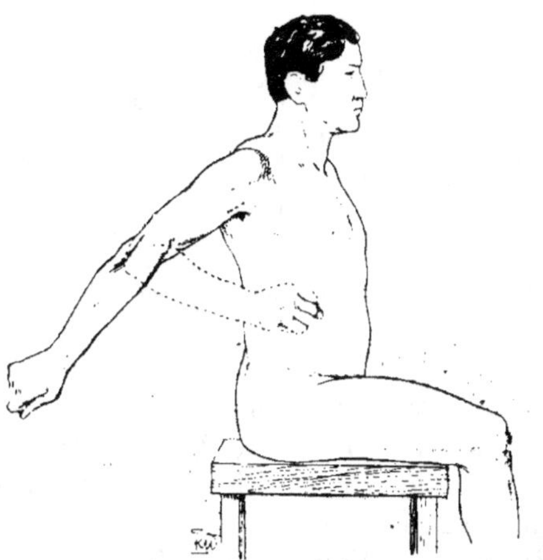

Fig. 34. — Mouvement de l'épaule (rétropulsion).
N'atteint que 45°. Plus facile en flexion du coude. Exécuté par le deltoïde postérieur, le grand dorsal et le trapèze (inférieur).

de la scapulo-humérale) mais de la sterno-claviculaire (fig. 33).
La rétropulsion ne va pas jusqu'à l'horizontalité : le bras s'arrête à
45° (fig. 34). Ces deux positions sont assurées en avant par le biceps,
par le grand pectoral et les faisceaux antérieurs du deltoïde, en
arrière par le triceps, le grand dorsal, le grand rond et le faisceau
postérieur du deltoïde.

L'abduction écarte le bras jusqu'à l'horizontale : le deltoïde et sur-

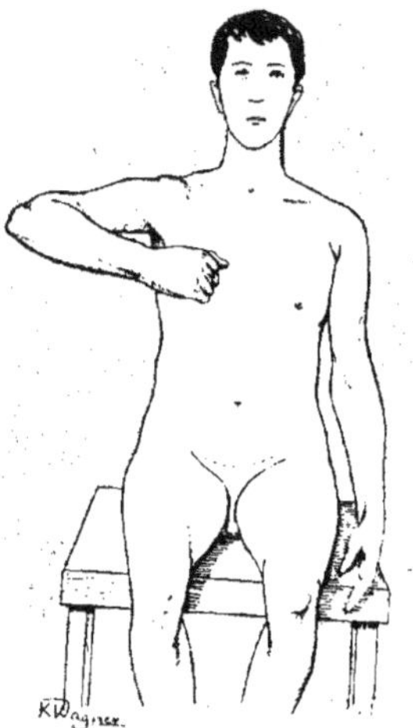

Fig. 35. — Mouvement de l'épaule.
Abduction.

Écartement du coude. Bras horizontal (90°).
Exécuté exclusivement par le faisceau moyen
du deltoïde. Maintenir toujours le coude en
flexion pendant l'abduction, car ce bras de
levier très raccourci devient beaucoup moins
lourd que le membre supérieur dans l'extension générale. C'est un mouvement à recourir
de bonne heure, car le deltoïde n'a pas de
suppléant.

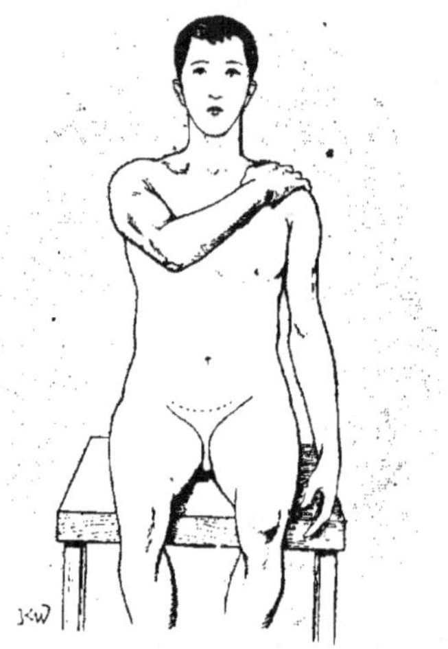

Fig. 36. — Mouvement de l'épaule.
Adduction.

Position de repos, arrêtée par le tronc, ce
pendant elle peut s'en écarter de plus en plus,
quand le bras est en propulsion ou en rétropulsion. C'est ainsi que l'on peut par adduction mettre la main sur l'épaule opposée, et
observer que le coude est situé à hauteur du
sternum dans ce triple mouvement (propulsion,
rotation interne et adduction). Mouvement
puissant actionné par tous les muscles de
l'épaule.

tout le faisceau moyen est le seul muscle de cette fonction (fig. 35).
L'adduction ramène le bras contre le corps, grâce aux muscles
puissants de la propulsion et de la rétropulsion qui agissent simultanément (fig. 36).

Dans sa position de repos, le bras tombe naturellement le long du
thorax et le pli du coude regarde un peu en dedans, comme d'ailleurs la face antérieure du bras.

La position, dite du soldat sans armes, dans laquelle le bord cubital de l'avant-bras et de la main sont internes, n'est pas une situation de repos ; ce n'est qu'en contractant les muscles rotateurs

externes de l'épaule et en plaçant absolument en avant la région bicipitale et le pli du coude, que le soldat peut prendre cette position qui devient fatigante à cause de la contraction forcée et continue. D'ailleurs les rotateurs externes, sus et sous-épineux et petit rond, ne peuvent obtenir que bien peu de rotation externe en plus (fig. 37).

La rotation interne, opérée par le sous-scapulaire, fait tourner d'un quart de cercle le bras en dedans (fig. 38).

Les mouvements de circumduction sont des mouvements complexes

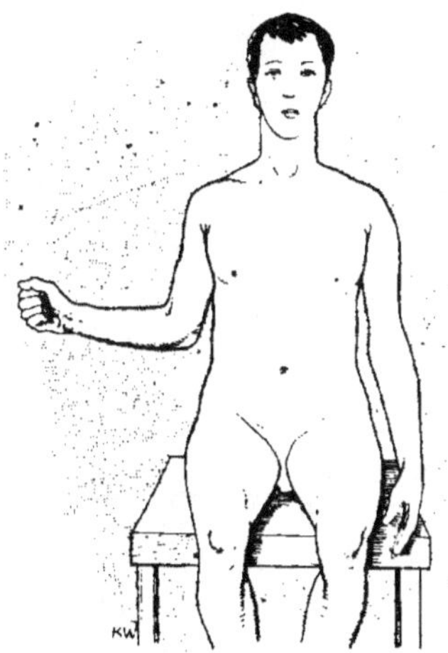

Fig. 37. — Rotation externe.

Conseiller la flexion du coude, l'avant-bras sert d'indicateur ; dans la position du repos le biceps et le pli du coude sont en avant ; en rotation externe ; suivant que l'humérus tourne autour de son axe vertical, la main s'écarte le plus du corps et au maximum (90°) l'avant-bras est perpendiculaire à sa position de départ. Cette position est recherchée dans la réduction de la luxation de l'épaule en avant (procédé de Kocher).

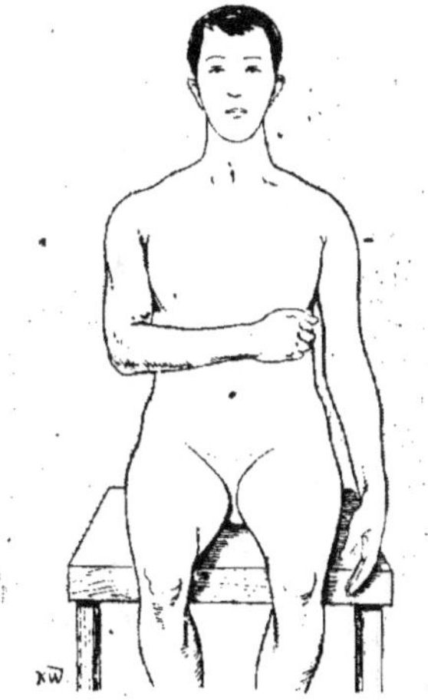

Fig. 38. — Rotation interne.

Position de maintien et de repos. Si on place l'avant-bras en flexion sur le bras, et que l'humérus tourne autour de l'axe vertical de l'articulation scapulo-humérale, mais en dedans cette fois, on obtient de l'indicateur (l'avant-bras) une situation qui correspond à la prolongation de l'indicateur de la figure précédente, c'est-à-dire que la rotation interne est aussi de 90°, soit 180° de rotation complète.

où le bras se met successivement dans les diverses positions décrites ; et cette circumduction se pratique d'avant en arrière comme d'arrière en avant ; d'ailleurs tous mouvements complexes peuvent être pratiqués, adduction en rotation interne, rétropulsion en abduction, etc. L'élévation de l'épaule est obtenue par la contraction du sterno-mastoïdien et du trapèze, et c'est la sterno-claviculaire qui continue les mouvements d'abduction de la scapulo-humérale (fig. 39).

La mobilisation passive se fait mieux à l'épaule quand le coude est en flexion ; ce levier coudé devient plus facilement maniable et moins lourd pour les exercices actifs. La main qui ne mobilise pas fixe utilement la voûte acromiale, pour que tout se passe bien dans la scapulo-humérale et non avec l'aide de la sterno-claviculaire.

Les mouvements simples sont d'abord pratiqués doucement, puis avec une certaine rapidité ; ils sont suivis de mouvements complexes

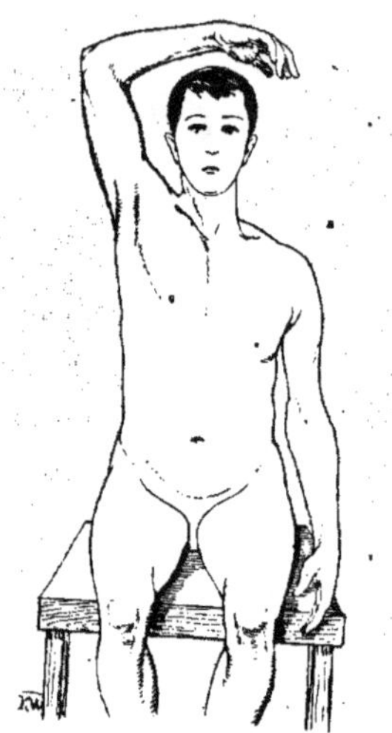

Fig. 39. — Élévation du membre supérieur.

La sterno-claviculaire élève tout le moignon de l'épaule en amenant la clavicule de sa situation horizontale de repos à une obliquité de 70° environ ; de sorte que si le bras est en abduction maximum, il deviendra à peu près vertical, et complètement vertical si l'axe du corps s'incline quelque peu. Les deux coudes ne peuvent aller au-devant l'un de l'autre qu'en transformant l'abduction scapulo-humérale en propulsion, car on peut y ajouter un peu d'adduction.

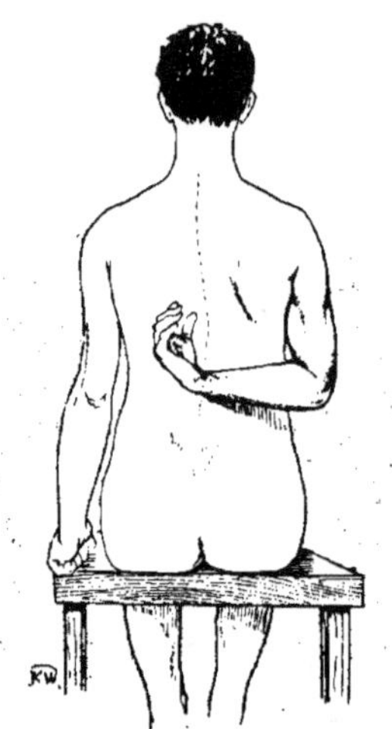

Fig. 40. — Mouvement complexe de l'épaule (main à la région dorsale).

Ce mouvement demande une grande souplesse de l'articulation, car il est nécessaire que tous les mouvements normaux se fassent avec régularité : rétropulsion, adduction et rotation interne s'exécutent ensemble dans cet unique mouvement pratique, aussi ne demande-t-il qu'à s'enraidir à la moindre immobilisation. Enfin à ce mouvement scapulo-huméral s'ajoutent pronation et supination qui permettent à la main d'agir dans toute l'étendue du dos.

à double ou triple fonction (adduction et rotation en dedans ou propulsion, abduction et rotation en dehors) et même on peut y joindre des mouvements de l'avant-bras (action de mettre la main dans le dos) (fig. 40).

Le malade exécute les mêmes mouvements sous la surveillance du médecin pour les répéter de même seul. Le plus important à surveiller est la contraction deltoïdienne, car ce muscle n'a pas de suppléant, et, s'il est frappé de faiblesse ou de paralysie, le mouvement correspondant, l'abduction, est à peu près condamné.

Aussi des exercices sont exécutés dans ce but; sans arriver à la moindre fatigue, le plus progressivement possible en obtenant des contractions aux divers mouvements de l'adduction (à 20°, à 45°, à 70°, à 90°, etc.) sans résistance, puis avec résistance, etc.

Ce n'est qu'après avoir obtenu du deltoïde et de la scapulo-humérale tout ce que peuvent donner article et muscle que l'on demande vers la fin du traitement à la sterno-claviculaire et à ses moteurs la fin du mouvement d'élévation : sinon, le sterno et le trapèze bien portants font de suite le travail du deltoïde qui s'atrophie d'autant plus rapidement qu'il a déjà souffert.

Les mouvements actifs répétés par le malade en dehors de toute surveillance doivent être exécutés devant une glace pour que les épaules demeurent à la même hauteur et que le thorax ne gagne aucune inclinaison à la suite de ces exercices.

Mobilisation du membre supérieur en entier.

Il est rare que la mobilisation d'une des jointures du membre supérieur ne gagne pas à s'étendre à presque toutes les jointures. Les mouvements de préhension, qui se présentent sous des aspects si variés, aboutissent toujours à la flexion des doigts sur un objet pour le saisir, mais, pour que la préhension soit faite le plus aisément possible, main, avant-bras, bras, épaule ont exécuté des mouvements divers qui ont eu pour effet de placer les doigts en d'excellentes conditions.

Aussi doit-on faire répéter au malade tous les exercices des diverses articulations, si on veut lui conserver au mieux l'action de la main.

Ces exercices deviennent parfois d'une énorme importance, car ils ont pour but de conserver à un malade, à un blessé, de rendre à quelque infirme un organe qui avait été éduqué de façon toute spéciale (instrumentistes, artistes, etc.).

La main n'est plus alors le simple organe de préhension à fonction à la fois facile et banale, elle a acquis, au prix de labeurs pénibles, pendant toute une enfance, des habitudes motrices qui sont sous la dépendance des muscles et de leurs nerfs, c'est-à-dire des centres nerveux, et qu'un peu de raideur et d'atrophie peuvent faire perdre à tout jamais.

Il est du devoir du médecin de connaître ce degré d'éducation de la main, afin de favoriser le retour rapide des anciens mouvements, qu'il s'agisse du pauvre manouvrier qui a besoin de forts muscles préhenseurs, et de leviers solidement mobilisés, ou de l'artiste qui fait jouer toutes les jointures de la main, grâce à des interosseux et des fléchisseurs particulièrement habiles.

MEMBRE INFÉRIEUR

Pied et orteils.

Aux orteils on retrouve les mêmes articulations qu'aux doigts, mais le gros orteil ne possède pas l'opposition. Le pied sert, dans la station, d'organe de sustentation; dans la marche, il devient appareil de progression, segment important de l'appareil locomoteur.

Les orteils aident peu cette fonction; d'ailleurs, les trochlées de leurs phalanges ont des mouvements plus limités que les doigts. Mais les métatarso-phalangiennes présentent au contraire une extension très accentuée qui place la masse des orteils à angle droit sur la face dorsale dans la marche, lorsque le talon se lève.

Mobiliser ces orteils et ces phalanges consiste à prendre chaque phalange et chaque orteil et à faire exécuter des mouvements de flexion et d'extension à toutes ces jointures : l'adduction et l'abduction de chaque orteil s'opère mal activement, mais les mouvements passifs ont un résultat utile pour la circulation du membre inférieur, comme nous le verrons en indiquant la technique du massage de la phlébite.

Dans les articulations du pied, la plupart sont très peu mobiles, bien maintenues par les ligaments qui relient les os du tarse et du métatarse : il n'y a que des glissements ou des emboîtements réciproques. Mais une d'elles jouit de mouvements très étendus; c'est une énarthrose qui meut l'avant-pied sur l'arrière-pied. La scapho-astragalienne en effet est douée de trois mouvements, flexion, extension, adduction, abduction, rotation en dedans ou en dehors ou plutôt circumduction. Les divers muscles moteurs du pied, extenseurs, fléchisseurs, péroniers latéraux, jambiers antérieur et postérieur lui permettent d'exécuter tous ces mouvements et de les combiner.

La mobilisation du pied est achevée quand on a pratiqué tous les mouvements de cet article; toutefois elle gagne encore si on fait glisser les unes contre les autres les surfaces articulaires de chaque jointure du pied (astragalo-calcanéenne, calcanéo-cuboïdienne, scapho-cunéenne, articulation de Lisfranc, etc.).

Cou-de-pied.

La mortaise tibio-péronière, grâce à ses puissantes apophyses malléolaires, fixe la poulie astragalienne de telle sorte que, pendant la flexion du pied sur la jambe, l'axe passe par le milieu des malléoles et de l'astragale. Il est alors impossible au pied de se mouvoir dans le sens latéral. Mais quand le pied se met en extension sur la jambe, l'astragale est comme énucléée en avant et ses faces latérales sont à peine maintenues par les malléoles ; la pointe du pied peut alors être portée en dedans et en dehors, surtout en dedans, car la malléole externe plus volumineuse gêne les mouvements d'abduction. Le pied peut aussi exécuter quelques mouvements de rotation interne ou externe.

La flexion et l'extension sont limitées dans leur étendue par les ligaments latéraux disposés en éventail ; ces faisceaux radiés sont tendus en avant dans les mouvements d'extension, en arrière dans la flexion. Les muscles fléchisseurs et extenseurs des orteils sont aussi des agents puissants pour les mouvements du pied sur la jambe, mais les véritables muscles moteurs sont le jambier antérieur et le triceps sural (jumeaux et soléaire).

L'adduction et la rotation en dedans sont exécutées par les jambiers, surtout le postérieur ; les adducteurs et les rotateurs en dehors sont les péroniers latéraux ainsi que l'extenseur commun et surtout le péronier antérieur. Le nerf sciatique est le nerf moteur.

Dans la marche tous ces muscles ont une action synergique, mais quelques-uns sont plus importants : leur rôle réclame une résistance toute spéciale et c'est le talent d'un bon kinésithérapeute de connaître les corps charnus qu'il faut surtout exercer pour entretenir, réparer, retrouver, ou créer une fonction comme celle de la marche.

La mobilisation du cou-de-pied se fait passivement dans le décubitus, afin d'obtenir la plus grande souplesse de chaque mouvement du pied : il est bon de se rappeler que la mobilisation des orteils et du pied est une excellente préparation au massage de la tibio-tarsienne.

Le pied est alors saisi d'une main au niveau du calcanéum et l'autre main fixe la jambe au-dessus de l'articulation, tous les mouvements sont exécutés successivement ; les mouvements de latéralité ne sont exécutés qu'en extension.

Les exercices actifs sont pratiqués d'abord sans résistance, puis avec opposition relativement accentuée, car les mouvements pratiques que le membre exécutera réclameront une musculature puissante puisqu'il s'agira de marche et même de course, d'ascension, etc.

Genou.

La trochlée du genou n'est douée que de mouvements de flexion et d'extension, car il vaut mieux ne pas parler des quelques degrés de latéralité à peine sensibles sur un genou bien portant.

Dans l'extension la plus forte, la jambe continue la direction de la cuisse avec un très léger angle à sinus externe ; la face postérieure de la cuisse limite la flexion ; cependant dans cette position les ligaments croisés sont fortement tendus : ce sont les mêmes ligaments croisés qui s'opposent à l'hyperextension du genou.

Dans l'extension la rotule est mobile latéralement, si le triceps est à l'état de repos ; mais si le triceps se contracte, son os sésamoïde est immobile : dans la flexion la rotule est entraînée par le ligament rotulien et reste fixée dans l'échancrure intercondylienne.

Les muscles moteurs triceps et tenseur du fascia lata pour l'extension, biceps, demi-tendineux et demi-membraneux pour la flexion, ont aussi une action à la hanche, mais en sens opposé. Parmi ces muscles, le biceps (courte portion) d'une part et le triceps (vastes interne et externe et crural) d'autre part ont des faisceaux exclusivement moteurs du genou.

A ces fléchisseurs du genou, il faut ajouter les deux jumeaux du triceps sural qui à la fois fléchissent le genou et étendent le pied sur la jambe.

Enfin le couturier et le droit interne agissent dans le sens de l'adduction, mais leur action a comme effet d'amener en dedans tout le membre inférieur.

Un seul nerf se rendrait à tous les muscles de la jambe ; à la cuisse, le sciatique est fléchisseur, le crural extenseur, et l'obturateur dirige l'adduction du membre inférieur.

La mobilisation du genou est exécutée dans le décubitus d'abord et en station debout ensuite : les mouvements de latéralité de la rotule, obtenus pendant le repos du triceps en extension, précèdent les exercices de flexion et d'extension de la jambe.

Il est difficile de faire de la flexion et de l'extension du genou sans agir sur la hanche : cependant, comme nous le verrons, en plaçant le malade sur le bord du lit, les jambes pendantes, on peut ne pas mobiliser la hanche, pendant qu'on fait mouvoir la jambe sur la cuisse. Les seuls principes à observer sont de ramener le talon vers la région fessière dans la flexion, de placer la jambe dans la continuité de la cuisse dans l'extension et d'éviter tout mouvement de latéralité du genou.

La mobilisation est répétée par le malade en décubitus, d'abord sans résistance, puis avec opposition. Le malade perfectionne debout flexion et extension par des exercices d'assouplissement avec tous mouvements de la hanche, du pied et du cou-de-pied. Au besoin l'éducation de la marche est jointe à cette partie de la mobilisation.

Hanche.

Cette énarthrose est douée de mouvements très étendus, mais cependant moins étendus qu'à l'épaule; nous retrouvons encore flexion et extension, adduction, abduction, rotation interne et externe, circumduction, mais la capsule coxo-fémorale limite plus vite tous ces mouvements.

La flexion est la mieux partagée : chez les personnes qui ont conservé leur agilité, la cuisse se met en rapport à quelques degrés près avec l'abdomen, mais la capsule empêche pour ainsi dire l'extension, car la cuisse n'a pas les 45° de rétropulsion observés à l'épaule. C'est que l'extension correspond à la fonction de sustentation qui réclame des mouvements puissants, très limités et facilement limités.

Le grand fessier, le biceps, le demi-tendineux et le demi-membraneux sont les muscles extenseurs ; le psoas iliaque, le droit antérieur du triceps crural sont les fléchisseurs.

L'abduction ne va guère qu'à 50°, mais par l'exercice on arrive à obtenir l'horizontalité ; il est juste de dire que, dans ce grand écart, le poids du corps agit sur la capsule et distend ses fibres internes. L'adduction semble limitée par le membre opposé ; mais si la cuisse est en flexion, on obtient quelques degrés supplémentaires d'adduction par l'action des adducteurs divers (grand, moyen, petit, pectiné, droit interne) (fig. 45). Les abducteurs sont le moyen et le petit fessier.

Dans le mouvement de rotation, la cuisse exécute d'abord un premier mouvement autour d'un axe vertical qui passe par la tête et de plus un mouvement antéro-postérieur qui porte le grand trochanter en avant ou en arrière. C'est la disposition de l'extrémité supérieure du fémur qui nécessite ce double mouvement. Le second mouvement est à peine accentué, à cause de la brièveté du col; aussi vaut-il mieux le négliger pratiquement.

Le genou n'ayant aucun mouvement de latéralité, le pied en flexion forcée sur la jambe restant fixé dans la mortaise tibio-péronière, la pointe du pied sert d'index dans le mouvement de rotation de la hanche : on peut ainsi reconnaître que ce mouvement s'étend sur 50° environ. Les muscles pelvi-trochantériens sont les rotateurs de la hanche : leur profondeur les rend inaccessibles. Les fessiers sont rotateurs dans certains mouvements combinés.

Les nerfs sciatique, crural et obturateur sont les agents de la

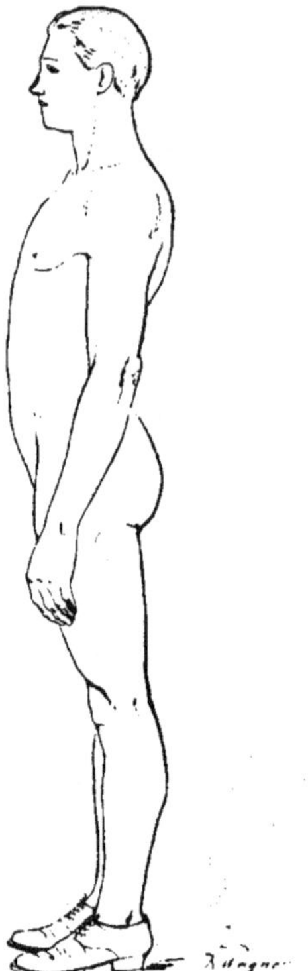

Fig. 41. — Position de repos
de la hanche (station debout).

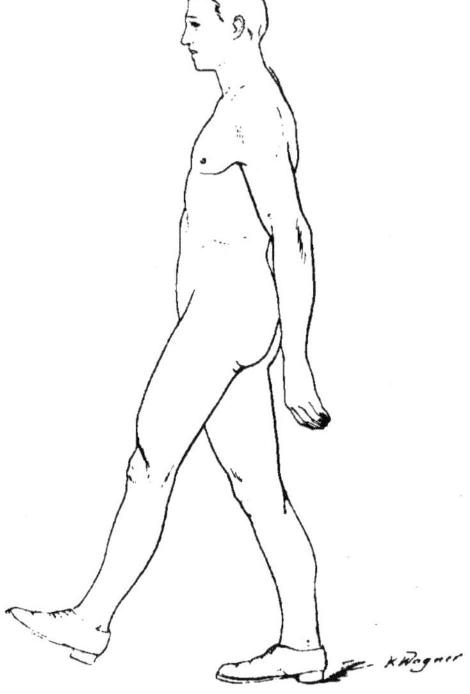

Fig. 42. — Mouvement de la hanche
(propulsion).

Le centre de gravité passe par le milieu du quadrilatère formé par les deux pieds : les muscles du dos et de la nuque fournissent les mouvements de la colonne vertébrale nécessaires à l'équilibre. Ces exercices sont mieux exécutés avec des chaussures à talon de moyenne élévation : pratiquement nous recommandons d'employer les chaussures que l'on avait aux pieds le jour de l'accident.

Ces figures, inspirées du livre de M. Richer, sont scientifiquement exactes ; on ne peut en effet donner de propulsion physiologique que celle qui dépend de la marche ; aussi les deux mouvements de propulsion et de rétropulsion sont-ils pris au moment où ils entrent dans le jeu du pas. La propulsion, même dans la marche, est plus étendue que la rétropulsion. Dans les exercices, on doit obtenir le maximum de flexion de la cuisse sur le bassin.

motilité : l'extension, l'abduction et la rotation en dedans dépendent du plexus lombo-sacré, la flexion, l'adduction et la rotation en dehors des nerfs du plexus lombaire.

La mobilisation passive de la hanche est difficile à exécuter chez l'adulte à cause du poids du membre mobilisé. Chez les enfants, surtout en bas âge, ces exercices sont pratiques ; plus tard, mieux vaut de suite faire de la mobilisation active.

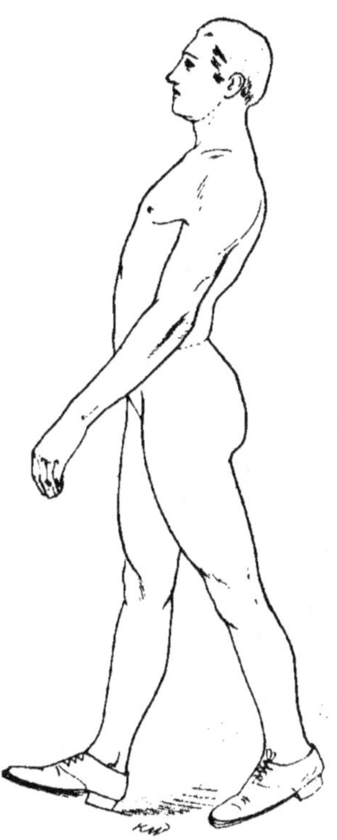

Fig. 43. — Mouvement de la hanche (rétropulsion).

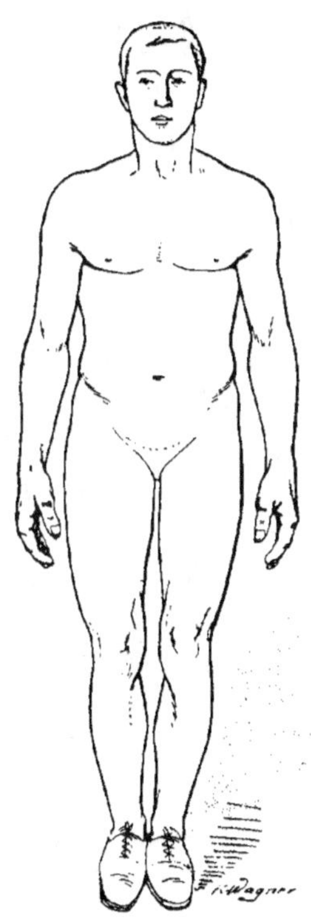

Fig. 44. — Mouvement de la hanche. Position de repos : station debout (adduction limitée).

Ce mouvement très limité par la tension de la capsule, consolidée en avant par le ligament de Bertin, est plutôt un retour à la position d'équilibre ; aussi dans la marche, la flexion du genou compense à ce moment la propulsion de l'autre cuisse, afin d'aider à l'équilibre. Pendant la marche, les membres supérieurs aident à l'équilibre latéralement, car le bras gauche porte la main en avant alors qu'il y a rétropulsion de la cuisse de ce côté.

Dans les diverses situations de repos de la cuisse, l'adduction est limitée par le membre opposé. Cette position de repos est d'ailleurs fatigante, car outre qu'elle demande l'adduction, c'est-à-dire l'action prolongée des adducteurs, l'équilibre du corps devient plus difficile avec le minimum de base de sustentation, d'où fatigue de la colonne vertébrale et de sa musculature. Cette fatigue explique les positions de garde (escrime, lutte, etc.).

Tous mouvements sont d'abord exécutés dans le décubitus ; ensuite dans la station debout ou assise (adduction). Dans le lit, la flexion est exécutée facilement par la flexion du genou et son extension.

Dans la flexion, on fait prendre contact de la surface du lit par la plante du pied et le genou est mû de dehors en dedans. Ce mouvement imprime de la rotation, de l'adduction et de l'abduction. Mais

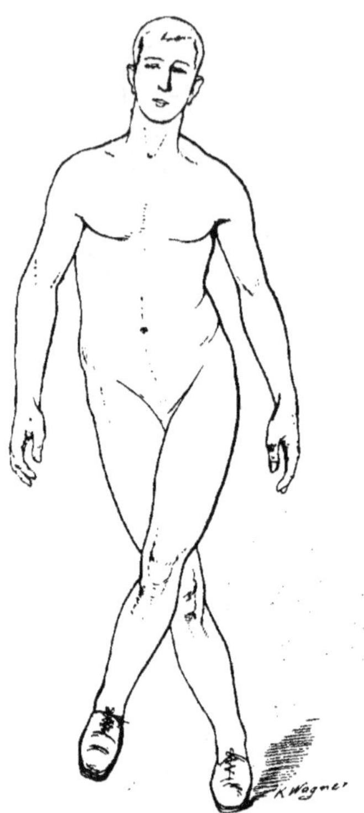

Fig. 45. — Mouvement de la hanche (adduction forcée).

Ce mouvement suppose un peu de propulsion et de rétropulsion pour permettre le croisement des membres. La figure montre l'incurvation correspondante de la colonne vertébrale, ainsi que l'écartement des bras dans un but d'équilibre.

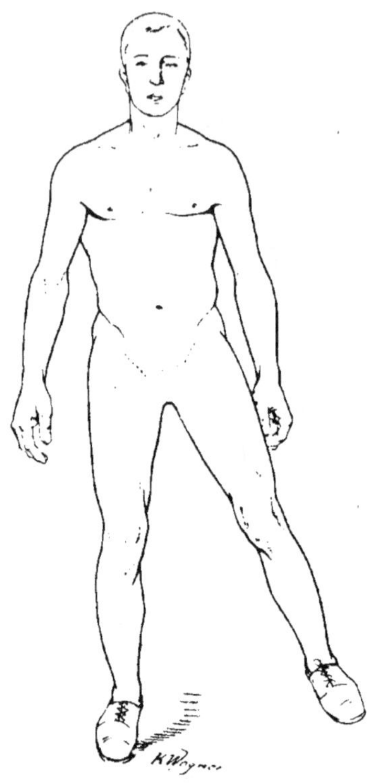

Fig. 46. — Mouvement de la hanche (abduction).

Oscillation correspondante du corps et des bras. Ce mouvement a une musculature peu puissante pour le poids qu'elle actionne ; son rôle consiste surtout à préparer l'adduction dont les muscles sont des corps charnus d'importance plus grande.

mieux vaut faire exécuter ces mouvements en station debout, avec exercices d'assouplissement.

La mobilisation active est divisée comme toujours en divers exercices répétant les mouvements passifs, sans résistance, avec opposition, avec mouvements combinés des autres articulations (fig. 41 à 46).

Membre inférieur; éducation et rééducation de la marche.

Les divers segments du membre inférieur par leur réunion forment un levier coudé doué de mouvements qui ont pour résultats la station et la marche.

Dans la station, le corps ne se meut pas, mais le membre inférieur

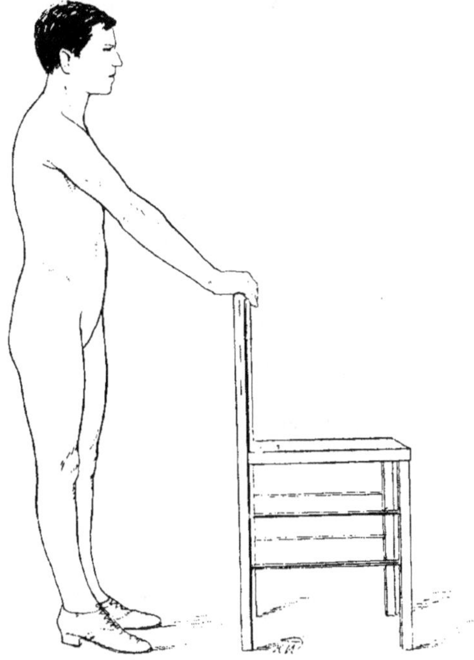

Fig. 47. — Rééducation de la marche (tentative de station sur les deux jambes).

Le malade, avant de commencer les exercices de marche, s'entraîne à la station debout, puis aux exercices d'assouplissement.

Le premier est le marquage du pas régulier, cadencé, indolore. Pour ce, on place le convalescent devant un meuble, où il peut prendre point d'appui avec sécurité.

n'est pas en repos; chaque jointure est immobilisée pour permettre l'équilibre le plus stable possible avec l'aide des mouvements de la colonne vertébrale. Ce sont là des actions musculaires qui ont été guidées par des sensations diverses (sensibilité de la plante du pied, vue des objets, sens musculaire). Aussi le décubitus nuit-il à l'entretien de ces mouvements réflexes et est-il recommandé de rappeler à la plante du pied les sensations de contact, en appuyant sur cette région (sensibilité de la peau de la plante, pression des diverses surfaces articulaires du membre, etc.) dans les traumatismes qui nécessitent le séjour au lit (fig. 53). Dans la rééducation motrice, bien des retards n'existeraient pas, si les réflexes de la station et de la marche avaient été entretenus.

Nous n'avons pas l'intention de détailler la locomotion : cependant

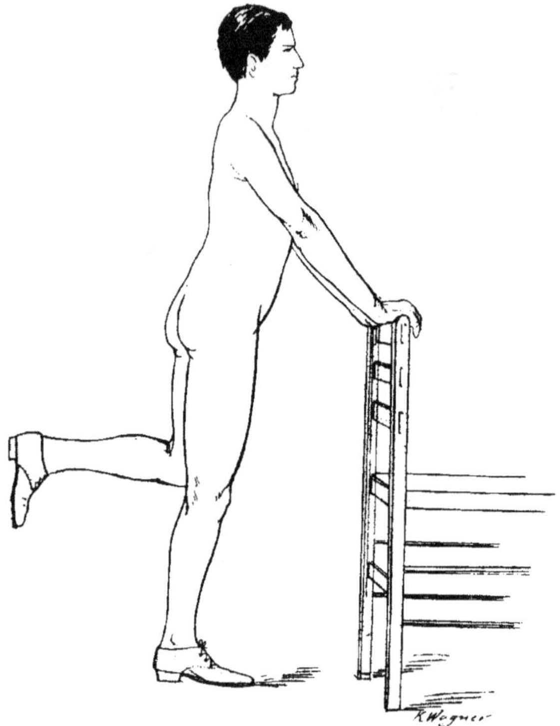

Fig. 48. — Rééducation de la marche (essai de station sur une jambe alternativement).

Malgré les avis donnés, le malade qui rééduque sa marche, évite de confier le poids de son corps au membre récemment éprouvé. Pour lui persuader que cette station est possible, on le fait tenir alternativement sur chaque jambe, quitte à s'aider du meuble d'appui : il fait alors plus ou moins passer par les bras du poids de son corps (fig. 57). Peu à peu il s'écarte du meuble et on n'est sûr qu'il fait bien passer le poids du corps par les deux membres inférieurs alternativement, que le jour où il peut abandonner tout contact du meuble.

nous croyons nécessaire de donner les diverses phases de la marche ordinaire cadencée, exercice à conseiller aux malades qui ont quelques troubles moteurs du membre inférieur.

Le malade est d'abord placé derrière un meuble, une chaise, pour qu'il puisse s'y soutenir avec les mains, dans un but de confiance (fig. 47. Le poids du corps est alors transmis par oscillations latérales d'un membre à l'autre. Déjà, il est bon d'observer la cadence.

Pour être bien certain que le malade se sert également de ses deux
membres, on fait fléchir le genou du membre qui ne porte plus, au
moyen d'une échappée de la jambe en arrière (fig. 48).

Le deuxième exercice est le marquage du pas : ce mouvement a

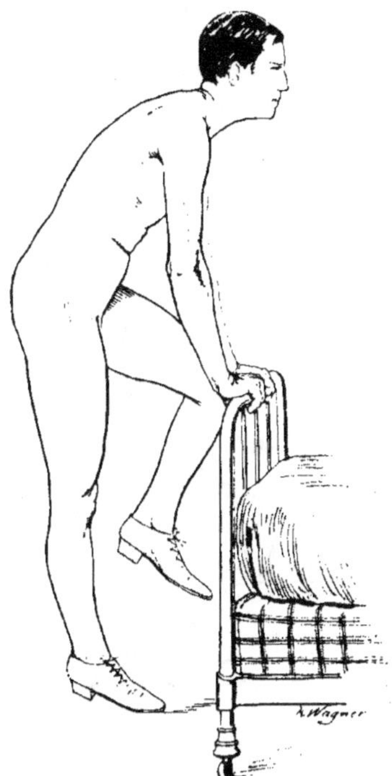

Fig. 49. — Rééducation de la marche
(marquage du pas).

Dans le pas ordinaire, décomposé, on place
en un premier temps la cuisse horizontalement
en avant, la jambe pendante, la pointe du pied
dirigée en bas ; en un second temps, la pointe
touche le sol, puis le talon antérieur, le talon
postérieur, pendant que l'autre cuisse se lève.
Le malade s'essaie au bout de son lit. Le pas
doit être cadencé, de l'allure lente à la mesure
allegro.

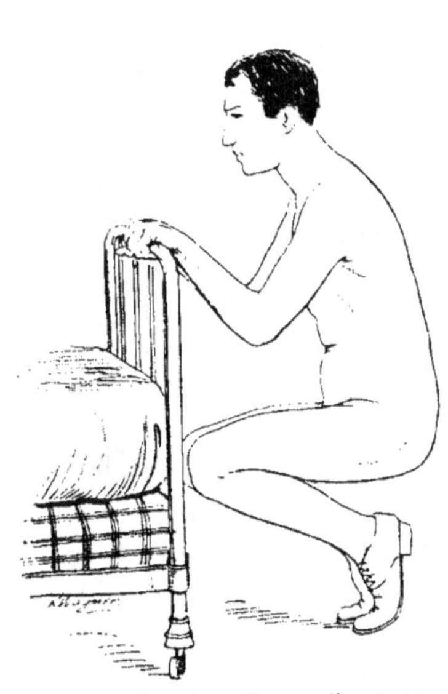

Fig. 50. — Exercices d'assouplissement
du membre inférieur.

Réunion des deux membres, comme à la
figure 47. Puis flexion de la hanche, du
genou, du pied et des métatarso-phalangiennes : le corps repose sur les orteils en
hyperextension. Le malade peut s'asseoir
sur les talons. On est sûr ainsi que l'action
ne se fait que par les deux triceps cruraux
et suraux, les seuls suffisants à assurer l'endurance.

pour but d'apprendre au malade à se servir des bons muscles de la
marche, de ceux qui ont une force suffisante pour cette fonction, et
non pas d'autres muscles insuffisants qui avaient été sollicités pour
faciliter quelque marche irrégulière. Ainsi, tel malade qui souffre
du genou, marche avec la hanche et le cou-de-pied : pour éviter de
se servir du genou, il le fixe en extension et il emploie les adducteurs comme triceps, et au lieu des fléchisseurs, le tenseur du fascia

lata ; ce dernier muscle, bientôt épuisé, se met en contracture

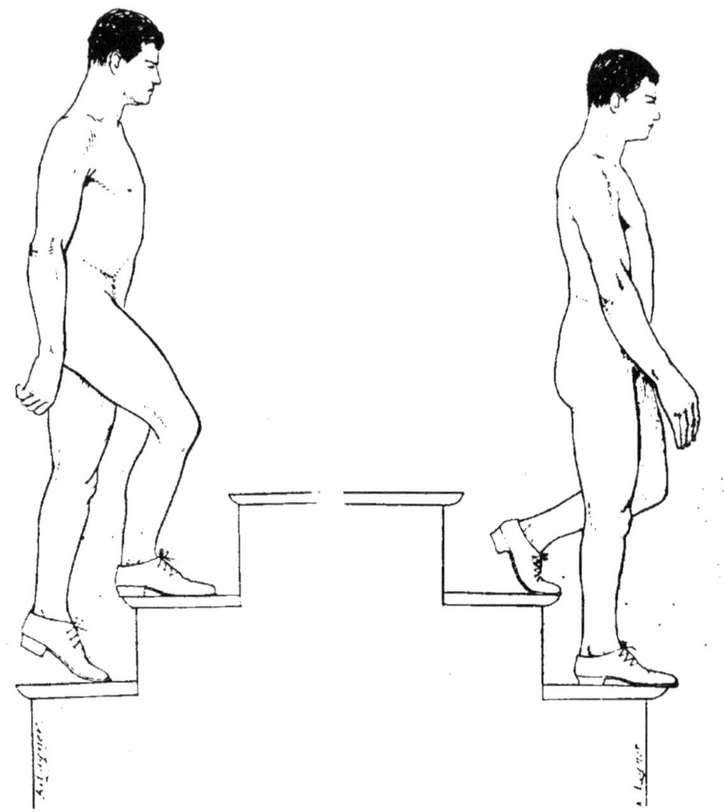

Fig. 51. — Rééducation de la marche
(ascension).

Fig. 52. — Rééducation de la marche
(descente).

Faire monter marche par marche d'abord, en commençant par la jambe saine, et la jambe malade n'a aucun effort à faire, sauf au moment de la position du pied sain sur la marche supérieure, car à cet instant elle soutient le poids du corps. Quand cette application pratique d'exercice de sustentation se fait normalement, on alterne chaque pied pour monter encore marche par marche ; enfin le malade monte régulièrement, chaque pas assurant l'ascension d'un degré.

Faire descendre marche par marche d'abord. La difficulté réside dans l'insuffisance de la souplesse. Ainsi au pied, la flexion doit atteindre le maximum avant de commencer cet exercice, car, lorsque le pied sain descend, il laisse sur la marche supérieure le pied malade en hyperflexion. Aussi les malades préfèrent descendre sur le pied malade d'abord, alors qu'ils aiment mieux monter sur le pied sain. D'ailleurs, quand le malade commence à descendre de degré en degré à chaque pas, il faut toujours arriver à fléchir le pied au maximum.

qui amène une douleur continue dans tout le côté externe du membre. Au contraire en fléchissant le genou franchement en avant, la pointe du pied tournée vers le sol, ce sont sûrement les deux triceps qui agissent alternativement (fig. 49).

Ce marquage du pas est exécuté très régulièrement à l'allure largo, puis allegretto du métronome. Peu à peu le meuble de soutien est retiré et le malade marque le pas sans assistance ; bientôt le pied est porté en avant par pas de 10, 20, 40, 50, 75 centimètres. Pendant une dizaine de jours, la flexion de la hanche doit être exécutée avec horizontabilité de la cuisse, afin que le malade conserve la flexion du genou dans sa marche future.

Des marches de 100, 200, 400, 500, 1000, 1500 mètres, puis 2, 4, 6, etc. kilomètres sont conseillées très progressivement. Peu à peu les flexions exagérées des segments de membre sont atténuées, mais le malade conserve une démarche, dont chaque mouvement est bien marqué et actionné par des muscles suffisamment résistants.

On peut exercer la fibre musculaire des triceps en conseillant des exercices d'assouplissement qui consistent à remuer pieds et genoux, à fléchir sur les membres inférieurs simultanément et à se relever de même : ici encore ce sont les deux triceps qui agissent nécessairement ; les mouvements ne doivent jamais dépasser trois minutes, car ils deviennent alors pénibles (fig. 50).

La marche a lieu sur terrain plat, puis sur route accidentée ; enfin la montée et la descente des escaliers est le dernier exercice (fig. 51 et 52). Cependant, si le malade est jeune, on peut y ajouter des pas de course et des sauts en longueur et en hauteur.

La marche est un excellent exercice au point de vue général : cependant la bicyclette est encore supérieure, comme sport d'entraînement des muscles du membre inférieur ; car le mouvement de pédale actionne nécessairement les deux triceps.

L'équitation n'entraîne guère que les muscles adducteurs ; l'escrime à l'épée, la boxe, la canne, le canot, etc. sont inférieurs à la marche et à la bicyclette, quoique d'un utile emploi, certains muscles se développent de trop par rapport à d'autres. La natation ne saurait être conseillée, quoique excellente comme entraînement musculaire, à cause des dangers divers qui l'accompagnent (refroidissements, imprudences). Enfin les divers jeux de l'adolescence (foot-ball, lawn-tennis, etc.) sont des variations de la course ou de la marche, et peuvent être conseillés avec modération.

Séances de massage et de mobilisation.

Le massage et la mobilisation, l'un préparant l'autre, sont presque toujours employés consécutivement, lorsque nous soignons nos malades. Suivant le cas, nous massons plus, nous mobilisons davantage, mais presque toujours notre intervention est double.

Chaque séance comprend donc : 1° la préparation du malade, 2° le massage, 3° la mobilisation passive, 4° la mobilisation active, 5° les exercices à recommander dans l'intervalle des séances, 6° la pose des appareils.

Nous n'avons plus à insister sur chacune de ces parties de la séance, que nous avons déjà décrites en général, que nous reverrons en étudiant notre action sur chaque système ; mais nous voulons déjà montrer que malgré les variations nombreuses de chaque indication, toute séance est composée des mêmes éléments.

Leur durée variera suivant l'importance du massage ou de la mobilisation, voire de l'une et de l'autre ; mais la demi-heure ne devrait pas être dépassée ; car n'oublions pas que nous excitons des terminaisons nerveuses, que nous exerçons des corps charnus.

La trop longue durée d'un traitement nuit à son bon résultat : nous conseillons pour bien des cas de faire 20 séances en quatre semaines de temps ; soit 15 séances quotidiennes, puis 3 séances la troisième semaine et 2 la dernière. Au besoin deux, trois séries ou plus seront pratiquées à quelques mois de distance, mais les effets du massage s'épuisent comme ceux de tout médicament, et, après la 20ᵉ séance, on peut douter du résultat des suivantes, sauf dans de rares exceptions.

Lorsqu'il s'agit de traumatisme, le blessé est soigné jusqu'à guérison complète ; c'est précisément parce que le chirurgien ne suivait pas assez longtemps le convalescent, qu'il se contentait d'assister à la consolidation d'un cal ou à la cicatrisation d'une plaie sans se soucier de la rééducation de la fonction, que bien des blessés conservaient des raideurs des jointures et de la faiblesse musculaire ; des soins prolongés eussent pu combattre les complications consécutives à l'immobilisation.

Or, pendant le traitement cinésique, cette rééducation est déjà entreprise, et quand la guérison effective du blessé a lieu, la fonction du membre compromise est à peu près regagnée. Aussi ne peut-on pas accuser cette méthode d'exagérer la durée des soins, d'être trop luxueuse, puisque le rétablissement du blessé est à la fois plus rapide et plus absolu.

MASSAGE ET MOBILISATION
DANS LES DIFFÉRENTES MALADIES

CHAPITRE PREMIER
MASSAGE ET MOBILISATION
DANS LES MALADIES DES ARTICULATIONS

AFFECTIONS TRAUMATIQUES
Contusions.

Indications et contre-indications. — Il n'est pas de lésion traumatique articulaire qui ne permette de constater un certain degré de contusion des divers tissus de toute jointure et même des nombreux organes qui avoisinent cette jointure, muscles, tendons, bourses séreuses, etc. ; mais la contusion simple sans lésion osseuse ou déchirure ligamenteuse, avec ou sans luxation, se rencontre assez souvent et mérite l'attention. C'est une de ces dénominations commodes pour un diagnostic incertain ; bien des contusions articulaires mieux étudiées seraient devenues des entorses, des ruptures tendineuses, des fractures épiphysaires, etc.

Le massage est justement d'un utile secours pour conclure dans ces cas de traumatismes des parties molles articulaires ou périarticulaires ; ici la radiographie est impuissante pour diagnostiquer avec sa précision habituelle en cas de fracture. Mais quand les premières séances ont amené la résorption des exsudats, les doigts peuvent reconnaître le tissu déchiré, d'autant plus que la douleur se localise aussi avec plus d'exactitude au point le plus atteint, tandis que les douleurs irradiées, et surtout les contractures, causes des principales souffrances, ont à peu près disparu.

Quel que soit le tissu déchiré, il est bien rare qu'une veine, quelquefois assez importante, n'ait pas été rompue, et l'ecchymose accompagne la tuméfaction ; ce sont les deux principaux symptômes qu'on rencontre avec la douleur, et d'ailleurs celle-ci est une conséquence de la contusion des filets nerveux.

Il semblerait que de telles lésions ne peuvent être améliorées par un traitement de mobilisation et de massage. Certes, conseiller d'immobiliser les malades contusionnés en général serait un contre-sens, après les résultats obtenus par la méthode de Championnière. Cependant on ne doit pas considérer le massage comme le traitement indiscutable de toute contusion, il y a des réserves à faire en raison de l'étendue de la contusion et de l'importance des vaisseaux rompus.

En résumé, une contusion articulaire peu étendue et bien localisée sera massée immédiatement et mobilisée d'après les indications générales, mais si la contusion s'étend au membre tout entier ou à une grande partie du corps, si des veines importantes, comme les saphènes, ont répandu dans le tissu cellulaire voisin une notable quantité de sang, les manœuvres massothérapiques sont contre-indiquées.

De semblables malades présentent déjà spontanément des troubles rénaux; à plus forte raison la résorption plus rapide de cette grande quantité de sang épanché, cause une élaboration urinaire au-dessus de la suffisance rénale.

En revanche, toute contusion d'une seule articulation sans lésion veineuse bien spéciale bénéficie du traitement immédiat et quelques jours suffisent pour amener la guérison à l'épaule, au coude, au poignet, à la main, au pied et à la tibio-tarsienne.

Quelquefois l'épaule et le coude sont moins complaisants et réclament des soins plus assidus; une complication neuro-musculaire le plus souvent vient reculer la guérison. A l'épaule on connaît des paralysies dues à des atrophies deltoïdiennes; le nerf circonflexe a été tiraillé, la névrite secondaire l'a envahi et il a été cause de la dégénérescence des fibres musculaires du deltoïde. La lésion est parfois réparable mais longue et demande une grande persévérance de la part du blessé.

Au coude la contusion s'adresse le plus souvent aux apophyses osseuses et au tissu fibreux qui s'y insère, les muscles qui affectent des rapports avec ce tissu fibreux souffrent et se contracturent, d'où raideur articulaire. Le brachial antérieur, le court supinateur et les muscles épitrochléens sont le plus souvent atteints, et il devient très difficile de les mettre en résolution. C'est en ce cas qu'il faut user de beaucoup de patience et de persévérance dans la mobilisation indolore préparée par des pressions excessivement légères. La douleur ramènerait un degré de plus de contracture.

Au bout d'un certain temps, si le massage n'a pas réussi à mobiliser la jointure (c'est généralement une ankylose en flexion due à la contracture du brachial antérieur), les muscles s'infiltrent de tissu fibreux et l'ankylose devient plus ou moins complète.

Au genou, la contusion s'accompagne souvent d'une redoutable complication qui devient une contre-indication du massage, parce qu'elle réclame une prompte intervention chirurgicale; l'hémarthrose du genou ne guérit bien qu'après évacuation du sang, par la ponction et le lavage suffisants dans les premiers jours, par l'arthrotomie plus tard : cette dernière opération qui peut être entreprise de suite, donne des résultats plus certains et permet d'associer à un massage consécutif la vitalité des corps charnus cruraux, menacés d'une atrophie qui prédispose le membre à des complications fréquentes (rupture du tendon ou du ligament rotulien, du triceps lui-même, voire la fracture de la rotule).

Enfin la contusion de la hanche, qu'il est difficile de séparer des fractures de l'extrémité supérieure du fémur, du grand trochanter plus particulièrement, donne d'ailleurs les mêmes symptômes; il n'est pas de contusion un peu violente qui ne laisse admettre la pénétration de lamelles spongieuses de cet os, c'est-à-dire l'enfoncement du grand trochanter, avec ou sans déformation de l'épiphyse. D'où la difficulté du diagnostic, d'où l'utilité d'une circonspection toute spéciale chez les blessés de cette région qu'une marche trop hâtive fait souffrir, qui deviennent alors pusillanimes quand il s'agit de rééduquer le membre, qui évitent de marcher en cadence pour ne pas confier également le poids du corps à gauche et à droite, inclinent le bassin, font une scoliose consécutive que leur assure une boiterie antéro-postérieure exigeant bien des soins pour une correction souvent insuffisante.

Technique. — Si les indications et contre-indications sont variables pour les diverses jointures, la technique massothérapique est à peu près la même dans toutes les régions.

Les manœuvres de massage s'adresseront aux divers tissus périarticulaires, ligaments, muscles et accessoires, gouttières ostéofibreuses. Il faut rejeter comme dangereuse cette pratique violente qui prétend rompre les caillots par pression et les forcer à rentrer dans le torrent circulatoire; outre que cette explication est antiphysiologique, elle est condamnable, car elle excuserait les violences exercées sur les veines superficielles, causes de complications graves : l'embolie n'est que trop fréquente spontanément, il n'est pas nécessaire d'aider des caillots à pénétrer dans des veines blessées et ouvertes. Le mieux serait donc d'éviter les régions vasculaires et de ne pas chercher, comme il est dit, à faire cheminer les ecchymoses. Les différentes parties qui entrent dans la constitution du sang, trouveront d'elles-mêmes le meilleur moyen de résorption. Les pressions s'exerceront donc surtout sur les portions fibreuses et musculaires qui avoisinent l'articulation, seront continuées sur le segment de membre sus-jacent, et ce ne sera que plus tard, quand les cicatrisations profondes seront terminées, qu'on pourra suivre de la main les paquets vasculo-nerveux ou les régions de tissu cellulaire lâche, souvent et déjà choisies par des ecchymoses encore longtemps apparentes.

La mobilisation, de plus en plus facile, quand les exsudats sont résorbés, quand les muscles ne sont plus douloureux par contractures, est pratiquée suivant les principes habituels. La douleur limite les mouvements qui sont exécutés consécutivement, sans oublier les moins usités; la mobilisation passive est à peu près seule exécutée dans les débuts; en tout cas, les exercices actifs et surtout les mouvements usuels ou la gymnastique suédoise ne doivent être conseillés que le jour où on ne peut plus craindre d'hématomes secondaires. C'est en effet la complication qui survient chez les impatients; ce n'est souvent qu'une nouvelle ecchymose, c'est parfois une hémarthrose qui recule singulièrement la guérison.

Il est bon, dans les premiers jours, de placer sur la jointure contusionnée des compresses résolutives, alcoolisées par exemple, puis un peu d'ouate suffira dans la suite pour protéger la région malade. La compression, souvent mal supportée, est inutile et gêne plutôt la résorption qu'elle ne l'accélère : ce procédé ne trouve son indication bien précise qu'en cas d'hydarthrose.

La durée du traitement dépend de l'importance du traumatisme, de la jointure atteinte, de la fonction à recouvrer. Certaines contusions de la hanche ne sont pas guéries après deux mois de soins assidus, massage et rééducation ; c'est au membre inférieur qu'on rencontre les contusions articulaires les plus graves et c'est là que l'on assiste aux complications qui compromettent le plus les fonctions du membre. Le pronostic dépend surtout des conditions professionnelles, comme dans toute lésion traumatique ; les articulations du membre supérieur d'un artiste réclament une restitution absolue de leurs divers mouvements, pour retrouver la souplesse de la main et l'adresse des doigts, et le pauvre facteur de campagne, pour satisfaire aux exigences de son service, a besoin des jointures impeccables d'une jambe valide et bien entraînée. Le massage leur assure à tous deux la guérison la plus complète et dans le minimum de temps.

Entorses.

Danger de la mobilisation brutale. — Longtemps l'entorse fut la seule affection traumatique soignée par les masseurs empiriques ; leurs mallaxations s'exerçaient volontiers sur ces tuméfactions soudaines qu'ils observaient dans certaines ruptures ligamen-

teuses ; le gonflement disparaissait spontanément en quelques heures ;
d'où succès facile pour ces praticiens : ils conseillaient malheureusement trop vite de reprendre tous mouvements et compromettaient
ainsi les heureux résultats d'une méthode irrationnelle. Encore de nos
jours, quelques médecins ordonnent aux entorsés du cou-de-pied
de marcher trop tôt, puisque quelques malades tentent de suite la
reprise des occupations ; c'est reculer une guérison que des téméraires
recherchent trop rapidement brillante.

L'entorse, en effet, est une déchirure plus ou moins étendue des
ligaments d'une articulation ; le tissu fibreux qui les compose en
majeure partie se répare lentement et très mal, autant dire qu'il ne
se répare pas et le ligament rompu compte sur les tendons et
muscles voisins pour l'aider ou le suppléer ; il est vraisemblable que
ce n'est pas en quelques heures qu'une semblable assistance peut
se faire ; ce n'est qu'après une éducation surveillée et dirigée avec
soin que l'articulation traumatisée pourra compter sur son nouveau
moyen d'union.

Utilité d'un diagnostic précis. — On ne saurait traiter une
entorse par la méthode mobilisatrice, si on n'a pas diagnostiqué
avec précision la place exacte de la déchirure ligamenteuse ainsi
que son étendue. Le masseur doit reconnaître en effet sans la moindre
hésitation le ligament où sa main va intervenir, pour que ses pressions soient justement localisées. Comme nous le souhaitons pour
les contusions articulaires, nous devons abandonner les termes
vagues dans le diagnostic. Il y a entorse du cou-de-pied, par exemple :
on ne saurait se contenter de cette simple indication. Quel ligament
de la tibio-tarsienne, quel faisceau fibreux de ce ligament, à quel
endroit de ce faisceau, à son insertion tibiale, calcanéenne ou astragalienne, à la région moyenne, la déchirure est complète ou incomplète, quelle complication, etc.? Le diagnostic recherche ces détails,
afin de permettre à la main, au doigt du masseur de suivre de sa
pression légère les fibres déchirées et d'agir avec sécurité et certitude.

Technique. — *Entorse tibio-tarsienne.* — Choisissons pour
décrire la technique du traitement de l'entorse, la tibio-tarsienne,
la plus fréquente d'ailleurs ; elle nous permet d'indiquer à peu près
tout ce qui est commun à chaque rupture ligamenteuse, et de plus
elle nécessite une rééducation très soignée de la fonction suspendue.

Au moment de l'accident, et quelques instants après, le pied n'est
nullement tuméfié et permet l'examen facile de l'articulation blessée,
mais après quelques heures, quelques minutes même, le gonflement
apparaît et bientôt avec son maximum d'intensité. Le chirurgien
voit rarement le blessé aussi tôt après le traumatisme. Le plus sou-

vent, il n'est appelé auprès du malade qu'après une demi-journée ou un jour entier, alors que le dégonflement a déjà diminué spontanément et surtout sous l'influence de compresses résolutives. Ces détails ont leur importance pour le traitement et surtout pour reconnaître l'efficacité de bonnes manœuvres massothérapiques.

Quoi qu'il en soit, aussitôt le massage sera fait, aussitôt le malade sera soulagé et le mal sera combattu. Donc, il faut intervenir de suite, si c'est possible.

Cette première séance a une grande importance; tout d'abord elle facilite le diagnostic que le gonflement rend souvent incomplet. Toutefois, comme nous l'avons déjà fait remarquer, il est préférable de remettre au lendemain, et même plus tard, cette précision du diagnostic, si l'analgésie qui doit résulter des premières manœuvres est obtenue avec quelque difficulté. Comme le gonflement donne déjà d'utiles indications, les pressions sont faites sur les régions tuméfiées avec une égale attention.

Ces manœuvres sont très légères ; la main remonte d'abord en anneau sur tout le segment inférieur du membre, elle attaque ensuite le ligament latéral du côté le plus blessé, précisant chaque faisceau fibreux avec les deux pouces alternativement, puis s'adressant ensuite aux tendons et gaines fibreuses voisines. Alors dès que la pression très lentement progressive a permis de constater que ces ligaments sont moins sensibles, la face palmaire de la main remonte le long des corps charnus de chaque muscle dont le tendon a quelque rapport avec l'articulation blessée, c'est-à-dire avec tout muscle moteur de cette jointure.

Au cou-de-pied, l'entorse externe est la plus fréquente, parce que le mouvement d'adduction du pied a quelque étendue, tandis que le mouvement d'abduction est limité par la malléole externe. Le ligament latéral interne est rarement entorsé isolément ; en revanche, quand le péroné est fracturé au-dessus de la malléole, dans la fracture dite par divulsion, le pied suit la malléole externe mieux reliée au tarse, et c'est le ligament interne qui cède, quand ce n'est pas la malléole elle-même (fracture bimalléolaire). On trouve alors une entorse interne assez étendue : il est vrai qu'elle est de moindre importance que la fracture qui l'accompagne et sa guérison est obtenue longtemps avant la consolidation des fragments péroniers.

Les entorses internes réclament cependant plus de soins que les externes et mieux vaut, en dépit de l'absence de tout symptôme du côté interne, agir sur le ligament interne comme sur l'externe dans tout traumatisme du cou-de-pied, car la guérison des lésions ligamenteuses s'obtient facilement en dehors et donne de bons résultats, tandis que les moyens d'union internes, moins puissants, laissent, après leur déchirure, une mobilité exagérée qui permet la déviation du pied en dehors et condamne le blessé à marcher sur le bord interne du pied. Cette complication s'observe dans les entorses internes simples et surtout quand elles sont secondaires à des fractures du péroné par divulsion.

Le massage des deux ligaments se fait donc dans tous les cas, avec le plus grand soin, en insistant tout naturellement du côté le plus atteint, dès que le diagnostic a permis de localiser sûrement la lésion. La gouttière calcanéenne en dedans est suivie avec les mêmes précautions que nous avons mentionnées, lors des pressions sur les gouttières tendineuses situées en avant et en arrière de la malléole externe (jambier et extenseur d'une part, péroniers latéraux d'autre part) et la main en suivant les tendons situés dans la gouttière calcanéenne se met en rapport avec le tendon d'Achille, suit un instant son bord interne et masse le jumeau interne, évitant le bord interne du tibia et la saphène interne. Le jumeau externe est massé avec les muscles antéro-externes (jambier, extenseurs et péroniers).

La première séance pourrait s'achever en mobilisant l'articulation ; au besoin le blessé pourrait répéter les mêmes mouvements, et même sans douleur faire une courte marche. Ce sont là des témérités qu'il faut rejeter et pour assurer quelques heures de tranquillité au malade, pour aider au dégonflement de la région tuméfiée, il est préférable de conseiller le décubitus, le pied un peu élevé, et de remettre la mobilisation à la seconde séance. Des compresses résolutives, doublées d'un taffetas gommé, maintenues par une bande en crêpe Velpeau très peu serrée, sont appliquées sur la jointure entorsée.

Quand, le lendemain, on retire le pansement, le pied présente moins de gonflement ; on peut reconnaître des ecchymoses. Après avoir massé pour la seconde fois les ligaments, déjà moins sensibles, on constate que la douleur est nettement localisée en un point ; le diagnostic est ainsi précisé. Quelquefois un petit arrachement malléolaire est reconnu ; s'il est nécessaire, la radioscopie ajoute d'utiles renseignements.

On commence à mobiliser les orteils, exécutant ainsi un massage profond, par les mouvements des tendons extenseurs et fléchisseurs, puis on fait mouvoir la jointure de l'astragale avec le scaphoïde et enfin, saisissant d'une main le talon, de l'autre la jambe à son tiers inférieur, au-dessus de la région tuméfiée, on donne au pied des mouvements de flexion et d'extension plus ou moins étendus suivant la douleur, qu'il faut, autant que possible, ne pas réveiller. Ce sont les seuls mouvements autorisés à cette seconde séance : plus tard seront tentés les mouvements d'adduction et d'abduction.

La mobilisation active se fait à cette seconde séance suivant l'indication des mouvements passifs. Plus tard à la flexion et à l'extension du pied sur la jambe le malade joindra l'adduction et l'abduction du pied, puis la rotation de dedans en dehors et de dehors en dedans, enfin les mouvements combinés du pied et du genou.

La rééducation de la marche est commencée dès le second jour, par des applications de la main à la plante du pied, puis aux séances suivantes, peu à peu, le contact du sol, la position déclive de la jambe, le marquage de pas, les exercices d'assouplissement, enfin les pas exécutés avec cadence et méthode sur 50, 100, 200 mètres, etc, assurent en quelques jours la guérison complète.

Nous avons ainsi décrit une entorse d'une intensité moyenne qui guérit sans complication en une huitaine de jours et radicalement lorsqu'elle est soignée avec la prudence que nous avons exigée. Toute mobilisation téméraire laisse une articulation douloureuse qui prédispose à de nouvelles entorses et même à des fractures : les muscles moteurs de la tibio-tarsienne restent fréquemment contracturés, c'est-à-dire douloureux, et sont causes de claudications difficiles à guérir.

Autres entorses. — Le traitement de toute entorse peut se calquer sur celui de la tibio-tarsienne. Cependant deux variétés sont à établir, suivant que l'entorse a atteint une énarthrose d'une part, une trochlée ou une condylienne d'autre part.

Les entorses du cou-de-pied, du poignet, du coude ou du genou intéressent le plus souvent un faisceau d'un ligament latéral, facilement accessible par la main du chirurgien, tandis que les énarthroses profondes, matelassées par d'épaisses couches musculaires, ne permettent pas de prendre contact avec la partie de la capsule qui a été déchirée.

Dans le premier cas, la méthode est absolument la même que pour la tibio-tarsienne. Au poignet, ce sont les ligaments latéraux et les faisceaux dorsaux du carpe qui peuvent être massés avec les groupes tendineux antérieurs et postérieurs. Au coude et au genou, le ligament latéral interne est le plus souvent blessé. Le masso-diagnostic fait reconnaître au genou quel faisceau est atteint, le superficiel ou le profond ; le doigt peut ainsi s'adresser avec précision aux fibres déchirées, les masser avec d'autant plus de soin, et la mobilisation de l'articulation est dirigée de façon que le faisceau rompu ne soit jamais tiraillé dans les mouvements imprimés à la jambe par le chirurgien prudemment prévenu.

Dans les énarthoses, l'entorse est difficilement reconnue sous l'épaisse couche musculaire ; la capsule ne saurait être massée avec précision, aussi s'adresse-t-on exclusivement aux muscles moteurs qui sont délivrés de leur contracture et permettent alors la mobilisation régulière de l'épaule ou de la hanche.

L'entorse accompagne souvent les autres traumatismes osseux ou articulaires. Nous avons vu que la fracture du péroné par divulsion était toujours compliquée de lésions ligamenteuses internes, quand il n'y avait pas arrachement de la malléole interne (fracture bimalléolaire).

Mais il n'est pas de luxation qui ne se produise à la suite d'une entorse plus ou moins grave, et après réduction de la luxation, c'est une entorse qu'il reste à guérir. Il s'agit alors d'une rupture assez étendue d'une capsule ou de ligaments latéraux. Le traitement ne varie pas ; mais cette importante déchirure fibreuse réclame des soins d'une plus longue durée et une rééducation plus suivie.

L'entorse acromio-claviculaire se complique d'une luxation irréductible, une suture est nécessaire ; enfin les entorses des articulations phalangiennes et métacarpo-phalangiennes, quoique de cause souvent minime, sont de cure très délicate, à cause des déformations consécutives et surtout de la difficulté de la rééducation chez certaines personnes goutteuses ; le pronostic se trouve alors fort assombri, quand il s'agit d'artistes et surtout d'instrumentistes de talent.

Luxations.

Réduction des luxations ; historique de la question. — Depuis que la méthode mobilisatrice de Championnière est appliquée dans les traumatismes, l'indication du massage immédiat s'impose de plus en plus. Le massodiagnostic s'explique particulièrement dans ces conditions, car les manœuvres massothérapiques prépareront à la fois diagnostic et traitement, et nous pouvons dire traitement de toute lésion, puisqu'elles agiront heureusement aussi pour aider la réduction des luxations.

Au début de l'application de la méthode, le massage n'intervenait qu'après la réduction, quand il y avait luxation, et même il n'était exécuté que sur des membres qui avaient séjourné pendant une quinzaine de jours dans les appareils d'immobilisation. Son but était de rendre aux muscles amaigris leur vitalité, leur force, aux articulations enraidies la souplesse et toute l'étendue de leurs mouvements.

Peu à peu, on mobilisa plus tôt et même on commença le

massage le lendemain de la réduction, en mobilisant de suite la jointure, qui rapidement retrouvait ses mouvements intégralement.

Il y avait encore mieux à faire : parmi les malades massés sitôt après la réduction, quelques-uns retrouvaient aisément tous leurs mouvements, et d'autres soignés dans les mêmes conditions souffraient longtemps de leur jointure, présentaient des contractures, et même, après un assez long traitement, on constatait de la faiblesse musculaire et des raideurs articulaires. La raison en était bien simple, et il était facile d'y remédier.

Avant la chloroformisation, tout luxé était soumis à une manœuvre de réduction qui variait peu : le chirurgien, grâce à l'emploi de lacs élastiques, tirait sur le membre blessé lentement, progressivement, les surfaces articulaires étaient ainsi amenées en face l'une de l'autre, en rapport normal, et le membre débarrassé de ses liens était placé dans un appareil qui fixait la jointure réduite dans une position défavorable à la reproduction de la luxation. Cette manœuvre, opérée avec attention, après un traumatisme peu violent, donnait à la longue un assez bon résultat, mais si le chirurgien avait fait des tractions trop brusques, si les muscles dont on cherchait à vaincre la résistance avaient souffert de cette opération, des myosites consécutives occasionnaient des parésies qui étaient accrues encore par l'immobilisation, et l'article perdait ainsi plusieurs de ses mouvements. Le deltoïde était un des muscles le plus souvent dégénérés.

Le chloroforme permit de réduire toute luxation sans résistance de la part des muscles ; on fut bien obligé de reconnaître que, dans les luxations, les surfaces articulaires étaient maintenues dans leurs rapports anormaux par les contractures des muscles périarticulaires et non pas à cause des apophyses osseuses voisines.

Dès que le blessé entrait en résolution dans le sommeil chloroformique, les muscles reprenaient leur souplesse et les surfaces de l'articulation se mettaient de nouveau dans leurs rapports normaux.

Mais il y eut plusieurs accidents de narcose, et les anesthésiques furent rejetés par quelques chirurgiens qui préférèrent agir vite et ne pas faire courir le moindre risque au blessé. Ce fut alors que divers procédés permirent ces réductions rapides : Kocher, pour l'épaule, avait reconnu que le sous-scapulaire était la cause du maintien de la luxation en avant : il proposa de pratiquer, après abduction forcée du bras avec légère traction, une rotation externe qui forçait le sous-scapulaire à céder.

Pratiquée avec douceur et après quelques manœuvres musculaires préparantes, cette méthode est quelquefois bien supportée par les blessés, surtout quand ils la comparent à la traction forcée, maladroite parfois et douloureuse qu'on avait essayée antérieurement ; mais certains opérateurs qui trouvent à la rotation externe de la résistance, forcent le sous-scapulaire à céder par la violence ; le malade ressent une vive douleur à l'omoplate ; c'est le muscle rotateur qui cède, mais en se déchirant. Le résultat ultérieur est déplorable ; les malades ont de la myosite consécutive, et ils perdent quelques mouvements d'une épaule qui demeure généralement très douloureuse, en dépit de soins secondaires, insuffisants à réparer tout ce mal.

Réduction sans douleur par le massage. — Puisque le chloroforme donne de bons résultats, si quelque méthode présente les mêmes effets, sans avoir les inconvénients du sommeil anesthésique, elle doit être de bonne indication.

Or le massage met le système musculaire en résolution complète, et fait céder les contractures : d'abord on l'employa pour aider la réduction par les procédés de traction ou autres ; il fut bientôt reconnu que pendant le massage des muscles périarticulaires, la réduction s'opérait spontanément, comme cela arrive d'ailleurs pendant la chloroformisation : il n'est pas nécessaire de diriger ces extrémités osseuses pour qu'elles reprennent leurs rapports normaux : dès que les muscles entrent en résolution, la réduction se fait d'elle-même.

Les premières observations de réduction par le massage datent de 1894 ; je pratiquai cette méthode pour la première fois dans le service de Championnière à l'hôpital Beaujon devant les élèves ; depuis j'eus l'occasion de réduire ainsi à peu près toutes les luxations de l'épaule que je rencontrai. De nombreuses observations m'ont montré que peu à peu le massage était employé pour réduire sans douleur les luxations, et surtout celles de l'épaule.

Technique de la réduction de la luxation de l'épaule. — C'est en effet à l'épaule que nous allons faire la description de la technique massothérapique des luxations : la scapulo-humérale est la jointure qui se luxe le plus souvent : c'est là que se trouve l'appareil musculaire le plus important pour maintenir la luxation. C'est à l'épaule que les résultats sont aussi les meilleurs. Au coude, au poignet, et partout ailleurs, il reste parfois des raideurs, et même de l'ankylose, en dépit du meilleur traitement mobilisateur.

Le massage doit être pratiqué le plus tôt possible après le traumatisme. La position à donner au blessé a une importance capitale ;

il doit être assis sur une chaise dont le dossier est en rapport avec le côté sain, pour que la main puisse passer facilement en avant et en arrière sans déranger le patient qui, une fois appuyé de son épaule saine sur le dossier de la chaise, doit éviter de remuer, sans raideur toutefois. Le bras, qui ne peut tomber librement le long du corps à cause de l'abduction anormale, est porté légèrement en avant pour que la main repose avec confiance sur la cuisse du blessé.

Des deux mains on exerce d'abord sur toute l'épaule, le dos et le thorax des pressions très légères, qui étalent la poudre de talc et accoutument les téguments à ce contact; éviter surtout d'avoir les mains froides. Le massage s'adresse en premier aux muscles qui sont le plus contracturés; ce sont généralement le deltoïde et les sus-et sous-épineux : dans un cas, il me suffit de faire quelques pressions sur ces deux derniers muscles pour que le sous-scapulaire cédât et que la tête humérale rentrât dans la glène.

Mais ce n'est habituellement qu'après plusieurs minutes de massage très léger de tous les muscles de l'épaule, deltoïde, sus- et sous-épineux, biceps et triceps, grand pectoral, grand dorsal, trapèze, etc., que l'on peut tenter de faire un mouvement. Ce n'est pas nécessairement de la rotation externe ou de l'adduction : il semble au contraire que les muscles qui les commandent se tiennent en garde contre la moindre tentative; aussi devons-nous tenter d'amener très doucement le bras en avant : le blessé ressent alors un ressaut qui est rarement douloureux; parfois il n'a aucune sensation au moment de la réduction qui s'opère pendant le massage; ce sont alors nos doigts qui perçoivent la rentrée de la tête humérale, ou notre main qui reconnaît la disparition des divers symptômes de la luxation (méplat, écartement du coude, impotence, etc.).

Si la réduction tarde et que les légers mouvements imprimés au bras sont insuffisants pour qu'elle s'opère spontanément et sans douleur, il est de bonne pratique de prier un aide d'appuyer sur la tête humérale à travers téguments et couche musculaire antérieure au moyen de ses deux mains placées l'une sur l'autre : cette pression lente et progressive permet à l'extrémité supérieure de l'humérus de regagner sa place normale, dès que les fibres charnues ont repris leur tonus habituel.

Traitement après la réduction. — Écharpe simple. — Aussitôt après, quelques mouvements de propulsion, de rétropulsion, d'abduction et d'adduction, de rotation et de circumduction très limités permettent de s'assurer que la réduction est complète, et on applique un appareil, la simple écharpe, fixée au vêtement ; le blessé peut ainsi remettre sans inconvénient le bras dans la manche et vaquer à ses occupations, s'il le désire.

Cette écharpe doit avoir comme but :

1° De porter le bras en dedans et en avant pour que la tête humérale prenne contact avec la partie postérieure de la capsule, la déchirure étant antérieure ;

2° De soutenir le coude surtout, afin que le trapèze ne se fatigue pas à porter le membre supérieur et ne se contracture pas.

Mobilisation immédiate. — Il faut conseiller au blessé de remuer la main le plus possible, de faire les mouvements des doigts et du poignet. La main n'est donc pas prise dans l'appareil qui peut aussi permettre des mouvements de l'épaule (abduction, adduction, propulsion), mais très limités.

Les jours suivants, le blessé est soigné comme un simple entorsé, puisque la déchirure de la capsule est la seule lésion qui ne soit pas encore guérie. Il y aura donc séance quotidienne, avec massage, mobilisation passive, puis active. Les exercices exécutés par le malade doivent rester limités ; car ses muscles encore maladroits pourraient, par une contracture soudaine, reproduire la luxation.

La guérison, comme nous le savons mieux aujourd'hui, n'est pas due à la cicatrisation absolue de la capsule qui se répare d'ailleurs mal, mais à la suppléance des muscles voisins qui font fonction de ligaments actifs ; bien rééduqué, l'appareil musculaire assure l'absence de récidive, conséquence forcée de traitements incomplets ; aussi pensons-nous que l'on peut diminuer la fréquence des récidives, en faisant suivre au luxé chronique un traitement de rééducation musculaire, qui consisterait à faire exécuter de la gymnastique suédoise aux muscles qui, devenus maladroits et insuffisants, permettent à la moindre inattention l'exode de la tête humérale.

Comme on peut le voir, la massothérapie est de bonne indication dans les luxations, et on comprend mal les chirurgiens qui ne l'emploient ni pour la réduction ni pour les soins consécutifs. Bien des malades sont massés après le dixième, le quinzième jour, ou même encore plus tard : le chirurgien désire alors réparer les faiblesses musculaires et raideurs articulaires inévitables ; et les indications sont celles de toute ankylose ou atrophie musculaire.

Autres luxations. — Les luxations des autres articulations sont d'importance secondaire, surtout à cause de leur moindre fréquence. Cependant, dans toutes les régions, nous pouvons aider la réduction par le massage et l'obtenir même sans aucune douleur pendant que nous exerçons nos pressions.

Au coude, par exemple, où la réduction est relativement facile, il suffit de mettre en résolution les muscles du bras, biceps et triceps, pour que la trochlée pénètre dans l'olécrâne du cubitus ; mais il faut bien s'assurer que la réduction est complète. Au genou, la rotule se déplace quelquefois seule, un massage du triceps crural suffit pour permettre la réduction de cette luxation ; la déchirure de l'aileron blessé demande dans la suite des soins prolongés, car il se répare mal.

Les déboîtements du genou, du poignet, de la tibio-tarsienne, etc., doivent être facilement réductibles après résolution musculaire. Ce sont là des affections rares, qui n'ont pas encore été soumises à la massothérapie immédiate, mais ce n'est pas irrationnel de conseiller la méthode mobilisatrice.

Au pouce, la phalange luxée sur le dos du métacarpien a donné à Farabeuf l'occasion de proposer une réduction brillante par la pince qu'il inventa pour la circonstance. Ce brillant anatomiste pensait que les sésamoïdes étaient *tout* ; il faisait erreur. Les muscles seuls sont *tout* et lorsque la résolution est obtenue, par le massage, comme par le choroforme, la phalange n'est plus gênée par ces petits os et reprend sa place avec une grande facilité. Nous avons eu l'occasion de le voir, après avoir massé un court adducteur du pouce chez un semblable luxé, la phalange put facilement et comme d'elle-même reprendre sa position normale.

Luxations congénitales. — Quoique le traumatisme ne soit pas la cause des lésions de l'articulation coxo-fémorale connues sous le nom de luxation congénitale, nous pensons qu'il convient de donner en cette place avis sur les exercices qui peuvent améliorer les jeunes filles atteintes de cet arrêt dans le développement régulier de la hanche. Nous avons déjà parlé de la rééducation de la marche : c'est surtout en insistant avec quelque sévérité sur l'exécution d'exercices fréquents et aussi réguliers que possible. Mieux vaut en faire peu, mais les bien faire, car la jeune fille doit réagir contre des habitudes de marche défectueuse, quasi-grotesque.

Deux cas peuvent se présenter : en premier lieu, l'opération est décidée et la néo-articulation réclamera une éducation nouvelle ; des massages et des mouvements passifs et actifs précéderont l'intervention, afin de préparer la musculature, qui sera encore exercée après l'opération, sans même attendre la guérison complète de la plaie ; enfin l'éducation de la marche réclame des soins tout spéciaux, avec appareils orthopédiques adjuvants dans l'intervalle des séances, car muscles et jointure mettent quelque temps pour gagner toutes qualités nécessaires au dur travail qui les attendent.

Dans le second cas, l'opération est refusée et le chirurgien ne peut

compter que sur les moyens kinésithérapiques pour améliorer la
malade. Les lésions sont uni ou bilatérales : le traitement est le
même. Soumise aux exercices d'assouplissement et de marche
décomposée, après chaque massage des régions fessières, la jeune
fille cherche à éviter le déhanchement en régularisant chaque pas
qui est fait en cadence, en s'appuyant des bras sur un meuble solide,
un dossier de siège par exemple, placé devant une glace pour que
les pas soient rectifiés, si les épaules s'écartent trop de l'axe du corps.
Ce dossier de siège est remplacé par des cannes hautes, lorsque la
cadence et la régularité des pas ont suffisamment progressé ; puis une
canne, l'autre ensuite sont retirées, et peu à peu la démarche
améliorée ne réclame plus de tuteurs.

Le déhanchement ne disparaît jamais complètement : il y a toujours amélioration, quand la jeune fille s'observe avec sévérité ;
d'ailleurs la réussite ne dépend que de sa patience et de sa persévérance ; le manque de courage réduira les progrès et même les
annihilera, si les efforts ont trop vite lassé la jeune infirme.

Résections.

La chirurgie de nos pères obtenait de tristes résultats dans les
interventions osseuses ; aussi chaque page de leur médecine opératoire du système osseux parle-t-elle de séquestres, de fistules, etc.
De semblables complications supposaient de longues suppurations, et
par suite des raideurs, des ankyloses, qui rendaient ces opérations à
la fois graves et souvent inutiles : seule, l'urgence devait forcer la
main de l'opérateur. De nos jours, l'ostéotomie, l'arthrotomie sont
des opérations courantes. Les résections articulaires cependant sont
encore trop souvent des opérations fort peu satisfaisantes. Certes,
quand on voit l'antisepsie donner des résultats aussi parfaits que
ceux que Championnière a obtenus dans ses résections du genou,
on est en droit d'attendre beaucoup de toute résection. L'arthrectomie
achevée est en effet parachevée avec toute satisfaction ; si l'opération
elle-même est parfaite, ses suites devraient être régulières, la cicatrice rapidement fermée : c'est exact ; or la fonction de la néo-articulation est le plus souvent déplorable, quand elle ne nécessite pas
l'amputation.

Tout d'abord, spécifions bien que la résection du genou est de
tout autre ordre et réussit, parce que, précisément, ce n'est pas à vrai
dire une résection, mais une suture fémoro-tibiale, aussi peut-on
voir d'anciens tuberculeux du genou marcher avec une solide tige
osseuse, qui ne s'articule qu'à la hanche et au pied.

Bien différents sont les résultats des autres résections, qui ambitionnent la création d'une nouvelle jointure !

Avant l'application de la méthode mobilisatrice, toute opération articulaire qui n'était pas préparée du côté de l'appareil musculaire avait un insuccès certain ; les résections de l'épaule et du coude, les plus fréquentes, ne donnaient que des résultats déplorables ; les fonctions des jointures étaient insuffisantes par ankyloses ou par excès de laxité.

On n'avait pas songé à préparer l'appareil musculaire, à mobiliser sitôt après l'opération et sans excès les nouvelles surfaces articulaires, comme nous l'indiquons.

Avant l'opération, pendant plusieurs semaines, si la cause de la résection le permet, le massage, les exercices entretiennent et même régénèrent les futurs moteurs de la néo-jointure. Au moment de l'opération, le chirurgien prend davantage souci de veiller à la disposition anatomique et physiologique des fragments osseux : bien des résections ont été trop parcimonieuses. Sitôt après l'opération, le membre est placé dans le pansement pour que de légers mouvements soient imprimés à cette articulation nouvelle, malgré la présence de l'ouate et des bandes ; surtout on n'attendra pas longtemps, chaque jour en effet, dès le lendemain de l'opération, on fait exécuter les mouvements les plus fréquents, les plus caractéristiques de la jointure.

On doit éviter de mouvoir la néo-articulation suivant des axes anormaux. Ainsi le coude ne fait que flexion et extension ; tout mouvement de latéralité doit être proscrit et surtout au début, car ce sont ces premières mobilisations qui donneront aux surfaces articulaires leurs dispositions primordiales, et par suite leurs caractères anatomiques et physiologiques (énarthrose, trochlée, condyle, etc.); ce n'est pas l'articulation qui fait le mouvement, mais le mouvement qui crée l'articulation.

C'est pour ne pas avoir observé ce précepte physiologique que la plupart des résections articulaires ont donné naissance à des jointures de deux catégories : celles qui étaient mobilisées trop facilement et avec excès devenaient des arthrodies à surfaces de glissement très étendues, articulant des segments de membre doués de mobilité exagérée, et celles qu'on mobilisait peu ou point devenaient des articulations par emboîtements réciproques, des condyliennes très serrées, au besoin de véritables sutures ; le résultat correspondait à une ankylose plus ou moins complète ; et le malade était encore heureux, si le membre n'était pas immobilisé dans une position qui rendait la marche pénible, ou la préhension quasi-impossible.

Lorsque la cicatrisation des téguments est terminée, à la mobilisation, alors mieux surveillée, on joint le massage des muscles moteurs, et de suite on éduque cette nouvelle articulation, ainsi que sa musculature, d'autant plus que les tissus fibreux périarticulaires qu'on a souvent sacrifiés au moment de l'opération sont à jamais perdus ; car ils ne se répareront pas ; ce sont les muscles voisins qui les suppléeront comme ligaments actifs avec l'aide de leurs tendons et gaines tendineuses.

Les résultats des résections sont alors bien différents, surtout si les opérés sont suivis pendant quelques semaines, et si on leur évite le surmenage et ses complications, aussi bien que la négligence des soins cinésiques et les paresses musculaires consécutives.

AFFECTIONS NON TRAUMATIQUES

A. — Aiguës.

Rhumatisme articulaire suraigu. — Malgré la légèreté des pressions, les rhumatisants supportent mal tout contact au niveau des régions malades. Au lieu d'atténuer les phénomènes douloureux, ces manœuvres semblent les exaspérer ; elles ont une influence à peu près nulle sur les exsudats séreux. Le massage a été pratiqué dans des régions moins atteintes, dans le but de réveiller les sécrétions sudorales et l'élaboration rénale : les résultats sont insuffisants pour que la méthode cinésique soit conseillée dans le rhumatisme suraigu. Toutefois, tout médecin doit montrer au malade qu'il est de son intérêt que ses jointures ne soient pas immobilisées ; il lui enseigne à mouvoir ses doigts, autant que tuméfaction et douleur le permettent, à éviter de conserver longtemps les mêmes positions. Le malade exécute ces mouvements d'autant mieux que sa température a baissé et que les douleurs s'amendent. Dès que tout état aigu a cessé, le rhumatisant aigu est massé et mobilisé avec avantage, car il est de ceux que la raideur et l'atrophie guettent.

Rhumatisme dit chronique avec crises subaiguës. — Ces rhumatisants se plaignent de douleurs à peu près continuelles dans certaines jointures, douleurs variables d'intensité, de qualité, avec ou sans irradiation, en général se produisant à l'occasion de mouvements ordinairement sensibles, parce qu'ils sont exécutés par des muscles malades, en voie de dégénérescence et surtout par ceux qui sont en rapport avec la synoviale articulaire (biceps huméral) ou avec des bourses séreuses isolées (deltoïde) ; on trouve en outre des crises aiguës avec fièvre, mais la température est moins élevée que dans les cas suraigus. La tuméfaction est plus étendue, elle envahit les tissus voisins de la jointure, surtout les séreuses et gaines fibreuses et la douleur, devenant intolérable parfois, s'oppose aux mouvements du membre atteint. Les douleurs sont d'autres fois vagues mais continues. A chacun de ces symptômes douloureux il est difficile d'opposer le traitement cinésique, cependant chez certains malades des pressions douces le long des corps charnus et des ligaments calment les douleurs, alors que chez d'autres il y a exaspération de la sensibilité. Cette différence explique comment le traitement d'Aix bien supporté par les uns, ne peut être toléré par d'autres. En tout cas, nous rejetons toute idée de massage des exostoses qui apparaissent sur les épiphyses et qui sont parfois très sensibles. Mieux vaut agir sur tous tissus situés au-dessus et au-dessous de la région articulaire ; de la sorte le massage n'accélère pas ces proliférations du tissu osseux qui sont cause de la diminution d'étendue de certains mouvements, et la circulation n'en est que mieux activée dans l'intérêt de la disparition des exsudats périarticulaires ; enfin les corps charnus sont mieux en garde contre l'atrophie musculaire, que présentent tous ces rhumatisants chroniques.

Les malades se trouvent donc bien d'un massage quotidien pendant la durée de chaque crise. Des exercices modérés suivent les manœuvres de pression très légère, car leur but est d'analgésier la région et la mobilisation trop forte réveillerait ou augmenterait les symptômes douloureux. Donnons aussi le conseil d'employer des applications de linge sec chaud, ou même des compresses chaudes, des ouataplasmes : la chaleur, outre qu'elle est calmante, permet de mieux supporter toutes manœuvres.

Les malades que ce traitement améliore en connaissent vite les indications, et dès que la crise aiguë commence, ils viennent demander secours à la main de leur médecin ; celui-ci n'oubliera pas que c'est l'occasion d'appliquer la sévérité du régime qui réussit le mieux à son malade et surtout de réveiller les fonctions de la peau et des reins, c'est-à-dire de tous les émonctoires.

Rhumatisme blennorragique. — Cette variété ne mériterait pas d'indications spéciales, s'il n'existait pas au début des symptômes douloureux qui demandent quelque attention et une grande réserve. D'autre part, ce sont là des formes d'arthrites qui s'organisent avec une rapidité désespérante et condamnent de bonne heure à l'ankylose, si on n'intervient pas.

En dépit de ces douleurs qui rendent le blennorragique timoré, le masseur exerce lui-même quotidiennement une mobilisation des jointures voisines de celle qui est atteinte, montrant au malade à répéter ces mouvements passifs d'heure en heure pendant deux ou trois minutes.

Au genou, l'hydarthrose complique souvent l'arthrite, mais elle se guérit assez vite spontanément ou après révulsion ; si l'épanchement s'installait chroniquement, la compression aidée du massage donne entière satisfaction.

Le rhumatisme blennorragique n'abandonne la jointure qu'après un séjour prolongé ; les soins ne cessent qu'avec le mal, afin d'être certain qu'aucun tissu pathologique ne s'organisera et ne causera d'adhérences.

Goutte. — Des soins cinésiques ont été conseillés dans la goutte aiguë, nous ne partageons pas cette manière de voir. Les douleurs sont telles dans les crises, que le moindre contact est mal supporté. En revanche, comme pour toute arthrite, dès que les phénomènes aigus s'amendent, la mobilisation lente et progressive avec le massage de l'articulation des muscles moteurs active la guérison. Ce massage a un effet général utile en excitant les centres sympathiques par réflexe : les fonctions rénales et cutanées sont régularisées, comme le démontre la diurèse, d'autant plus abondante que le massage a été plus étendu sur les régions bien portantes.

La mobilisation active et les exercices de marche permettent au goutteux de ne pas se servir de béquilles après sa crise.

Arthrites et périarthrites diverses. — Il est difficile de ne pas trouver quelque manifestation rhumatismale dans toutes ces arthrites qui ont une origine inconnue ; même dans les arthrites traumatiques, on a pris l'habitude d'admettre un terrain prédisposé, lorsqu'elles surviennent sans autre cause que la contusion articulaire, et alors arthrite et périarthrite deviennent à peu près synonymes de rhumatisme articulaire.

Toutefois en dehors des rhumatismes ou de certains autres états diathésiques, des agents infectieux ayant pénétré par les téguments ou par les voies circulatoires déterminent des inflammations aiguës de la synoviale ou des bourses séreuses voisines.

Toute arthrite aiguë suppurée est une contre-indication au massage, et d'ailleurs tout abcès articulaire ou périarticulaire est à respecter. Lorsque la résolution spontanée ou opératoire ne laissera que des lésions habituelles (raideurs, ankyloses, etc.), celles-ci seront traitées par le massage, quand toute inflammation aiguë aura cédé.

B. — Chroniques.

Rhumatisme dit déformant. — *Traitement général.* — Le malade qui applique avec sévérité les conseils d'hygiène antirhuma-

Physiothérapie. III. 8

tismale qu'on lui a prescrits, diminue l'intensité de ses crises et espace la prochaine. Il est d'importance capitale pour lui de conserver ses jointures des membres inférieurs pour qu'il fasse le plus possible des exercices de marche, utiles à fin d'oxygénation comme de sudorification et d'activité circulatoire.

Chez le malade impotent, le massage hygiénique sur tout le corps est d'un utile secours au régime alimentaire souvent insuffisant et mal observé.

Traitement local. — Les articulations les plus malades, et surtout celles qui présentent déjà des lésions d'organisation fibro-osseuse, sont mobilisées jusqu'à effet sensible, les muscles moteurs sont massés et exercés fréquemment, en raison de leur vitalité : ce traitement local gagne à être fait par séries de vingt séances. Le but est de rendre quelque repos à des jointures sensibles par moments, véritables baromètres indiquant les temps froids et humides si contraires aux arthritiques, puis de conserver, sinon de gagner le plus possible de souplesse dans des articulations qui se déforment, dont la synoviale s'épaissit ; enfin de lutter contre l'atrophie musculaire dont la marche est parfois si rapide, et qui donne à ces membres malades un aspect si caractéristique, la jointure augmentant en volume, tandis que les parties interarticulaires s'amaigrissent de plus en plus.

La marche de la maladie est plus ou moins lente : nombre de rhumatisants ne connaissent pas les déformations qui font de ces complications de véritables infirmités.

Le plus souvent les épiphyses augmentent de volume irrégulièrement et par suite limitent les mouvements ; et la jointure s'ankylose peu à peu. On améliore ces cas, puisque le massage diminue les douleurs et que les exercices, en gagnant quelques mouvements utiles perdus, retardent l'évolution du mal. Mais lorsque l'infirmité condamne le malade à l'impotence absolue, les progrès deviennent rares ; jamais cependant on ne doit désespérer même des griffes les plus tenaces, d'ankyloses quasi-absolues. Il y a toujours à améliorer le malade en éduquant les suppléances.

a. RHUMATISME SANS DÉFORMATION. — La massothérapie peut espérer beaucoup au début des lésions, car elles sont peu étendues et les tissus sont à peine dégénérés. Les premières séances donnent la mesure de l'intensité du massage, et de l'étendue de la mobilisation. Si le malade est pusillanime, les pressions douces et les mouvements très limités sont continués pendant les vingt jours de traitement ; au contraire, si le rhumatisant supporte bien la mobilisation passive, quand on dépasse la limite pathologique du mouvement, massages assez accentués, exercices de plus en plus étendus sont pratiqués, malgré les quelques symptômes douloureux qui sont réveillés, mais qui cessent sitôt après la séance, quand on ne mobilise pas avec brutalité, et qui diminuent de plus en plus chaque jour. Ces malades reconnaissent bientôt qu'ils peuvent exécuter sans peine des mouvements qu'ils pensaient avoir perdus.

Technique générale. — La main reconnaît les lésions ostéo-articulaires et masse ligaments et gaines fibreuses très modérément, si les épiphyses ont leurs dimensions à peu près normales ; délaissant l'articulation, s'il y a quelque déformation du côté des extrémités osseuses. Seuls les muscles moteurs sont massés par pressions toniques d'intensité moyenne.

La mobilisation passive s'efforce de retrouver l'étendue des mouvements, insistant surtout dans les moments où ces mouvements sont peu usuels, employant des qualités de patience et de persévérance plutôt que de la force, et surtout repoussant toute violence. La brutalité ne réussit jamais, même lorsque le rhumatisant, pour gagner du temps, réclame avec courage des procédés énergiques et résiste à la douleur. Si, après la série de séances, la mobilisation n'est plus entretenue avec soin, le travail de déformation s'accentue davantage, l'atrophie détruit plus vite la fibre musculaire. On peut dépasser la douleur, mais revenir ensuite et pendant quelques manœuvres aux mouvements indolores. Si des crampes ont empêché le malade de dormir, traduisons que des contractures ont été la conséquence des mouvements forcés.

De même les exercices ne sont pas poussés jusqu'à la fatigue : chaque jour a son progrès, la mobilisation active suivant à quelque distance la passive, mais la rattrapant toujours à un moment donné. De même le malade est prévenu que l'excès d'exercices nuit encore plus que l'oubli de ceux qui lui ont été dictés.

Chaque jointure a ses mouvements particuliers à surveiller; en général le malade entretient malgré lui ses mouvements usuels mieux que les autres ; ce sont tous ceux qui correspondent aux nécessités de l'existence.

Technique particulière. — Les manœuvres de massage n'ont rien de particulier à chaque jointure : la mobilisation varie suivant la classe de l'articulation ; chaque mouvement est exécuté et détaillé.

A l'épaule la propulsion et la rotation interne sont bien conservées. Ce sont les deux mouvements le plus utilisés, parce qu'ils sont absolument nécessaires; ils concourent à la préhension devant soi, à l'apport de la main à la face (action de manger, de se peigner, etc.).

En revanche, tous autres mouvements, moins fréquents, se perdent assez vite et quelquefois même en dépit de leur utilité, parce qu'ils sont d'un rare emploi, comme la rétropulsion avec rotation interne et flexion de l'avant-bras sur le bras (action de nouer un cordon dans le dos, main à la bretelle, etc.). Ce mouvement est très utile, mais on ne s'en sert chaque jour qu'aux heures du lever et du coucher : notre mobilisation s'efforce de le restituer à l'usage de l'arthritique et de le perfectionner, s'il devient insuffisant.

Ce mouvement complexe se regagne facilement, lorsque chacun des mouvements est repris en détail, rétropulsion, rotation interne et flexion de l'avant-bras en supination forcée sur le bras.

Au coude et au poignet, aucune particularité n'est à signaler ; tous mouvements sont amplifiés. A la main, chaque petite jointure du carpe, du métacarpe est reprise et exercée : nous recommandons les articulations intermétacarpiennes, car c'est en recouvrant la souplesse entre les têtes des métarcapiens que l'on rétablit la grande dextérité de la main. Chez des virtuoses pianistes et violonistes, cette mobilisation des têtes des métarcapiens et l'assouplissement des jointures interphalangiennes a permis de reprendre quelques exécutions de morceaux de concert.

La hanche n'est pas une articulation de choix pour le rhumatisme chronique ; ses raideurs, qui vont jusqu'à l'ankylose complète, trouvent assistance du côté du genou et du cou-de-pied, quand ceux-ci sont indemnes. Mais il est rare qu'un rhumatisant chronique ait un genou absolument normal. Sans parler des simples craquements d'arthrite sèche qui gênent peu les mouvements, on y voit des synoviales épaissies, des hydarthroses, des déformations, tous accidents de rhumatisme chronique qui nécessitent des repos forcés et par conséquent peuvent faire assimiler un semblable état à une véritable infirmité. La compression, la révulsion surtout aident la massothérapie, mais aucune cure ne restitue la jointure *ad integrum*, et le genou devient vite impotent pour des lésions relativement peu accentuées.

Nous parlerons spécialement de l'hydarthrose ; raideurs articulaires et atrophies musculaires se traitent comme pour toute jointure, mais l'éducation musculaire prend ici la place la plus importante. Elle n'est commencée qu'après mobilisation passive et active dans le décubitus, puis progression lente, méthodique, sévère de marquage de pas, position déclive des jambes, etc...

Dans les accidents rhumatismaux chroniques du pied, dont le pronostic a moins de gravité au point de vue fonctionnel, on observe surtout la douleur : le pied dévié en dedans ou en dehors

condamne le membre au repos. C'est contre cette position vicieuse
que lutte la mobilisation passive, réussissant si les lésions ne sont
pas trop anciennes, échouant dans le cas contraire. Si la déviation du
pied est en adduction et rotation interne, une éducation de la
marche en cette position est possible ; mais si le pied se présente en
abduction et rotation externe surtout, la marche devient impossible
et la canne ou la béquille deviennent nécessaires. C'est assez dire,
en cas de lésions peu accentuées, quel défaut de position du pied
doit être combattu avant tout.

Ce ne saurait être en vingt jours que le traitement mobilisateur
peut rétablir un rhumatisant chronique : après chaque période,
le praticien abandonne le malade en lui recommandant l'hygiène
alimentaire et la gymnastique nécessaires à la prolongation des
soins, puis il conseille une nouvelle cure à trois mois de là, ou à la
prochaine crise aiguë pour en calmer les symptômes et en modérer
les effets. En dehors du traitement local, le massage agit sur l'état
général et facilite les échanges nutritifs. Dans l'intervalle des
séries, si le massage hygiénique n'est pas continué, des frictions
généralisées, en ne s'adressant qu'aux régions des muscles atrophiés,
en retardent la dégénérescence.

b. RHUMATISME AVEC DÉFORMATION. — Les exostoses épiphysaires ont
pris une importance assez accentuée pour agir sur la direction des
surfaces articulaires, nuire aux mouvements normaux, même
empêcher tout mouvement, et en arriver à l'ankylose complète dans
une position plus ou moins difforme.

L'intervention massothérapique ou plutôt cinésique est alors bien
variable. Le massage n'a d'effet que sur des régions voisines moins
malades qui peuvent servir par suppléance. Si l'épaule est fixée,
la main rejoint encore la face, grâce aux mouvements du coude
que la gymnastique ne saurait entretenir dans de trop bonnes
conditions.

Le mal ne se localise presque jamais à une seule jointure, et on
glane au milieu de toutes ces infirmités, pour donner au rhumatisant quelques mouvements qui permettront les fonctions les plus
nécessaires. Un malade est venu ainsi demander qu'on lui rendît
l'abduction d'un bras, pour qu'il pût se servir d'une béquille : ce
courageux rhumatisant avait les deux jambes impotentes ; une main
seule pouvait lui être utile : l'autre main toute déformée était incapable de la moindre fonction ; le membre correspondant était fixé à
la béquille par un lien solide !

On peut donc assister de tels malades, quoique leurs lésions
soient incurables. La mobilisation a encore son indication, mais à

condition qu'il existe un muscle au moins, qui actionne la jointure mobilisée, sinon le mouvement récupéré devient nuisible et mieux vaut l'ankylose complète.

Hydarthrose. — *Pathogénie*. — Nous ne parlerons ici que de l'épanchement devenu chronique, laissant de côté à la fois les cas aigus et les hydropisies de la séreuse par troubles circulatoires du membre.

Depuis longtemps, les malades se plaignent de leur genou, les uns, indociles, n'ont pas observé les conseils de prudence qu'on leur a donnés ; les autres, plus soumis, ont suivi plusieurs fois des traitements insuffisants.

C'est précisément parce qu'on considère l'hydarthrose exclusivement comme une affection articulaire, que la thérapeutique est défectueuse. La sérosité est évacuée facilement, mais la cause de sa présence persiste, et elle s'épanche de nouveau. Le muscle triceps est le véritable organe malade ; en le soignant, la guérison se maintiendra.

L'anatomie montre déjà que triceps et séreuse sous-tricipitale forment un ensemble, quasi-indépendant de la jointure : c'est ce muscle et sa séreuse qui sont atteints, mais comme la séreuse communique avec la synoviale articulaire, l'épanchement paraît intra-articulaire. D'ailleurs bien des malades, dont les accidents sont récents, présentent une atrophie musculaire fort avancée, alors que l'épanchement articulaire date de quelques jours.

La résorption par compression de l'épanchement n'est donc qu'un premier temps du traitement et le moins important. Cette résorption survient quelquefois après simple repos ou révulsion répétée.

Technique cinésithérapique. — Après une ou deux séances de massage du triceps, on applique un appareil ouaté compressif depuis les orteils jusqu'à mi-cuisse. On le surveille cinq à six jours, conseillant d'éviter de se lever, de remuer avec excès, afin que l'appareil ne s'articule pas au genou. On le resserrait alors de nouveau pour être certain de la résorption à la levée de l'appareil.

Le liquide a disparu : le traitement commence. Massage quotidien Exercices progressifs, passifs, actifs dans le lit, puis contact du sol, jambes verticales, puis lever, marquage de pas cadencé pendant deux minutes par heure, le lendemain trois minutes par heure, le surlendemain cinq minutes par heure ; le reste du temps le malade est dans le décubitus. Le talent consiste à faire exécuter à ce muscle atrophié, malade, faible, tout ce qu'il peut faire, mais pas plus, sinon le liquide reparaît dans la jointure,

L'accident arrive-t-il à se produire ? On retarde la progression et on fait une légère compression le soir. Enfin, après avoir permis au malade 200 pas, 500 pas par heure, on espace les exercices en augmentant leur durée. Cependant les exercices d'assouplissement permettent aux deux membres de se contracter synergiquement. Auparavant remesurer la cuisse pour être à peu près certain que le traitement a rendu au membre malade la plus grande partie des fibres musculaires perdues.

Ankyloses. — En détaillant le traitement du rhumatisme chronique nous avons indiqué la méthode à employer pour tout état chronique des jointures : car nous avons déjà divisé le rhumatisme en deux catégories, suivant le degré des lésions. L'ankylose se présente à nous de même sous ses deux formes : elle est incomplète ou complète. Dans le premier cas il s'agit de raideurs, dans le second d'ankylose vraie.

Raideurs articulaires. — Beaucoup de raideurs articulaires sont la conséquence de soins insuffisants ou d'immobilisation prolongée, on les rencontre à la suite du rhumatisme aigu ou chronique. Le traitement prophylactique consiste à mobiliser de bonne heure toute affection aiguë ou traumatique et à éviter l'immobilisation.

Ces raideurs existent dans toute l'étendue du mouvement, ou seulement à certains moments de ce mouvement, surtout à ses limites. Les manœuvres de massage s'adressent d'abord aux exsudats des ligaments, en pratiquant des pressions de moyenne intensité le long des tissus fibreux périarticulaires, puis en passant sur les muscles moteurs de la jointure. La mobilisation passive dépasse quelquefois la douleur, en gagnant sur l'étendue du mouvement et en maintenant le membre dans la position regagnée. Les exercices actifs d'abord sans résistance, puis avec résistance, rendent peu à peu la force perdue ; la vitalité musculaire met plus de temps à revenir à cause d'un début d'atrophie des corps charnus. Plus l'accident est ancien et plus la dégénérescence a fait de progrès.

Les exercices exécutés par l'enraidi ne doivent jamais aller jusqu'à la fatigue : au lieu d'augmenter, les corps charnus s'atrophieraient davantage. La durée du traitement dépend de l'état des lésions. Il est des articulations qui s'enraidissent avec une très grande facilité : le coude, par exemple, est une jointure d'élection pour l'ankylose : de même les phalanges sont difficiles à mobiliser après entorse.

Ankylose vraie. — Elle est complète ou incomplète. Dans le premier cas, il n'existe comme secours à donner au malade que l'éducation des mouvements de suppléance des articulations voisines. Ainsi un genou absolument immobilisé nécessite la marche par la hanche et le bassin, aidés des articulations du pied. L'examen sous le chloroforme donne des indications précises. Enfin, on ne saurait tenter de rendre quelque mouvement par violence, s'il n'y a pas une musculature en état pour exécuter plus tard activement ce mouvement. L'ankylose complète est donc le plus souvent une raison de contre-indication.

Il n'en est pas de même de l'ankylose incomplète : on peut toujours améliorer une telle jointure, augmenter l'étendue des mouvements qui persistent, et même en retrouver d'autres qui auront, dans les muscles moteurs des mouvements conservés, des agents utiles ; car ce sont eux qui aideront les faisceaux musculaires voisins à se régénérer en aidant leur rééducation.

Quelquefois un muscle dégénéré et rétracté gène un mouvement en limitant son étendue ; des manœuvres de traction donneront à ce corps charnu devenu fibreux la longueur nécessaire pour qu'il ne s'oppose plus au mouvement utile qu'il limitait.

Il n'y a pas de règles pour de semblables affections : les indications découlent des symptômes que l'on rencontre et de ce que l'expérience a déjà appris. En tout cas, il n'y a pas à désespérer de donner une amélioration sensible à un impotent des suites d'ankyloses. Quand les muscles sont dégénérés au point de condamner toute mobilisation, on doit encore tenter ce procédé qui consiste à obtenir dans les jointures voisines des mouvements très étendus, grâce à des exercices de mobilisation, afin de suppléer ainsi l'articulation absente. La rotation en dedans et en dehors de l'épaule, en cas d'immobilisation des radio-cubitales, place, à volonté, faces dorsale et palmaire de la main ainsi que la pronation et la supination de l'avant-bras, sans faire oublier les avantages de ces dernières fonctions ; quand on reconnaît que, par ce moyen, une blessée du coude qui ne faisait plus de musique, parce qu'elle ne pouvait plus s'accompagner au piano en chantant, reprend son art favori, on en saisit mieux toute l'importance.

MASSAGE ET MOBILISATION
DANS LES MALADIES DES OS ET DU PÉRIOSTE

Nous n'avons pas l'intention de passer en revue toutes les affections osseuses, traumatiques ou non. Il en est de peu fréquentes qui ont cependant beaucoup à gagner du traitement cinésique : nous les indiquerons à l'occasion. C'est ainsi que la contusion osseuse dont il est peu parlé dans les entorses les accompagne toujours. L'hématome sous-périosté trouve aussi ses indications massothérapiques.

Mais nous pensons qu'il est plus utile d'insister sur les maladies que tout médecin est appelé à traiter, les fractures, par exemple.

FRACTURES

On a déjà beaucoup écrit sur ce sujet et Lucas-Championnière a donné, avant tous, la monographie la plus complète de sa méthode mobilisatrice : nous conseillons de s'y reporter pour les détails, car nous ne pouvons donner ici que de rapides indications sur la généralité et les particularités de la massothérapie dans les diverses fractures (1).

Championnière a démontré que les qualités accordées à l'immobilisation dans les fractures n'étaient pas le résultat de justes observations; il a insisté sur ce principe que le mouvement était nécessaire à la réparation des foyers de fractures, du cal comme des parties molles, que le massage aidait cette réparation par son action physiologique sur les éléments musculaires, nerveux et osseux.

Les fractures se présentent à notre étude avec une grande diversité de symptômes, de gravité, d'indications thérapeutiques, etc. Toutefois, nous pouvons considérer deux fractures simples, d'observation courante, une pour chaque membre, insister sur leurs caractères les plus généraux pour que nous puissions nous en servir comme modèles de description, donnant ensuite pour chaque variété, les caractères particuliers qui en diffèrent. Au membre supérieur, nous nous étendrons plus longuement sur la fracture de l'extrémité inférieure du radius.

(1) Lucas-Championnière. Traitement des fractures par le massage et la mobilisation. Paris, 1895.

Fractures de jambe.

Nous choisissons comme type de description, au membre inférieur, la fracture de jambe la plus commune, celle qui intéresse la diaphyse tibiale à son tiers moyen. Peu nous importe qu'elle soit de cause directe ou indirecte, mais elle n'est pas compliquée, car l'indication est alors tout autre. Notre malade est donc un adulte qui en glissant, par exemple, est tombé sur sa jambe fléchie. Il n'a pas pu se relever, n'a pas insisté d'ailleurs, par crainte de rendre son état plus grave. On l'a de suite transporté sur un lit pour appliquer un appareil.

Discussion du traitement. — Dans les fractures de jambe, la massothérapie n'est pas toujours le meilleur traitement ou le traitement exclusif. C'est avec intention que nous avons choisi cette fracture pour montrer que dans toute fracture le massage a ses indications, même quand son emploi ne doit pas être le seul, à l'exclusion de toute autre méthode.

Le membre est toujours plus ou moins déformé, la saillie osseuse de la crête tibiale menace parfois de perforer la peau ; le fragment inférieur est en abduction ou adduction et souvent en flexion par contraction du triceps sural, des péroniers latéraux ou des jambiers. Le malade accuse de la douleur au siège de la fracture et même à tout le membre, douleur exagérée à la pression. Il y a impotence, mobilité anormale, mais ce sont là des symptômes qu'il vaut mieux respecter.

L'examen se poursuit pendant que la main fait quelques pressions très légères sur les masses musculaires de voisinage, et tente la réduction après avoir vaincu les contractures ; si les fragments sont bien coaptés, avec persistance de cette réduction, on pose le membre dans une gouttière en fil de fer régulièrement ouatée, en tirant sur le pied, et on fixe le tout, sans serrer, avec une bande de toile ou de mousseline. Il est inutile de dire que si la déformation était nulle par suite de fracture sous-périostée, comme cela arrive chez les enfants ou dans certains cas moins graves, on n'aurait pas besoin de réduire et de suite le membre serait placé en gouttière métallique après le massage.

Les douleurs diminuent, mais reparaissent au bout de quelques heures ; cependant le dégonflement s'opère et le lendemain la région de la fracture est moins tuméfiée, les muscles moins sensibles, mais les ecchymoses apparaissent et vont se placer à la région postérieure (inférieure) du membre.

Nous voyons, en levant l'appareil pour la seconde fois, si la réduction s'est maintenue. En ce cas, nous pouvons espérer que les fragments garderont leurs rapports et le traitement sera exclusivement cinésique.

Dans le cas contraire, on pourrait tenter une nouvelle réduction et attendre encore deux ou trois jours : il n'y a aucun danger à patienter quatre à cinq jours ; et, comme il est important que le blessé retrouve un squelette régulier, surtout au membre inférieur, on emploie l'immobilisation avec des attelles plâtrées, au besoin on fait une suture osseuse. Il faut avant tout réduire et maintenir la réduction.

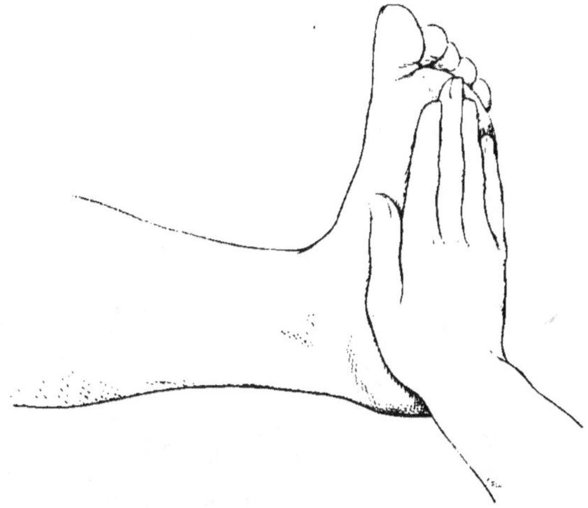

Fig. 53. — Contact de la plante du pied (Rééducation des réflexes plantaires).

La plupart de nos mouvements de marche sont dus à des réflexes dont le point de départ est à la peau de la plante du pied (terminaisons nerveuses spéciales) et aux sensations de pression des articulations du membre. Aussi est-il bon, pour préparer la reprise de la marche, d'entretenir ces sensations par des pressions de contact à la plante et des pressions plus fortes, ressenties par les diverses surfaces articulaires (hanche, genou, cou-de-pied).

Autant nous comprenons que le traitement soit choisi avec cet éclectisme, autant nous blâmons les masseurs qui veulent masser toutes les fractures de jambe, et les chirurgiens qui suturent d'emblée ou immobilisent sans indication certaine.

S'il est nécessaire, la radiographie vient approuver la réduction de la fracture.

Technique du traitement. — Quoi qu'il en soit, l'appareil est maintenu le temps nécessaire à la fixation des fragments, quinze à vingt-cinq jours ; on peut, et même on doit masser et mobiliser à cette époque. Mieux vaut conserver le moins longtemps possible la gouttière plâtrée ; car la massothérapie joue un rôle tellement utile qu'il faut l'utiliser, dès qu'on le peut et tant qu'on le peut.

Au début, le massage agit contre la douleur et la résorption des exsudats; le membre est à peine mobilisé. Plus tard, les pressions ont pour but d'entretenir la vitalité des tissus, os, muscles, etc. Les mouvements passifs sont exécutés d'abord à

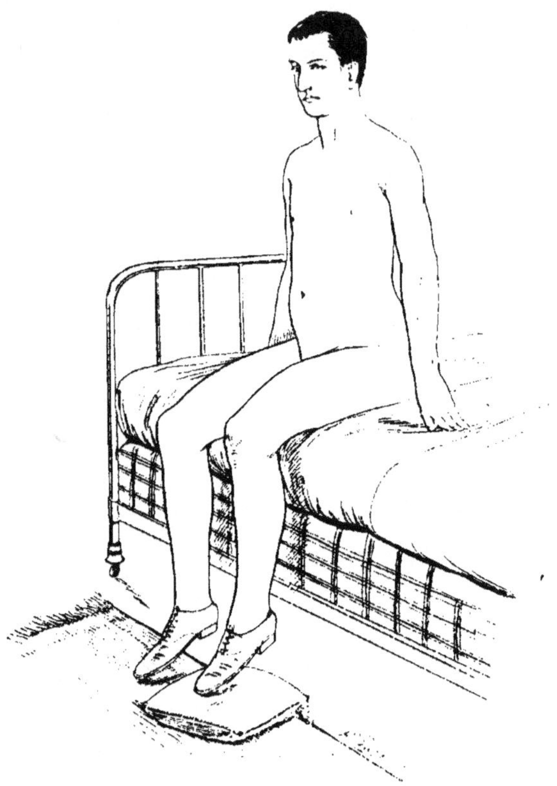

Fig. 51. — Rééducation de la marche (rééducation circulatoire et contact du sol).

Quelque temps avant le lever des blessés, on peut profiter de l'approche de la guérison, pour préparer quelques exercices de rééducation. Le blessé ne peut encore se tenir sur sa jambe insuffisamment consolidée, pourtant on commence, en le faisant asseoir sur le bord de son lit, à placer ses jambes verticalement de temps en temps pour rééduquer la circulation veineuse, et à faire sentir à la plante du pied malade le contact du sol, dans le but de rééduquer les réflexes plantaires.

une certaine distance de la plaie osseuse, aux orteils, au pied, puis au cou-de-pied, enfin au genou et à tout le membre inférieur. On excite les points de départ réflexes de la marche, par des contacts de la main à la plante du pied, des pressions aux talons antérieur ou postérieur (fig. 53).

Un peu avant la consolidation, on peut avec précaution exercer la circulation veineuse du membre en plaçant de temps en temps les jambes pendantes au bord du lit (fig. 54).

Le blessé arrive ainsi au jour de la consolidation, vers la sixième semaine, tout préparé à la marche. On peut l'éduquer de suite.

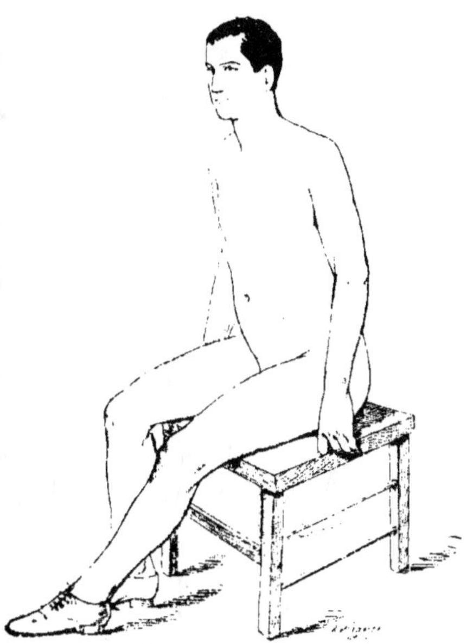

Fig. 55.

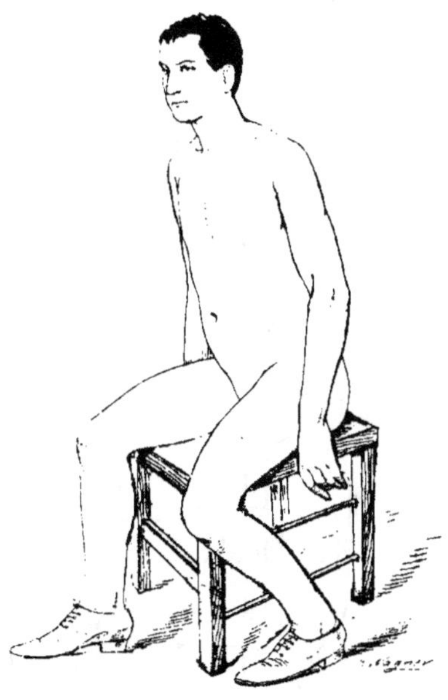

Fig. 56.

Fig. 55 et 56. — Rééducation de la marche (rééducation circulatoire et assouplissement de l'articulation du cou-de-pied).

Fig. 55. — Extension du pied sur la jambe.

La station assise aide le malade à commencer la rééducation de sa circulation veineuse avant la guérison complète; les mouvements du pied, les contacts du sol aident la circulation, gênée d'autre part par la situation verticale des jambes. Le malade peut sans danger exécuter des flexions du genou, de la hanche, etc. Il s'apprend à soulever la pointe du pied, à fléchir le pied le plus possible, pour aider le mouvement suivant.

Fig. 56. — Flexion du pied sur la jambe.

Ce mouvement, qui est toujours insuffisant, surtout après un traumatisme de la région du cou-de-pied ayant nécessité de l'immobilisation, est utilement exercé par des manœuvres de glissement du pied en contact avec le sol : d'abord placé comme à la figure 55, peu à peu, le pied arrive dans la position de la figure 56, *sans quitter le contact du sol, depuis la pointe jusqu'au talon.*

Nous conseillons toujours une chaussure à talon, celle que le blessé avait au moment de l'accident, afin qu'il puisse retrouver au cou-de-pied l'angle auquel il était habitué.

Placé debout, derrière un siège auquel il s'appuie, il passe alternativement d'un pied sur l'autre, et s'il ne ressent aucune douleur au niveau du cal, la rééducation peut être continuée (fig. 55).

Alors, de jour en jour, il progresse : on lui fait exécuter des marquages de pas, des pas décomposés, des exercices d'assouplissement ; il marche, trois, cinq, huit, dix minutes toutes les deux heures (fig. 56). Il alterne avec des exercices de rééducation veineuse en prenant de temps en temps la station assise : le reste du temps il est allongé, le pied plus élevé que le bassin.

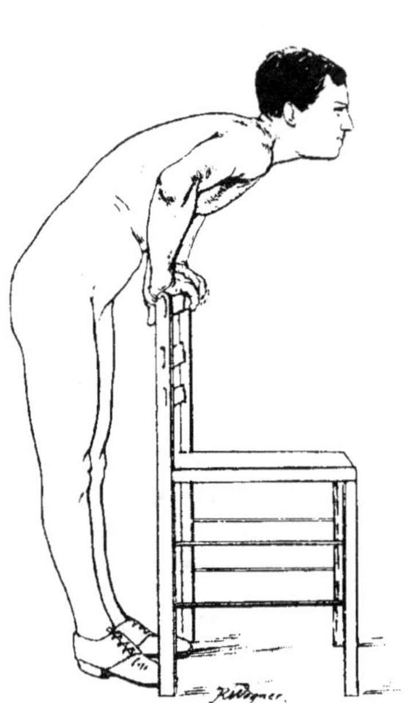

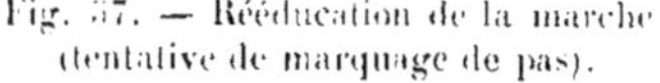

Fig. 57. — Rééducation de la marche (tentative de marquage de pas).

Si le blessé éprouve quelque crainte à poser le pied malade sur le sol, il se confie difficilement dans la station debout au membre blessé et les tentatives du marquage de pas deviennent pénibles ; alors le blessé s'aide le plus possible du meuble qu'il a devant lui, et ce n'est que lentement qu'il s'en écartera et l'abandonnera pour marquer le pas et marcher seul, sans aide.

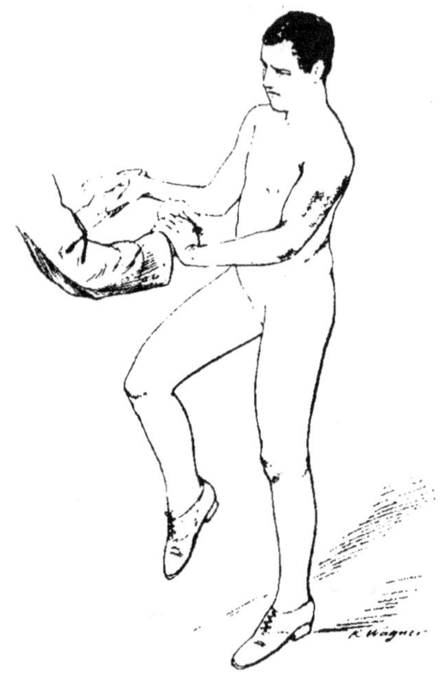

Fig. 58. — Rééducation de la marche (essais des premiers pas décomposés).

En se servant des mains d'un aide, le blessé ne possède qu'un faible soutien, car ces mains, qui peuvent céder, lui inspirent peu de confiance et il s'y appuie à peine : c'est donc plutôt un soutien moral, qui a encore son utilité; le médecin peut aussi mieux surveiller ces tentatives de pas et indiquer les défauts des premiers efforts. Ces pas n'ont de valeur que s'ils sont cadencés.

Enfin il descend et monte quelques marches, puis un ou deux étages (fig. 51 et 52), fait quelques promenades, et bientôt il est absolument rétabli ; son traitement a duré deux mois, et il ne s'est jamais servi de béquilles ni de cannes.

Si le malade se plaint de douleur au niveau du cal, quand il appuie le pied à terre, c'est que la consolidation est insuffisante ou qu'il existe quelque irrégularité dans le foyer de la fracture, quelques faisceaux

musculaires emprisonnés dans les fragments par exemple. Les tentatives de marche sont reportées à une dizaine de jours, la douleur
disparaît par le repos ; sinon une intervention chirurgicale serait
nécessaire, et le traitement cinésique serait repris presque immédiatement après. La radioscopie est d'un utile secours pour vérifier
la bonne coaptation des fragments.

Dans la variété de la fracture en V ou fracture spiroïde, les fragments, difficilement réduits, présentent des pointes osseuses
correspondant au bord antérieur du tibia et par conséquent sous-
cutanées. Il est nécessaire de veiller chaque jour à ces saillies
osseuses, afin qu'elles disparaissent par la réduction, sinon celle-ci
serait faite sous le chloroforme et le membre placé dans un appareil
plâtré pour quelques jours. En dépit de ces précautions, ces inconvénients peuvent se produire plus tard, par suite du travail périostique, et, quand le blessé se lève, on constate que la crête tibiale
présente une saillie effilée, qui menace la peau : en ce cas la résection
de cette exostose dangereuse s'impose.

Nous donnons ces détails, parce qu'ils sont souvent mis sur le
compte de la massothérapie, ou présentés comme des contre-
indications de ce traitement ; ces observations sont d'autant moins
exactes que ces saillies osseuses sont généralement reconnues
à la sortie des appareils. Une fracture observée quotidiennement
ne saurait donner de telles surprises, et si le trait de fracture
nécessite des précautions de réduction, il y a déjà longtemps que le
kinésithérapeute a donné l'éveil.

Il est encore une remarque que nous devons ajouter : la réduction
se fait souvent après le premier massage, mais elle peut éprouver
quelque difficulté, malgré la sédation musculaire. Il vaut mieux ne
pas insister, et attendre le lendemain, en plaçant toutefois le membre de façon que tout concoure spontanément à la réduction, si les
muscles se calment encore davantage, et on trouvera, dans les jours
qui suivent, des fragments facilement et régulièrement coaptés.
C'est souvent la patience qui a fait défaut, quoique nous recon-
naissions que certaines fractures doivent être réduites sous le
chloroforme.

Suivant le siège de la fracture, la réduction lente et pour ainsi dire
spontanée est aidée différemment : ainsi à la région moyenne on
emploie la traction du membre, pour lutter contre le chevauchement ;
si la fracture est sus-malléolaire, pour lutter contre l'effet du tendon
d'Achille attirant le pied en arrière avec le fragment inférieur, on
place le membre dans la gouttière, de façon que le talon porte seul.
La résolution s'opérant peu à peu, le fragment supérieur suit les lois

de la pesanteur et gagne comme le talon le fond de la gouttière : la traction aide ce résultat.

Nous donnons ces détails, car la massothérapie n'est pas exclusivement une série de manœuvres, mais un ensemble de soins qui concourent à la sédation générale et à la mobilisation possible sans douleur.

Autres fractures.

Nous pouvons maintenant donner rapidement les caractères principaux du traitement de chaque fracture : les unes demandent l'assistance de l'immobilisation, d'autres la repoussent de façon absolue, mais toutes gagnent à être massées le plus vite possible. C'est la fonction qui est le but. Au membre supérieur, c'est la préhension avec ses variétés nombreuses ; au membre inférieur, c'est la station, la marche, qui nous guident et si la civilisation a donné à la main des attributions multiples, qui lui permettent d'agir avec une habileté toute spéciale sous la direction de l'intelligence, la marche n'en demeure pas moins une fonction doublement importante pour la vie de relation et pour la santé générale.

Marche et préhension ont donc pour notre méthode thérapeutique un intérêt variable ; mais nous devons être aussi méticuleux, aussi sévères pour l'une que pour l'autre, et si on accuse la kinésithérapie de procédé de luxe et d'exception, démontrons que les bons résultats de nos traitements sont aussi brillants en qualité qu'en quantité, que seule sa statistique est luxueuse et vraiment exceptionnelle.

Fractures du fémur.

Le fémur se brise à sa diaphyse et à ses deux extrémités, formant ainsi des variétés de fracture bien différentes de symptômes et cependant leur traitement a beaucoup de points communs. C'est que depuis longtemps déjà on a constaté que la traction lente et continue donne pour la coaptation régulière des deux fragments les meilleurs résultats, à quelque hauteur de l'os que soit placé le trait de fracture.

Les nombreux appareils à traction avaient tous quelque insuffisance ; Hennequin, qui a recherché avec soin et minutie tous les perfectionnements, a confectionné un appareil qui remplit les conditions nécessaires à la résolution du problème de la traction lente, continue, progressive, à direction précise, à contre-extension suffisante, sans gêne pour le malade. Pour nous, il possède les meilleures qualités, car il ne s'oppose pas à la mobilité des articulations voisines et permet d'agir sur la région de la plaie osseuse ; enfin la traction continue qui cherche à vaincre le muscle, sans valoir le massage, qui réussit plus vite à le convaincre, maintient la réduction des fragments.

Nous n'avons pas à donner toutes les variétés de fractures observées au corps du fémur, au col, aux trochanters, aux condyles. Les symptômes divers commandent notre intervention. A la hanche, le massage ne saurait avoir d'effet sur la capsule, sur le col, sur le petit trochanter, seul le grand trochanter est accessible, mais comme on n'y trouve que des déformations dues à des enfoncements des cellules du tissu spongieux, la douleur est atténuée, la mobilité anormale manque, d'où le peu d'utilité des manœuvres de massage au lieu même de la fracture. Il n'y a guère qu'aux fractures de l'extrémité inférieure ou du tiers inférieur de la diaphyse que la main prend contact de la surface osseuse et agit sur la plaie de l'os, d'abord pour l'anesthésier et plus tard pour aider la vitalité du périoste voisin.

En ce cas la gouttière de l'appareil Hennequin est ouverte après avoir desserré les sangles ; le fémur, le triceps sont massés sans déplacer l'appareil et la main vérifie la bonne situation des fragments. Cette manœuvre n'est pratiquée que tous les deux ou trois jours, suivant l'âge du blessé, le traumatisme, etc. Plus tard on peut retirer la gouttière pendant la séance. Après le massage, l'appareil est refermé et le sens de la traction régularisé, s'il est nécessaire ; car des excès de rotation interne ou externe sont parfois le résultat de défaut d'attention, lorsque, par exemple, on n'a pas assez surveillé la position de la hanche et reconnu si la bonne position apparente du pied et de la rotule n'était pas due à un mouvement de rotation de la hanche qui corrigeait un défaut de coaptation des fragments. Quand le malade se lève et pose le pied à terre, on s'aperçoit alors trop tard de cette irrégularité, qui va condamner le convalescent à une rééducation doublement pénible et qui ne donne que des résultats incomplets, sans parler de l'incorrection plastique.

Il est préférable de laisser les poids pendant le massage : la traction ne gêne pas les pressions et comme on obtient la résolution musculaire, la tension des corps charnus est à son maximum : la réduction n'en est que meilleure et l'absence de toute défense musculaire fait disparaître ce qui reste de sensibilité.

Mais quand on fait la mobilisation, mieux vaut replacer les poids de l'appareil, pour que les réductions se maintiennent. On commence par les orteils et le pied qui sont mobilisés chaque jour très rapidement, puis le cou-de-pied et enfin le genou, en maintenant la gouttière contre le lit sur lequel elle repose ; l'échancrure du matelas permet ces derniers mouvements.

La hanche est mobilisée à son tour ; flexion et extension s'exécutent d'ailleurs de façon continue, quand le blessé s'assied, se remonte dans son lit, et c'est une des qualités de l'appareil de permettre ces mouvements : les rotations et l'abduction sont surveillées avec une très grande attention, et mieux vaut se contenter des inclinaisons du blessé à gauche et à droite, des mouvements de torsion du bassin, etc., plutôt que de déplacer quotidiennement les fragments dans l'appareil. D'ailleurs les mouvements du genou suffisent à donner à la hanche une sorte de mobilisation d'entretien, pour que la raideur ne s'installe pas.

Les fractures condyliennes s'accompagnent souvent de troubles articulaires, d'hémarthroses : c'est cette dernière complication qui dicte la conduite au début. Dès que l'arthrotomie est faite, on songe à la mobilisation.

La consolidation d'un fémur demande environ huit semaines. Au bout de ce temps, chez l'adulte, le cal osseux est le plus souvent solide ; chez les malades âgés, la prudence demande de prendre quelques précautions ; au lieu de commencer de suite la rééducation de la marche, mieux vaut laisser le blessé au lit sans appareil, le faire transporter sur des fauteuils, le faire asseoir, et même, comme le conseille Championnière, ne pas attendre si longtemps pour commencer les essais de station assise.

Les fracturés du fémur mettent quelque temps avant d'oser se confier à l'os consolidé : et il est assez curieux de remarquer que ce sont surtout ceux qui n'ont pas à vrai dire de solution de continuité du fémur, c'est-à-dire les trochantériens, qui redoutent de se tenir sur le fémur fracturé. Il faut employer avec eux toutes sortes d'artifices pour qu'ils se décident à ne plus employer quelque soutien, canne, meuble, bras d'un aide. Si on ne les surveille pas, ils ne marchent que sur la pointe du pied, ils inclinent leur bassin, pour raccourcir leur membre, et vont jusqu'à se créer des scolioses. Beaucoup de discipline dans la rééducation est nécessaire pour enrayer ces complications.

Dès que le malade a pu se tenir debout, on dispose sa journée de façon que, d'heure en heure, il s'exerce pendant quelques minutes, s'asseye un instant pour éduquer sa circulation veineuse, et demeure dans le décubitus le reste du temps. Ces exercices d'assouplissement consistent en flexions simultanées des deux membres et en marquage de pas à la chaise. Peu à peu, chaque jour on augmente la durée des exercices et la station assise. S'il est nécessaire, on oblige le blessé à ne se servir que de peu d'assistance pour se confier à son fémur brisé. Bien des convalescents, rééduqués à marcher de façon très régulière, ne peuvent abandonner leur canne. Cette crainte est d'abord liée aux phénomènes psychiques qu'occasionne tout traumatisme, et qui ont pour conséquence de rendre les anciens imprudents maladroits et pusillanimes.

La durée de cette rééducation est bien variable, mais elle n'est jamais aussi rapide que chez certains fracturés de jambe qui marchent de suite très régulièrement et peuvent fournir une distance de plusieurs kilomètres à bonne allure, après huit jours d'entraînement. Quelque rapide que soit le rétablissement du fracturé du fémur, le convalescent ne marche sans assistance qu'après plusieurs semaines d'efforts et d'exercices.

Fractures de la rotule.

Le traitement de choix est la suture : les fragments ont trop de tendance à se désunir pour que la consolidation par simple réparation osseuse soit suffisante. La structure de l'os, presque exclusivement spongieuse, sa nature d'os sésamoïde, intratendineux et par conséquent sans périoste très actif, prédisposent le cal à une insuffisance qui le ramène à l'état fibreux comme le tendon au milieu duquel l'os s'est développé. Cet allongement du cal nuit à la fonction du triceps comme aux mouvements du genou.

Le massage joint à la suture donne au contraire des résultats très satisfaisants : il a pour but de conserver la vitalité du triceps et d'aider la réparation de la rotule. La mobilisation bien dirigée et modérée dans les premiers temps, alors que la structure du cal n'est guère résistante, achève un traitement tout à fait rationnel qui donne des résultats bien différents de ceux qu'offraient les divers appareils autrefois réputés.

Le massage isolé est insuffisant, mais il est encore préférable à tout autre traitement que la suture et c'est lui qui répare le mieux les genoux plus ou moins enraidis et les atrophies musculaires consécutives à des fractures de rotule confiées à des appareils impropres, ou abandonnées à elles-mêmes.

Le conseil utile à donner, en dehors du traitement de massage avec mobilisation et rééducation, est d'éviter de marcher longtemps et vite, avant plusieurs mois. Les exercices d'assouplissement exécutés de suite après la séance de massage, quand le triceps est au repos, ajoutent à la souplesse du genou et à l'entraînement du triceps qui se contracte avec régularité, agit sur son tendon sans secousse et ne soumet pas le tissu nouveau fibro-chondro-osseux à des tiraillements qui ont pour effet son allongement anormal et progressif.

Fractures du péroné.

La fracture dite *par arrachement*, la plus commune, la plus simple, n'est qu'une entorse compliquée; le ligament est arraché, mais il entraîne avec lui une parcelle osseuse malléolaire, plus ou moins importante. La réduction est inutile, les fragments s'écartant à peine; toutefois le pied est placé à angle droit sur la jambe en abduction et avec tendance à la rotation externe, position plus facilement supportée, quand la résolution musculaire est obtenue.

Dans la variété *par diastasis*, la fracture est intramusculaire; les faisceaux charnus des péroniers latéraux maintiennent les fragments assez rapprochés : la rotation en dedans aide la coaptation, encore facilitée après sédation musculaire.

La fracture *par divulsion* s'accompagne d'une déformation plus accentuée, produite par l'abduction forcée, le péroné chassé en dehors par l'astragale se fixe au-dessus de sa partie malléolaire; le ligament latéral interne se déchirant, l'astragale repousse encore davantage la malléole externe, et le fragment inférieur prend une direction oblique qui a pour effet d'agrandir la mortaise tibio-péronière, de faire saillir en dehors la pointe malléolaire et d'enfoncer vers le tibia la région de la fracture, qui est à proprement parler sus-malléolaire. Cette dernière conséquence occasionne la dépression cutanée désignée sous nom de *coup de hache de Dupuytren*.

A cette variété se joint la fracture dite *bimalléolaire*, qui est une fracture par divulsion, dans laquelle le ligament latéral interne, au lieu de se déchirer, s'est désinséré en entraînant une partie plus ou moins grosse de la malléole tibiale, parfois la malléole entière.

Dans les fractures par divulsion et bimalléolaires, le traitement est absolument le même, et c'est la réduction qui constitue dans ces deux variétés de fracture la difficulté du traitement et l'importance du pronostic en vue de la marche future. La massothérapie est le traitement de choix; et, malgré toutes les observations qui ont été consignées à la Société de chirurgie, au sujet des opérations nécessitées par les positions vicieuses du pied après les traumatismes, on doit conclure que c'est encore le traitement par la mobilisation, mais non pas pratiqué par des négligents ou des ignorants, qui a donné les meilleurs résultats. Il ne faut pas dire qu'on a soigné un blessé par la méthode de Championnière, quand on s'est contenté de pratiquer de temps en temps un mauvais massage.

Nous ne cessons de le répéter, la méthode a cet avantage de permettre de *voir* la région blessée chaque jour : le chirurgien peut donc savoir exactement ce qui s'y passe et agir en conséquence. Or le divulsé, comme le bimalléolaire, présente une déformation très accentuée de la région du cou-de-pied, comme nous l'avons vu, et, si on n'intervient pas pour diminuer cette déformation, elle persistera jusqu'à la consolidation et déterminera des troubles de la marche. Et encore nous ne parlons pas des déviations diverses qui se surajoutent à cette déformation de la mortaise.

L'appareil plâtré corrige ces dernières déviations, mais ne peut lutter contre l'écartement malléolaire : d'ailleurs si on voulait agir par compression, la peau en supporterait mal les effets. Quand on retire l'appareil, on retrouve une articulation trop large avec ballottement astragalien et quelquefois même de la luxation du pied.

Chaque jour, après le massage des péroniers latéraux et des muscles de la région postérieure de la jambe, on repousse peu à peu la malléole externe et le pied en dedans ; c'est plutôt la résolution musculaire qui corrige la déformation. La malléole interne se consolide à la place qu'elle doit avoir, tandis que le péroné, effaçant sa dépression susmalléolaire, ramène son extrémité en adduction. S'il est nécessaire, des tampons d'ouate s'appuyant sur les bords de la gouttière en fil de fer où repose le membre, maintiennent ces réductions.

Toutes les fractures bimalléolaires ne donnent pas des résultats toujours heureux ; la gravité des lésions, l'indocilité du malade, toute complication soudaine sont causes des insuccès, mais la méthode ne saurait être incriminée.

Les descriptions du massage, de la mobilisation, de la rééducation ne doivent pas nous arrêter ; la durée de la consolidation varie de seize à vingt jours pour les arrachements et les diastasis, mais les malades ne seront mis sur pied qu'au vingt-cinquième ou au trentième jour, en cas de divulsion simple sans déformation et au trentième jour, quand la bimalléolaire a été la conséquence d'un traumatisme violent. Au début de la marche, on doit bien surveiller si la mortaise se déforme secondairement.

Au cas où il y aurait une consolidation vicieuse avec un écartement des malléoles, l'éducation de la marche est encore indiquée, mais la guérison réclame alors plus de temps et ce n'est que par la sévérité de l'exercice, que le membre ayant perfectionné sa musculature aura retrouvé les éléments nécessaires pour lutter contre la maladresse des mouvements, qui prédispose à des entorses et à des fractures nouvelles.

Fractures des os du tarse.

Nous réunissons avec intention ces diverses fractures, car elles ont à peu près le même mécanisme, les mêmes symptômes, et le même traitement est indiqué. Longtemps méconnues, parce qu'il n'y avait souvent aucun symptôme qui permit de les diagnostiquer avec certitude, depuis la découverte des rayons X, elles passent pour relativement fréquentes, celles du calcanéum principalement.

Quand elles sont reconnues (ce qui est le point le plus important), le repos au lit pendant la période de consolidation, le massage, la mobilisation du pied et la rééducation de la marche après les vingt ou vingt-cinq jours de travail périostique, constituent le traitement le plus simple et le plus certain.

Nous conseillons de radiographier les pieds des accidentés du travail, car des fractures du calcanéum ont été considérées comme des contusions dont les blessés semblaient exagérer les symptômes, et réciproquement des fractures méconnues ont laissé dans la région du talon, du cou-de-pied et de la jambe des douleurs continues qui ont nécessité un long repos, et alors l'exagération devenait difficile à établir.

Fractures des métatarsiens et des orteils.

Décelées souvent par les ecchymoses interdigitales et plantaires, confirmées par la radiographie, les fractures du métatarse, n'intéressant qu'un ou plusieurs os, se présentent généralement sans déformation à cause de la fixité des métatarsiens entre eux ; les chevauchements sont même sans grande importance. Le traitement est le même qu'au tarse : le massage et la mobilisation du pied et des orteils sont pratiqués pendant les trois semaines du travail réparateur : la rééducation de la marche suit : quelquefois le convalescent, redoutant quelque douleur au niveau de son cinquième métatarsien qui était fracturé, évite de marcher sur le bord externe du pied et prend une démarche vicieuse : il suffit de le bien surveiller, pour éviter semblable faute. S'il s'agit d'un défaut déjà acquis qu'il faut combattre, on force le blessé à appuyer sur le bord externe de la plante du pied au moyen d'exercices d'assouplissement, les jambes croisées en adduction : les deux pieds reposent avec exagération sur le bord externe et la démarche régulière est rapidement reprise (fig. 59 et 60).

Nous ne voyons rien de particulier à indiquer au sujet des orteils : il est inutile de placer aucun appareil inamovible sur ces phalanges qui sont massées et surtout mobilisées quotidiennement; rappelons

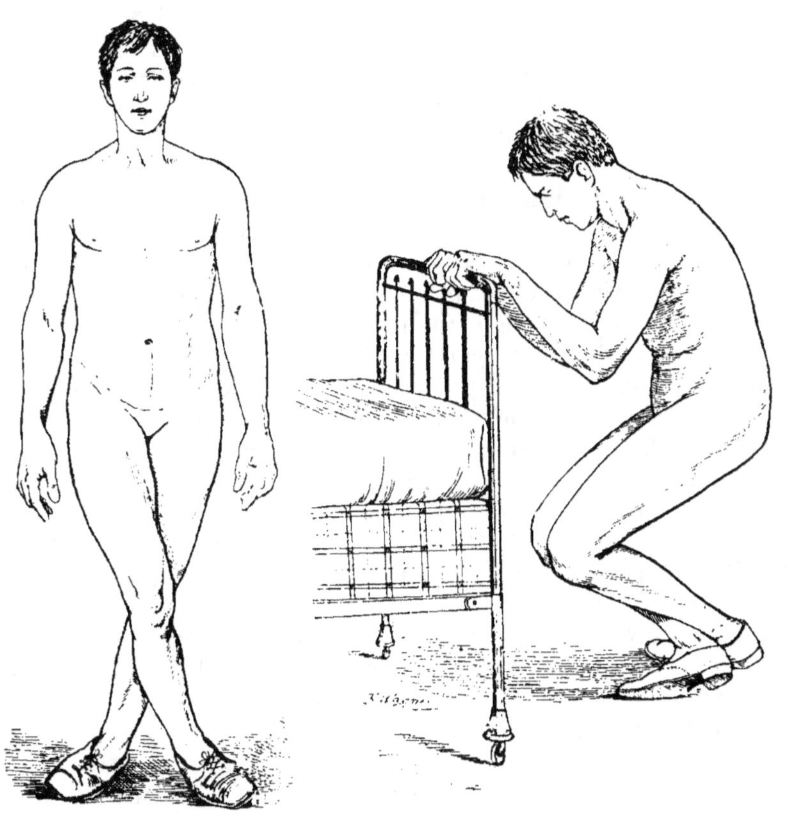

Fig. 59. — Exercices d'assouplissement (rotation externe et abduction) n° 1.

Fig. 60. — Exercices d'assouplissement (rotation externe et abduction) n° 2.

Les malades convalescents de fracture ou de toutes lésions du membre inférieur ont une tendance à mal placer le pied pour reposer normalement sur la plante. Un excellent exercice d'assouplissement, pour faire travailler les péroniers latéraux, consiste à faire croiser les jambes du patient et à lui faire conserver le plus possible le contact du sol par toute la plante; les pieds sont ensuite écartés de plus en plus.

De la station debout, le malade passe à la flexion simultanée de toutes les articulations du membre inférieur. Ce mouvement difficile n'a de valeur que si les genoux conservent leur rapport, et si la plante maintient le plus possible son contact avec le sol. Dans ces efforts, les péroniers latéraux et le jambier antérieur sont exercés dans l'intention de retrouver le plus rapidement rotation externe et abduction.

que si les os se consolident en position vicieuse, ils gênent à ce point la marche que l'amputation de l'orteil devient nécessaire.

Fractures de la clavicule.

La clavicule, que l'on assimile à un os long, se brise à sa partie moyenne, ou à ses extrémités.

La fracture de la région moyenne est de diagnostic facile, surtout quand il y a un déplacement assez accentué : le sterno-mastoïdien attire en haut le fragment interne, et le sous-clavier entraîne vers la première côte le fragment externe. Le périoste déchiré rend cette fracture douloureuse, et il en résulte bientôt des contractures des muscles de l'épaule plus pénibles encore. Une veine superficielle ou périostée peut occasionner une ecchymose importante : quelquefois un filet claviculaire du plexus cervical, en rapport avec le foyer de fracture, rend les douleurs plus violentes encore.

Les deux principaux symptômes sont donc la douleur et la déformation, l'impotence résultant de l'impossibilité de mouvoir l'épaule sans réveiller les douleurs dues à la contracture ou au chevauchement des fragments. Il y a donc deux indications très nettes au début : atténuer la douleur, réduire la déformation.

La première indication s'obtient assez facilement par le massage des muscles de l'épaule. La réduction est un problème plus difficile.

Il n'est pas de chirurgien qui n'ait proposé un appareil pour les ractures de clavicule : tous avaient pour but d'immobiliser les fragments, voire même de les réduire, et comme cette immobilisation est impossible, aucun n'était suffisant. La clavicule n'a pas seulement son rôle dans la fonction de relation ; elle sert encore de point d'appui à certains muscles inspirateurs. Aussi tout appareil arrive à fixer le bras, mais ne peut s'opposer aux mouvements de la respiration.

Ces divers appareils devenaient donc inutiles, et même nuisibles, puisqu'ils ne pouvaient empêcher les fragments de se mouvoir un sur l'autre en gratifiant l'épaule de raideurs : et encore nous ne voulons pas en incriminer quelques-uns qui donnaient des résultats désastreux en exagérant les déformations.

On pouvait ainsi déjà constater que la mobilisation n'était pas contraire à la formation du cal, puisque la consolidation avait lieu en dépit des mouvements : d'ailleurs ne savait-on pas aussi que les fractures de côtes se consolident en dix-huit jours, malgré les mouvements respiratoires. Et cependant il a fallu que Championnière donnât les résultats de ses expériences pour que le traitement de mobilisation fût appliqué classiquement dans la fracture de clavicule !

Nous rejetons absolument la suture osseuse d'emblée : tout la condamne, la position sous-cutanée de l'os, et l'importance plastique de la région. Une cicatrice, quelque régulière soit-elle, peut adhérer aux plans profonds, devenir chéloïdienne. Si encore la suture assurait la régularité des fragments! On ne doit l'indiquer qu'après avoir essayé déjà les procédés non sanglants. C'est précisément un des avantages de la massothérapie de donner un cal très régulier, quand on a pris soin de placer l'écharpe de façon rationnelle.

La description des manœuvres ne nous arrêtera pas longtemps : c'est le massage de l'épaule et, en plus, celui de la clavicule qu'on suit à distance, si elle est douloureuse. Les pressions se font d'une extrémité à l'autre de l'os, de dehors en dedans, avec les deux pouces. Il faut surtout s'attacher à bien masser le grand pectoral, pour qu'il ne s'oppose pas à la rétropulsion et à la rotation externe. La mobilisation se fait dès le premier jour, passive d'abord, puis active. C'est surtout l'abduction qu'il faut surveiller, car c'est le mouvement qui reste faible le plus longtemps. Les mouvements d'élévation ne sont exercés qu'après consolidation de la clavicule.

Après chaque séance, le bras est placé dans une écharpe ordinaire, de façon que la main soit libre et puisse être mobilisée continuellement par le malade. Le coude est porté en arrière, de sorte que la main est à peu près au niveau du flanc correspondant : dans cette manœuvre, le fragment externe de la clavicule est porté le plus possible en dehors et, si les muscles sont en résolution, il y a un minimum de déformation. Cette position évite aussi la menace de certaines pointes esquilleuses qui soulèvent la peau.

La consolidation, obtenue en trois ou quatre semaines, donne un cal régulier, le plus souvent non adhérent à la peau. La scapulo-humérale est très souple ; et les muscles ont déjà quelque force, mais la sterno-claviculaire a dû être un peu négligée, et il est nécessaire de faire exécuter, pour l'exercer, des mouvements passifs et actifs d'élévation.

Les fractures des extrémités interne et externe ne nous offrent rien de particulier, si ce n'est que la guérison est plus rapide par suite de la meilleure coaptation des fragments, surtout si le trait de fracture est au niveau ou en dehors des ligaments coraco-claviculaires. La fracture de l'extrémité interne donne parfois un cal assez volumineux : chez l'enfant et l'adolescent, le massage doit en être réservé ; mais la mobilisation de la sterno-claviculaire ne présente aucune particularité.

Fractures de l'omoplate.

Elles sont intramusculaires, sauf à l'épine : la mobilisation des articulations de l'épaule donne les résultats les plus rapides et les meilleurs : ce sont les mouvements de rotation qui doivent être les plus surveillés.

Fractures de l'humérus.

Fractures de l'extrémité supérieure. — Les variétés les plus communes sont celles dites du col anatomique, du col chirurgical et des tubérosités. La fracture du col chirurgical est une variété élevée de la fracture du corps : mais les deux autres fractures de l'extrémité supérieure ont un traitement qui varie assez pour les décrire séparément.

Fracture du col anatomique. — Il n'est pas toujours certain qu'une radiographie de l'articulation de l'épaule donnera des indications précises, et la confusion a eu souvent lieu entre fracture du col et luxation. D'ailleurs la tête humérale fracturée forme quelquefois corps étranger qui se loge contre l'humérus dans l'aisselle et en avant, donnant l'illusion d'une luxation en avant. Est-il besoin de dire que les tentatives de réduction peuvent être nuisibles ? Gonflements, ecchymoses, douleurs n'ont donc rien d'absolu. C'est plutôt la situation de l'humérus qui permet de préciser le diagnostic.

En cas de doute, mieux vaut masser d'abord l'épaule ; la résolution musculaire facilite l'examen et surtout permet de réduire la luxation.

Ce sont ces fractures qui donnent à l'extrémité supérieure de l'humérus des déformations qui peuvent compromettre les mouvements de l'épaule. Aussi de suite doit-on rechercher la plus grande souplesse articulaire, après avoir massé tous les muscles de la région.

La mobilisation active est exercée de bonne heure pour l'abduction : le faisceau moyen du deltoïde demande dans tous les traumatismes de l'épaule une sollicitude spéciale : c'est le seul muscle exclusivement abducteur, et si quelque doute s'élevait au sujet de la vitalité du nerf circonflexe, il vaudrait mieux aller étudier sur place, si quelque esquille osseuse ne comprime pas vaisseaux ou nerfs.

La consolidation se fait en quelques jours, surtout si la diaphyse humérale a défoncé la tête, car il y a engrènement des fragments. La souplesse dépend des saillies osseuses pathologiques : telle fracture qui semble devoir donner un résultat heureux se termine par une infirmité permanente incomplète, parce que la cavité glénoïde ne répond plus à la tête humérale, parce qu'une apophyse nouvelle ou une tubérosité ancienne déformée s'oppose à un ou plusieurs mouvements de l'articulation.

La position de l'écharpe ne présente rien de spécial. Le bras est soutenu surtout au niveau du coude placé en flexion. La main est libre et s'exerce constamment. La descente des exsudats vers le coude ou la main peut occasionner des fourmillements : le massage et la mobilisation de la région déplacent ces épanchements séro-sanguinolents qui se résorbent plus tard.

Fracture des tubérosités. — Elles sont de deux sortes : les unes sont des enfoncements directs et nous pouvons les assimiler à de véritables contusions osseuses, sans autres accidents qu'une faiblesse musculaire, deltoïdienne surtout, pendant quelques jours ; les autres fixent notre attention plus longtemps : ce sont des arrachements, qui intéressent suivant l'âge, la résistance fibro-musculaire, etc., soit l'os lui-même, soit le tendon qui s'y insère, soit le corps charnu correspondant. Ces fractures ont été longtemps méconnues : c'étaient, d'après l'hypothèse des anciens auteurs, des contusions de l'épaule avec des complications plus ou moins vagues, névrite ou névralgie du circonflexe, synovite périarticulaire, etc.

Ce sont des fractures dues à la contraction maladroite et violente des muscles de l'épaule et surtout de ceux qui participent à la rotation externe. Ceux-ci sont en effet trochitériens : ce sont le sus-épineux, le sous épineux et le petit rond. La fracture de la petite tubérosité, ou, pour mieux dire, l'arrachement du trochin par le sous-scapulaire est plus rare. Comme je l'ai indiqué dans mon livre *Le Massage des membres* (1), avec figures à l'appui, ces fractures sont mieux connues depuis que la radiographie a montré que dans certaines contusions de l'épaule, traumas sans déformation, il y avait des arrachements apophysaires. L'atrophie musculaire consécutive à ces soi-disant contusions s'explique mieux. On comprend alors que, dans certaines contusions de l'épaule où s'observait de l'atrophie musculaire des rotateurs, il y avait non plus arrachement des apophyses, mais rupture de chacun des tendons et même des corps charnus, suivant que le traumatisme avait déchiré muscles et tendons plus ou moins près de l'os.

En résumé, il s'agit de désinsertion musculaire avec ou sans arrachement d'une partie du trochiter. Le massage, en amenant la résolution musculaire, rapproche le plus possible l'extrémité déchirée ou désinsérée de la tubérosité et permet une réparation rapide, avec la certitude de la régénération musculaire. Mais si la lésion a été méconnue, si la dégénérescence a été la conséquence de la contracture et de l'inaction pendant plusieurs semaines, la massothérapie arrivera trop tard pour guérir le mal ; elle ne pourra plus que discerner dans les muscles de l'épaule des adjuvants ou des suppléants aux rotateurs externes et les éduquer à leur nouvelle fonction.

Donc dans les premiers jours qui suivent le traumatisme, mettre en résolution les muscles sus et sous-épineux et petit rond, mobiliser passivement, et placer le bras en rotation externe forcée, pour que les

(1) Dagron, Le massage des membres. Paris, Steinheil, 1905.

extrémités tendineuses ou osseuses désinsérées se mettent en rapport avec le trochiter ; au dixième jour, commencer la mobilisation active et les exercices de rotation : tel est le résumé de la technique.

Dans les cas de traumatisme ancien, on masse avec des pressions plus accentuées les fosses sus et sous-épineuses, comme tous les muscles de l'épaule, et on commence de suite la gymnastique de tous les mouvements de l'épaule, afin de trouver assistance et suppléance musculaire pour la rotation externe.

Fractures du col chirurgical et fractures du corps de l'humérus. — Nous avons réuni ces deux variétés de fractures, parce que les symptômes et les indications du traitement ont beaucoup d'analogie.

La fracture du col chirurgical est une fracture du corps de l'humérus intradeltoïdienne ou sous-trochantérienne : les fractures du corps de l'humérus sont sous-deltoïdienne ou plus rarement dans le tiers inférieur sous le muscle brachial antérieur. Dans cette dernière variété, il y a peu de déplacement, à cause de la présence des fibres charnues qui s'insèrent sur l'os à ce niveau.

La variété sous-deltoïdienne présente le plus de déplacement, parce que l'humérus est peu protégé par les muscles en cette région moyenne et que l'action du deltoïde d'un côté, et celle du brachial antérieur de l'autre peuvent influencer à loisir les deux fragments. Le plus souvent il y a abduction du fragment supérieur et propulsion du fragment inférieur.

Tous les symptômes des fractures des diaphyses, mobilité anormale, déformation, crépitation, impotence, douleurs, etc., se retrouvent dans ces fractures, qu'il est cependant utile de radiographier malgré la facilité du diagnostic, pour aider à la bonne coaptation des fragments.

Les ecchymoses qui apparaissent dès le second jour le long du bras, qui suivent le bord interne et descendent en arrière, au coude plus tard, voire même au poignet et à la main, sont utiles pour diagnostiquer la fracture du col chirurgical d'une luxation, ou d'une fracture du col anatomique ; mais, après massage, la crépitation et la mobilité anormale sont si facilement et nettement perçues dans la région deltoïdienne que le diagnostic s'impose sans qu'il soit nécessaire d'interroger la progression des hématomes sous-cutanés.

Au temps où on ne massait pas ces fractures, de nombreux appareils tentaient de coapter les fragments et de maintenir la réduction ; tous étaient défectueux, immobilisant le coude et l'épaule sans immobiliser les fragments ; le voisinage des insertions du grand pectoral, du grand dorsal et de tous les muscles inspirateurs sans cesse en mouvement en était cause. Seul l'appareil d'Hennequin, qui avait pour but de continuer l'effet de la traction exercée au coude, pour réduire la fracture, mais qui avait le défaut d'immobiliser le coude, donnait un résultat assez satisfaisant, puisque la rectitude du squelette était obtenue et que l'épaule pouvait se mouvoir. Il reste d'ailleurs l'appareil de choix, si la réduction ne se maintient pas suffisamment pendant le traitement de mobilisation.

Les avantages de l'appareil précédent sont en effet obtenus par le massage, lorsque le bras est placé de façon que le coude est situé dans la verticale de l'épaule : la sédation musculaire permet alors au poids du segment inférieur du membre de faire l'extension nécessaire pour maintenir la réduction. Il suffit, après la séance, de placer l'avant-bras sur une écharpe qui soutient à peine le poignet et qui laisse au coude et à l'avant-bras le soin de faire la traction nécessaire par leur propre poids.

Le massage a d'abord un but analgésique ; il calme les contractures des muscles de l'épaule et du bras ; et c'est en soignant cette fracture, qu'on se persuade de ce fait que la douleur dans les fractures est presque exclusivement musculaire, car, après le massage, les fragments se meuvent l'un contre l'autre avec bruit, et cependant n'incommodent nullement les malades, surpris de ce symptôme qu'ils perçoivent pour la première fois.

De légères oscillations de l'épaule, quelques mouvements du coude et du poignet avant de replacer l'écharpe sont les seules manœuvres du premier jour. Les jours suivants, le massage est encore pratiqué dans le but de mettre les muscles en résolution : si les exsudats descendent vers le coude, il est indiqué de faire quelques pressions en anneau pour déplacer les collections d'un certain volume qui gênent les mouvements du coude. Les exercices de la main, du poignet et du coude sont conseillés dans l'intervalle des séances, mais très limités au coude. On recommande au malade de ne pas chercher à immobiliser son épaule, de ne pas résister aux oscillations du bras, afin que la scapulo-humérale conserve sa souplesse.

Vers le dixième jour la région du cal est indolore, les muscles ne se contracturent plus et ne sont plus sensibles ; aussi agissent-il parfois sans que le blessé s'en méfie et si on ne surveillait pas chaque jour l'épaule, il se produirait par suite de la contraction ou même simplement de la tonicité du grand pectoral souvent actif un angle à sinus postérieur et interne. C'est le moment de recommander au malade de quitter de temps en temps l'écharpe dans la journée et de laisser plusieurs fois le bras pendre verticalement le long du corps. Cette traction aide l'effet du massage ; le blessé en effet ne peut s'opposer à certains mouvements involontaires qui déplacent les fragments : le poids du membre rectifie leurs rapports.

De jour en jour la mobilisation passive est plus étendue à chaque jointure, et vers le vingt-cinquième jour, quand le cal commence à se solidifier, on peut permettre au blessé divers mouvements de propulsion, de rétropulsion, d'abduction et d'adduction en maintenant coude et humérus. La rotation n'est exécutée par le malade qu'après consolidation. Enfin la souplesse de l'articulation sterno-claviculaire est entretenue aussi avec soin, pour que le malade retrouve ses mouvements d'élévation du bras.

Suivant les positions irrégulières que les fragments ont parfois tendance à prendre, le bras est placé dans l'écharpe plus ou moins en propulsion ou en rétropulsion, en rotation interne ou externe : ces dernières rectifications suffisent pour régulariser la coaptation.

La consolidation est certaine vers le trente-cinquième jour : le blessé à cette époque exécute tous mouvements passifs ; la plupart des exercices actifs sont répétés par lui dans la journée ; la rotation interne et externe lui sont conseillées ; des mouvements d'élévation progressifs y sont associés. Enfin la force musculaire peu à peu regagne et le malade se sert de son bras dans la quinzaine suivante.

En plus des complications de nature musculaire (parésie ou paralysie deltoïdienne) qui se répare assez vite, le plus souvent, mais qui laisse parfois une faiblesse constante dans les mouvements d'abduction et d'élévation, il existe au corps de l'humérus des lésions du nerf radial qui se traduisent d'abord par de simples fourmillements de la main, puis des faiblesses dans l'extension des doigts, de la main et du poignet, ainsi que dans la supination. Si après quelques jours d'expectation, l'amélioration ne survient pas, et surtout si les symptômes augmentent d'intensité, il devient nécessaire d'aller voir au cal, si le nerf radial ne réclame pas assistance. Si la paralysie radiale secondaire remonte à plusieurs semaines, le blessé perd quelque force dans l'extension de la main et des doigts et dans la supination.

Fractures de l'extrémité inférieure de l'humérus. — Les variétés sont très nombreuses : le trait de fracture peut séparer la diaphyse de l'épiphyse, n'intéresser que la trochlée avec l'épitrochlée, le condyle avec l'épicondyle, ou même chaque apophyse séparément. Dans les fractures en T, le trait horizontal interdiaphyso-épiphysaire est rejoint à l'articulation par un ou plusieurs traits verticaux qui passent soit au milieu de la trochlée, soit entre la trochlée et le condyle, soit entre la trochlée ou le condyle et leur apophyse. Ces dernières sont donc comminutives et compromettent singulièrement la souplesse de la jointure.

Le siège de ces fractures s'explique par la fragilité de l'os à cette région ; c'est par la fossette olécrânienne que passe le trait de fracture. Le bec coronoïdien dans une chute sur le coude en flexion ou le bec olécrânien dans une chute sur le poignet en extension frappe avec violence l'humérus dans une région où l'os est réduit à une simple lamelle compacte, d'où fracture étoilée avec traits horizontaux et verticaux et traits simples ou multiples.

Le gonflement et la douleur sont les premiers et principaux symptômes ; la raideur articulaire accompagne toute fracture où la jointure est intéressée : l'impotence fonctionnelle, la crépitation, la recherche de la douleur permettent de faire le diagnostic, qui réclame pour sa précision l'aide de la radioscopie.

Chez l'enfant, l'arrachement épiphysaire ne donne, comme symptôme, qu'une mobilité sans crépitation : le périoste maintient les fragments en place mais la souplesse articulaire semble très exagérée.

Un seul traitement est indiqué pour ces fractures juxta-articulaires : c'est la mobilisation préparée par le massage. Il suffit en effet de négliger quelques jours la mobilisation pour que les mouvements du coude soient en grande partie perdus : d'ailleurs cette articulation demande beaucoup de soins attentifs, car elle s'ankylose avec une très grande facilité.

Le massage est commencé dès le premier jour ; la mobilisation de suite exécutée ne doit jamais aller jusqu'à douleur, afin de ne pas réveiller de contracture. Les exercices actifs sont de même très modérés. Si le coude paraît sensible, mieux vaut attendre une ou deux semaines avant de faire de la mobilisation active ; la force et la souplesse sont entretenues par les mouvements passifs de chaque jour. L'avant-bras est placé au repos sur une écharpe, en demi-flexion sur le bras, afin d'éviter les contractures du brachial antérieur et du biceps ; on choisit aussi ce mouvement de demi-flexion dans le but d'éviter l'extension, douloureuse à ces blessés.

Fractures de l'épitrochlée ou de l'épicondyle.

Ces deux apophyses, l'épitrochlée surtout, sont souvent arrachées dans les entorses des ligaments latéraux du coude ; le traitement ne varie d'ailleurs pas, mais demande une durée plus longue, pour permettre à l'apophyse de se fixer à l'extrémité de l'humérus.

Comme toute fracture de la région du coude, les mouvements sont difficiles à conserver en totalité, et on peut même dire qu'il est de règle qu'une partie de l'extension manque après la guérison, en dépit du meilleur traitement. Dans la fracture de l'épitrochlée, si le nerf cubital cause quelques douleurs irradiées sur son trajet, à cause d'exsudats qui encombrent la gouttière postéro-interne, les pressions massothérapiques seront répétées plus longtemps et spécialement dans cette région.

Fractures de l'olécrâne.

On discute encore aujourd'hui sur le traitement de choix des fractures de l'olécrâne. Au genou, dit-on, la fracture de rotule en disjoignant les fragments empêche la marche; un cal osseux est nécessaire, la suture s'impose et encore est-elle souvent insuffisante! Au coude la jonction ne réclame pas une solidité aussi absolue : la souplesse de l'article est la principale qualité que nous recherchons. Et on conclut : à la rotule, il faut faire la suture, et au coude, il vaut mieux masser.

On ne saurait être aussi exclusif. Il est des fractures de rotule où les lésions sont bien minimes et où le massage serait suffisant pour assurer une guérison parfaite. Au coude certaines fractures de l'olécrâne s'accompagnent d'une déchirure très étendue du triceps qui permet l'ascension du fragment arraché, et l'intervention sanglante peut seule rétablir les rapports des deux portions olécrâniennes. D'ailleurs ce n'est pas l'écartement des fragments qui procure les plus grands troubles fonctionnels : il faut compter aussi avec les déchirures des corps charnus et des tendons. Ces tendons peuvent être désinsérés ou rompus sans entraîner de parcelles osseuses et donner des symptômes analogues aux fractures.

En résumé, le mieux est de suturer les ruptures du triceps et les fractures de rotule qui ont quelque importance, puis les masser après sutures guéries; de masser d'emblée le triceps et le genou des blessés peu atteints. Quant à l'olécrâne, on massera de suite en cas de fracture ou de rupture tendineuse du triceps, recourant à la suture si l'écartement des fragments motive des troubles graves dans les mouvements du coude ou dans la force du bras.

En tout cas, l'immobilisation par l'appareil plâtré n'a aucun sens, puisque son but est de fixer en positions vicieuses des fragments, qui ne sauraient se coapter, sans qu'on agisse directement sur eux (suture) ou sur la cause de leur écartement (massage de la contracture du triceps).

Le rôle de la mobilisation semble *a priori* nuisible au rapprochement des fragments, mais si on veut bien réfléchir que la sédation musculaire fait suite aux contractures après massage, on comprendra que les fragments osseux se consolideront à peu près sans écartement, et même, plus on avance dans le traitement et plus l'écartement diminue : ce fait paraît paradoxal, l'expérience est cependant là pour le confirmer.

Les pressions de massage sont donc exécutées quotidiennement, dès le premier jour sur les ligaments du coude (faisceaux postérieurs), sur les ailerons du triceps, sur la longue portion, sur le biceps et les muscles du coude (épitrochléens et épicondyliens).

La mobilisation passive n'exécute que des mouvements peu étendus, de la demi-flexion à la demi-extension. Il semblerait que l'extension complète dût faciliter la coaptation des fragments, mais ce mouvement réclame du biceps et du brachial antérieur un certain allongement qui réveille l'attention de tous les corps charnus, et ramène la contracture du triceps, c'est-à-dire l'ascension du fragment libre.

Ce n'est qu'au vingtième jour qu'on peut étendre les mouvements à la flexion complète et à l'extension le plus parfaite. Les exercices actifs sont alors commencés avec quelque résistance, mais pour éviter l'élongation du cal ostéo-fibreux, le bras ne portera pas d'objets pesants dans les premières semaines qui suivent la guérison.

Les malades, soignés à temps, présentent des cals assez réguliers, mais nous avons eu l'occasion de voir des blessés dont les résultats étaient moins heureux. Nous devons cependant reconnaître qu'il n'y avait aucun rapport entre l'écartement des fragments et les troubles fonctionnels. Nous avons pu retrouver chez certains fracturés avec un écartement de 8, 6 centimètres une certaine validité que des cals moins irréguliers ne pouvaient regagner malgré nos efforts.

Fractures des deux os de l'avant-bras.

Nous ne nous arrêterons pas longtemps sur les fractures isolées des diaphyses radiale ou cubitale : elles ne présentent aucun symptôme bien spécial. Le corps de l'os valide sert de tuteur à l'os brisé : cependant, des chirurgiens appliquent quelquefois des appareils plâtrés en pareille circonstance.

Signalons cependant que dans certaines fractures l'action musculaire (biceps) cause quelque déplacement. C'est précisément l'avantage de la mobilisation de détruire ces contractures diverses et la réduction se fait spontanément. Le cubitus, assez superficiel, est facilement examiné et massé ; au radius, plus profond, nous réclamons parfois l'aide des rayons X, pour nous aider à découvrir une fracture intramusculaire sans grande déformation.

Quand les deux os de l'avant-bras se fracturent simultanément, la déformation immédiate est la règle. Le traumatisme a été violent et les deux fragments inférieurs font angle avec les deux fragments supérieurs, angle dont le sinus varie suivant la direction du choc, mais le plus fréquemment interne : chez les enfants, le périoste résiste surtout d'un côté et il y a plutôt inflexion que brisure. L'action musculaire exagère cette déformation pendant le traitement, tant que les os ne sont pas solides, et, même après consolidation, on constate parfois l'incurvation des os au niveau du cal.

Le traitement varie suivant les cas. Chez l'enfant tout d'abord on peut, avec l'aide d'une simple attelle, maintenir la bonne direction des os et mobiliser chaque jour. Chez l'adulte, les fractures sans déformations sont massées de suite et surveillées pour qu'à la première inclinaison d'un os, on réduise par attelle simple ou plâtrée ; mais si le traumatisme très violent a causé des déviations accentuées des fragments, le blessé est anesthésié ; avec l'aide de la radioscopie on rétablit la bonne direction du radius et du cubitus et une gouttière plâtrée est appliquée sur les deux os en supination. Dans cette position, en effet, le parallélisme des os est le plus parfait et on ne saurait obtenir de la sorte un cal irrégulier avec réunion du fragment inférieur d'un os au fragment supérieur de l'autre.

L'appareil plâtré est retiré vers le quinzième jour, alors que commence la consolidation cartilagineuse, et chaque jour l'avant-bras et le bras sont massés, le coude et le poignet mobilisés, puis le segment blessé est remis dans sa gouttière qui lui sert d'attelle ; mieux vaut attendre au quarantième jour une consolidation certaine et suffisante, afin de pouvoir abandonner le malade et autoriser les exercices de force.

Si toutes les précautions sont bien suivies, les déformations secondaires ne doivent pas exister. Malheureusement c'est à l'avant-bras que l'on constate la plus grande variété de cals irréguliers ; la difficulté de coaptation, la sollicitation continuelle des fibres charnues au niveau du cal, le croisement des deux os dans la pronation, etc., expliquent ce grand nombre de cals défectueux. Chez ces blessés anciens, on pourrait tenter la réduction lente par manœuvres de mallaxation : plus certaine serait celle que l'on exécuterait sous le chloroforme par ostéoclasie. Après la consolidation assurée en bonne position, le traitement mobilisateur s'efforcerait de rendre aux articulations et aux muscles la souplesse et la vitalité perdues pendant la durée de la nouvelle consolidation.

A l'avant-bras, comme dans tous les segments du membre supérieur, on ne doit pas conclure à l'infirmité par suite de cals fort défectueux : la souplesse, entretenue pendant toute la durée du traitement, peut aboutir à un squelette assez irrégulier ; c'est ainsi que certains écrasements de la tête humérale se sont terminés par des mouvements complets de la scapulo-humérale. Tuffier montrait dans son service l'épreuve radiographique d'un avant-bras anciennement fracturé ; radius et cubitus se mélangeaient à qui mieux mieux et les épreuves faisaient conclure à un pronostic fâcheux. Or cette radiographie donnait le résultat d'un traitement de mobilisation entrepris sur le tard ; trois semaines après l'accident, le jeune homme blessé montrait un avant-bras normal, bien musclé, doué de tous ses mouvements au coude et au poignet : il fallait user de palpation bien attentive pour reconnaître les irrégularités squelettiques constatées par la radiographie.

Fractures de l'extrémité inférieure du radius

Comme nous avons développé, en étudiant le membre inférieur, une des variétés les plus communément massées, afin de donner dans cette étude tous les renseignements nécessaires sur chaque fracture du squelette de l'appareil de marche et la rééducation de ses muscles moteurs, nous nous étendrons sur la fracture la plus fréquente de l'appareil de préhension.

Nous ne détaillerons pas les diverses théories qui s'efforcent d'expliquer le mécanisme de cette fracture, d'autant plus qu'il existe un certain nombre de variétés, suivant qu'on recherche la forme, le point exact de la lésion, etc.

Notons en passant que ce fut une fracture de l'extrémité inférieure du radius que Championnière massa en premier, lorsqu'il rechercha les effets de la mobilisation dans les fractures.

Déformation et réduction. — Pour mieux comprendre les indications du traitement, nous parlerons des quelques symptômes intéressants pour nous, car dans les lésions du poignet, la radioscopie n'est pas toujours fidèle ; si elle ne donne pas une silhouette irrégulière, on est tenté de diagnostiquer une entorse ou une contusion, alors que la clinique démontre clairement qu'il y a un enfoncement de l'épiphyse.

Ce mot d'enfoncement a soulevé bien des polémiques, car on doit reconnaître souvent qu'il y avait plutôt arrachement ; mais, sans nous étendre sur les discussions, constatons que la substance spongieuse de l'épiphyse radiale facilite cette pénétration des fragments qui donne à la région fracturée son aspect anormal et qui explique, qu'à la lumière cathodique, on ne reconnaît pas de véritables traits de fracture. D'autre part cette absence de mobilité aura son importance pour notre traitement, car elle nous permettra de ne pas craindre le déplacement, pendant que nous mobiliserons la jointure voisine.

L'enfoncement suppose la déformation et le gonflement de la région : le poignet est en effet tuméfié, la main est parfois œdématiée, mais surtout elle est déplacée et le plus souvent déjetée du côté externe. L'apophyse styloïde du cubitus, d'habitude un peu plus haute que celle du radius, lui devient inférieure, symptôme qui s'explique facilement, si l'on songe à l'engrènement des fragments épiphysaires. A la déformation latérale s'ajoute une saillie dorsale (dos de fourchette, main en baïonnette) rendue encore plus saillante par les épanchements séro-sanguinolents qui enrichissent les gaines dorsales et le tissu cellulaire sous-cutané. Aussi ne doit-on pas espérer de la réduction la disparition de toutes les déformations, et réciproquement, avant de réduire, mieux vaut s'assurer que les exsudats ne sont pas les principales causes de la déformation.

Quand il y a déplacement des fragments, la main est luxée en arrière ou en avant de façon très nette, et la réduction n'est plus à discuter ; d'ailleurs la fracture est alors sus-épiphysaire et l'épiphyse paraît arrachée et comme détachée de l'os.

La déformation en dos de fourchette est parfois plus accentuée encore à cause de la saillie formée par d'abondants exsudats épanchés en avant de l'extrémité inférieure du radius. On comprend alors qu'on soit tenté de réduire certaines fractures sans aucune déformation osseuse, mais avec des gonflements très irréguliers dus à des épanchements dans les séreuses périarticulaires et le tissu cellulaire situés en avant, d'une part, à l'avant-bras, et en arrière, d'autre part, à la face dorsale du carpe et de la main.

Comme on ne saurait réduire les légères déformations osseuses de ces fractures et que ces gros épanchements sont les principales causes de la déformation, Championnière s'est opposé aux tentatives inutiles et même nuisibles de ces réductions : il ne les conseille que si les fragments mobiles sont vraiment seuls les causes de la déformation, ou que si, par suite d'une grande déformation, le fragment inférieur et la main demeurent perpendiculaires à la face dorsale du radius.

C'est pour ce motif que les appareils d'immobilisation sont le plus souvent inutiles : le gonflement gêne pour s'assurer que la direction du squelette est à peu près régulière, pendant qu'on place l'appareil. Que de poignets déformés malgré des réductions savantes et des appareils plâtrés sagement combinés ! La radioscopie peut aider aujourd'hui pour vérifier la bonne position des appareils, mais pour les fractures de l'extrémité du radius, les rayons X font constater aux incrédules que, malgré de nombreuses tentatives, bien des déformations n'ont rien gagné par la réduction et l'application de l'appareil inamovible. Or ces tentatives sont très douloureuses, nécessitent même le chloroforme ; le mieux est donc de ne pas réduire les déformations peu marquées, de ne redresser les fragments que si le trait de fracture est supra-épiphysaire ou si la fracture intra-épiphysaire cause une déformation beaucoup trop accentuée.

Réduction et contention. — Quand on réduit, on ne saurait oublier que la main doit être déjetée sur le bord cubital, le fragment inférieur suit ; on doit aussi la porter en avant le plus souvent, en arrière quelquefois si la radioscopie le conseille, car les fragments se placent de façon irrégulière au moment du trauma et la main, en suivant la direction du fragment inférieur, se met plus ou moins en extension, en flexion, en abduction, en adduction : cette position vicieuse est donc ainsi corrigée de suite. Une attelle en fil de fer suffit pour maintenir la position nouvelle ; l'appareil plâtré immobilise trop la main et les doigts, qui doivent se mouvoir dès le premier jour.

D'ailleurs la structure de l'épiphyse radiale explique le peu de tendance au déplacement après réduction, et un simple pansement ouaté constitue le meilleur appareil du poignet : auparavant on a pris soin de placer la main en flexion et en abduction sur l'avant-bras.

Nous avons traité cette question dans notre livre du *Massage des Membres* ; nous y renvoyons pour le détail et les figures (1).

Technique. — A. **Massage**. — Le massage est exécuté le plus tôt possible après l'accident : la région de la fracture est très douloureuse; tout contact est pénible : un coussin permet de poser l'avant-bras de façon qu'il repose par le bord cubital. Quelques pressions légères en anneau (fig. 3 , en remontant jusqu'au coude, permettent d'étaler la poudre de talc. La circulation des veines superficielles s'en trouve facilitée et la sensibilité cutanée est ainsi peu à peu préparée.

Si les doigts sont tuméfiés, c'est par eux que débute le massage, sinon on commence par le radius fracturé. Chaque doigt est massé par des pressions moyennes (médius, annulaire, petit doigt ou légères pouce et index , car les tendons fléchisseurs et extenseurs qui correspondent aux premiers doigts sont plus en rapport avec la fracture et

____

(1) DAGRON. *Loc. cit.*

souffrent davantage. Le pouce nous arrête plus longtemps : il y a toujours de la douleur à l'éminence thénar et les mouvements y sont sensibles.

Le radius est alors massé, comme nous l'avons indiqué, en se servant des tendons du supinateur et des radiaux pour modérer nos pressions. Le pouce seul suffit pour faire ce massage (fig. 6), il évite le bord externe, sous-cutané, de l'os.

L'articulation radio-carpienne vient ensuite : ce sont les ligaments latéraux, faisceaux moyens ou postérieurs que le pouce masse consécutivement avec la même légèreté.

Les tendons des extenseurs et des fléchisseurs sont massés la première fois exclusivement à la région de la fracture ; plus tard ils sont massés avec les corps charnus de l'avant-bras, contracturés en effet dans les premiers jours et réclamant alors des massages spéciaux. La douleur peut être occasionnée par les contractures du carré pronateur, muscle trop profond pour être soigné par pressions directes ; mais en agissant sur le rond pronateur, contracturé aussi d'ailleurs, on met en résolution tout l'appareil supino-pronateur.

B. **Mobilisation passive.** — Chaque groupe musculaire a été massé suivant les symptômes reconnus. La mobilisation passive donne des indications utiles ; elle aide à découvrir, par les contractures reconnues, les organes qui nécessitent le plus de soin.

Ce sont d'abord les doigts qui sont mobilisés rapidement ; on peut négliger les trois derniers doigts qui s'exercent eux-mêmes, mais le pouce et l'index demandent plus d'attention. L'opposition est peu à peu regagnée ; les mouvements de latéralité des doigts ne sont pas oubliés. Puis on exerce les mouvements du coude, puis la pronation et la supination ; enfin les mouvements du poignet sont exercés un à un, mais en insistant surtout sur celui qui semble le plus difficile à réobtenir. Nous avons reconnu en effet que la main devait être déjetée sur le bord cubital et, d'après l'engrènement des fragments, être placée en flexion ou en extension. Si nous craignons trop de flexion, nous ne faisons que de l'extension, et réciproquement. Le plus souvent il faut gagner en flexion, le blessé ayant presque toujours trop d'extension.

Rappelons ici que cette mobilisation passive est une sorte de massage profond exécuté par les tendons des muscles fléchisseurs et extenseurs en rapport intime avec le foyer de fracture.

La mobilisation passive progresse de jour en jour en étendue. Les mouvements de flexion, à peine indiqués au début, sont au vingt-cinquième jour à peu près complets chez un fracturé sans déformation. La supination est la dernière fonction que l'on gagne. Les mouvements combinés sont de même exécutés chaque jour ; flexion et extension sont contrariées dans les positions diverses du levier de préhension : phalangetto-phalanginienne, phalangino-phalangienne, phalango-métacarpienne, carpo-métacarpienne, carpo-carpienne, radio-carpienne, huméro-cubitale .

C. **Mobilisation active**. — La mobilisation active répète les exercices exécutés par le chirurgien, mais alors que, grâce au massage, le mouvement passif est indolore, quand le blessé fait lui-même certains exercices, la douleur réapparaît. Aussi la mobilisation active est-elle fort en retard sur la passive, puisque mieux vaut modérer la contraction musculaire. Cependant, dès le premier jour, le blessé meut ses doigts en flexion et en extension, surtout ceux dont il souffre le moins, et on lui recommande de ne pas laisser son avant-bras dans l'écharpe, mais de le poser sur une table, de remuer les doigts et au besoin de s'aider de la main bien portante. On lui conseille encore de rouler une petite balle dans sa main.

Plus tard le blessé exécute des mouvements de latéralité des doigts, d'opposition du pouce : il commence ensuite les mouvements de flexion et d'extension du poignet, puis ceux de latéralité, enfin la pronation et la supination : les exercices sont exécutés, l'avant-bras placé sur une table, pendant le repas, ou dans l'écharpe pendant la promenade.

La circulation est parfois très défectueuse : les gonflements persistent, les œdèmes augmentent à la moindre cause : absence de mouvements, main plus basse que les autres segments du membre, etc. . Il faut alors placer l'avant-bras obliquement dans l'écharpe, la main plus élevée que le coude, recommander de sortir souvent le membre de l'écharpe, de le mouvoir fréquemment, mais de ne répéter que trois ou quatre fois chaque mouvement, de placer le coude sur une table en redressant l'avant-bras verticalement. Dans cette dernière position, la main se meut aisément, le poignet de même, et la pronation et la supination sont exécutées facilement, cependant que la circulation veineuse s'accélère par l'action de la pesanteur. C'est d'ailleurs une excellente position de massage des doigts, quand ils sont œdématiés.

Les exercices actifs combinent les mouvements de flexion et d'extension des doigts, de la main ou du poignet et du coude, mais les muscles sont encore bien faibles vers le vingtième jour : le pouce s'oppose aisément aux autres doigts, il ne serre encore que fort peu ce qu'il pince. La gymnastique suédoise vient augmenter la résistance des corps charnus, et peu à peu le blessé saisit un objet assez gros, puis de plus en plus petit, et le lient de mieux en mieux : on conseille aux hommes de rouler des cigarettes, aux femmes de faire du crochet, de tricoter. Il faut surtout défendre de faire effort, de porter un objet trop lourd, d'appuyer trop fortement des doigts, etc. Le surmenage occasionne de la douleur continue, dont le malade se plaint longtemps, qui s'accroît au moindre mouvement et gêne le blessé au point de l'empêcher de trouver une position de repos.

C'est pour éviter cette complication qui rend le malade impotent, que la modération est recommandée dans la mobilisation active, d'autant plus qu'après la consolidation parfaite, après le trente-cinquième jour, le poignet d'un blessé prudent est indolore et toute la force revient en peu de jours, grâce à quelque exercices de gymnastique suédoise.

Complications dues à des traitements insuffisants. — A ce moment le convalescent fait mouvoir ses doigts, sa main assez régulièrement, la supination et la pronation sont à peu près complètes, mais la flexion est insuffisante et l'extension, qui a été modérée, est plutôt encore trop accentuée, sauf dans de rares cas ; en dépit des soins que nous avons pris pour placer la main en adduction en la déjetant sur le bord cubital, l'abduction est de règle. On comprend quelle déformation peut exister, si on ne surveille pas ces tendances à l'extension et à l'abduction. La première n'est que disgracieuse, ce qui a tout de même une importance chez la femme, mais l'adduction occasionne la tension du ligament latéral interne, déjà sensible au moment de l'accident, car il a été entorsé avec ou sans arrachement de l'apophyse styloïde du cubitus ; il devient de plus en plus sensible et demeure longtemps douloureux, alors que la force est revenue dans toute la région.

La douleur de ce ligament, la sensibilité au niveau des gaines, la faiblesse musculaire, la raideur articulaire sont les complications qu'on retrouve tardivement chez les fracturés de l'extrémité inférieure du radius, quand ils ont été très longtemps immobilisés, quand ils se sont servis trop tôt d'un poignet insuffisamment solide et musclé. Le rhumatisme a été souvent accusé bien à tort, quoiqu'on ne puisse nier que ce lieu de moindre résistance ne soit devenu parfois une région d'élection de la diathèse.

Ce sont malheureusement ces convalescents à complications douloureuses, persistantes, par suite d'un traitement cinésique insuffisant, qui font quelquefois juger de la valeur de la méthode massothérapique. Les blessés qui ont été massés avec brutalité, qui ont été mobilisés sans précaution, les indociles, les téméraires, les négligents aboutissent au même résultat; il en est même qui, massés avec violence au niveau de la fracture, ont conservé un cal hypertrophié.

Les raideurs, les douleurs, la faiblesse musculaire peuvent s'améliorer ; de tels malades sont alors soignés de la façon suivante : quelques jours de repos avec application d'eau salée chaude, puis massage très léger des muscles seulement, mobilisation passive exclusivement pendant quinze jours, et exercices actifs très progressifs guidés et modérés dès l'apparition de la moindre douleur.

Nous avons insisté sur les complications de la massothérapie mal dirigée, parce que c'est à la fracture du radius qu'on en voit le mieux les mauvais effets ; pour toute autre région, nous conseillons d'agir de même, c'est-à-dire de recommencer le traitement en prenant encore plus de précautions contre la douleur et le surmenage musculaire.

Fractures des métacarpiens et des phalanges.

Le massage est d'autant mieux le traitement de choix que le métacarpien fracturé trouve dans ses voisins les tuteurs utiles à la bonne position de ses fragments. Le massage est pratiqué comme dans toute fracture, mais il est recommandé de faire une légère traction sur le doigt, pendant que l'on fait des pressions légères dans les espaces intermétacarpiens. La résolution musculaire des interosseux calmant la douleur, les fragments plus mobiles se réduisent avec plus de régularité ; le massage des doigts et des muscles de l'avant-bras prépare la mobilisation passive, comme celle-ci parfait le massage des espaces en exerçant par les tendons profonds des mouvements de pression douce sur la fracture même. Les exercices actifs consistent en divers mouvements de la main et des doigts. La position de repos est la flexion de la main. Dans la fracture des métacarpiens chefs de file, surtout au pouce, il est quelquefois nécessaire d'employer une attelle en gutta, mais chaque jour elle est retirée pour que le massage soit continué jusqu'à consolidation.

Les phalanges se fracturent peu, quand on songe à la fréquence des plaies de la main si exposée aux traumatismes. Ces fractures sont le plus souvent des écrasements : la déformation est la règle et on doit la corriger pour conserver à la main la régularité de sa forme, et surtout sa dextérité. Comme la réduction est difficile à maintenir, on a intérêt à placer une gouttière en gutta-percha pendant quelques jours, pour obtenir un commencement de consolidation. Les mouvements sont alors faciles à retrouver, mais les exercices qui exigent quelque force musculaire du fléchisseur ou de l'extenseur sont à éviter pendant quelques semaines pour ne pas renouveler la déformation.

Autres fractures.

Nous ne décrirons pas spécialement les autres fractures, car elles ne présentent pas assez de caractères particuliers pour nous y arrêter, et il est facile de se reporter à quelque indication déjà décrite dans des cas similaires. Ainsi les arrachements apophysaires de cause musculaire ou mécanique, aux vertèbres, aux extrémités des os longs, seront massés comme les fractures de l'épitrochlée ; la mobilisation correspondante dépendra des articulations du voisinage et de leurs fonctions.

Les écrasements des petits os, au carpe, au tarse, seront soignés d'après les différents conseils déjà donnés dans des cas semblables. Les fractures des os plats profonds (omoplate) ou superficiels (table externe du frontal), les arrachements de crêtes épiphysaires (os iliaque) sont massés, suivant les symptômes qui se présentent, d'après les principes maintes fois décrits.

Il est des fractures, en revanche, qui ne peuvent bénéficier de la massothérapie, à cause de l'impossibilité, la difficulté ou l'inutilité de l'intervention (base du crâne, os iliaque, rachis).

D'autre part, il n'est pas habituel de masser les fractures de côtes et cependant la résolution musculaire des inspirateurs au début soulagerait beaucoup le blessé ; plus tard les exercices de respiration lui rendraient plus vite la souplesse de ses mouvements, et lui éviteraient bien des complications pulmonaires.

Enfin, en dehors de tous les artifices employés pour fixer deux fragments d'une mâchoire inférieure brisée, nous conseillons de masser le périoste voisin, de mobiliser la temporo-maxillaire, de masser et d'exercer le masséter et le temporal : une meilleure guérison sera plus hâtive.

Complications des fractures.

Il est évident que tout blessé doit être examiné au début, après le traumatisme, pour que le chirurgien soit prêt à toute éventualité. La nécrose, l'embolie, le tétanos, etc., sont des complications graves qui peuvent survenir et auxquelles il faut toujours penser, même si la fracture s'annonce sous les meilleurs auspices. Mais ce ne sont pas là les complications qui nous intéressent ; nous ne voulons parler que de celles qui peuvent modifier notre intervention ou la réclamer et de celles qui proviennent d'un défaut de consolidation régulière ou de troubles moteurs, le plus souvent d'ailleurs conséquences d'un traitement d'immobilisation.

Cal défectueux. — Le cal *exubérant* ou *volumineux* est fréquent chez les enfants et les adolescents ; il est le plus souvent le résultat de mauvaise contension dans les fractures avec chevauchement, ou de massages trop violents.

La massothérapie ne peut plus rien pour cette hyperostose et c'est une erreur de tenter de *faire fondre* ce cal. La cessation d'un massage intempestif suffit quelquefois à modifier ce cal, mais il faudra sans doute recourir à l'ablation de la tumeur.

Le cal est *douloureux* quand un nerf est comprimé, enflammé dans le voisinage du cal : souvent l'application de compresses chaudes calme ces douleurs qui peuvent disparaître, si le nerf n'est pas emprisonné dans les productions nouvelles du périoste déchiré voisin. Le massage n'est pas indiqué ou tout au moins mieux vaut le suspendre au niveau du cal et le continuer sur les muscles de la région. En cas de persistance de la douleur, surtout si la paralysie de quelques faisceaux musculaires l'accompagne, une intervention chirurgicale peut seule lever la cause, une esquille, une gouttière ostéo-fibreuse nouvelle, etc.

Enfin le cal peut être *vicieux* ; il est alors irrégulier par suite de la mauvaise direction des deux fragments de l'os, soit que le malade ait été mal soigné, soit que la fracture ait été méconnue, soit que le malade ait marché trop tôt sur un cal insuffisant.

La réduction obtenue par redressement lent, progressif, par ostéoclasie ou par ostéotomie avec ou sans suture, se termine par massothérapie dès que le commencement de consolidation est assuré, comme nous le dirons dans les résections osseuses.

Ces diverses complications, souvent améliorées par le massage, ne se rencontrent jamais chez les malades soignés par la méthode mobilisatrice, quand on l'applique avec soin. Aucune raison pour que le cal devienne exubérant, si on connaît les cas où le massage doit le respecter. Aucun motif pour qu'il soit vicieux, si chaque jour le traitement surveille la position des fragments bien coaptés et si la rééducation de la marche n'est pratiquée qu'à l'instant propice.

Pseudarthroses. — Nous ne parlerons pas des altérations du cal qui peut se ramollir par dénutrition ou se compliquer de dégénérescence cancéreuse, mais nous donnerons des indications de massothérapie, si le cal n'achève pas sa consolidation. Une articulation se produit ou bien un cal fibreux trop souple unit les fragments.

Des défauts de traitement occasionnent ces complications ; ainsi l'écart des fragments, l'interposition de parties molles, un massage fait sans précaution, avec mobilisation hâtive, fréquente et brutale, sont des causes de pseudarthroses, mais elles surviennent sans motif apparent par arrêt de nutrition et c'est bien là la raison la plus fréquente.

Aussi les fractures massées avec soin ne présentent jamais cette complication et, sauf dans les rares cas où la pseudarthrose est consécutive à une interposition de muscles, qui nécessitera une intervention sanglante, il suffit de placer le membre dans un appareil qui maintient les fragments sans mouvements trop accentués, et de masser la région du cal, en mobilisant les articulations voisines, pour que la consolidation s'opère en deux ou trois semaines.

Le traitement général est aussi fort important ; si le blessé peut sortir, les promenades deviennent un stimulant de la nutrition comme de l'appétit.

L'examen des urines donne d'utiles renseignements dans la déminéralisation comme dans le reminéralisation des os.

Fractures compliquées. — Le massage suppose des téguments en excellent état : s'il n'existe que quelques phlyctènes, en prenant de grandes précautions, la massothérapie reprend ses droits, mais le traumatisme a parfois intéressé les parties molles, au point de produire de larges plaies qui ne communiquent pas avec le foyer de fracture ; il est préférable de laisser s'opérer la fermeture de ces plaies et de retarder le massage ; le chirurgien, en faisant le pansement, peut mobiliser les jointures au-dessus et au-dessous du foyer de fracture.

Si la plaie communique avec l'os, après la plus grande désinfection de cette plaie, le pansement le plus exclusif doit être posé et le membre immobilisé, pour permettre à la plaie de s'oblitérer le plus vite possible. On peut ne pas attendre la complète cicatrisation pour mobiliser, mais la main ne massera la région qu'après cicatrisation absolue des solutions de continuité de la peau.

Le massage ne saurait être commencé avant que l'on ne soit certain, par l'examen de la température, pendant une semaine, qu'il n'y a pas quelque infection en état d'incubation (phlébite, ostéomyélite, phlegmons, tétanos, etc.).

MALADIES NON TRAUMATIQUES

Ostéite. Périostite. Ostéomyélite.

Toutes les affections aiguës ou chroniques des os supposent un long séjour au lit ; car le repos dans le décubitus est une des premières indications thérapeutiques. La force musculaire va donc peu à peu abandonner ce malade, si on n'entretient pas ses muscles, et ses articulations vont s'enraidir, surtout si quelque appareil immobilise le membre dont le squelette est atteint.

Mais dans ces affections osseuses de nature inflammatoire un premier principe est à poser : les foyers aigus sont respectés sous peine d'augmenter les lésions et d'occasionner des déformations squelettiques. En revanche, il ne faut pas attendre, comme nous avons pu l'observer, que les articulations se soient ankylosées, après arthrite de voisinage, pour mobiliser les jointures ; ce sont là temporisations dangereuses qui gratifient le malade de cruelles infirmités.

Nous connaissons une jeune fille qui, atteinte d'ostéomyélite des deux fémurs, après une longue suppuration avec nécrose, ablation de séquestre, etc., se leva un certain jour avec une ankylose complète des deux hanches ; en dépit de tous les traitements mobilisateurs beaucoup trop tardifs, l'immobilisation absolue des deux fémurs, accolés l'un à l'autre dans une adduction tenace à la suite d'ankylose absolue des deux hanches, condamna cette malade à une existence pénible, en lui interdisant la marche et la maternité.

Nous ne donnerons pas les multiples moyens d'intervenir utilement par le massage et la mobilisation chez de tels malades, car les indications varient de l'un à l'autre, suivant que les lésions aiguës sont plus ou moins étendues, que la nécrose, l'arthrite compliquent la périostite et l'ostéite, que le mal s'attaque au membre supérieur ou inférieur. Il est certain que nous pouvons aider la progression d'une esquille, alors que l'expectation était autrefois de règle, que le massage tend à faire disparaître les cicatrices des trajets fistuleux en mobilisant la peau sur les plans profonds, qu'il entretient et recouvre la vitalité musculaire et la souplesse articulaire, qu'il agit surtout dans un but nutritif et général, qui réparera une santé souvent bien compromise par des mois d'immobilisation sur un lit dans des appareils inamovibles.

CHAPITRE III

MASSAGE ET MOBILISATION DANS LES MALADIES DES MUSCLES

Myosites.

Nous ne parlerions pas du rôle du massage dans les inflammations du muscle, si nous n'avions pas souvent à parler de notre méthode thérapeutique dans des affections qui ne sont que des symptômes (contractures) ou des conséquences de leur évolution (atrophies, ruptures).

La *myosite aiguë a frigore*, de nature rhumatismale ou autre, dont nous verrons un type assez fréquent, localisé aux muscles du cou, est rare aux autres régions; la description du traitement de mobilisation dans le torticolis nous donnera d'utiles indications sur notre action dans toute myosite aiguë.

Les *myosites chroniques* s'accompagnent de troubles vaso-moteurs, de lésions nerveuses qui entraînent la dégénérescence du muscle. Les fibres charnues atteintes se présentent parfois sous l'aspect de nodosités localisées à certains points du muscle (insertion sur le tendon, sur le périoste, corps charnu lui-même). Quelques faisceaux participent au mal, ou bien d'autres fois le muscle en entier présente de ces foyers de contractures.

Ces régions sont douloureuses à la pression, comme toute contracture d'ailleurs, et le muscle malade se complique de contracture généralisée, quand la pression se prolonge ou augmente d'intensité.

Les nodosités se rencontrent assez rarement dans les myosites chroniques ; en général la dégénérescence envahit le muscle en entier.

Deux variétés de dégénérescence achèvent de mettre fin à la vitalité de la fibre musculaire : ou bien le protoplasma cellulaire se charge de graisse, et le muscle devient gras, ou bien il subit les lois de la dégénérescence fibreuse ; il se contracture, se rétracte et gratifie les membres de ces infirmités connues sous le nom de *griffes, pieds bots paralytiques*, etc.

Si nous entretenons la vitalité de la fibre charnue, nous pouvons attendre sans crainte le retour de l'influence nerveuse, à moins de destruction irrémédiable, et le nerf retrouve un muscle capable de contraction. C'est ainsi que l'on doit opérer d'ailleurs dans les plaies des nerfs qui menacent de paralysie tout un territoire nerveux.

Avant d'arriver à cet état de dégénérescence, le membre, atteint de myosite chronique légère, telle que nous l'observons chez les malades immobilisés pendant quelques semaines dans des appareils, même chez les fracturés mobilisés, chez les articulaires, rhumatisants ou traumatisés, est d'abord simplement amaigri; il y a hypoplasie, plutôt qu'hypotrophie, mais ce muscle souffre cependant et cet état s'accompagne bientôt d'hypotrophie avec dégénérescence, si le malade ne se soigne pas. Quelques-unes de ces atrophies évoluent avec rapidité (hydarthrose).

Le membre est faible, parésié, et surtout il est maladroit. Il subit mal l'influence de la moelle et du cerveau. Ce sont ces contractions inopportunes qui prédisposent les malades à des accidents sérieux (fractures, entorses, luxations, ruptures musculaires, etc.). Un malade a une entorse du cou-de-pied, il se soigne avec négligence, et reprend la marche avec des muscles insuffisants. Pour ne pas fatiguer sa tibio-tarsienne sensible, il fixe sa jointure en contracturant son triceps sural, et par suite les jumeaux immobilisent son genou. Pour conserver sûrement sa position et ne pas être tenté de fléchir son genou, il se place en rotation externe de la hanche; il avance alors grâce à ses adducteurs, nombreux et suffisants, mais il ne trouve plus que le tenseur du fascia lata pour faire l'opposition des adducteurs, muscle insuffisant pour une telle fonction : aussi se surmène-t-il, d'où apparition de douleurs dans toute la région externe du membre.

Le triceps de la cuisse se contracte de plus en plus rarement, devient inhabile et toute cette musculature, mal éduquée, au moment voulu ne peut plus fournir le travail demandé : un jour notre malade veut sauter sur le trottoir pour éviter une voiture, il risque une fracture de rotule, une entorse du genou, des fractures du tibia, des bimalléolaires, des entorses tibio-tarsiennes, etc.

Ces malades doivent donc être massés et rééduqués avec soin. Une vingtaine de jours de séances quotidiennes leur rend la marche sûre, parce qu'elle est exécutée par des muscles suffisants.

La dégénérescence ou l'hypotrophie est plus rebelle à notre traitement. S'il existe encore quelques fibres saines dans le corps charnu, elles seront le point de départ d'une hyperplasie de restauration, mais si la dégénérescence est très ancienne, toute tentative de réparation est inutile. Cependant on doit toujours tenter une amélioration, même après des années de dégénérescence, car le muscle a quelquefois subi une sorte d'entraînement par voisinage, qui a conservé à quelques-unes de ses fibres la vitalité de ses éléments.

Cette rééducation varie suivant que le muscle est gras ou rétracté. Le muscle graisseux doit être massé principalement et les exercices n'ont quelque utilité qu'après une amélioration du tissu musculaire.

Le massage est pratiqué par pressions en rapport avec l'état des lésions. On peut établir que les manœuvres sont en raison directe du nombre des fibres saines et on peut assimiler un muscle à peu près gras à celui d'un nouveau-né, avec cette différence que si le massage très léger agit avec un résultat fort encourageant dans la première enfance, chez l'atrophié son action est beaucoup plus lente. Mais tous deux réclament une intervention particulièrement légère.

La même prudence est observée pour la mobilisation passive et active : on comprend facilement qu'un tel muscle claquerait vite par surmenage, que les progrès doivent être modérés ; ils seront encore plus ralentis, quand la dégénérescence musculaire sera la conséquence de maladies nerveuses.

La rétraction demande une intervention toute différente. Il ne s'agit plus de patienter avec un corps musculaire mal doué pour la rééducation contractile ; il faut d'abord lutter contre la douleur qu'occasionne la contracture, vaincre la rétraction fibreuse, qui est la conséquence de la dégénérescence du muscle contracturé ; enfin, si le muscle a encore un reste de vitalité, le rééduquer ou donner une éducation de suppléance aux territoires musculaires voisins.

Le massage a donc un rôle bien effacé ; il n'est employé qu'au cas où le muscle n'est encore que contracturé, ou tout à fait au début de la rétraction. Par la gymnastique d'assouplissement, on s'efforce en premier lieu de donner aux muscles leur plus grande étendue, pour qu'il n'y ait aucun obstacle aux mouvements passifs de chaque articulation : ces exercices sont progressifs, jamais violents, et, si on doit recourir à la force, mieux vaut employer le chloroforme et les interventions sanglantes ; nous ne parlons pas, tout naturellement, de ces affections, comme la rétraction de l'aponévrose palmaire, qui sont progressives, en dépit de toute intervention. Ces rétractions, chez lesquelles on peut d'ailleurs admettre quelques tentatives d'intervention pour améliorer l'état du malade en donnant plus d'étendue aux mouvements d'extension de la main, ont d'ailleurs une pathogénie bien différente, où la fibre musculaire n'est jamais en cause.

Lorsqu'on juge que les articulations ont atteint le maximum de la souplesse possible, on observe chaque corps musculaire et, d'après son état anatomique, on commence sa rééducation. Le massage aura plutôt pour but de modérer les effets de la mobilisation qui tend à reproduire des contractures ; quelques pressions de contact sur le muscle, pendant qu'on le mobilise, suffisent pour le calmer. Les exercices actifs sont en raison de la force du corps charnu : le surmenage ramène plus vite la contracture et la rétraction, que, chez les dégénérés graisseux, il n'avait causé le claquage. Enfin ces exercices actifs sont à surveiller incessamment, et il n'est pour ces malades jamais de guérison, car ils sont constamment sous le coup de récidives qui les mènent peu à peu aux infirmités consécutives (griffes, pieds bots paralytiques, etc.).

Lumbago.

Nous pouvons prendre deux exemples de myosites aiguës le lumbago et le torticolis. Le lumbago, ou rhumatisme musculaire de la région lombaire, ne doit pas être confondu avec le tour de rein qui est une rupture musculaire. Le lumbago n'est pas traumatique, il se manifeste soudainement, et jamais subitement à la suite d'une chute ou d'un redressement du tronc. La douleur est localisée sur plusieurs muscles : le malade a de la peine à trouver une position du repos, mais il ne souffre pas de façon continue ; il est fébrile le soir.

La position à donner au malade pour le massage réclame quelque soin, car ce n'est qu'à la condition de placer les muscles dans l'état du repos le plus stable, que le traitement aura quelque valeur. Le décubitus latéral, le tronc en flexion, est une position commode pour l'opérateur ; mais si le malade peut se lever, il est préférable de le faire asseoir sur un tabouret et lui conseiller de s'appuyer des deux avant-bras sur une table. Sa région lombaire est ainsi bien présentée et le corps est tout préparé pour la mobilisation.

Le massage s'adresse aux muscles les plus superficiels, grand dorsal, masse sacro-lombaire que l'on suit tout le long des gouttières vertébrales jusqu'au milieu du dos.

Pendant que ces pressions sont exécutées avec beaucoup de douceur, le malade fait quelques torsions du corps, à gauche, à droite, il incline le rachis de côté et d'autre ; il se penche un peu plus, et se redresse ensuite pour faire de la flexion ou de l'extension du rachis. En un mot, il fait de la mobilisation active et la musculature lombaire reprend confiance, de telle sorte que les contractures cèdent pendant quelques heures, en attendant qu'elles abandonnent complètement la région.

Malheureusement la guérison *ad integrum* est l'exception et les fibres charnues conservent un état de myosite chronique latente qui les rend sensibles et aptes aux ruptures.

Torticolis.

Un grand nombre de causes peuvent être signalées dans le torticolis, si on ne considère que la position vicieuse de la tête sur le tronc; mais nous ne pensons pas parler d'intervention massothérapique pour le mal de Pott sous-occipital, ou les luxations de l'atlas ; ce sont là des torticolis secondaires à d'autres maladies bien différentes de celles qui nous occupent. Nous abandonnerons même les torticolis secondaires à des inflammations profondes du pharynx, à des amygdalites, à des troubles dentaires, etc., qui peuvent être améliorés par le massage, mais ce ne sont pas là les myosites qui nous intéressent.

Pour ne pas revenir sur le torticolis, après avoir parlé de la myosite primitive à forme aiguë, nous indiquerons nos moyens d'amélioration des formes chroniques lentes, le plus souvent consécutives à des contractures d'influence nerveuse.

Considérations anatomo-physiologiques sur le cou. — La région cervicale peut être considérée comme l'organe de mobilisation de la tête sur le corps. Elle présente un squelette solide, peu mobile dans sa partie inférieure, très souple au contraire à son extrémité supérieure. Ce sont les sept vertèbres cervicales, formant une colonne cervicale assez courte chez l'homme, qui constituent une tige osseuse souple par la superposition des corps vertébraux et un canal articulé qui contient la moelle épinière. En haut les deux dernières vertèbres, l'atlas et l'axis s'articulent par une trochoïde qui leur permet de faire tourner la tête de près d'un demi-cercle. Enfin l'atlas reçoit sur ses masses latérales les deux condyles de l'occipital qui permettent des mouvements de flexion et d'extension, et d'inclinaison de la tête ; la souplesse de la colonne cervicale donne une plus grande étendue à tous ces mouvements.

Une grande quantité de muscles meuvent ces articulations : les uns sont profonds, petits, et sont moteurs de chaque jointure, mais les autres beaucoup plus volumineux ont une action plus générale. Leur contraction assure chaque mouvement de la tête. Ces derniers muscles sont, d'après leur fonction, situés dans les régions les plus éloignées des jointures ; ils sont donc superficiels. Ce sont ces muscles qui, chez les gens amaigris, chez les contracturés, font saillie sous la peau, le sterno-mastoïdien et le trapèze. D'autres muscles complètent leur rôle, mais nous les atteignons difficilement; ils renforcent l'action du sterno et du trapèze : on peut donc les négliger, car notre intervention sur les deux premiers suffira pour régulariser toute la musculature du cou.

Le sterno est dirigé obliquement de la fourchette sternale et de l'articulation sterno-claviculaire à l'apophyse mastoïde : rectangulaire, large de deux doigts, il est régulier quoique formé de deux faisceaux sterno-mastoïdien et clavi-masto-maxillaire). Satellite de l'artère carotide, de la veine jugulaire interne et du pneumo-gastrique, il repose sur de nombreux vaisseaux et ganglions.

Ce n'est pas la veine jugulaire interne située sur la face superficielle du sterno-mastoïdien, qui rend son massage délicat ; ce sont les différents vaisseaux et nerfs qu'il recouvre. Entre les deux sterno qui forment un triangle à sommet sternal et à base maxillaire, le doigt reconnaît de haut en bas l'os hyoïde, les cartilages du larynx et la trachée recouverte du corps thyroïde, autres organes à respecter : l'œsophage qui continue le pharynx est beaucoup plus profond. Le spinal innerve le sterno-mastoïdien, qui reçoit aussi des filets nerveux du plexus cervical ; nous concevons déjà deux fonctions au muscle, qui est à la fois moteur du cou et inspirateur, mais en plus il agit dans l'émission de la voix, en modérant la sortie de l'air.

Le trapèze nous est déjà connu : c'est ce quadrilatère charnu à base vertébrale qui s'étend de la protubérance occipitale à la huitième vertèbre dorsale ; les fibres supérieures, obliques descendantes, vont à la clavicule et à l'acromion ; les moyennes, horizontales, vont à la lèvre supérieure de l'épine de l'omoplate, les inférieures, obliques ascendantes, gagnent la lèvre inférieure de l'épine du scapulum. Des fibres supérieures sont innervées par le spinal ; certaines fibres supérieures, les moyennes et inférieures, par le plexus cervical et les filets postérieurs musculo-cutanés des nerfs rachidiens. Il y a donc deux fonctions, respiratoire et motrice. Seul, le trapèze supérieur nous intéresse dans les mouvements du cou.

Si nous considérons la tête en place sur le cou, les yeux dirigés horizontalement, la ligne qui les réunit est parallèle à la ligne des épaules. Le moindre mouvement imprimé à cette tête en équilibre se traduira par un déplacement de la ligne des yeux, qui s'abaisse ou s'élève, en restant parallèle dans le même plan à la ligne des épaules (flexion et déflexion), se déplace de côté et d'autre en restant parallèle à la ligne des épaules mais dans des plans différents (torsion droite et gauche) et s'incline à gauche ou à droite, en devenant oblique à la ligne des épaules (inclinaison droite et gauche).

En résumé, il y a six mouvements de décomposition : flexion, déflexion, inclinaison à gauche, inclinaison à droite, torsion à gauche, torsion à droite. Toutes les combinaisons peuvent être faites avec l'appareil musculaire et, si on veut même analyser le rôle de chacun, on voit que le même muscle agit de plusieurs façons, suivant qu'il se contracte seul, avec celui du côté opposé, ou avec son opposant habituel. Ainsi le sterno-mastoïdien gauche fléchit la tête, l'incline à gauche et la tord du côté opposé. Le trapèze gauche défléchit la tête, l'incline à gauche, la tord du côté opposé. Donc les deux muscles du même côté ne font qu'incliner la tête, car les autres actions se compensent. Ainsi on constate que les deux trapèzes défléchissent la tête et que les deux sterno la fléchissent. On peut donc avec ces deux muscles obtenir toutes les combinaisons.

Technique du massage et de la mobilisation du cou. — Nous connaissons la direction des fibres des quatre muscles superficiels, nos doigts suivant les fibres avec des pressions variables d'intensité, caresses, contact pour combattre les contractures, pressions moyennes pour obtenir un réveil de la vitalité des fibres charnues.

Mais les muscles du cou se massent difficilement, quand ils sont contracturés surtout : le sterno amène le rebord du maxillaire au voisinage ou au contact de la paroi costale. Nous conseillons de placer le malade sur un tabouret, de se placer derrière lui et de le renverser de façon que sa tête prenne contact de la poitrine du médecin. Nous pouvons ainsi en reculant, en cédant, aider au mouvement de déflexion, presque insensible, que le malade ne combat pas, parce qu'il sent avec confiance que sa tête est maintenue par la poitrine de l'opérateur. C'est encore une fois le double effet du massage uni à la mobilisation passive (fig. 61).

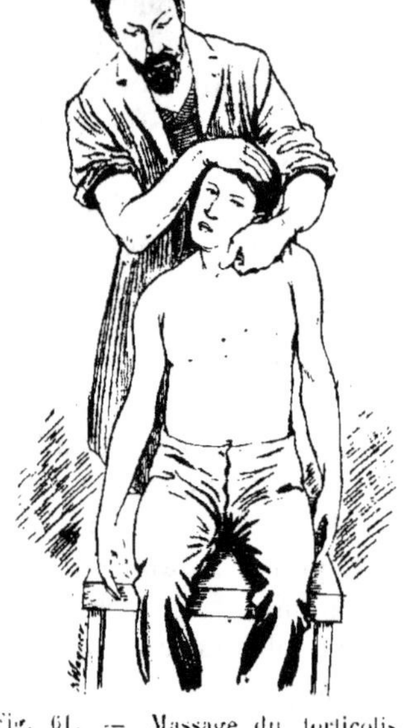

Fig. 61. — Massage du torticolis. Position du médecin pendant le massage et la mobilisation passive.

La main qui masse suit le trajet du sterno-mastoïdien gauche contracturé pendant que la tête du jeune malade est fixée par l'autre main du médecin et appuyée contre son corps, afin de la mobiliser dès que le muscle cédera quelque peu. Le siège sans dossier permet au médecin de fixer au mieux le jeune malade contre son corps.

Est-il besoin de dire que ces mouvements ne sauraient avoir de suite de grandes amplitudes, que ce qu'il faut d'abord obtenir, c'est la confiance de ces muscles qui se mobiliseront vite, quand la contracture aura cédé? Une main fait le massage, l'autre fixe la tête et la maintient contre soi.

Le plus souvent, il ne faut pas compter sur la patience des enfants que l'on soigne : ce n'est pas la vertu de leur âge et l'enfant qui est fatigué se contracture davantage ; aussi après plusieurs tentatives, et tentatives qui cèdent vite, quelques minutes de repos sont nécessaires. Une nouvelle reprise permet de faire quelque nouveau progrès.

Ces exercices passifs, pratiqués pendant le massage, ne peuvent être que des mouvements complexes, puisqu'il s'agit de constater si le sterno ou le trapèze qu'on masse se décontracture ; mais on doit après ces manœuvres chercher à faire des mouvements décomposés, réguliers, flexion, déflexion, etc. Si la mobilisation passive a obtenu un résultat sérieux, les exercices actifs peuvent être de suite entrepris, mais en évitant d'aller jusqu'aux limites de l'étendue du mouvement : se rappeler surtout que le mouvement actif d'un contracturé ne doit jamais demander d'effort. C'est pour cette raison que nous conseillons, au lieu d'obtenir un mouvement très étendu, de placer le malade dans des positions diverses, et de le prier de conserver sa position pendant une ou deux secondes.

La suggestion aide beaucoup l'opérateur, les enfants se laissent facilement influencer par quelques paroles d'encouragement, par des félicitations, par tout ce qui excite leur amour-propre : tel enfant qui apprend que tel autre a mieux fait, guérit plus vite, parce qu'il devient plus attentif, plus docile. La suggestion par injonction réussit mieux chez d'autres.

L'enfant jeune, indiscipliné, est soigné avec quelque difficulté : on peut surprendre sa volonté, en employant l'artifice qui consiste à se servir de sa vision binoculaire, comme direction de ses mouvements du cou. On montre à distance une légende de journal à l'enfant et on lui fait lire un titre ou une annonce, en plaçant la ligne parallèlement à celle de ses yeux. Pendant qu'il lit, on fait tourner légèrement le journal pour qu'il suive de son regard la ligne commencée, peu à peu la tête se redresse (fig. 62).

Ce procédé ne doit pas être employé trop tôt, sinon la contracture persiste et l'enfant tourne la tête, parce qu'il n'aime pas lire sur un texte oblique, mais il lève l'épaule qui suit le cou et c'est une autre déformation à guérir, sans aucun profit (fig. 63).

Le jeune malade atteint de torticolis idiopathique, guérit parfois spontanément, mais on voit des enfants qui conservent leur déformation plus longtemps : l'affection est douloureuse en elle-même et mérite des soins qui l'amènent le plus tôt possible à résolution. On peut employer simultanément fébrifuge et antinerveux, et même un liniment calmant local, mais l'enfant reconnaît bien que c'est le massage qui l'a le plus calmé, parce qu'il lui a donné du soulagement à ce symptôme si pénible de la contracture qui s'oppose au mouvement et le rend douloureux.

Dès le lendemain de la première séance, les mouvements sont plus étendus, et au bout de quatre, six, huit jours, l'enfant est entièrement rétabli.

Nous ne voulons pas donner toutes les variétés de forme, de localisation, d'intensité : le plus communément, un seul muscle est très souffrant, mais presque tous les muscles du cou sont quelque peu contracturés, d'où difficulté au début d'un diagnostic précis du muscle

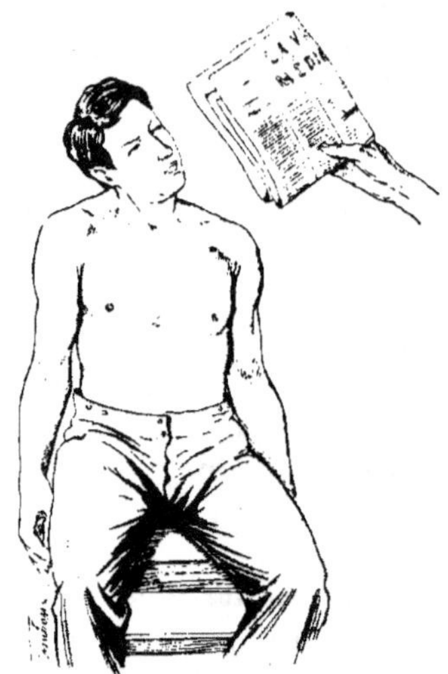

Fig. 62. — Mobilisation du cou dans le torticolis par la lecture binoculaire.

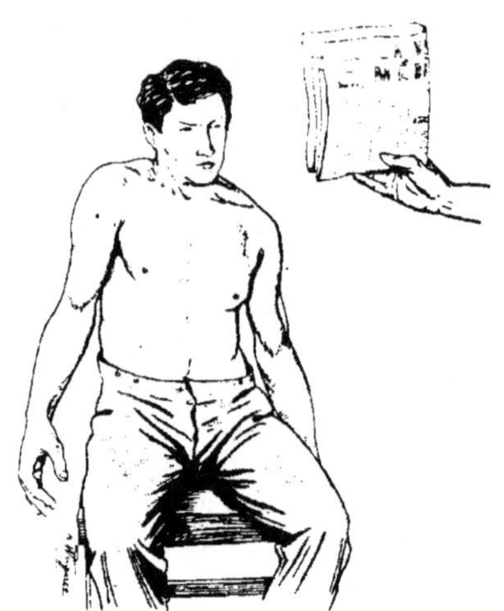

Fig. 63. — Mobilisation du cou dans le torticolis. Inconvénient de la lecture binoculaire.

Lorsque les muscles ont commencé à abandonner leur état de contracture et que la mobilisation passive a déjà permis quelques mouvements du cou, le malade éprouve quelque pusillanimité à faire de lui-même ces mouvements. Il est préférable de surprendre son muscle en l'obligeant à redresser la tête par la lecture binoculaire d'un petit texte à une certaine distance. La lecture est plus facile, quand la ligne des yeux est parallèle à la ligne du texte. Aussi redresse-t-on peu à peu le texte et la tête suit le mouvement pour conserver le parallélisme.

Dans ce procédé de mobilisation du torticolis, si on veut redresser trop tôt la tête, la contracture n'ayant pas cédé, le jeune malade suit avec attention la lecture de la ligne qu'on lui présente, mais le muscle conservant sa disposition maladive, entraîne l'épaule qu'il surélève plus ou moins, communiquant ainsi une nouvelle déformation qui devient très difficile à corriger, car l'épaule est maintenue dans cette nouvelle position irrégulière par la contracture encore plus accentuée des muscles du cou.

malade. Ce n'est qu'après un ou deux massages, quand la région cervicale n'est plus tout entière sous le régime de la contracture, quand le muscle malade reste seul encore contracturé plus ou moins, qu'on peut localiser le mal avec précision. Il importe d'ailleurs peu, et cette remarque ramène à cette formule, que, dans le torticolis, il faut soigner toute la musculature de la région cervicale.

Nous avons donné ce principe parce que dans les torticolis anciens à dégénérescence fibreuse, on trouve plusieurs muscles malades, et que mieux vaut ici encore s'appliquer à retrouver la fonction plutôt que chercher à lutter contre une contracture reconnue. Nous pensons à un cas de contracture des scalènes, qui nous a tenu quelque temps en éveil : nous localisions nos manœuvres, nos effets; d'un jour à l'autre, la jeune fille, dont nous soignions avec opiniâtreté la région inférieure et antérieure du cou, reproduisait son torticolis à peu près généralisé. Tout cessa le jour où la région cervicale entière fut soignée, par massage des deux sterno et des deux trapèzes, avec mouvements progressifs et décomposés de la tête.

Ruptures musculaires.

Toute rupture musculaire suppose d'abord, tantôt un traumatisme qui agit sur un muscle en contraction, tantôt une contraction musculaire maladroite et brutale, d'autre part, un mauvais état de la fibre charnue.

Tous les muscles peuvent se rompre, mais quelques-uns sont plus fréquemment atteints de ruptures : les principales localisations sont relevées sur les muscles les plus exposés ou les plus malades, ainsi se rompt le biceps, qui est le muscle dont l'homme abuse le plus volontiers, quand on considère la somme de travail fournie par certains ouvriers ; ainsi le droit interne de la cuisse, le muscle le plus long et relativement le plus grêle de l'économie, qui subit parfois de grandes élongations (grand écart) et auquel on demande (cavaliers) une fonction au-dessus de ses moyens ; ainsi se déchire le triceps sural (coup de fouet) parce que sa texture s'altère singulièrement, quand le membre devient variqueux, car un muscle puissant, le soléaire, fait place à un réseau irrégulier de varices avec dilatations parfois énormes et la fibre charnue a presque complètement disparu. Les ruptures musculaires se placent souvent encore au carré lombaire (tours de rein), au couturier, au triceps crural, etc.

Si on recherchait une méthode préventive des ruptures musculaires, le massage aurait quelque chance d'être accrédité, puisqu'il conserverait aux corps charnus leurs propriétés vitales.

Quelle que soit la région malade, le muscle se déchire en partie ou complètement. Dans tous les cas, la douleur est intense, car la contracture consécutive de tout le muscle est de règle. On comprend alors que la plaie musculaire soit sollicitée par chaque partie du muscle déchiré, qu'elle se rompe encore secondairement et que la douleur ne se calme que si le corps charnu présente une complète solution de continuité ou si quelque artifice fait cesser la contracture.

Les ruptures complètes sont les moins fréquentes : c'est au biceps ou au droit interne qu'on les rencontre d'habitude. Le muscle est libre dans sa gaine aponévrotique et chaque fragment peut se ramasser vers l'extrémité correspondante, tandis qu'au soléaire, au carré lombaire, le corps charnu est fixé par ses insertions multiples et, quand un faisceau se rompt, les fibres voisines fixent les deux segments musculaires.

En donnant les quelques caractères symptomatiques de ces quatre variétés de ruptures et la technique du massage qui en découle, nous aurons indiqué les divers moyens massothérapiques qu'on peut employer contre toute rupture musculaire.

1° **Rupture du biceps.** — Le manouvrier abuse de sa force musculaire ; le biceps est le muscle le plus souvent sollicité, c'est lui qui donne au membre supérieur sa puissance, et les mouvements sont exécutés fréquemment avec le maximum de force. Si la fibre charnue est de bonne structure, si l'influence nerveuse est irréprochable, l'action s'opère normalement, mais si le muscle ne possède pas toute sa vitalité, si la direction est hésitante ou inattentive, la contraction se fait avec maladresse et l'organe se déchire au niveau de sa partie faible, le corps charnu. C'est l'accident qui guette le charpentier frappant de son lourd marteau ; au moment où son outil commence à descendre, il lui donne une secousse qui augmente le poids de la masse : mais le biceps n'éprouve qu'une faible résistance, parce que le moment est bien choisi, et, avec l'habitude, la contraction s'opère presque sans fatigue ; mais, si la contraction du muscle se fait à un instant inaccoutumé, par inattention, ou pour toute autre cause, le biceps ressent une résistance anormale, il se contracte avec violence pour réagir contre cet obstacle imprévu et se brise, surtout si ses fibres sont malades.

Il y a rupture complète ou incomplète; mais celle-ci intéresse assez de faisceaux pour qu'il se produise un écartement sensible et même visible sous la peau. Chaque fragment se contracture et devient douloureux : du sang s'épand par suite de rupture de veines musculaires ou sous-cutanées : le coude se fléchit par contracture du brachial antérieur.

La suture serait le traitement de choix, si les fragments pouvaient être mis en rapport, mais les contractures s'y opposent et le tissu musculaire cède souvent aux sutures que l'on pose, à cause de sa friabilité au voisinage de la rupture. La suture est parfois tentée tardivement ; le muscle est alors difficilement suturé à cause de la rétraction de ses fragments. Ces opérations devraient être proposées le plus tôt possible, si la massothérapie n'apportait une méthode de traitement tout à fait suffisante.

Quotidiennement un massage est pratiqué sur chaque fragment, puis sur tout le membre. Les deux chefs sont rapprochés par pressions plus accentuées, et dès le premier jour la mobilisation passive entretient la souplesse articulaire. La mobilisation active est remise à quelques jours. Un pansement ouaté est appliqué sur le bras, avec tendance au rapprochement des fragments musculaires et le bras est placé dans une écharpe, le coude en flexion : il est recommandé au blessé de remuer la main et l'épaule. Ces quelques mouvements auront pour effet de donner confiance au biceps, sans le faire contracter.

L'écartement diminue de jour en jour : les exsudats se résorbent et quand le malade exécute des mouvements passifs assez étendus, sans douleur, on commence quelques exercices actifs, mais surtout sans résistance. La mobilisation spontanée avec quelque force devra attendre la quatrième semaine, lorsque la réunion des fragments a acquis quelque solidité. Ce n'est guère que vers le quarantième jour que le malade pourra compter sur son biceps, et ce n'est qu'au quatrième mois qu'il pourra tenter de nouveaux efforts ; un muscle digastrique très vigoureux a succédé à la première musculature et rend les mêmes services.

La suture peut s'imposer dans une opération complexe où il a fallu déjà intervenir pour des lésions osseuses, articulaires ou vasculaires : un massage préopératoire rendrait le service de préparer la résolution musculaire et d'aider le chloroforme à cet effet.

Dans les exercices actifs, les mouvements d'assouplissement simultanés, avec le membre du côté opposé, ajoutent à l'adresse du membre par l'éducation des actions synergiques.

2° **Rupture du droit interne**. — Les manœuvres du massage sont à peu près semblables pour cette rupture musculaire, fréquente chez les cavaliers.

Mais si la rupture est complète, le fragment supérieur, au lieu de se remettre en rapport avec les quelques fibres qui sont situées au-dessus du centre de la patte d'oie, va se fixer au grand adducteur, et ajoute à son action. Dans ce cas, la réparation anatomique importe peu. La fonction seule nous intéresse.

Après deux ou trois semaines de massage de la masse des adducteurs, après rééducation de l'adduction, sans résistance d'abord, puis avec opposition aux mouvements, le blessé est exercé à la station debout, au marquage de pas et aux exercices d'assouplissement. Parmi ces derniers, le membre inférieur exécutera des mouvements d'abduction, puis d'adduction, des croisements de jambes, en position debout et assise. Il est alors apte à la marche sur tous terrains et s'entraînera de nouveau à l'équitation.

3° **Rupture du carré lombaire**. — On a souvent confondu avec le lumbago ou rhumatisme des lombes ces douleurs si violentes qui arrivent soudainement à l'occasion d'une flexion du corps et d'un redressement de la colonne lombaire. Cette douleur arrache des cris au malade, l'empêche de trouver une position indolore ; le malade n'est bien ni couché, ni debout, ni assis : il n'ose plus remuer. Ce symptôme indique déjà qu'il y a contracture dans l'appareil musculaire qui préside à l'équilibre de notre station.

Le mouvement de redressement s'est fait avec maladresse et quelques faisceaux musculaires se sont déchirés ; ils appartiennent au grand dorsal, à la masse sacro-lombaire ou le plus souvent au carré lombaire ; ou bien à peine le muscle est-il rompu, que toute la musculature voisine se contracture pour immobiliser le faisceau déchiré et le moindre mouvement est horriblement douloureux.

Sans insister sur le diagnostic, remarquons que le lumbago et la névralgie iléo-lombaire permettent des mouvements et des positions de repos ; certains points sont plus douloureux, et en général un seul côté est atteint. Dans la rupture, tout mouvement est pénible, tout muscle de la région dorso-lombaire est contracturé et sensible.

Ces symptômes nous donnent l'indication du traitement ; il suffira d'amener la résolution musculaire pour que les douleurs se calment. Malheureusement il est assez difficile déjà de trouver une position de repos pour masser les muscles déchirés. On ne saurait donner de règle pour placer le malade en décubitus latéral, abdominal, ou en station assise. Certains préfèrent garder la station debout et s'appuyer des deux bras sur un meuble assez élevé (dossier de fauteuil).

La première séance est souvent défectueuse pour ce motif, et même les tentatives de déplacement ont amené une exacerbation des douleurs. Il est de la plus haute importance que le malade ne redoute pas l'heure du massage, au contraire, il doit le désirer. Aussi je conseille, si la douleur empêche de placer le malade dans une position de repos, de faire le premier jour une injection de morphine, car les liniments chloroformés sont insuffisants. Le massage achève la résolution musculaire et quelques mouvements passifs du rachis donnent confiance à toute la région.

Le muscle déchiré est difficile à reconnaître le premier jour : aussi exerce-t-on des pressions légères sur tous les muscles des lombes (grand dorsal, masse commune et muscles des gouttières vertébrales, carré lombaire. Le lendemain on reconnaît que c'est un des deux carrés qui a été rompu. Le massage alors insiste davantage de ce côté.

Les mouvements passifs s'adressent au rachis, flexion, extension, torsion à gauche, à droite, inclinaison à gauche, à droite, et mouvements complexes ; on termine par des mouvements du membre supérieur combinés avec ceux du rachis, et de même pour le membre inférieur, mais ce n'est guère qu'à la quatrième séance que ces derniers mouvements peuvent être exécutés régulièrement.

Les mouvements actifs sont conseillés dès le premier jour, à cause des contractions continuelles des muscles de la colonne vertébrale, qui sont toujours en éveil pour l'équilibre dans la station debout ou assise.

Ces ruptures doivent être soignées pendant trois semaines au moins, afin que l'on rende au malade des muscles en bon état. La dégénérescence occasionnerait de nouvelles ruptures, et c'est précisément de règle, qu'une rupture arrive rarement isolée : il y a des malades fréquemment atteints, comme les variqueux sont souvent victimes de coups de fouet.

4º **Rupture des muscles de la jambe** (*coup de fouet*). — Le variqueux a des mauvais muscles de la jambe, disséqués par des veines dilatées et nombreuses : aussi y a-t-il cercle vicieux, circulation mauvaise, parce que mauvaise musculature, et réciproquement : un jour il contracte mal son soléaire, qui n'a pas la force de résister, ou résiste mal et se déchire.

Une douleur vive, brûlante, cingle comme un coup fouet les muscles du mollet, et le malade éprouve la sensation du manque, il se laisse tomber, mais se relève et se plaint de tension dans sa jambe. Couché, le malade reconnaît que cette jambe est tuméfiée, violacée, par suite du sang épanché ; il ressent des fourmillements, de la pesanteur. Le triceps de la jambe est contracturé.

Quelques pressions de massage aident la circulation, les muscles entrent facilement en résolution et celle-ci persiste, si le malade reste couché.

Les manœuvres sont renouvelées chaque jour : le pied, la jambe sont mobilisés, et dès que la tuméfaction a disparu, on commence la rééducation de la marche. La guérison arrive assez vite, au bout d'une, de deux semaines ; mais si le malade n'est pas suivi quelque temps pour la reconstitution de ses muscles, de nouveaux coups de fouet menacent notre variqueux.

5º **Autres ruptures musculaires**. — Qu'il y ait rupture de tout autre muscle, il sera facile de se guider sur les conditions à tenir dans les quatre cas cités. Ainsi un couturier déchiré se soigne comme un droit interne ; toutefois, la fonction musculaire variant, d'autres mouvements seront conseillés et recherchés : toute rupture d'un muscle des gouttières vertébrales se soignera comme nous l'avons indiqué pour les ruptures du carré lombaire. Enfin, on ne saurait oublier que la fibre musculaire doit être en excellent état pour résister à des contractions parfois maladroites et inattentives et négliger de suivre le temps suffisant les dégénérés musculaires à la suite de fièvre grave, d'intoxication (diphtérie, saturnisme, etc.), afin de rendre la vitalité musculaire perdue, mais encore mieux, afin de leur éviter, par manœuvres prophylactiques, des accidents inévitables plus tard.

CHAPITRE IV

MASSAGE ET MOBILISATION
DANS LES MALADIES DU SYSTÈME NERVEUX

CONSIDÉRATIONS GÉNÉRALES.

Du jour où la méthode de mobilisation fut employée dans les traumatismes osseux et articulaires, la massothérapie scientifique devint un procédé d'intervention de choix dans les diverses affections nerveuses. Douleurs, contractures, faiblesse musculaire, que Championnière nous apprenait à combattre par manœuvres de massage et rééducation, sont des symptômes d'ordre neuro-musculaire. Le massage devenait par la même occasion un nouvel agent thérapeutique dans les maladies des centres nerveux et des nerfs, puisqu'on y rencontrait des signes identiques.

Chez les fracturés, la méthode intervenait contre les divers symptômes nerveux (douleur, contractures) au début ; plus tard, pour la régularisation de la fonction réparatrice (formation du cal) ; le neurologiste s'occupa de même de soigner particulièrement chaque symptôme par le massage et la mobilisation, reconnaissant d'ailleurs que le même malade pouvait réclamer à des périodes variables, à des heures différentes, un traitement spécial. Ainsi l'ataxique ne saurait être soigné de semblable manière le matin et le soir, au début, au cours ou vers la fin de sa maladie.

Le nerveux devenait donc un terrain nouveau d'intervention réclamant du kinésithérapeute des soins particuliers suivant les indications du moment.

Action du massage sur les symptômes névropathiques. — C'est en effet de la sorte qu'il faut concevoir toute thérapeutique des maladies du système nerveux : Agir sur l'anesthésie ou l'hyperesthésie, sur la contracture ou la paralysie, avec les mêmes moyens, mais par des procédés en rapport avec le symptôme observé. Il devait en être du massage comme de tout moyen thérapeutique : calmer ou stimuler. L'hydrothérapie, l'électricité, le médicament modèrent la douleur et la contracture, ou réveillent l'anesthésie et raniment la paralysie. Charcot ne donnait-il pas cet excellent conseil à ses nerveuses qui se plaignaient de lassitude le matin, après des nuits cruelles d'insomnie et d'agitation : « Le matin, à peine levée, prenez une douche froide stimulante et le soir, avant de vous coucher, restez trois quarts d'heure dans un bain chaud à 35° ».

Le massage agit avec les mêmes effets, aussi ne traiterons-nous pas l'ataxie locomotrice progressive, ni l'hémorragie cérébrale, mais nous soignerons un ataxique et un hémiplégique, en les suivant tous deux, sans espoir de guérison de la maladie, mais avec certitude de l'amélioration des symptômes et du retard de l'évolution morbide.

La technique n'a rien de spécial. — Nous n'avons pas, de ce fait, à décrire spécialement les manœuvres de massage que la main doit employer, quand elle intervient dans les divers états névropathiques ; cependant nous pouvons rappeler qu'en général les pressions de simple contact et les effleurages donnent la sédation musculaire et des pressions d'intensité moyenne excitent la vitalité de la fibre musculaire.

La contracture musculaire est rarement localisée à un seul muscle, surtout lorsque les effets sont dus à une action nerveuse ; un territoire, une région, un membre sont alors en contracture. Mais comme nous obtenons le calme musculaire par une action réflexe, un simple contact ou quelques manœuvres sur un seul muscle peuvent suffire pour que tout le membre ou tout le territoire entre en résolution.

On peut l'observer dans une contracture des muscles du bras, à la suite de surmenage par exemple : biceps et triceps sont tous deux indurés et fixent le coude dans une demi-flexion. Il suffit d'agir sur le biceps en appliquant très légèrement la main en gouttière longitudinale (fig. 1) pendant quelques secondes ; on répète ce contact plusieurs fois, et, s'il ne suffit pas, on le remplace par un effleurage lent, dirigé le long de ses fibres, du coude à la coulisse bicipitale, pour que la face palmaire de cette main qui masse constate peu à peu le changement de consistance du corps charnu et que l'autre main qui tenait et fixait l'avant-bras ressente la diminution de la raideur du coude. Il est inutile de répéter les manœuvres sur les autres muscles du bras : le brachial antérieur, adjuvant du biceps, et le triceps, son opposant, ont bénéficié des mêmes effets.

Nous ne reviendrons pas sur les résultats obtenus dans les contractures par l'union du massage et de la mobilisation passive : en parlant du traitement du torticolis et des contractures, nous avons signalé ce procédé, comme nous avons indiqué les caractères particuliers des exercices physiques qui complètent ces mouvements.

Nous pouvons constater déjà, qu'il y a des rapports constants dans nos actions sur les systèmes nerveux et musculaire ; d'ailleurs la pathologie musculaire peut être liée à celle de l'appareil nerveux, car il n'est pas de lésion nerveuse qui n'ait son retentissement sur l'appareil locomoteur.

Division. — Nos manœuvres s'adresseront aux nerfs et à leurs terminaisons dans la peau et dans le muscle ; c'est là d'ailleurs qu'aboutit le dernier prolongement de la cellule nerveuse, qu'elle soit sensitive ou motrice. Aussi diviserons-nous notre étude d'après cette indication. Nous étudierons donc le massage dans les maladies où se manifestent des exagérations ou des diminutions de l'influence nerveuse : hyperesthésie, c'est-à-dire névralgie et contracture, ou bien anesthésie et paralysie.

Cependant nous négligerons pour le moment la contracture et l'anesthésie, parce que nous avons déjà envisagé la première avec les maladies du système musculaire et que notre rôle dans l'anesthésie sera suffisamment expliqué, quand nous en parlerons plus tard dans l'hémorragie cérébrale.

Névralgie sciatique.

Nous choisissons la névralgie sciatique comme type de notre description, parce que le nerf sciatique est le plus important d'une part et que c'est d'autre part un des nerfs les plus souvent atteints.

Sans développer toute l'anatomie du nerf sciatique, nous pouvons rappeler en quelques mots que, formé par la branche terminale du plexus sacré, situé dans le petit bassin, hors de notre atteinte, il sort par la grande échancrure sciatique (point fessier), descend ensuite entre l'ischion et le grand trochanter sur le carré crural (point trochantérien), se place au milieu de la région postérieure de la cuisse, où il se divise. Au creux poplité, la branche externe devient plus superficielle et va gagner obliquement le col du péroné qu'elle contourne (point péronier) et pénètre dans la loge antéro-externe qu'elle innerve, puis traverse l'aponévrose au-dessus du cou-de pied, pour se diviser dans la peau de la région dorsale du pied. La branche interne continue la direction du tronc principal, traverse en diagonale verticale le losange poplité (point poplité), entre dans la loge postérieure de la jambe, y fournit de nombreux rameaux musculaires, mais il reste un nerf assez volumineux qui suit le bord interne du tendon d'Achille, derrière la malléole tibiale (point malléolaire), puis entre dans la gouttière calcanéenne (point calcanéen) et se divise en nerfs plantaires interne et externe (point plantaire) pour les muscles et la peau de la région plantaire.

Nous rappellerons encore que la névralgie sciatique se présente sous forme de douleur continue ou d'accès. Dans la crise suraiguë, il y a exagération des douleurs avec irradiations très étendues. Entre les crises, la douleur s'atténue sans disparaître et la fonction locomotrice, qui est sous la dépendance des muscles innervés par le sciatique, se ressent de cet état : l'atrophie musculaire, considérée comme une conséquence de cette paresse musculaire, est un des résultats des troubles trophiques qui accompagnent la névralgie et surtout la névrite.

Névralgie et névrite sont variables comme effet et comme pronostic ; notre action massothérapique fait peu en cas de névrite ; elle est plus effective dans la névralgie, mais c'est la cause de cette affection qui nous permettra de pronostiquer les résultats de notre intervention. Nous réussirons dans les névralgies de nature rhumatismale, *a frigore*, dans celles qui sont dues à une circulation veineuse défectueuse (varices) ou qui sont consécutives aux traumatismes. Mais dans les compressions du petit bassin (tumeurs, cancer, etc.) et les névrites anciennes, le massage n'obtient que de mauvais résultats.

Les névralgies ont été améliorées pendant les crises paroxystiques : on doit donc tenter deux ou trois fois le massage pendant l'accès dans un but analgésique et suspendre, si le malade se plaint de nouvelle exacerbation.

Quel que soit le moment de l'intervention, la séance consiste à masser d'abord le nerf lui-même en remontant vers le centre. On suit par pressions légères sa direction, depuis l'anneau du soléaire jusqu'à l'échancrure sciatique : on masse de même la branche externe, depuis le col du péroné jusqu'au sommet du creux poplité.

Des pressions sont ensuite faites sur les branches depuis la gouttière calcanéenne jusqu'au creux poplité, pour la branche interne, et de la région prémalléolaire externe jusqu'à la partie la plus élevée de la loge antéro-externe, pour la seconde branche. Enfin des manœuvres sont encore faites le long du biceps de la cuisse et du demi-membraneux.

Les diverses articulations du membre inférieur sont mobilisées passivement, tandis que l'on exerce des pressions de simple contact, les vibrations manuelles, les effleurages, les pressions très légères qui mettent en résolution les corps charnus des muscles innervés par le sciatique qui étaient contracturés, surtout au moment de la crise.

Certains malades supportent ce massage au moment des crises, comme à toute période de la maladie, d'autres ressentent de telles exacerbations à la première pression, qu'il faut cesser et se contenter de ne masser qu'après l'accès.

Les séances sont alors pratiquées par séries de vingt. Les muscles moins contracturés, le nerf moins sensible, les articulations plus souples permettent des manœuvres moins délicates et d'effet plus général; cependant, au début, les mêmes précautions sont nécessaires, afin d'entraîner le malade à exécuter des mouvements de plus en plus étendus et à reprendre rapidement la fonction locomotrice, car il est aussi très important que les névralgiques puissent, par l'exercice, lutter contre les méfaits de la diathèse rhumatismale.

C'est d'ailleurs pour éviter les atrophies musculaires et tous les troubles trophiques accompagnant les névralgies que la première série de séances doit être suivie d'une nouvelle cure qui améliore aussi la circulation du membre.

Cette mobilisation répétée entretient jointures et muscles, voire même veines et peau, sans parler de son effet utile sur la santé générale.

Nous laissons de côté les désordres articulaires, les difformités secondaires avec infirmités dues à des dégénérescences par rétraction à la suite de névralgies de longue durée, de névrites incurables. Ce sont là des troubles articulaires contre lesquels nous pouvons peu de chose, mais que nous avons cependant entrepris d'améliorer, comme nous l'avons signalé en étudiant les affections articulaires.

Autres névralgies.

Parmi les névralgies qui présentent quelque fréquence, la névralgie intercostale ainsi que sa voisine la névralgie iléo-lombaire méritent de nous arrêter un instant.

Les rapports de la région que parcourent les nerfs intercostaux et les quatre branches superficielles du plexus lombaire, c'est-à-dire la paroi thoraco-abdominale, expliquent comment la douleur de ces nerfs en impose souvent pour des douleurs viscérales et occasionne parfois des difficultés de diagnostic. Mais l'intérêt qui ressort de ce voisinage est tout autre pour nous : il réside dans les manœuvres de mobilisation qui correspondent aux parties des muscles qui ont des rapports intimes avec le thorax et l'abdomen et même jouent des rôles importants dans la respiration, l'émission de la voix et surtout l'effort.

Les contractures des muscles du thorax et de l'abdomen sont pénibles pour le malade et le massage les met facilement en résolution.

La technique consiste en manœuvres de massage sur les grands muscles superficiels du thorax (épaule, cou) et de l'abdomen, c'est-à-dire deltoïde, grand pectoral, sterno-mastoïdien, trapèze, grand dorsal et même biceps et triceps du bras, puis grand droit antérieur, grand et petit obliques.

Les mouvements de l'épaule, du cou, du rachis, flexion, extension, inclinaison, torsion, etc., enfin des exercices respiratoires, inspiration lente et profonde, sans et avec mobilisation du bras, du cou et du thorax, complètent ces exercices passifs et actifs, auxquels on joint des mouvements du membre inférieur, si la névralgie est iléo-lombaire.

Le zona qui accompagne souvent cette névralgie ne gène aucunement ce traitement. Au contraire, des manœuvres de massage localisées autour de la plaque d'herpès zoster semblent activer sa guérison : d'ailleurs le massage agit dans un but prophylactique contre cette complication trophique, qui se présente plus rarement, lorsque la massothérapie est intervenue de bonne heure.

La durée de la névralgie intercostale est moindre que la sciatique: le malade est suivi jusqu'au jour où ses douleurs disparaissent, car il ressent un effet d'autant plus manifeste du massage que la dyspnée s'améliore vite après la disparition des contractures musculaires.

Paralysies radiales

La névralgie n'est observée communément que sur quelques nerfs; la paralysie peut les atteindre tous. Cependant, à cause de leur situation plus exposée aux effets du traumatisme (plaies, compressions, etc.), à cause des localisations habituelles des lésions centrales (hémorragies cérébrales), etc., quelques-uns sont plus souvent gênés dans leur fonction de conductilité. Les nerfs des membres sont plus facilement blessés : parmi eux, le nerf radial est le plus fréquemment paralysé. C'est la paralysie radiale qui nous servira de modèle pour expliquer notre mode d'intervention dans les paralysies nerveuses.

1° **Paralysies a frigore**. — Il est utile de spécifier encore notre description; nous pourrions l'étendre à toute paralysie de ce nerf, mais avant de généraliser sur la cause et par suite sur notre intervention, nous pensons qu'il est préférable de simplifier encore, en n'étudiant d'abord que la paralysie radiale dite *a frigore* ou rhumatismale, qui forme d'ailleurs une affection typique, puisqu'elle suit toujours le même cycle avec guérison. Nous généraliserons ensuite avec plus de facilité.

En quelques mots, rappelons rapidement le tableau du malade :

c'est un homme, souvent en état d'ébriété, qui s'est couché sur le sol, la tête appuyée sur une pierre, mais, ayant glissé son bras sous sa tête, en guise d'oreiller. Il dort profondément, ne ressentant ni le froid, ni les fourmillements consécutifs à la compression du bras. Il se réveille frissonnant, le bras inerte avec de l'engourdissement, demande conseil au médecin qui constate l'attitude caractéristique de la main : le poignet retombe, quand on le relève en extension. Les mouvements d'adduction et d'abduction sont impossibles, ainsi que la supination.

Les troubles de sensibilité sont en rapport avec la distribution des nerfs sensitifs.

Mieux vaut intervenir le plus vite possible. Le massage est, à notre avis, le meilleur traitement de choix : comme nous avons pu l'observer sur une paralysie radiale bilatérale, son effet est plus rapide que toute méthode électrique. La technique massothérapique comprend d'abord le massage du nerf radial que l'on peut suivre de la gouttière externe de l'avant-bras à l'aisselle ; comme il se divise en un bouquet des rameaux moteurs, en sortant du court supinateur, on ne saurait l'atteindre à la région dorsale de l'avant-bras. La branche sensitive peut être suivie par la main qui masse, depuis la tabatière anatomique jusqu'au pli du coude.

Après les quelques pressions exercées sur la branche sensitive et le tronc du nerf, le massage s'adresse aux muscles où se rendent les branches motrices, long abducteur, court extenseur, extenseur commun, extenseurs propres du pouce, de l'index, du petit doigt, long supinateur et radiaux. Nous ne parlons pas du court supinateur qui est inaccessible. Mais le massage du triceps et même du deltoïde, innervés tous deux par des branches du nerf radial (rameau du triceps et nerf circonflexe), agit utilement sur tout le système moteur de ce territoire.

L'action du massage sur les nerfs est évidente ; mais son effet est plus étendu, car son action sur la fibre musculaire est de même indéniable, et il aidera le muscle à conserver le plus longtemps possible son irritabilité hallérienne : grâce à ces manœuvres, s'il y a quelque retard dans le retour de la fonction, le nerf ne trouvera pas alors un muscle dégénéré. Cette double action a son importance dans les plaies des nerfs, comme nous le verrons.

La mobilisation des articulations qui sont sous la dépendance des muscles innervés par le radial est ensuite pratiquée passivement et, dès que le paralytique le peut, il s'exerce lui-même pour que la force musculaire revienne rapidement. Si la paralysie est incomplète, les mouvements des muscles respectés sont sollicités en plaçant le membre dans des positions qui aident leur contraction, comme on le fait d'ailleurs pour exercer les muscles voisins qui dépendent du territoire du cubital et du médian. Ainsi la flexion de la main ne se fait avec quelque puissance que si le poignet est redressé; la synergie musculaire exige la communion d'action des trois nerfs.

La paralysie radiale essentielle dure rarement plus d'un mois, quand elle est soignée de suite : le malade est suivi jusqu'à guérison complète.

2° **Autres variétés de paralysies radiales.** — 1° *Plaies du membre supérieur.* — Le nerf radial peut être blessé par instruments piquants ou tranchants dans tout son territoire, de l'aisselle jusqu'à sa dernière branche: le traitement variera peu. Cependant si la plaie nerveuse, méconnue tout d'abord, est cachée par des téguments cicatrisés, le retour des mouvements ne saurait être assuré, car le nerf peut être sectionné, et les deux extrémités éloignées l'une de l'autre. Le chirurgien intervient alors pour faire la suture, mais, dans l'intervalle, les muscles ont tout le temps de dégénérer. Aussi doit-on entretenir leur irritabilité le plus longtemps possible, afin que la régénération nerveuse retrouve un muscle qui contienne encore quelques fibres charnues.

Le massage est surtout musculaire; mais il peut s'adresser aussi aux tissus nerveux, afin d'aider la vitalité des parties qui le constituent et par suite sa régénération.

Dans le cas où l'extrémité nerveuse périphérique n'aurait pu être suturée au point principal, la rééducation motrice doit être tentée le plus longtemps possible, pour solliciter la motilité par d'autres nerfs qui peuvent avoir des anastomoses avec le nerf sectionné, comme nous l'avons observé dans un cas de plaie de la main.

2° *Plaies ou compression du plexus brachial.* — D'autres paralysies radiales peuvent être encore observées dans des cas de plaies ou de compression du plexus dans l'aisselle, mais le traitement devient plus complexe, car des muscles du territoire du cubital et du médian sont aussi atteints. La paralysie est moins complète et la question intéressante est de savoir si la cure est possible par suite de guérison de la plaie ou de sa suture et après ablation de la cause de compression (tumeur extirpée, ganglions, cancer, etc.).

En cas de plaie de l'aisselle ou de la région sus-claviculaire par un instrument piquant, la paralysie consécutive a pour origine une hémorragie : le sang épanché comprime les filets nerveux voisins, mais sa résorption est une question de temps et le massage a un rôle d'entretien vital. La blessure elle-même d'un nerf du plexus

par instrument piquant n'occasionnerait pas de troubles paralytiques aussi importants : les symptômes nerveux sont alors plutôt
névralgiques, mais quand la plaie est faite par un instrument cou-
pant, ou par des armes à feu, les lésions paralytiques sont plus ou
moins étendues et s'adressent à plusieurs nerfs du bras : des muscles
du territoire du radial, du cubital et du médian sont atteints sans
aucune précision. Ils ne sont jamais complètement paralysés, à
moins de lésions très étendues.

Le massage améliore rapidement ces cas divers, car il obtient de
la partie indemne de chaque corps musculaire, le maximum de sa
fonction. Tel fléchisseur parésié à la suite d'une plaie de l'aisselle par
balle de revolver, et qui saisissait avec peine les objets au lendemain de l'accident, a regagné la plus grande partie de sa force au
bout d'une semaine de traitement : mais il conserve longtemps un
certain degré de faiblesse. Les suites dépendront de l'évolution de
la plaie nerveuse : suivant que le nerf sera régénéré ou que la conductilité aura emprunté la voie collatérale par une anastomose. Enfin
nous devons compter aussi sur les lésions de névrite ascendante
avec troubles graves du côté des centres nerveux : notre intervention
deviendrait alors à peu près inutile. C'est d'ailleurs le même insuccès qui attend toute intervention sur les territoire nerveux du
membre supérieur, en cas de tumeur maligne des régions claviculaire et axillaire : la cachexie qui survient rend inutile le travail
de soutien qu'exerce le traitement. Le massage dans ce cas sera
surtout mécanique ; il aura pour but de soulager le malade en
s'opposant aux œdèmes du membre dus à la compression des veines
axillaires.

3° *Lésions centrales.* — Il est enfin un dernier groupe de paralysies radiales sur lesquelles nous insisterons à peine, car nous
devons revenir sur cette question à propos de l'hémiplégie. Cependant
dant avant même que toute localisation de lésion soit faite, le
massage a sa première indication dans le symptôme paralysie et
nos pressions doivent se localiser de suite aux muscles atteints,
qu'ils soient annihilés dans leur fonction motrice, ou qu'ils accusent
simplement quelque faiblesse. Le diagnostic sera posé ensuite d'après
les signes observés, et, suivant que la maladie sera progressive ou
régressive, nous poursuivrons notre action dans un but curateur ou
dans une intention de surveillance expectative.

Nous entretenons plus ou moins longtemps l'irritabilité de la
fibre musculaire et ensuite nous rééduquons la fonction des muscles
qui dépendent du territoire nerveux qui a souffert.

Enfin si ce territoire est annihilé, nous essayons de rééduquer la fonction au moyen de muscles voisins, et même, si nous ne pouvons obtenir de mouvements par cet artifice, nous recherchons de notre mieux à donner au paralytique quelque mouvement se rapprochant le plus de la fonction perdue.

Hémiplégie (hémorragie cérébrale).

Nous ne donnerons pas d'exemple spécial au sujet de notre action sur les lésions anesthésiques; comme celles-ci se trouvent rarement isolées, nous préférons les laisser groupées avec les lésions motrices comme nous l'avons fait pour le nerf radial; suivant fidèlement le plan que nous nous sommes tracé, d'après notre action réelle sur les symptômes névropathiques et nulle contre les maladies et leur évolution progressive, nous décrirons maintenant notre méthode d'intervention dans les cas de paralysie s'adressant à la fois à toute direction nerveuse (motilité, sensibilité, nutrition). Nous prendrons ce syndrome si classique de l'hémiplégie à la suite d'hémorragie cérébrale; nous donnerons en même temps les indications nécessaires à connaître en cas d'apoplexie, d'hémiplégie, d'hémicontracture, etc., et enfin nous expliquerons comment on peut apprendre à l'infirme par hémiplégie le moyen de se servir le mieux possible de l'appareil musculaire réduit et de qualité fort défectueuse que lui ont laissé ses lésions plus ou moins étendues.

1° **Apoplexie**. — Tout le monde ne paraît pas d'accord au sujet de la période apoplectique de l'hémorragie cérébrale. Les uns pensent que, dès la première manifestation de la maladie, on peut commencer à mobiliser les diverses articulations du côté paralysé, en insistant surtout sur les jointures les plus importantes, c'est-à-dire les doigts, le poignet, le coude et le genou; ce seraient de simples mouvements passifs aussi étendus que possible, répétés plusieurs fois dans un but de souplesse future.

D'autres, et ce sont les plus nombreux, considèrent que cette période de la maladie demande la plus grande réserve. La physiologie pathologique condamne en effet toute intervention à cette heure, car le moindre travail cérébral ne saurait s'accomplir sans causer des variations de pression dans les vaisseaux de l'encéphale. Le plus grand calme, l'absence de la moindre excitation cérébrale (mouvement communiqué, impression des organes des sens) sont les plus sûrs garants contre toute complication grave et l'apoplexie doit être respectée jusqu'au moment où le malade a repris connaissance de façon absolue et certaine, et non pas au premier mouvement observé du côté non paralysé ou dès constatation que la déviation conjuguée de la tête et des yeux a cessé.

Il existe, en effet, après cette période apoplectique, quelquefois pendant la fin de cette période, et, c'est souvent de mauvais augure, des convulsions, des contractures précoces. La moindre intervention ne peut que mieux préparer ces complications et les accroître. C'est précisément la raison qui nous fait considérer l'apoplectique comme un malade à respecter.

2º Hémiplégie généralisée à tout le côté. — L'hémiplégie peut apparaître sans apoplexie antérieure, et le malade assiste à l'envahissement de la paralysie; et, sans aucune défaillance intellectuelle, en quelques minutes ou quelques heures, tout le côté est paralysé.

La face, le bras, la jambe deviennent inertes, à l'abdomen, au thorax, aux yeux; quelques mouvements associés à ceux du côté opposé sont conservés. Mais pendant une période de quelques jours, parfois quelques semaines, l'hémiplégie persiste avec cette généralisation, les membres demeurent flasques et sans mouvements. L'hémianesthésie n'est observée que dans certaines formes de lésions: elle suit la distribution motrice, comme tous les troubles trophiques d'ailleurs.

Pour observer avec plus de rigueur notre abstention pendant la période apoplectique, nous conseillons de ne pas intervenir davantage pendant cette seconde période de début. Nous n'y serions autorisés que si sa durée se prolongeait au delà de quinze jours, d'autant plus que la paralysie conserve quelquefois le caractère de cette période de la généralisation hémiplégique.

3º Période de régression. — C'est surtout lorsque le médecin constate que le mouvement reparaît dans un segment de membre, dans un membre, dans le bras et la jambe et reste localisé à la face par exemple, ou bien au bras formant des monoplégies totales ou partielles, c'est à cette époque que nous devons nous attacher avec beaucoup d'attention à notre malade et le suivre quotidiennement pour gagner à temps le plus de mouvements, conserver à cette musculature ses propriétés diverses, sa vitalité d'abord et lui restituer, avec toutes ses qualités de direction, l'influence nerveuse, dont elle a été privée pendant quelques jours.

Malheureusement tous les muscles ne retrouvent pas leur fonction avec la même facilité, et même une partie du territoire frappé reste sans mouvement. Nous connaîtrons vite les régions qui ont tendance à guérir et nous aurons ainsi l'indication de notre intervention qui sera toute tracée.

Aux muscles qui doivent guérir, nous ferons du massage et de la mobilisation en rapport avec leur force, massage sur chaque corps musculaire, mobilisation passive, puis active, sans résistance, et enfin avec quelque opposition.

Au segment du membre qui semble le plus atteint, nous massons doucement chaque muscle pour entretenir sa vitalité, bien qu'il semble ne pas réagir, car nous ne savons pas si la lésion nous permet d'espérer une guérison complète.

C'est à la région que nous appellerons *limite*, là où des muscles sont parésiés, à côté de muscles qui se contractent bien, c'est en ce point qu'il faut surtout porter notre sollicitude ; après le massage et après avoir exécuté soi-même le mouvement du muscle en observation, on fait quelques tentatives de mouvements. C'est là, en effet, qu'on peut espérer obtenir quelque progrès, puisque au point de vue anatomo-pathologique, nous sommes sur les limites du mal, là où cellules et fibres nerveuses ont le moins souffert, là où la compression peut être levée par régression du caillot, etc. Sans nous illusionner, notre intervention, qui est venue à point, et non pas après les périodes de dégénérescence, gagne plusieurs muscles, et si un des muscles gagnés est, par exemple, le fléchisseur des doigts nous n'avons pas travaillé en pure perte.

La mobilisation passive, qui vient après le massage et le complète, est un excellent exercice préparatoire aux mouvements actifs, mais chez nos malades nerveux la mobilisation active demande de la part du médecin une attention toute spéciale qui a intéressé particulièrement certains kinésithérapeutes : ceux-ci ont recherché par l'analyse de notre éducation motrice, à connaître le mieux possible chaque facteur de nos mouvements coordonnés pour réacquérir des mouvements par une rééducation basée sur ces principes normaux (1).

Nous n'avons donc pas à nous étendre sur ce sujet ; cependant nous sommes d'avis que, si la rééducation motrice récupère beaucoup par la mobilisation active, elle reçoit des mouvements passifs une très grande assistance ; la volonté, l'attention et toutes les qualités intellectuelles du malade sont des auxiliaires précieux et la communion du médecin et du malade sont nécessaires pour progresser dans des moments laborieux pour l'un et l'autre. Mais nous pensons que si la mémoire intellectuelle, dirons-nous, est un précieux argument, la mémoire musculaire du mouvement passif, qui vient de se produire et

---

(1) COURTESSOLX. Rééducation motrice. in *Physiothérapie*. III. Mécanothérapie. rééducation. etc. Bibliothèque de thérapeutique de Gilbert et Carnot.

que le malade a vu s'exécuter en dehors de sa volonté, est d'un secours plus efficace encore.

En résumé, avant tout exercice de rééducation motrice, nous conseillons de donner passivement l'exemple du mouvement. Nous opérons d'ailleurs de la façon suivante :

Après avoir massé un territoire musculaire à fonction synergique (biceps et brachial antérieur), nous mobilisons passivement le coude, tenant la paume de notre main en gouttière contre le triceps pour éviter qu'il s'oppose au mouvement. Tout en mobilisant le coude, nous indiquons au malade le mouvement que nous pratiquons et l'analysons au besoin devant lui, pour attirer son attention, nous arrêtant de temps en temps, pour qu'il ressente mieux chaque état de passage, flexion, demi-flexion, extension. Après plusieurs flexions, nous prions le malade de tenter de faire le mouvement avec nous. Certes, au début, il ne fait pas de grosse besogne, car on ne reconnaît d'abord aucune action de la fibre musculaire ; la main placée sur le biceps ne ressent même pas de contraction, et cependant il s'est produit un travail de la fibre musculaire, imperceptible, mais surtout dirigé heureusement au point de vue volontaire.

Au bout de quelques jours, si le muscle doit se régénérer, la main ressent une légère contraction qui augmente de jour en jour ; et, lorsque le médecin reconnaît que le muscle peut exécuter de lui-même une partie des mouvements, il dirige les exercices actifs avec tous les soins que nécessite la rééducation motrice.

Cette rééducation comprend, à notre avis, deux indications : dans un premier degré, il y a nécessité à obtenir le mouvement exclusif du muscle ; ainsi recherche-t-on d'abord chez un fléchisseur des doigts, la flexion des doigts, de la main et du poignet, au besoin même y ajoute-t-on les mouvements complexes dus aux lombricaux et aux interosseux dorsaux et palmaires qui en dépendent, et ces mouvements sont exercés lentement, et très méthodiquement ; on retrouve ainsi peu à peu la fonction.

Ce muscle est donc sous l'action de la volonté, mais celle-ci a besoin maintenant de participer à la gymnastique musculaire. C'est alors que le fléchisseur sera exercé au commandement, vite, avec arrêt brusque, avec mouvements contrariés, avec addition de réflexes sensitifs, auditifs, oculaires. Ainsi, on fait fléchir en pronation, puis en supination, avec rapidité, au commandement de la main levée.

Nous ne reviendrons pas sur ces détails à propos du tabes, mais on peut reconnaître la valeur de ces exercices, dans cette maladie, car l'ataxique trouve dans les organes sensoriels indemnes d'utiles suppléances à la sensibilité perdue.

La rééducation a donc déjà obtenu un muscle adroit et obéissant ; c'est le moment de lui réapprendre son rôle dans la fonction du membre qu'il doit mouvoir et c'est précisément le but de cette seconde partie de notre travail. Puisque nous avons pris l'exemple du fléchisseur des doigts, nous dirigerons les exercices de la main et de l'avant-bras, de façon que la préhension soit exécutée avec ses exercices les plus usuels, ceux en rapport avec l'existence (alimentation, toilette, etc.), enfin nous parachevons cette rééducation en restituant au paralytique, autant que possible, tous mouvements qui avaient pour but des travaux délicats où l'intelligence directrice exige autant de la qualité du muscle que de l'adresse musculaire, sinon bien davantage. On est déjà très heureux de rendre à un malade une main qui peut lui permettre de se coiffer soi-même, de couper sa viande, mais on a une plus grande satisfaction de rendre son talent à une virtuose instrumentiste.

Dans les cas où il y a eu hémianesthésie, la sensibilité revient parallèlement : notre observation à ce sujet permet de prévoir des améliorations motrices, quand on reconnaît le retour de la sensibilité.

Cette recherche de la motilité est continuée le plus longtemps qu'il est possible : exécutée avec prudence, elle n'est cause d'aucune complication ; mais si on veut progresser trop vite, on accélère l'arrivée des contractures.

4° **Hémicontracture**. — Ce sont souvent les contractures apparaissant à une époque éloignée, quelques mois après l'hémorragie, qui occasionneront notre première intervention chez l'hémiplégique. Mais notre méthode massothérapique, réclamée trop tardivement, trouve là une indication toute opposée à celle que nous avons donnée précédemment : le résultat en est aussi bien différent.

Ces contractures sont généralement douloureuses, localisées au bras, et plutôt du côté de la flexion ; plus tard le membre inférieur est lui-même atteint. Progressives, permanentes, causées par une lésion médullaire consécutive à une lésion du cerveau, elles ne se produisent que si le faisceau pyramidal est atteint en un de ses points ; la sclérose secondaire suit le cordon latéral de la moelle et descend peu à peu, ce qui explique les contractures isolées du bras à une certaine époque.

L'exaltation des réflexes tendineux précède ces contractures et permet de les prédire, comme l'a dit Charcot.

Il est certain que, pendant le massage, les corps charnus, moins contracturés, sont moins sensibles, et le malade éprouve un réel soulagement pendant les quelques mouvements passifs que nous l'aidons à exécuter; mais, de même que le chloroforme, le massage n'agit pas de façon efficace sur ces contractures; sitôt après notre intervention, le segment du membre reprend sa position antérieure, un peu calmé cependant. Si cette amélioration légère suffit au malade, on répète massage et mobilisation, mais au bout de peu de temps, l'absence de tout progrès, et même l'arrêt d'amélioration passagère dans l'état du muscle font suspendre le massage.

Chez quelques malades, on profite des phénomènes de syncinésie ou mouvements associés, pour leur conserver quelques mouvements utiles : quand le malade veut prendre un objet, il fait avec la main du côté gauche sain le simulacre du mouvement qu'il désire faire à droite et, par syncinésie, le mouvement s'opère. Il est certain que la syn - cinésie n'est possible que si les phénomènes de dégénérescence sont encore peu accentués.

Dans cette période, les malades présentent aussi, les uns du trem- blement, d'autres de l'hémichorée ou de l'athétose, etc., suivant que les troubles hémianesthésiques sont ou ne sont pas liés à l'hémiplégie; enfin les arthropathies et les atrophies musculaires, sont la conséquence des troubles trophiques qui complètent le symptôme hémiplégique.

Toutes ces lésions nous indiquent, par leur ensemble, des dégéné- rescences profondes pour lesquelles nous ne saurions intervenir, et, si nous avons tenu à les rappeler ici, c'est que, même si l'hémicontracture existe isolée, la sclérose des centres nerveux entraînera la marche progressive de la lésion musculaire, c'est-à- dire la dégénérescence par rétraction, c'est-à-dire les griffes et les pieds bots paralytiques, sur lesquels nous n'avons aucune prise.

En résumé, en cas d'hémiplégie, la massothérapie intervient très utilement, mais à condition de respecter la période d'apoplexie et les quelques jours qui la suivent; la rééducation des muscles de tout le côté paralysé donne les meilleurs résultats. Mais dès que l'hémicontracture apparaît, les chances du kinésithérapeute dimi- nuent de jour en jour, jusqu'au moment où la dégénérescence médullaire s'annonce par la griffe et le pied bot paralytique.

Paralysies et contractures de l'hystérie.

Nous n'insisterons pas longtemps sur les diverses affections nerveuses; nous indiquerons simplement les quelques méthodes d'in- tervention massothérapique, car la partie la plus importante sans doute, celle de la rééducation motrice, est traitée spécialement dans cet ouvrage, comme nous l'avons dit [1] antérieurement.

Cependant nous croyons utile de spécifier certains traitements qui ont une marque bien particulière.

Nous ne pouvons en effet, après ce que nous avons écrit sur l'hémiplégie, ne pas revenir sur ce sujet à propos du traitement des paralysies hystériques, qui affectent des formes multiples, persistent ou guérissent.

Le massage est donc indiqué chez ces malades, et, en dehors de son effet suggestif, il a pour but de conserver le plus longtemps possible aux muscles leur irritabilité.

Mais ce sont surtout les contractures qui méritent une indication toute spéciale : contrairement aux contractures secondaires de l'hémorragie cérébrale, elles ne sont pas dues à une sclérose descendante de la moelle. Le chloroforme les fait cesser pour quelques instants; le massage a le même effet de sédation musculaire.

Une des localisations les plus communes et des plus difficiles comme diagnostic est la contracture des muscles de la hanche qui rappelle la coxalgie.

Chez ces malades, le massage joint à la mobilisation passive donne des résultats bien variables, la rééducation motrice exige de la part de la jeune fille une volonté qu'on ne rencontre pas toujours; le moindre progrès est une cause d'auto-suggestion qui accélère la marche vers la guérison.

Maladie de Parkinson.

Comme dans toute maladie du système nerveux dont les symptômes sont multiples et variables suivant l'âge de la lésion, la paralysie agitante trouve dans la massothérapie un soulagement certain aux contractures, une assistance aux phénomènes paralytiques ; mais il est un symptôme, qui est particulier à cette maladie, c'est un tremblement spécial : à la main, le malade remue les doigts de façon à rappeler le mouvement d'émietter du pain. Le massage n'a aucune action sur ce syndrome.

Chez ces malades, la mobilisation passive seule modifie le tremblement, en modérant et même en suspendant quelques instants les mouvements souvent pénibles. Au membre supérieur, la mobilisation passive est exécutée par le médecin qui détaille successivement tous les mouvements des doigts, de la main, du poignet, de

[1] COUSSERGUES, loc. cit.

l'avant-bras, du coude, de l'épaule, mouvements répétés et pratiqués à fond avec une certaine force, sans violence toutefois. Au membre inférieur, le médecin mobilise seulement le pied et le cou-de-pied ; le malade exécute lui-même dans le décubitus les mouvements du genou et de la hanche, et fait plusieurs fois par jour des exercices de marquage de pas.

Ataxie locomotrice progressive.

Cette affection a servi de modèle pour démontrer les effets de la rééducation motrice ; avec force détails les divers exercices ont été analysés, expliqués et conseillés pour achever le traitement physio-thérapique institué dans le but de retarder ou de modérer les symptômes du tabes.

Mais, pour que cette rééducation soit entreprise dans les meilleures conditions, la musculature doit d'abord être préparée ainsi que le système nerveux d'ailleurs, et le massage joint à la mobilisation passive et active commencera utilement cette préparation. D'autre part, il n'y a pas seulement à lutter contre l'incoordination et les troubles moteurs parétiques ; au début les douleurs fulgurantes, les douleurs en ceinture peuvent être combattues par la massothérapie. Nous devons considérer que notre intervention ne saurait être uniforme : ici, comme dans toute affection du système nerveux, les symptômes nous guident et, si la rééducation motrice, ou mieux l'éducation motrice de suppléance, est indiquée dès qu'apparaît l'ataxie, les douleurs, les troubles sensitifs, etc., ont déjà nécessité une intervention toute spéciale.

Le tableau clinique nous fournit d'ailleurs les meilleures divisions de notre travail, non pas que les périodes de la maladie y soient nettement tranchées, mais parce que certains symptômes y sont plus particulièrement prédominants. On doit d'avance prévenir contre toute généralisation exagérée, car les formes de cette affection sont bien nombreuses.

Première période. — C'est à la période du début que les malades se plaignent des douleurs fulgurantes, lancinantes, térébrantes, aux membres inférieurs ; au tronc les douleurs sont dites en ceinture ; le malade est serré comme dans une cuirasse, ou bien ce sont des crises viscérales localisées à l'estomac, à la vessie, au rectum. A la face, des névralgies du trijumeau s'installent de façon intermittente.

La massothérapie calme l'intensité de ces douleurs, sans prétendre les empêcher. Une série de vingt séances de massage léger de la région du sciatique ou des nerfs intercostaux, ilio-lombaires, du trijumeau, suivie de mobilisation passive et active, diminue l'intensité des douleurs et les espace. Ces manœuvres ont de plus un rôle important : elles diminuent les phénomènes d'incoordination qui apparaissent bientôt et constituent les principaux caractères de la seconde période.

Seconde période. — Le malade conserve sa force musculaire, sa volonté, exécute les mouvements, mais il ne connaît plus la force, l'étendue et la direction du mouvement. Peu à peu les sensations s'émoussent, la sensibilité d'abord, qui disparaît dans certaines régions, puis le sens musculaire et articulaire s'annihile au point que le malade doit regarder sa jambe pour savoir comment elle se trouve placée dans le lit. Que les troubles sensitifs soient ou non la cause de l'incoordination, ils gênent singulièrement le malade, car il doit suppléer aux réflexes qui lui manquent de ce fait. La sensibilité de la plante du pied est perdue, sensibilité tactile et sensibilité de pression, donnant cette sensation de tapis épais, décrite par les auteurs ; or cette sensation de contact du sol est le point de départ du réflexe de la marche, qui se trouve ainsi faussé déjà par l'insuffisance de la partie sensitive du neurone.

Notre action sur cette sensibilité par le massage et la mobilisation retarde les troubles ataxiques comme nous l'avons vu, et en continuant le plus longtemps possible nos manœuvres par série de vingt séances, répétées à trois mois d'intervalle, nous entretenons à la fois tous les éléments qui constituent le neurone du mouvement de la marche, et c'est précisément parce que nous connaissons l'évolution progressive de la maladie que nous prenons, chemin faisant, des jalons de rééducation motrice, en donnant de bonne heure au malade, par l'étude de la perspective des objets, des points de départ oculaires pour les mouvements réflexes de la marche.

On peut pendant quelque temps, par l'usage de la canne, alors que le membre supérieur n'a encore présenté aucun trouble sensitif, suppléer au contact plantaire, mais lorsque la sensibilité de la main éprouve les mêmes troubles qu'on observe au pied, hypoesthésie, anesthésie, retard de la perception, perversion de cette sensibilité, etc., la rééducation ne peut plus se faire que par les organes sensoriels.

En dehors de la rééducation motrice, le massage et la mobilisation passive viennent aider la musculature qui est alors soumise à une rude épreuve. L'ataxie suppose l'exagération du mouvement ; pour ne pas être inférieur au degré de contraction nécessaire, le malade fournit une contraction violente, d'où contracture musculaire le soir, et, le matin après le repos au lit, courbature du muscle.

Il est donc indiqué de masser avec douceur le soir et avec de pressions moyennes le matin, afin de stimuler la fibre musculaire. Après plusieurs mois d'ataxie, les membres conservent constamment leur état de contracture, jusqu'au jour où apparaît la période paralytique.

Troisième période. — La sclérose s'étend sur toute la moelle et apparaissent les phénomènes de paralysie et de phtisie vertébrale. Notre intervention n'a plus qu'un intérêt de soulagement pour le malade, car nous ne pouvons plus espérer prolonger l'usage de la fonction locomotrice par quelque artifice de rééducation, puisque nerfs moteurs et sensitifs refusent tout travail.

Atrophie musculaire progressive.

S'il est une affection du système nerveux pour laquelle le massage soit de toute indication, en dépit de son évolution sûrement progressive, c'est bien l'atrophie musculaire dont les symptômes n'ont de variétés que dans le choix des premiers muscles frappés, et dont la marche est plus ou moins rapide.

Le muscle perd peu à peu sa vitalité ; il diminue de volume par hypoplasie et hypotrophie et se réduit à quelques fibres envahies de graisse. Mais la lésion, bien que s'adressant au muscle, n'est pas d'origine musculaire ; elle est due à la disparition du centre trophique de ces fibres charnues, aux cornes antérieures de la moelle. Notre action devient alors bien atténuée dans ses effets, car en dépit de nos soins pour conserver la vitalité du muscle, celui-ci ne se nourrira plus, puisque sa direction trophique lui manque.

Cependant l'expérience semble être en faveur de l'intervention massothérapique, mais très légère, avec mobilisation et exercices en raison de la résistance de la fibre charnue. Une première distinction est à faire entre l'état d'un muscle et celui de son antagoniste ; au médecin revient le rôle d'équilibrer la fonction.

À la main, l'extenseur propre du pouce s'oppose aux muscles thénariens : il attire le pouce en arrière, parce que les opposants trop faibles ne font aucune résistance ; le programme est alors tracé : Modérer l'action de l'extenseur propre du pouce, et ranimer le plus possible l'éminence thénar.

La gymnastique régulière des mouvements situés sous la dépendance des muscles en voie d'atrophie donne les meilleurs résultats. Ce sont des exercices de mobilisation exécutés lentement avec ou sans participation active de la part du malade.

Paralysie infantile.

C'est en réalité la variété aiguë de l'atrophie musculaire progressive, cependant elle a sur la précédente un avantage sérieux ; les lésions ne sont pas progressives et d'emblée le plus grand mal est fait.

La réparation peut donc espérer beaucoup, surtout si elle est tentée de bonne heure, alors que les troubles secondaires aux lésions médullaires, atrophie du muscle, arrêt de développement des tissus, des organes, ankylose, etc., n'ont pas encore détruit les organes d'un ou deux segments du membre.

Lorsque notre intervention a été commencée tardivement, après plusieurs années, nous avons obtenu sur les limites des régions malades des fonctions musculaires qu'on aurait pu croire à jamais perdues. Quand nous avons eu l'heureuse fortune d'agir sur des malades très jeunes, par conséquent alors que l'évolution aiguë était relativement récente, nous avons remarqué que les troubles trophiques étaient singulièrement diminués d'intensité. Les os ne devenaient jamais aussi grêles que chez les petits infirmes qu'on nous présente à l'âge de dix ans.

Il est à peu près certain que les centres trophiques médullaires, voisins de ceux qui ont été détruits, suppléent alors ceux qui ont dégénéré et, comme les lésions sont encore peu marquées, la réparation s'organise avec plus de facilité, de nouveaux centres trophiques se rééduquent. Il doit bien en être ainsi, puisque même dans les cas de paralysie presque totale d'un segment de membre, si l'os de ce segment se brise, il se répare au moyen d'un cal osseux très solide dans le minimum de temps.

Notre intervention précoce laisserait, à notre avis, peu de traces de l'affection. L'enfant est donc massé doucement sur tout le corps, dès qu'on reconnaît quelque faiblesse musculaire mal expliquée sur quelque région du corps, à l'occasion d'une tentative de marche, ou si un bras tombe inerte dès qu'on l'abandonne ; ces massages avec mobilisation passive sont institués quotidiennement. Après trois ou quatre séances, les muscles atteints sont alors bien nettement reconnus et c'est à eux que s'adressera notre sollicitude.

Dès que quelques mouvements actifs semblent se produire dans ce territoire malade, des mouvements sollicités chez cet enfant exercent activement les corps charnus atrophiés.

Les progrès sont alors en raison directe de la docilité et de l'intelligence de l'enfant ; les muscles peu atteints reprennent une bonne partie de leur vitalité.

Lorsque le territoire malade est assez étendu, le traitement envahit

peu à peu cette région et gagne sur les limites, mais le centre
demeure à jamais perdu pour la fonction motrice.

La durée du traitement varie suivant les progrès réalisés : tant que
nos séances améliorent le jeune malade, nous insistons en massant,
mobilisant et rééduquant les segments de membres malades. Il n'est
jamais trop tard pour retrouver quelque amélioration, puisque nous
avons regagné un muscle fléchisseur profond des doigts chez une
enfant âgée de huit ans, qui avait été atteinte de myélite aiguë à
l'âge de quatorze mois.

Chez cette même petite malade, nous eûmes à soigner une
fracture de l'humérus à la région moyenne. Un cal osseux très
régulier consolida le bras après vingt-cinq jours d'un traitement de
massage sans appareil immobilisant.

Nous pensons inutile de faire un chapitre spécial au sujet de la
méningite cérébro-spinale qui nous donne des symptômes analogues à ceux de la paralysie infantile ; mais, moins profondes, les
lésions sont plus facilement et plus fidèlement curables.

Chorée.

Cette affection, que l'on considère trop facilement comme bénigne
sous prétexte qu'elle guérit toujours, est caractérisée par des mouvements répétés avec fréquence et anormaux, par suite d'un manque
de contrôle psychique. La volonté est en faute ; aussi, chez les
enfants atteints de chorée, on constate tout d'abord le changement du caractère ; le choréique est maussade, pleure facilement.
Cette sorte d'anémie de la volonté explique la fréquence de la
chorée à la suite des maladies de l'enfance, fièvres éruptives,
rhumatismes, etc.

Chez ces enfants, la gymnastique a le double avantage d'exercer
la circulation et l'appareil nerveux qui la dirige, mais aussi de forcer
l'enfant à fixer son attention et sa volonté ; s'il est nécessaire, on use
de sévérité et de discipline, pour obliger l'enfant à abandonner ses tics.

La gymnastique de la parole, de la respiration, des mouvements
d'assouplissement de la tête, du corps et des membres, avec exigence
de stabilité au moment des périodes de repos ; tels sont les meilleurs
exercices d'ensemble. Ils sont précédés par le massage et la mobilisation passive, pendant laquelle on fera compter en cadence les
mouvements décomposés des jointures exercées.

CHAPITRE V

MASSAGE ET MOBILISATION DANS LES MALADIES DE L'APPAREIL CIRCULATOIRE

Œdème.

Nous ne considérons que les œdèmes nullement inflammatoires, qu'ils soient dus à des troubles de circulation générale (cachexie, cardiopathie, néphrite, etc.) ou à une mauvaise circulation des membres (varices, immobilisation, etc.).

C'est le gonflement du tissu cellulaire, plus ou moins abondant, débutant d'abord autour des malléoles, gagnant peu à peu, diminuant dans le décubitus : le doigt laisse son empreinte (godet sur les téguments qu'il déprime.

Notre rôle est surtout mécanique, quoique nous puissions espérer mieux de la massothérapie, comme nous l'indiquerons ultérieurement. La peau fragile demande le plus souvent de grands ménagements, surtout chez les variqueux qui ont eu des ulcères. Aussi conseillons-nous dans l'œdème bilatéral de masser chaque membre alternativement.

Le malade étant placé dans le décubitus, les pressions en anneau sont dirigées le long des loges musculaires, en évitant les grosses veines superficielles. Autant que possible le traitement est exécuté le soir, afin que l'effet du massage se continue pendant la nuit, si le malade peut s'allonger.

Le traitement ne doit pas durer plus de quinze séances quotidiennes, les suivantes s'espaçant de plus en plus, et le malade autant que possible ne prend la position verticale que pour exécuter les quelques pas prescrits ; la station assise n'est autorisée que pendant peu de temps. D'ailleurs il existe aussi une sorte de rééducation des vaisseaux qui exige un entraînement très lentement progressif. D'heure en heure les exercices d'assouplissement alternent avec les périodes de station assise ; le reste du temps le malade allonge les membres inférieurs alternativement, si la respiration est gênée par la position couchée.

L'action mécanique du massage est évidente, mais elle n'est pas unique puisque l'amélioration s'annonce par une diurèse de plus en plus abondante, qui démontre un effet réflexe viscéral.

Affections cardiaques.

Massage du cardiaque. — Toute cardiopathie est améliorée d'un traitement de massage qui a pour but d'agir sur la musculature générale : la tension artérielle profite de la plus grande activité de la circulation musculaire. Huchard l'assimile à une saignée sans en avoir les inconvénients. Aussi les exercices passifs et actifs sont-ils indiqués de façon méthodique et on assiste au réveil des diverses fonctions nutritives, à la régularisation de la respiration, à une augmentation de l'urination, à une reprise de la santé générale.

Les pressions de massage doivent être légères, surtout à la paroi abdominale, où elles peuvent suffire d'ailleurs. Cependant nous conseillons de généraliser les pressions aux différentes loges musculaires du corps. La durée du traitement ne doit pas excéder un mois : s'il est nécessaire, plusieurs séries seront ordonnées à quelques mois d'intervalle. Chaque séance ne durera pas plus de quinze minutes de massage et cinq minutes d'exercices divers. Ceux-ci sont répétés souvent dans la journée, mais leur durée ne dépasse pas deux minutes : ce sont surtout des exercices d'assouplissement des membres inférieurs, des marquages de pas, des mouvements d'inspiration, d'élévation des bras, etc.

Asystolie. — Certes cette thérapeutique donne des résultats intéressants et assez fidèles, mais les cardiaques se présentent parfois à nous dans des conditions moins avantageuses : nous voulons parler des asystoliques. Devons-nous les abandonner à la digitale et à la théobromine ? Ne pouvons-nous rien pour eux ?

Après des expériences tentées à l'hôpital Bichat en 1893, où je soignai quelques asystoliques par des pressions de moyenne intensité aux membres inférieurs fortement œdématiés, j'abandonnai cette méthode qui ne me donna aucun résultat appréciable. J'eus depuis l'occasion de renouveler ces expériences : mais cette fois, plus imbu de l'action réflexe des pressions massothérapiques, je me mis dans de meilleures conditions pour réussir. Je m'adressai en effet aux membres supérieurs, dont les téguments, nullement tendus par l'infiltration sous-cutanée, jouissaient de toutes leurs facultés d'organe sensible. Les terminaisons nerveuses, subissant au mieux l'influence massothérapique, transmettaient aux centres nerveux médullaires et sympathiques l'impression suffisante pour rendre à la fibre cardiaque sa vitalité et sa régularité.

Dès que le malade commençait sa diurèse, tous les symptômes congestifs cédaient et peu à peu l'œdème diminuait pour disparaître. Un traitement massothérapique général avec mobilisation répétée à un ou deux mois d'intervalle donnait au cardiaque plus de résistance.

Massage du cœur. — Le cœur a été massé dans des circonstances spéciales, que nous signalons, pour être complet, mais que nous ne recommandons que si de semblables occasions se présentent (1).

Pendant des interventions abdominales ou thoraciques, des chirurgiens ont employé le massage du cœur, afin de faire contracter le muscle cardiaque dont les battements venaient de cesser par intoxication chloroformique.

Après incision du péricarde, soit par le centre phrénique, soit par résection des côtes et fausses côtes, la main saisissait la pointe du cœur et imprimait alternativement des mouvements de pression et de dépression.

Dans des traumatismes violents, avec écrasement du thorax ou plaie du cœur par instruments piquants et tranchants, il y eut encore de semblables tentatives. Les résultats ne furent pas brillants ; toutefois, il y eut des cas heureux, qui suffisent à imposer une telle intervention dans les cas désespérés.

Varices.

La circulation veineuse des membres inférieurs, très défectueuse dans la station verticale ou assise, se rétablit aussitôt que les muscles de la marche fonctionnent ou que le corps est allongé dans le décubitus.

La pesanteur est donc l'obstacle au cours du sang et c'est l'action musculaire qui aide à lutter contre son influence fâcheuse. Malheureusement notre civilisation nous oblige à surmener nos veines des jambes : les convenances sociales nous forcent à rester debout ou assis, alors que tous les animaux se couchent, dès qu'ils ne marchent plus, par besoin physiologique.

Aussi cette hygiène déplorable de nos veines des jambes aboutit à des troubles d'ordre mécanique d'abord, mais qui bientôt se compliquent de lésions trophiques.

Dans une première période, les veines profondes se dilatent seules ; puis peu à peu les anastomoses intramusculaires deviennent variqueuses et enfin toutes les veines du membre sont atteintes. — C'est d'abord une dilatation régulière, puis chaque grosse veine devient

(1) Voyez pour plus de détails : article de CASTEX. Kinésithérapie abdominale, page 111.

sinueuse avec des dilatations ampulliformes, déterminant de véritables tumeurs molles, réductibles, donnant la sensation de paquets de macaroni.

A ces périodes correspondent des troubles spéciaux : ce sont d'abord des sensations de gêne, de pesanteur, de douleur même, de fatigue à la marche avec gonflement des jambes. Puis vient la période des crampes, des coups de fouet, des faiblesses de jambes, enfin l'augmentation de ces symptômes, avec les troubles cutanés en plus, les périphlébites, les eczémas, les ulcères variqueux, etc.

Première période. — Les malades se plaignent de douleurs plus ou moins fortes, simples pesanteurs et parfois névralgies tenaces, le membre est déjà tuméfié, violacé, œdémateux le soir.

Le massage est le meilleur traitement à offrir à ces malades qui sont alors curables, car ils peuvent, par l'entraînement et la mobilisation, arriver à se passer du bas élastique.

Chaque soir, des pressions en anneau sur tout le membre, puis des manœuvres sur chaque loge musculaire préparent le repos de la nuit et le matin le membre décongestionné est apte à rendre le maximum de service, surtout si le variqueux suit ponctuellement les conseils de mobilisation.

Pendant les vingt jours de traitement, le malade conservera la position horizontale, le pied plus élevé que le bassin, dans l'intervalle des exercices, marche, position assise, etc., qu'on lui ordonnera.

On commence par lui faire marquer le pas avec régularité trois minutes par heure : il complète les cinq minutes d'exercices par deux minutes de mouvements d'assouplissement. Le lendemain, mêmes exercices, mais en plus, alternativement chaque demi-heure, cinq minutes d'exercices et cinq minutes de position assise. Puis peu à peu chaque jour on augmente de deux en deux minutes, pour arriver à faire par heure quinze minutes de marche et quinze minutes de station assise. Enfin on réunit les exercices de deux heures et le variqueux commence son entraînement de marche au pas accéléré. Il fait 250, 300, 400, 500 mètres, sur terrain plat, rentre chez lui pour se reposer en s'allongeant quelque temps.

Quand le variqueux atteint son vingtième jour de traitement, il fait une marche de 1 kilomètre, le matin, et une seconde dans la journée, il s'allonge une demi-heure le matin, une heure après le déjeuner, une demi-heure vers cinq heures. Le reste du temps, il s'assied ou marche en marquant le pas dans son appartement.

Après un mois et demi, le malade n'a qu'à continuer son hygiène de marche, c'est-à-dire marcher au pas accéléré, sans surmenage, se reposer au moins une fois par jour après le déjeuner (une demi-heure d'allongement) et faire matin et soir dix minutes d'exercices. Il améliorera alors sa situation, aura une musculature à la hauteur de sa lésion veineuse et n'aura pas besoin de porter de bas élastiques.

Deuxième période. — Le variqueux a de mauvais muscles qui sont le siège de ruptures (coup de fouet), qui se contracturent (crampes), etc. Le même traitement peut être tenté, et le malade s'améliore encore souvent, surtout s'il se soigne avec discipline ; en tout cas, il retarde l'évolution des varices superficielles et par conséquent le port du bas élastique.

Troisième période. — Le membre est déformé, tuméfié, bleuâtre, avec cicatrices, ou même ulcérations ; la peau est très fine et devient eczémateuse au moindre frottement.

Ces malades sont améliorés encore par une série de séances de massage, qui active la guérison des ulcères en diminuant les œdèmes. Les exercices, l'hygiène de la marche ne suffisent plus à assurer la guérison.

C'est le moment de porter le bas élastique, sous peine d'assister à l'accroissement des dilatations des veines externes et aux complications secondaires, fréquentes. Si le variqueux demeure allongé une partie de la journée, et marche avec une régularité toute spéciale, comme nous l'avons indiqué, en un mot, se soigne sévèrement, il peut encore tenter de se séparer de son bas, mais le pauvre nécessiteux, qui doit se tenir sur ses jambes tout le jour, ne saurait se passer de son appareil de soutien et de compression.

Parmi les complications des varices, la périphlébite est une des plus fréquentes ; le repos, l'application de quelques compresses humides suffisent pour faire disparaître cette inflammation qui n'a pas la gravité de l'endophlébite, ni surtout sa longue durée.

L'ulcère variqueux est long à guérir, précisément à cause de la circulation défectueuse de la jambe. Le massage du membre, la mobilisation, mais aussi le décubitus, les pieds plus haut que le bassin, facilitent la cicatrisation et l'épidermisation de la plaie. La cicatrice est bien fragile, et réclame pendant quelques mois une protection toute spéciale. Le port du bas devient nécessaire.

Hémorroïdes.

Parmi les varices qui se localisent ailleurs qu'au membre inférieur, les hémorroïdes sont les plus fréquentes : occasionnées par la difficulté de la circulation au confluent du système porte et du système veineux général, les veines variqueuses du rectum s'enflamment souvent et occasionnent des douleurs pénibles qu'il est difficile de calmer. Il y a donc d'abord varices du rectum et phlébites de ces dilatations veineuses.

Le massage de la paroi de l'abdomen, en aidant la circulation porte, a déjà une action utile pour prévenir les hémorroïdes ; des soins d'hygiène locale évitent les inoculations qui enflamment ces veines. Quand ces phlébites anales sont apparues, la massothérapie n'a aucune action sur leur évolution.

Phlébites.

Nous ne pouvons nous étendre sur la pathogénie de cette affection si intéressante dont s'est emparé le traitement de mobilisation, en dépit de tous les anciens préjugés, que l'on immobilisait à outrance autrefois, qui se prolongeait et s'aggravait de sa terrible complication, l'embolie, en raison directe de la durée de ces soins alors qu'elle peut, en des mains adroites, se terminer en peu de temps sans récidive ni complications, par guérison absolue.

Les kinésithérapeutes n'ont longtemps connu la phlébite que par les soins de réparation qu'ils donnaient à des ankylosés, des atrophiés, des enraidis, encore bienheureux de sortir de cette terrible affection qui rendait infirme, quand elle ne tuait pas d'embolie.

Ankyloses secondaires. — Les malades étaient quelquefois atteints de simples raideurs qu'un traitement de mobilisation avec massage améliorait en un mois. Mais le plus souvent un ou deux membres étaient complètement ankylosés et c'était pour obtenir quelques mouvements de marche ou de préhension que ces infirmes imploraient notre assistance. Pour ces malades, on ne saurait formuler de traitement précis ; suivant le membre, suivant les lésions, l'atrophie musculaire, etc., le massage et la mobilisation sont exécutés avec plus ou moins de force. Toutefois, si le malade avait encore de la fièvre dans les jours précédents, nous conseillons encore de la réserve, car, comme nous le verrons, ce n'est qu'après une semaine de température normale qu'on peut intervenir.

S'il est possible, le massage par pressions assez légères, aidé d'une mobilisation sans violence, est employé et peut suffire. Ce n'est qu'au cas où l'ankylose est complète, lorsque le malade demande avec insistance qu'on le mobilise, que la force est employée pour faire mouvoir les surfaces articulaires, et le traitement est analogue à celui que nous avons décrit pour toutes les ankyloses.

Traitement de la phlébite au début. — Mais nous pouvons beaucoup plus dans le traitement de la phlébite. N'est-il pas en effet préférable d'empêcher l'infirmité plutôt que de la guérir ou plutôt l'améliorer?

Comme je le démontrai en discutant l'intervention de la mobilisation précoce (1), en mobilisant le plus tôt possible cette affection veineuse, la récidive devient l'exception et l'embolie devient d'autant plus rare. Or l'anatomie pathologique nous apprend que le caillot adhère aux parois veineuses vers le dixième jour. Il devient alors évident que l'on peut mobiliser le membre malade, naturellement avec précaution pendant quelque temps; mais il faut le mobiliser le plus vite possible, pour que la circulation rétablie n'autorise pas la récidive, car c'est la mauvaise circulation qui a été la cause du bouillon de culture stable, terrain propice, prêt à recevoir l'inoculation microbienne.

Donc pendant huit jours, on prend la température pour être certain que la malade n'est pas en puissance de phlébite pendant une semaine. On est assuré qu'il n'y a pas de caillot non adhérent et on peut mobiliser sans crainte.

Première période. — C'est la période inflammatoire. Ce sont les huit jours de lutte entre le microbe et l'organisme. On applique des compresses humides; on immobilise avec soin le membre malade. On prend la température : le thermomètre accuse 38°, 38°,5, 39°, ou 39°,5. La première poussée phlébitique est toujours plus fébrile. Nous n'insistons pas sur la description de l'œdème blanc douloureux, puisque nous n'intervenons pas dans cette première période.

Deuxième période. — La fièvre tombe, l'œdème persiste, la sensibilité veineuse de même : cette deuxième phase est une période d'observation. On pourrait mobiliser sans crainte la phlébite qui a évolué la semaine précédente; son caillot est adhérent, mais qui nous assure qu'une récidive ne se prépare pas? Nous ne le croyons pas, mais la prudence exige cette attente, et chaque jour, matin et soir, le thermomètre doit marquer 36°,5-37° environ. Une reprise de la température annoncerait une nouvelle poussée.

Le pansement a été renouvelé chaque jour pendant cette période; le malade n'a pas remué le membre phlébité autant que possible.

Troisième période. — Huit jours se sont écoulés sans incident; il n'y a pas de récidive; il faut alors se hâter de mobiliser le malade. Dans cette première semaine de mobilisation, nous pensons faire lever le malade; c'est le passage du décubitus à la station debout.

____

(1) Dagron, Mobilisation précoce dans le traitement de la phlébite. Paris. 1899.

Le premier jour, nous le retirons de la gouttière, le second jour nous mobilisons les orteils, le troisième le pied et les orteils, le quatrième le cou-de-pied, le pied et les orteils; le cinquième nous mobilisons le pied et très peu le genou; le sixième, on place le malade latéralement sur le lit, en laissant le corps étendu, pour qu'il ne fléchisse pas la cuisse sur le bassin (veines de la région inguino-crurale); mais les jambes sont fléchies, car on les laisse pendantes au bord du lit. Le septième jour, le malade est remis dans la même position et cette fois les pieds prennent contact du sol. Enfin le lendemain, huitième jour, le malade est levé soudain, en évitant de fléchir la hanche. Le malade est sur ses jambes; ce redressement lui donne parfois un vertige, une syncope même; l'assistance, qui croit à un effet embolique, en est très émotionnée; pour ce motif, il vaut mieux prévenir la famille présente, toujours impressionnée de cette séance; en cas de faiblesse, quelques minutes de décubitus rétabliraient l'équilibre circulatoire.

Quatrième période. — Le phlébitique est debout : on l'aide à faire quelques pas, puis on le fait asseoir sur un siège élevé pour qu'il fléchisse à peine la hanche, et chaque jour on diminue la hauteur du siège, de sorte qu'à la fin de la quatrième semaine le malade marche, s'assied et il est apte à supporter le massage dans le but de rééduquer sa marche régulière. Nous n'insistons pas sur cette dernière partie du traitement qui ressemble à toute reprise de la fonction locomotrice. On évite de masser les régions veineuses principales (trajet des saphènes), en n'exerçant de pressions très modérées que sur les loges musculaires du membre, qu'on retrouve très amaigri chaque matin, mais assez œdématié vers la fin de la journée.

Le malade a longtemps de l'œdème le soir, le temps nécessaire pour éduquer les nouvelles veines qui doivent remplacer les saphènes, à présent obturées. Après ces quelques semaines de soins, le phlébitique est guéri et radicalement guéri.

Rééducation veineuse.

Chaque fois que nous avons eu l'occasion de montrer la nécessité de surveiller l'éducation des nouvelles veines d'un membre et plus particulièrement du membre inférieur, soit après la déséquilibration circulatoire causée par une maladie inflammatoire et ses œdèmes locaux (périostite, ostéomyélite), soit après la réparation de tout un territoire à la suite d'un traumatisme (fractures, plaies, etc.), nous avons donné les indications suffisantes pour que notre traitement apportât la plus rationnelle assistance au développement des nouvelles veines, ou à la reprise la plus rapide et la plus régulière du rôle des anciennes.

Quand une affection quelconque atteint un membre, tous les tissus ne sont pas obligatoirement malades. Dans une périostite, par exemple, os et périoste ont seuls les lésions de la maladie, et les tissus voisins restent indemnes, à moins de complications. Mais quel que soit le tissu malade, certains vaisseaux sont toujours intéressés, ceux qui se rendent à ce tissu : aussi y a-t-il toujours ou hyperactivité circulatoire, ou destruction des vaisseaux pour des raisons diverses. De toute façon l'équilibre circulatoire n'existe plus : le système veineux est le plus atteint, des veines se ferment par endophlébite, d'autres se dilatent, sans parler de celles qu'un traumatisme a pu détruire. D'où œdème local, dans le voisinage de la lésion, ou même à l'extrémité du membre, et, dès que le malade se lève, œdème considérable à cause de la dilatation passive des vaisseaux nouveaux encore insuffisants.

Si les malades ont été soignés pendant le décubitus, dans le but d'éviter cet œdème quasi-obligatoire, il n'y a qu'un très léger gonflement autour des malléoles le soir, même pendant les premiers jours qui suivent le lever, après un long séjour au lit.

Cette éducation des nouvelles veines varie suivant la cause de l'œdème : mais, de toute façon nous pouvons classer nos moyens, suivant que notre action s'efforcera de prévenir les troubles circulatoires ou que nous agirons sur des malades déjà victimes d'une circulation défectueuse.

Soins préventifs. — Tout malade qui reste longtemps dans le décubitus, et surtout dans l'immobilisation des membres inférieurs, même s'il n'existe pas de lésion des organes ou tissus de ces membres, est susceptible d'avoir une circulation veineuse défectueuse, dès qu'il se lèvera, quand les jambes seront verticales.

Comme nous l'avons dit, c'est pour satisfaire aux convenances sociales que l'homme, agissant contrairement à toute loi biologique, reste la plupart du temps dans la station debout ou la station assise. Il n'est pas d'animal qui n'ait ressenti instinctivement le besoin d'aider la circulation des veines du membre inférieur ou plutôt postérieur ; le chien qui stationne, se couche ; l'oiseau même qui semble ne jouir que de la position verticale des membres de la station, recherche au contraire pour eux le plus souvent la situation horizontale ; quand il dort sur sa branche ou sur le sol, le tarse, la jambe, la cuisse forment trois bras de levier fortement obliques, qui ne se dressent que dans la marche ou la course.

Le décubitus est donc la position physiologique de repos, et les autres stations ne devraient être employées qu'à condition de n'avoir qu'une courte durée, puisque pendant ce temps les veines du membre inférieur sont insuffisantes pour assurer une circulation normale et régulière, aucune circulation de suppléance ne vient aider les veines profondes, si les muscles, ne se contractent pas, ne chassent pas le sang dans les veines superficielles, voies de dérivation. Les veines profondes se dilatent, et si quelque assistance circulatoire ne survient pas, la paroi musculo-élastique est forcée et la dilatation progresse. Le décubitus ou la marche sont donc nécessaires pour une circulation régulière, et même la marche devient elle-même insuffisante à assurer la circulation veineuse, au bout d'un certain temps, comme on l'observe chez les soldats après de longues étapes.

S'il en est ainsi chez l'adulte en bonne santé, on comprend que les malades, qui présentent des lésions aiguës des membres inférieurs, doivent se soigner dans le décubitus. Le pied est placé plus haut que le bassin dans le lit, car le siège déprime le matelas par son poids. Si on se sert de chaise longue, il faut recommander de donner au membre cette obliquité nécessaire pour aider la circulation veineuse.

Le massage aide la circulation, la mobilisation passive de même, mais ce sont surtout les exercices actifs qui, faisant contracter les muscles, agissent sur la circulation veineuse anastomotique des systèmes profonds et superficiels, conservent à ces veines la suffisance de leurs valvules et s'opposent aux dilatations qu'entraîne la stase veineuse.

D'autre part, si de nouvelles veines plus petites sont appelées à remplacer les anciennes, les exercices actifs aideront ces veines de remplacement à se dilater, et commenceront la gymnastique de leur paroi musculaire.

Mais cette dilatation est insuffisante, et la veinule se trouverait surmenée dès le premier jour, si on se contentait de cette éducation du décubitus. Dès que le malade le peut, on met ses jambes en position verticale sur le bord du lit : l'effet de la pesanteur se traduit sur le système veineux : les veines se congestionnent, les jambes deviennent bleues, violacées, se tuméfient, et, si on insiste, l'œdème apparaît. Il est inutile d'attendre cet instant : aussi laisse-t-on cinq minutes la jambe pendante, le pied sur un coussin, pour qu'il ressente les effets réflexes du contact et s'éduque de ce côté pour la marche. Chaque heure le convalescent fait ainsi trois à cinq minutes de position déclive. Peu à peu on augmente et on recommande, s'il est possible, quelques exercices actifs, sans s'appuyer sur le pied. Cette mobilisation préventive a comme effet d'aider le premier temps de la rééducation veineuse, la dilatation de la veine.

Mais il est une limite à cette dilatation ; il n'est pas utile que le convalescent gagne des varices à cette rééducation. Aussi la position déclive doit-elle être toujours de courte durée et suivie de décubitus.

Méthode rééducatrice. — Dès que le malade se lève, il fait en même temps l'éducation de la marche et de la circulation veineuse. Cependant si on ne surveille pas particulièrement celle-ci, les œdèmes du soir persistent longtemps et le membre devient variqueux.

Cette rééducation veineuse est basée sur cette loi d'observation physiologique que toute veinule appelée à remplacer une veine importante obturée se dilate d'abord, puis gagne en résistance, du côté de ses tuniques, les fibres musculaires lisses et les fibrilles élastiques s'hypertrophiant, s'hyperplasiant avec d'autant plus de chance de réussite que la progression a été lente, méthodique et en rapport avec le travail requis. A la dilatation, d'ordre mécanique, correspond la position déclive des jambes ou la station assise : l'épaississement des tuniques, d'ordre biologique, résulte des exercices passifs et actifs du membre inférieur ou de la marche.

Tout naturellement les exercices de marche et d'assouplissement sont utiles, mais surtout il faut continuer l'entraînement de la position déclive, assise maintenant ; car elle est encore préférable à la station debout, pendant laquelle les muscles non seulement n'aident pas les veines, mais même s'opposent, par leur contraction continue pour la recherche de l'équilibre, au libre cours du sang désoxygéné.

Les exercices d'assouplissement et les marquages de pas sont alternés chaque heure avec les exercices de station assise, deux, trois, cinq, sept, dix, douze, quinze minutes d'exercices au moment de l'heure, puis cinq ou dix minutes de station assise à l'instant de la demi-heure. Si le malade ne peut pas suivre ce traitement très occupant, on lui conseille de faire à une heure les exercices et à l'heure suivante la station assise ; exercices et station assise alternent alors toutes les deux heures.

Dès que le malade peut marcher, comme il est entraîné à allure cadencée et régulière, il exécute son pas avec la sécurité de faire contracter le triceps sural. Ainsi les veines anastomotiques du mollet sont-elles exercées utilement. Il faut recommander un pas assez accéléré dans le but d'assistance circulatoire. On conseille ainsi 200, 300, 400, 500 mètres, puis 750 mètres, puis 1 kilomètre, et il vaut mieux ensuite faire deux marches, une dans la matinée et une le soir, afin de ne surmener ni les muscles, ni la respiration, car le convalescent se plaint parfois que cette marche accélérée l'essouffle.

Sitôt rentré, le malade s'allonge ; les exercices de marche, de marquage de pas, au bout d'une quinzaine de jours, ne doivent plus gêner le malade, qui peut désirer reprendre ses occupations. Il faut alors lui conseiller de faire des exercices le matin, le soir et avant les repas, de disposer les marches à des heures commodes pour qu'elles profitent aux occupations courantes (courses, commissions, etc.).

Le plus longtemps que le malade le pourra, il s'allongera après chaque marche : dès qu'il devra abandonner cette façon de se reposer, il se contentera de la station assise, mais pendant deux mois au moins, une ou deux fois par jour, il reposera les parois de ses veines encore fragiles en s'allongeant pendant une demi-heure après le déjeuner par exemple, à un moment favorable.

Cette hygiène de la circulation veineuse devrait d'ailleurs être la même pour tous ceux qui ont une excellente santé, comme pour les arthritiques à disposition variqueuse. Ce serait une façon de ne pas subir si naïvement les inconvénients de nos mœurs modernes, et peut-être serait-ce une tendance à encourager nos semblables à moins méconnaître les avantages de la station couchée. Les anciens passaient une partie de la journée dans leur triclinium : les anciens étaient-ils donc meilleurs physiologistes ?...

CHAPITRE VI

MASSAGE DE LA FACE

Considérations générales ; discussion. — Quand il intervient dans les diverses affections des membres, le kinésithérapeute se propose d'aider à la réparation des tissus, en régularisant l'action nerveuse, sensitive et motrice, comme la fonction nutritive et sympathique.

Cette réparation est l'objet de toute son attention ; il a surtout en vue la restauration de l'action physiologique. Un os est consolidé après fracture pour permettre au mieux et au plus vite une nouvelle locomotion, une nouvelle préhension ; pour faciliter la respiration, etc., et, quand le mieux est recherché, c'est toujours dans le sens de la perfection de la fonction ; le souci de la forme, sans exclure toute idée plastique, ne se présente guère que dans l'intérêt du mouvement.

Cependant il est des cas où le désir de retrouver la régularité de la forme peut être supérieur à celui de conserver tous les avantages d'un mouvement ample et facile, et déjà lorsque nous avons parlé de la fracture de la clavicule, nous avons songé à assurer chez la femme des lignes normales et symétriques ; nous aurions pu pour les mains et les pieds signaler la même remarque.

Cette régularisation de la plastique peut s'obtenir même spécialement, et pour ainsi dire exclusivement. Dans les fractures des os propres du nez, par exemple, la consolidation n'est qu'un fait d'importance bien secondaire ; elle aura certainement lieu, dans quinze, trente, cinquante jours, il importe peu. Ce qu'il faut rechercher avant tout, c'est que les fragments des os de la face se consolident pour le mieux, afin que les lignes du nez soient conservées avec leur plus parfaite régularité. Et il en est ainsi pour toutes les lésions de la face, qu'il s'agisse d'affections cutanées, osseuses ou de troubles paralytiques, circulatoires, etc.

Aussi, à ce propos, avons-nous pensé que nous devions donner

les renseignements utiles que nous a fournis notre expérience sur
ce sujet dans les différentes interventions sur la face ; bien que ce
soit seulement dans le but de satisfaire cette faiblesse morale,
bien excusable, de chacun à conserver la régularité des traits de son
visage, nous donnerons les quelques indications des méthodes mobi-
lisatrices dans les diverses affections de la face.

C'est dans un même but esthétique que nous avons décrit dans ce
chapitre les résultats de notre action massothérapique dans les
lésions cutanées de toutes les régions.

Anatomie et physiologie massothérapiques de la face.
— La tête est formée de deux parties, le crâne et la face ; seule
la seconde nous arrêtera, mais n'oublions pas que les circulations
de ces deux régions se font équilibre, et que carotide et jugulaire,
communes au cou, doubles pour la face et le crâne, s'anastomosent
fréquemment par les régions profondes (maxillaire interne, carotide
et vertébrale pour les artères, plexus profonds, jugulaires, veines
rachidiennes et sinus pour les veines).

À la face siègent nos organes sensoriels : La vue, l'ouïe, l'odorat,
le goût ont placé leur appareil en cette région propice et les deux
derniers sont placés à l'origine du tube digestif et de l'arbre respiratoire, de sorte qu'on peut adjoindre les fosses nasales et la bouche
aux quatre organes des sens, pour donner une description sommaire
mais complète du territoire facial.

Toutes ces régions n'intéressent pas au même point le kinésithérapeute ; aussi donnerons-nous exclusivement les quelques lignes
anatomo-physiologiques utiles pour la technique des pressions à
exécuter dans cette partie du corps.

La peau qui recouvre la face est bien variable chez les différentes
personnes : en général, elle est assez fine pour laisser voir les
organes sous-jacents (veines du front), elle est riche en artérioles
très musculaires qui permettent des colorations soudaines du visage ;
elle reste assez sensible, quoiqu'elle ne soit nullement protégée par
des vêtements, ainsi que c'est d'usage pour les autres régions tégu-
mentaires. On y rencontre d'abondantes glandes sudoripares au
front et glandes sébacées dans le reste de la face. Les sourcils et les cils
protègent l'œil ; chez l'homme, la barbe cache le milieu et le bas de
la figure.

Au voisinage des orifices (paupières, narines, lèvres, trou auditif
externe, la peau devient muqueuse, en général très sensible ; et
cette muqueuse rosée fait issue aux lèvres et donne à cette région
son caractère tout spécial dans la physionomie.

De nombreux muscles, dits peaussiers, s'insèrent à la face profonde de ces téguments et mobilisent différentes parties de leur territoire, pour aider certains actes de la digestion, de la respiration, de la vue, et pour varier les jeux de physionomie ; cette action a pour résultat de plisser, de rider la peau de la face en certaines régions (front, tempe, lèvres, etc.) ; et ces rides s'accentuent avec l'âge, et par la fréquence et la répétition des manifestations de nos sentiments (rires, pleurs, etc.).

Parmi ces muscles, signalons les plus importants et ceux que nous pouvons influencer par nos manœuvres directes : deux muscles orbiculaires aux paupières contournent le rebord orbitaire et s'insèrent aux cartilages tarses qui soutiennent le voile membraneux palpébral ; en se contractant, ces fibres musculaires rapprochent les deux bords libres des paupières et le mouvement opposé est exécuté par le releveur de la paupière supérieure, l'inférieure retombant par le simple effet de la pesanteur.

L'orbiculaire des lèvres, contournant de

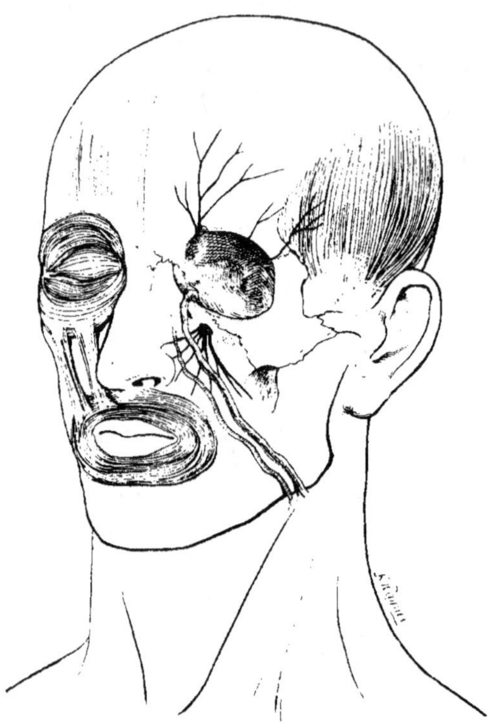

Fig. 64. — Anatomie massothérapique de la face.

Les principaux organes de la face, les muscles, les vaisseaux et les nerfs, ont une direction telle qu'en exécutant au front (muscle frontal, nerf frontal, veine frontale. etc.). des pressions descendantes vers le trou sus-orbitaire, et à la joue (muscles élévateurs, zygomatiques. artère et veine faciales, nerf maxillaire supérieur), des pressions ascendantes vers le trou sous-orbitaire. on a massé à peu près tous les organes importants de la face.

même les lèvres sous la peau, s'y insère en de fréquents endroits : son rôle consiste à fermer la bouche.

Le frontal, vertical, symétrique, plisse la peau du front et élève les sourcils.

Les élévateurs du nez et des lèvres, dirigés obliquement de la bouche vers l'œil, les zygomatiques, à peu près verticaux, élèvent la lèvre supérieure ; le buccinateur à direction horizontale met les joues en contact avec les grosses molaires, ramenant ainsi les aliments sous les dents pendant la mastication.

Enfin deux muscles masticateurs assez importants, visibles sous la peau par leur saillie chez les gens amaigris, doivent encore nous être connus.

Le masséter, rectangle dirigé de la partie antérieure de l'angle de la mâchoire inférieure à l'arcade zygomatique, est un muscle puissant, formé de fibres moitié tendineuses, moitié charnues, souvent contracturé (trismus) dans certaines affections buccales et surtout dans le tétanos, en rapport avec la glande parotide ; c'est à la partie moyenne de son bord antérieur que l'on trouve le canal de Sténon.

Le temporal s'insère sur toute la fosse temporale et descend, en rassemblant ses fibres, pour se fixer par un fort tendon à l'apophyse odontoïde du maxillaire inférieur. Ces deux muscles sont élévateurs de la mâchoire, ainsi que deux autres muscles inaccessibles, mais qui ressentent les effets du massage des deux muscles masséter et temporal, quand on les a soignés. Tous quatre sont innervés par la branche motrice du trijumeau.

Les artères de la face sont l'artère faciale et ses branches qui s'anastomosent avec les diverses artères voisines, branches de la linguale et de la maxillaire interne. La faciale traverse obliquement la face (fig. 64) de l'angle de la mâchoire à la dépression nasojugale.

Les veines se rendent à la faciale qui suit le trajet de l'artère ; des branches anastomotiques vont gagner la fosse zygomatique, l'orbite, etc. ; il est donc possible d'avoir une décongestion immédiate de la face ou du crâne par ces anastomoses avec les nombreux plexus veineux profonds.

Le nerf facial, dans sa partie extracranienne ou mieux faciale, contenu dans la glande parotide, donc inaccessible, se divise de suite en deux territoires qui vont innerver les divers muscles de la face.

Le nerf sensitif est la 5ᵉ paire cranienne, ou nerf trijumeau. La branche ophtalmique de Willis donne le frontal, dont les deux branches interne et externe passent par les trous ou échancrures sus-orbitaires, et les deux autres branches sont l'une nasale et l'autre lacrymale.

Le maxillaire supérieur, après avoir fourni nombre de branches dans les sinus de la face et les fosses nasales, ainsi qu'au palais et au maxillaire supérieur, sort par le trou sous-orbitaire et se divise en un pinceau de filets à direction descendante en éventail. Le maxillaire inférieur vient se terminer, en sortant du trou mentonnier au moyen de filets peu importants par rapport aux autres branches que ce gros nerf abandonne en route (dentaire, lingual, etc.).

Tels sont les quelques considérations nécessaires à se remémorer pour le massage de la face ; nous pouvons faire remarquer que le nerf frontal en se divisant dichotomiquement est accompagné par des divisions de la veine frontale ; et que des pressions descendantes en forme d'éventail s'étendant de la ligne des cheveux au trou sus-orbitaire ou à l'angle externe de l'orbite, masseront à la fois le muscle frontal, les veines du front et les branches de l'ophtalmique qui nous sont accessibles.

D'autre part, dans la joue, tous les organes se dirigent obliquement de l'angle de la mâchoire vers l'angle interne de l'orbite (artère, veine, muscle zygomatique), ou bien font partie de la direction radiée qui part du bas de la face pour aboutir au trou sous-orbitaire (nerf maxillaire supérieur, élévateur des lèvres, etc.).

Technique du massage. — On peut donc en conclure que pour agir avec utilité sur les organes et tissus de la face, mieux vaut la diviser en quatre régions, deux de chaque côté : une supérieure frontale et une inférieure jugale.

La région frontale est massée au moyen de pressions qui partent de la limite supérieure du front et se rendent en se réunissant en deux groupes, un premier antérieur, suivant le territoire du nerf frontal et de la veine frontale au trou sus-orbitaire, et un second, latéral, partant de la partie antérieure de la fosse temporale et se dirigeant vers l'angle externe de l'œil, à la loge de la glande lacrymale, suivant le territoire du nerf lacrymal et les veines qui l'accompagnent.

Enfin cette région supérieure peut être visitée entièrement par nos pressions de massage, à condition de suivre de bas en haut le muscle temporal, en partant du pourtour de la fosse temporale pour se rendre à la partie antérieure de l'articulation temporo-maxillaire. Cette pression agit aussi sur la veine temporale superficielle, origine de la jugulaire externe.

Tous les organes de la région jugale sont massés simultanément par une série de pressions en forme de triangle à sommet situé au niveau du trou sous-orbitaire. C'est là qu'aboutissent toutes les manœuvres. Les pressions sont horizontales, obliques, verticales, dirigées d'abord de l'articulation temporo-maxillaire, puis de l'angle de la mâchoire, de la commissure latérale, enfin de la narine correspondante.

Seul le muscle masséter n'a pas été massé par ces pressions

radiées : suivant alors ses fibres verticalement, de l'arcade zygomatique vers l'angle de la mâchoire, on exerce une action plus profonde sur ce muscle, dont on évite le bord postérieur, pour ne pas contusionner la glande parotide.

Des mouvements de la mâchoire sont exécutés après ce massage ; mais la mobilisation a ici moins d'importance. Cependant quelques exercices respiratoires terminent avec profit une séance de massage de la face.

Nous avons décrit le massage de la face en cas d'action sur le système nerveux, sur la circulation, sur la musculature de la région. Mais quand il y a lieu de soigner les os du nez, l'arcade zygomatique fracturée, etc. les manœuvres s'inspirent des symptômes particuliers qu'on observe : on masse l'os, puis, en dehors de l'action locale, la décongestion de la face est obtenue par les indications précédentes ou, pour mieux dire, après avoir fait le nécessaire sur la région atteinte (peau, os, etc.), il faut compléter son intervention en utilisant toutes ses ressources massothérapiques.

Affections cutanées.

Nous n'avons pas la prétention de décrire toutes les maladies de la peau qui siègent à la face, mais nous pouvons les grouper pour donner des indications générales de traitement.

Constituons un premier groupe de malades qui ne présentent que des troubles légers des téguments et chez lesquels il suffit de quelques soins hygiéniques pour obtenir une grande amélioration. Le second groupe comprend les eczémas, les érythèmes, l'herpès, l'acné, etc. Nous rangeons dans le troisième groupe les malades atteints de cicatrices indélébiles, consécutives à des lésions profondes du derme (variole, ecthymas, etc.. Enfin un quatrième groupe comprend les malades dont les téguments présentent des troubles circulatoires, depuis les simples varicosités de la peau (couperose) jusqu'aux tumeurs vasculaires (nævi, etc.).

Hâle, taches de rousseur, etc. — Certaines personnes, peu soucieuses des qualités plastiques de la peau de leur face, l'exposent aux injures du vent, du soleil, et on voit l'extrême différence que peuvent présenter les téguments d'une citadine jalouse de la blancheur de son teint et la peau d'une femme des campagnes brunie par les rayons du soleil auxquels elle s'expose tout le jour.

Le manque d'entretien et l'absence des soins hygiéniques de la peau sont les principales causes de cette pigmentation irrégulière et excessive ; et, comme on peut constater chez des enfants peu soigneux de leur personne, que la peau de la face conserve le hâle qui flétrit la jeunesse de leurs traits, il est parfois nécessaire de conseiller à des parents d'obliger ces adolescents à suivre les préceptes utiles en leur cas; plus tard les pigments épidermiques se fixent, les désordres circulatoires persistent et on ne saurait retrouver les qualités esthétiques de la peau ainsi compromises.

Les variations de lumière, le vent sont les principales causes; mais il en est d'autres, tels les changements brusques de température, le lavage à l'eau trop chaude ou trop froide qui congestionne tout à coup la face, les efforts de respiration, les exagérations de sport, la longue course à bicyclette sur terrain fortement ascendant, la natation trop prolongée et surtout à la mer, où le froid de la vague se joint aux efforts de l'exercice, pour donner à la face cette coloration violacée, qui persiste longtemps après le bain, la course trop prolongée; nous citons ainsi les diverses causes de surmenage d'inspiration prolongée qui se traduit d'abord par une hypertension veineuse pouvant même aller jusqu'à l'insuffisance tricuspidienne; aussi est-il bon de prévenir tel jeune homme qui s'entraîne à demeurer longtemps entre deux eaux, de la grave complication qui le menace.

Les parents doivent surveiller ce côté de l'éducation chez leurs enfants: la jeune fille, soucieuse de la fraîcheur de son teint, évite le soleil et le vent; il faut lui conseiller le voile, l'ombrelle que les adolescentes trouvent encombrants. C'est aux mères à éduquer leurs enfants à se laver à l'eau tiède chaque matin, à éviter les vêtements qui gênent la circulation et la respiration; à leur enseigner la modération dans leurs jeux, en usant de l'amour-propre, de la coquetterie, qu'il vaut mieux développer chez les enfants enclins à la négligence.

Ce sont ces jeunes filles indolentes, ces jeunes femmes trop peu coquettes, que des empiriques ont améliorées par ce qu'ils ont désigné sous ce nom grotesque de *massage de la beauté*: certainement qu'en obtenant déjà d'une jeune fille qu'elle abandonne toute cause de pigmentation de sa peau, de congestion de la face, on améliore son aspect et si on exécute un massage méthodique sur ces téguments pour rétablir les désordres d'une circulation trop souvent irrégulière par congestion des vaisseaux, si au besoin quelques pustules d'acné ont été guéries des effets de ce massage et de soins locaux, jusqu'alors ignorés ou dédaignés, à une peau plus ou moins hâlée fait suite un teint plus en rapport avec l'âge et le sexe de la jeune fille.

Le traitement se résume donc ainsi: Pendant trente jours, massage quotidien de la face suivant les indications générales déjà prescrites, avec quelques exercices respiratoires. — Éviter tout sport, sauf une marche à pas réguliers, bien cadencés, mais non accélérés, pendant une demi-heure avec un vêtement souple, la figure voilée, sur un terrain plat, bien abrité du vent et du soleil, avant le repas ou quelques heures après, à une heure où la température est plus clémente en été : en hiver se promener moins longtemps et un peu plus vite. L'alimentation sera peu substantielle pendant quelques semaines, ne manger de la viande qu'une fois par jour ; ne boire que de l'eau rougie de peu de vin, ou des infusions de thé très légères, de camomille ou de tilleul. Aller à la garde-robe au moins une fois par jour, et tous les huit jours prendre un verre d'eau purgative. Ne pas travailler longtemps de suite, et surtout la tête basse ; lire dans le décubitus. Vérifier s'il est nécessaire de porter des lunettes. Dormir pendant huit heures au maximum, la tête soutenue par un simple traversin ; ne jamais s'endormir les bras sur la tête, ne pas se couvrir avec exagération et éviter la chemise qui serre le cou, en un mot proscrire tout ce qui peut aider la circulation de la face, si facilement déséquilibrée.

Ces divers préceptes hygiéniques sont d'ailleurs utiles à connaître pour tous, en dehors de toute nécessité de massage. Le médecin les recommandera chaque fois que la circulation défectueuse, névralgies, migraine, etc., nécessitera une intervention cinésique.

Eczémas, érythèmes, etc. — Il s'agit, chez ces malades, d'affections cutanées qui compliquent souvent l'état précédent, car le hâle persistant occasionne l'eczéma et l'érythème facial, et l'absence des soins de la peau favorise les inoculations des pustules d'acné d'une région à une autre.

Le massage général de la face complète le traitement local ordonné par le médecin qui soigne l'affection cutanée au moyen de quelque pommade ou de quelque emplâtre, et qui a pu demander que ce topique fût appliqué au moyen de pressions de massage. Le but alors varie : on désire aider l'évacuation des pustules d'acné, par exemple ; d'autres fois le topique devra être répandu sur les téguments avec insistance pour qu'une partie en soit absorbée par l'épiderme, débarrassé de son stratum corneum. En dehors de ces manœuvres mécaniques, on exécute le massage de la face, afin de favoriser la circulation.

Est-il besoin d'ajouter qu'en cas d'eczéma ou d'érythème, ces pressions s'adressent à des régions saines ? Et si la face est presque entièrement malade, le massage, exécuté dans un but physiologique pour agir sur la circulation générale, choisit une région quelconque du corps où les pressions réveillent les réflexes utiles, la paroi abdominale par exemple, ou mieux une région plus proche de la face, c'est-à-dire les deux épaules et le cou ; ce dernier massage aurait ici comme principal effet d'aider la circulation de la tête entière par son action mécanique sur tout le système des veines jugulaires.

Cicatrices dermiques (variole, ecthymas, etc). — Les malades convalescents de variole présentent des cicatrices dont la dépression s'accentue de plus en plus, jusqu'au jour où elles ont acquis leur disposition définitive. Comme toutes cicatrices, elles passent par des états de plus en plus fibreux ; par conséquent, au début les éléments sont encore peu organisés. Aussi l'idée est-elle venue de masser ces cicatrices pour retarder les progrès de la sclérose et régulariser la surface du derme.

Les résultats n'ont pas encore été bien concluants, cependant ce massage est fort judicieux et peut-être, commencé plus tôt, agirait-il avec plus d'efficacité, car, chez une jeune fille, les pressions avaient été entreprises de très bonne heure, alors que bien des croûtes sèches recouvraient encore le fond des pustules ; or, à la fin du traitement, on constata que les cicatrices étaient à peine visibles et très légèrement déprimées. Le massage avait été continué pendant deux mois chaque jour.

On peut de même employer ce massage pour des cicatrices d'anthrax, d'ecthymas, ou toute lésion cutanée laissant une cicatrice plus ou moins adhérente aux plans profonds ; en ce dernier cas, des pressions circulaires, exécutées avec la pulpe de l'index ou du médius, ont pour effet de détacher le fond de la cicatrice des tissus qui ont tendance à l'entraîner et sont causes de leur dépression.

Tumeurs vasculaires (nævi, etc.). — Notre action est bien limitée dans certains cas de tumeurs vasculaires. Il est bien certain que nous ne pouvons guère espérer rétablir l'équilibre circulatoire dans la face de ces malades qui présentent une partie de leur figure à peu près régulière, tandis que l'autre partie en diffère par une coloration bleue, violacée (tumeur veineuse), rouge, rosée (tumeur artérielle) suivant que les petits vaisseaux qui ont proliféré étaient plutôt artériels que veineux, ou réciproquement ; ces tumeurs sont quelquefois saillantes et forment des bosselures, quand de gros vaisseaux les constituent ; mais le plus souvent elles soulèvent à peine la surface des téguments. Les pressions les réduisent, quand elles sont irrégulières, atténuant leur coloration, et même les font complètement pâlir, quand elles ne sont en rapport qu'avec un seul gros vaisseau ; les autres caractères de cette tumeur n'ont pour notre intervention qu'un intérêt beaucoup moindre.

Nos manœuvres de pressions sont bien insuffisantes sur de semblable affections : elles peuvent arrêter leur développement, mais d'autres traitements plus actifs sont à tenter pour amener la guérison, les cautérisations, l'excision etc. Toutes ces méthodes trouveront dans la massothérapie un auxiliaire précieux, pendant ou après le traitement.

Quand les nævi sont petits, quand les enfants nous sont présentés de bonne heure, le massage par pression digitale ou manuelle donne de meilleurs résultats. Pendant plusieurs périodes de vingt jours, on soigne quotidiennement le petit enfant, la tumeur sanguine est comprimée cinq à dix minutes ; ces manœuvres se font par pressions progressives de deux secondes avec compression plus prolongée sur le vaisseau principal qui communique avec la tumeur. Il y a ainsi évacuation et diminution de volume ; ces pressions agissent sur les fibres cellules des parois vasculaires et sous le doigt on sent la tumeur devenir à la fois plus petite et plus dure. Si le nævus a des dimensions minimes, la pression est moins méthodique, une simple compression suffit.

Après cette manœuvre, on maintient la compression avec un pansement, si possible, avec la main d'un aide, s'il est nécessaire, et on masse la face et le cou. De temps en temps la compression est continuée par des pansements, mais ils ne sont jamais maintenus plus de cinq heures pour permettre la rééducation circulatoire.

En dehors de ces tumeurs vasculaires, il existe à la peau de certaines régions de la face des lésions des vaisseaux, sortes de varicosités cutanées : développées surtout à l'extrémité du nez, aux joues, aux paupières, aux pavillons des oreilles, elles colorent spécialement ces parties de la face et leur donnent un aspect disgracieux, pour lequel les malades viennent nous consulter. Ce sont, pour les uns, des troubles des nerfs vaso-moteurs qui ont causé la dilatation des artérioles de la peau et à la suite le développement du réseau capillaire ; pour d'autres, la congestion veineuse aurait amené la dilatation en amont. Les deux théories peuvent avoir raison, car la coloration n'est pas identique chez tous les malades.

Le massage de la face est indiqué, mais il faut surtout rechercher la cause de la stase capillaire pour donner à ces vaisseaux une hygiène spéciale qui corrige à la longue les troubles circulatoires des malheureux couperosés.

Cicatrices.

A la face, les cicatrices sont plus ou moins importantes, parce qu'elles sont plus ou moins visibles. Cependant nous pouvons les grouper en superficielles et profondes, suivant que seule la peau est intéressée ou que les régions profondes participent à la déformation.

Les cicatrices superficielles sont consécutives à des lésions cutanées, une plaie, une pustule, un abcès, etc. Les cicatrices planes forment des lignes plus ou moins régulières dont les mieux placées sont parallèles aux rides physiologiques et se confondent avec elles (front, sillon orbito-malaire). Les chirurgiens qui ont des opérations à faire dans les régions diverses de la face, choisissent la place de la future cicatrice, et c'est là un talent tout spécial que de savoir bien cacher une cicatrice dans les sourcils, dans une ride.

Les dépressions dermiques dues à des furoncles, des anthrax, des lésions de rupia, d'ecthyma, etc., sont plus visibles, surtout après une longue suppuration. Bien des cicatrices peuvent être améliorées. Ces cicatrices sont mobiles sur les plans profonds, elles sont souvent irrégulières, et parfois de teinte rougeâtre ou violacée, à cause de varicosités cutanées veineuses.

Notre intervention n'a d'utilité que chez les derniers malades, car nous pouvons atténuer la coloration irrégulière des téguments ; mais mieux vaut ne pas intervenir pour les cicatrices elles-mêmes ; d'ailleurs, à la face comme sur le corps et surtout à la région cervicale, toute cicatrice assez régulière, et plus particulièrement chez un adolescent, doit être respectée ; elle peut par l'excitation devenir chéloïdienne.

Nous n'en dirons pas autant pour les cicatrices adhérentes aux plans profonds (nécrose du frontal, fistules lacrymales, fracture des os du nez, etc.).

Les pressions répétées sur ces régions autrefois malades assouplissent les tissus et permettent leur glissement. Cette mobilité a son importance, non seulement au point de vue plastique, mais encore dans un but fonctionnel. Ainsi des adhérences de la peau périorbitaire peuvent être causes de conjonctivites fréquentes dont la répétition amène des complications du côté de la cornée et de l'iris. Bien des séances de cathétérisme du canal seraient épargnées aux malades atteints de fistules lacrymales, si on les massait avec soin après issue des exsudats des tumeurs lacrymales.

Déformations osseuses.

Elles sont consécutives à des traumatismes (accidents ou opérations) ou d'origine congénitale.

Certains enfants viennent au monde avec des irrégularités de la face, conformation particulière du crâne, os propres du nez déviés, maxillaires supérieurs non symétriques, etc. Nous ne parlons pas du bec-de-lièvre (peut-être le massage pourrait-il aider la chirurgie, mais aucune tentative n'a été faite).

La plupart de ces déformations disparaissent après quelques jours, quelques semaines : l'enfant qui avait un crâne très allongé par suite d'un accouchement pénible possède une tête fort régulière à la fin du premier mois. Il en est de même pour nombre de déviations des os du nez, et pour l'asymétrie des maxillaires supérieurs.

Cependant, à la fin de la première enfance, des mères nous présentent des enfants chez lesquels elles ont reconnu quelque légère difformité des os de la face, et nous demandent de réagir « pendant qu'il est temps encore », dit-on.

Quand il n'y a que fort peu de lésions, l'intervention devient dangereuse, car un nez assez fin, qui était à peine dévié, peut augmenter de volume à la suite de manœuvres intempestives. Nous conseillons d'abord d'attendre quelques mois, afin d'être certain que l'amélioration ne s'obtiendra pas spontanément, et alors de ne dicter que des prescriptions hygiéniques utiles sans massage.

Mais sitôt assuré qu'un os du nez est dévié, sans tendance à régulariser spontanément ses lignes, nous pouvons entreprendre quelques manœuvres plastiques par séries de 25 séances, pour ne pas fatiguer les téguments de la région : en effet, si la peau devenait vasculaire, nous aurions ajouté à ce nez une coloration anormale qui le déparerait davantage. Pour la même raison, chaque séance est courte. Ces manœuvres de malaxation consistent à agir sur l'os par pressions répétées dans le sens du redressement ; elles ne doivent jamais être douloureuses.

Ces tentatives de redressement des os propres du nez n'ont de succès qu'au cas où les cartilages voisins participent à la déviation, car eux seuls sont vraiment réductibles par les manœuvres modelantes.

On a conseillé aussi d'injecter sous la peau de la paraffine : le procédé est défectueux, car, à la température du corps, ce produit est assez malléable, et le moindre contact peut détruire l'œuvre d'art bien éphémère.

Rides.

Parmi les difformités de la face, nous classerons complaisamment l'excès des rides. Ils sont cependant bien physiologiques ces plis de la peau, conséquences obligatoires des mouvements accomplis par nos muscles peaussiers de la région, mais ils annoncent par leur multiplication indiscrète l'âge mûr, la déchéance, et nous serions heureux de retarder le plus possible ce dur avertissement. Aussi lorsque des empiriques sont venus dire qu'ils faisaient disparaître les rides, ils ont trouvé dans le sexe qui a bien des faiblesses, des oreilles tout ouvertes pour ouïr cet appel et des fronts avides d'une nouvelle jeunesse.

L'âge n'est pas le seul fauteur de ce désordre cutané; on peut aisément comprendre qu'un amaigrissement subit retire aux tissus ce matelassement adipeux qui donnait à la peau son aspect net et uni. Les téguments de la face amaigrie semblent trop longs pour recouvrir cette face et les plis vont s'accentuer, les rides vont même augmenter de nombre.

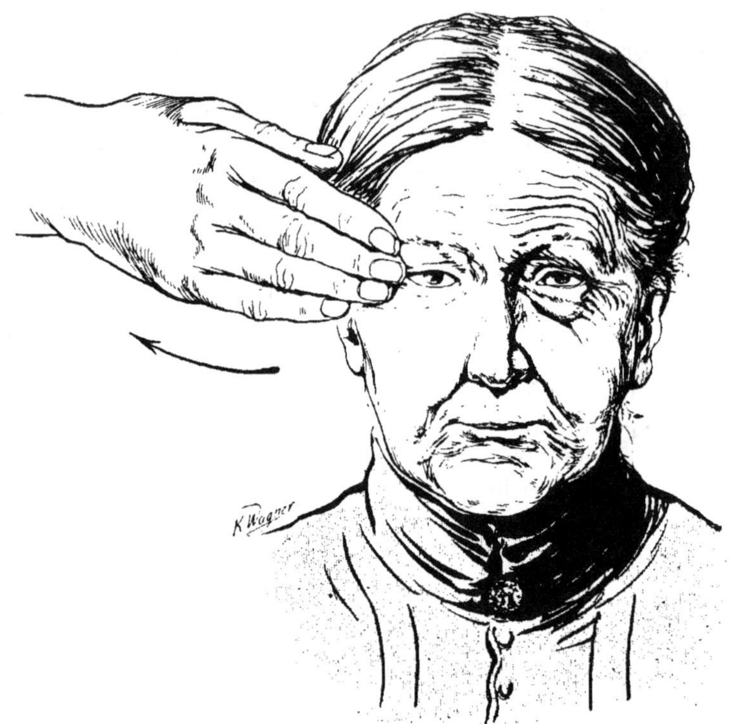

Fig. 65. — Massage des rides.

La face palmaire des doigts suit chaque ride et exerce une pression très légère dans ce sens arrivée à l'extrémité du pli cutané, elle attire légèrement la peau vers la périphérie, comme pour allonger cette ride. Éviter surtout de déplisser le pli cutané par manœuvre perpendiculaire, le muscle peaussier sous-jacent se contracte immédiatement après et exagère la ride.

Il est donc un premier remède à cet état disgracieux, consécutif à l'amaigrissement, c'est de reprendre l'embonpoint antérieur : et, en effet, une partie des rides s'efface ; certes il en reste encore (il en reste toujours de trop!), mais l'amélioration est évidente.

Malheureusement, on ne saurait garantir l'augmentation de poids, quoiqu'elle soit plus facile à obtenir dans bien des circonstances que la diminution, et ce moyen ne peut être considéré comme suffisant.

Le massage a donc été tenté : on a pensé que des manœuvres habiles pourraient diminuer et peut-être faire disparaître les rides. Les résultats sont bien douteux : on a signalé des améliorations, mais elles ont été souvent discutées, toutefois il semble que chez certaines femmes, encore jeunes, ridées avant l'âge par la dépression physique momentanée, les manœuvres de massage, jointes à un traitement général (nous insistons sur ce traitement général,) ont rendu aux régions de la face incriminées leurs qualités plastiques.

Ces manœuvres consistent en pressions localisées aux rides elles-mêmes, et en massage général de la face. Les rides sont massées par pressions alternatives des deux pouces dans le sens de la ride, et surtout vers les extrémités de la ride, comme si cette pression avait pour but d'allonger la ride et non pas de la déplisser. Cette dernière manœuvre est d'ailleurs illogique, car la ride se produit précisément parce que le derme a perdu son élasticité dans ce dernier sens ; enfin ce massage serait plutôt nuisible, car il agirait dans le sens de l'action musculaire qui a été cause de l'accentuation de la ride par fréquents plissements de la peau. Ces manœuvres doivent être répétées quotidiennement pendant une vingtaine de jours.

Migraine.

Nous avons décrit pour être complet les règles de notre intervention sur les irrégularités de la face ; le résultat ne sera pas toujours à la hauteur de notre intention ; nous serons plus affirmatif au sujet de diverses affections où vaisseaux et nerfs malades trouveront assistance de la massothérapie.

La migraine, maladie d'accès, est caractérisée par une céphalalgie à point de départ orbitaire, mais qui devient diffuse dans un côté de la tête, se déplaçant parfois de côté pendant l'accès. Cette douleur est exagérée par l'excitation des organes sensoriels, et s'accompagne de malaise stomacal avec vomissements. Le sommeil termine la crise.

Il s'agit d'une manifestation de la diathèse rhumatismale due à des troubles sympathiques, comme l'indique l'irrégularité de la fonction vaso-motrice, et le massage aura dans l'hémicranie une double action : en aidant l'évacuation des vaisseaux de la face, c'est-à-dire en diminuant la tension vasculaire par manœuvres directes, et surtout en contribuant par effet réflexe à l'équilibration de la fonction vaso-motrice.

La technique s'inspire des données générales que nous avons déjà décrites : le massage de la face sera exécuté à la région frontale et à la région jugale ; quelques pressions à la région cervicale amèneront la dépression de la circulation de toute la tête. Des manœuvres respiratoires avec exercices d'assouplissement des bras et des membres inférieurs complètent les effets sur la régularisation de la circulation générale.

Les vomissements ont fait penser qu'il y avait des lésions gastriques, mais autre chose est la migraine avec manifestation stomacale et la gastrite ou la gastralgie avec vertiges ; dans ce dernier cas le massage facial n'aurait pas une action aussi manifeste que dans la migraine. De même le massage de l'estomac et de l'intestin n'ont pas d'indication spéciale pour les troubles gastriques des migraineux.

Névralgie faciale.

La névralgie faciale ou du nerf trijumeau affecte des formes bien variables, quand on considère le trajet si tourmenté des trois branches de la cinquième paire dans les divers canaux osseux du crâne et de la face ; toutefois il existe toujours deux périodes, l'une de douleurs continues, l'autre de crises paroxystiques, qui sont des exaspérations de la douleur continue, secousses dont l'acuité est excessive, de durée variable, se succédant à intervalles plus ou moins rapprochés : cette périodicité arrive souvent à heure fixe.

En dehors de ces accès, la peau et les muqueuses de la région sont sensibles, surtout aux points douloureux, c'est-à-dire au lieu d'émergence des troncs nerveux, au point où le nerf s'épanouit dans les téguments.

Ces quelques indications symptomatiques démontrent l'utilité du massage qui s'appliquera à décongestionner les filets nerveux et à régulariser par action réflexe la circulation de la face, enfin qui combattra les divers troubles trophiques.

La technique variera suivant la branche malade ; toutefois il est bien rare que la névralgie soit nettement localisée à une des trois branches, et le massage de toute la face, ayant une action heureuse sur la circulation des jugulaires, aura un effet plus accentué.

Dans la névralgie de la branche ophtalmique la recherche des points douloureux (palpébral, sous-orbitaire, nasal, naso-lobaire) nous donne des indications pour le choix de nos pressions. Les troubles oculaires, épiphora, chémosis, mydriase, etc., sont plus marqués et nous obligent à insister à la région supérieure de la face.

Les points sous-orbitaire, malaire, dentaires nous donnent la preuve de l'élection de la branche moyenne : l'écoulement nasal accompagne ces symptômes douloureux. Les points auriculotemporal, lingual, dentaires et mentonnier caractérisent la névralgie de la branche inférieure : la salivation action réflexe du lingual sur la corde du tympan) s'ajoute aux troubles de la parole, de la mastication et de la déglutition.

Chaque localisation demande des soins spéciaux, au point de vue du massage, de la mobilisation et des exercices. Mais la massothérapie n'a rien d'absolu, comme d'ailleurs tout traitement local, car les lésions sont souvent très profondes et le massage de la branche terminale d'un nerf ne saurait avoir d'action sur l'origine du tronc nerveux comprimé à sa sortie du crâne. Bien mieux, des résections de la cinquième paire à la sortie de l'encéphale n'ont amené aucun soulagement.

Cependant le massage calme par ses effets circulatoires les états paroxystiques et espace les crises. Nous recommandons dans les variétés de la branche inférieure de masser avec soin le masséter et le temporal qui sont en général contracturés et de faire exécuter des mouvements de la mâchoire inférieure.

Contracture des mâchoires : trismus.

Les muscles de la face et particulièrement les masticateurs entrent en contracture dans bien des circonstances; mais c'est surtout au début du tétanos que s'observe le trismus, car il ouvre la scène et ce n'est qu'après son apparition que surviennent les raideurs de la nuque et de la face, et l'opisthotonos.

Malgré tout le bienfait que l'on peut retirer de pressions très légères dans les contractures, nous conseillons la plus complète abstention dans le tétanos, car la moindre intervention pourrait être cause d'un état paroxystique avec secousses très douloureuses.

Mais dans les cas de contractures des masticateurs, consécutives à des affections aiguës du pharynx, des amygdales ou à des névralgies à point de départ dentaire, des pressions de simple contact ou des caresses très légères des régions temporales et massétérines donnent des résultats immédiats qui se surajoutent heureusement aux calmants divers qui ont été prescrits. Au massage on joint la mobilisation de l'articulation temporo-maxillaire et celle de la colonne cervicale, car les muscles du cou participent en général à la contracture de toute la région.

Paralysie faciale.

Nous avons pensé que nous devions plutôt placer dans ce chapitre notre mode d'intervention dans la paralysie faciale ; car la disposition des muscles de la face ne nous permet pas de masser chaque corps charnu, comme nous conseillons de le faire pour toute paralysie d'un nerf moteur. En massant la face en général, comme nous l'avons indiqué, les divers muscles importants auront été influencés par nos pressions diverses, alors que nous chercherions en vain à préciser nos pressions sur chaque petit corps charnu.

Nous savons d'autre part que le nerf moteur doit être suivi par notre doigt dans nos manœuvres, en cas de paralysie motrice ; or, le nerf facial est protégé dans presque tout son trajet par un canal osseux ou par la parotide, et nous n'atteignons que ses branches terminales, alors qu'elles deviennent intra-musculaires.

C'est dans la paralysie faciale d'origine périphérique, dans la forme dite a *frigore*, que nos résultats sont les plus certains, car la guérison est de règle ; nos manœuvres empêchent la dégénérescence musculaire et donnent le temps au nerf de réparer sa lésion. De plus les symptômes sont atténués : il est évident qu'il n'y a plus de raison pour que l'épiphora cause le desséchement et l'inflammation de la conjonctive, puisque les muscles des paupières fonctionnent positivement ; il n'y a plus de raison pour que les lésions bucco-nasales s'installent, car le massage remédie aux troubles consécutifs à la paralysie du buccinateur et de tous les autres muscles moteurs des lèvres et de l'aile du nez.

La contractilité électrique persiste presque intacte chez les malades qui sont massés depuis quelque temps, même si la paralysie est grave.

Lorsque la paralysie est d'origine intratemporale, à ces troubles s'ajoutent ceux du goût et de l'ouïe ; le massage a moins d'action sur ces derniers accidents, mais les atténue toutefois. Enfin dans les formes centrales, bulbo-protubérantielle ou corticale, le massage ne peut que retarder les accidents consécutifs, à moins que la paralysie ne corresponde à des lésions cérébrales peu accentuées, et alors la guérison pourrait même survenir par rééducation des principaux muscles de la face.

Dans certains cas d'hémiplégie, en effet, la face ne correspond pas au centre de la lésion cérébrale ; ce sera le membre inférieur, ou le membre supérieur, ou tous deux, en entier ou en partie, qui seront malades, et la face n'aura été atteinte que par voisinage ; peu à peu la motilité reparaît, et reprend toute sa force, ayant réparé tout le mal, si le massage a bien entretenu la fibre musculaire et si la rééducation a conservé chaque fonction.

Les malades sont suivis pendant un mois environ dans les paralysies périphériques et pendant le temps nécessaire pour la rééducation dans la paralysie d'origine centrale.

CHAPITRE VII

MASSAGE ET MOBILISATION
DANS LES MALADIES GÉNÉRALES

Action du massage sur la nutrition. — Nous avons constaté expérimentalement que le massage avait une action sur les centres nutritifs, puisque les pressions répétées sur les téguments sains d'une région agissaient sur les viscères du thorax et de l'abdomen : la diurèse, l'accélération du pouls en sont les manifestations les plus évidentes, mais ce n'est pas seulement sur la sécrétion urinaire et la circulation générale que nous agissons, nous régularisons toute fonction du système sympathique, qu'il s'agisse de nutrition, c'est-à-dire de l'entretien de notre économie, ou de tout autre travail de développement et de réparation.

Nous savons que la fonction nutritive, dans bien des cas pathologiques, se trouve faussée : il est d'observation commune de constater l'irrégularité de développement de certains tissus, après évolution de phénomènes pathologiques. Notons bien en passant qu'on ne saurait dire qu'il y a anémie de ces tissus ; les uns s'atrophient, mais d'autres s'hypertrophient. C'est ainsi que le tuberculeux vit, dit-on, avec son système musculaire et développe à l'excès les productions épidermiques.

Or, il suffit de masser le membre supérieur d'un phtisique pour reconnaître le fait : après mensuration des muscles du bras et de l'avant-bras, après indication sur les ongles par un trait au nitrate d'argent, on exerce quotidiennement des pressions légères sur chaque groupe musculaire du bras et de l'avant-bras, puis on mobilise passivement épaule, coude, poignet et main, on fait exécuter quelques mouvements au malade pendant deux ou trois minutes, après un même temps de gymnastique suédoise. Au bout d'une quinzaine, une nouvelle mensuration donne déjà un centimètre de plus de circonférence brachiale et à la lunule de l'ongle on constate une dépression très nette de la surface unguéale; après un mois, les effets sont plus que doublés.

Cette expérience banale nous permet de conclure à l'utilité d'intervenir dans tous les états de dépression, de cachexie physique, par suite de dénutrition ou, pour être plus exact, d'irrégularité de nutrition.

Nous aurons dans ces divers états généraux : 1° des effets locaux certains (actions sur les muscles influencés); 2° des résultats généraux, les uns d'impression locale ;a, tissus de la région massée, peau ; b, organes du membre, vaisseaux), les autres par effets réflexes éloignés (poumons, cœur, muqueuse digestive, reins, etc.).

Notre action est donc bien généralisée à toute l'économie, et nous ne saurions obtenir un effet plus absolu, puisque c'est une régularisation de la fonction nutritive que nous assurons au malade.

Nous pourrions, d'autre manière, analyser notre action sur ces maladies générales, en constatant que la plupart des symptômes sont combattus heureusement par notre procédé thérapeutique, rendant inutile la juxtaposition de médicaments symptomatiques bien divers. Ainsi, l'intoxication saturnine bénéficie des avantages de la massothérapie dans ses manifestations paralytiques, dans son état adynamique, dans son hypoglobulie, etc., et bien des maladies fébriles seraient sans doute améliorées au moment même de la période aiguë, car rationnellement le massage général devrait surtout assister la fièvre dans sa lutte de défense contre le poison pathogénique, et non plus seulement aider le malade à réparer les désordres de cette lutte; ainsi secondée, l'économie combat avec plus d'énergie pour que sa victoire lui soit moins coûteuse.

Toutefois nous nous bornons ici à notre idée de réparation, de renutrition, et nous concluons alors à l'indication très généralisée de notre agent physique simple, pratique et si efficace.

Indications du massage dans ses effets généraux. — Il semblerait que cette conclusion devient exagérée et qu'elle aboutit à faire du massage une panacée pour tout état pathologique. Nous ne reculons pas devant les conséquences de cette conclusion, car en recommandant le mouvement et l'exercice, nous ne serions pas taxés d'exagération, et qu'ajoutons-nous donc, sinon une mobilisation un peu plus rationnelle, précédée de quelques manœuvres qui préparent au mieux les tissus à ces mouvements essentiellement physiologiques.

Nous pouvons donc donner, comme indication générale, que le massage doit être employé dans tous les états dystrophiques, qu'il s'agisse de maladies essentielles, ou de complications semblables à la suite de maladies générales graves, ayant occasionné une déchéance de l'économie. Nous prenons ici le mot de maladies générales dans sa plus entière acception, y comprenant tous les états locaux avec manifestation générale.

Il est évident qu'un phlegmon du membre supérieur qui a nécessité plusieurs ouvertures et contr'ouvertures, qui a fait monter le thermomètre à 40°,5, ne laisse pas seulement dans le bras des traces de son passage ; l'état général demande assistance et le massage local se chargera d'ajouter ses effets à distance ; mais il devient d'autant plus nécessaire.

Nous diviserons donc ces maladies générales en maladies locales à manifestations générales (phlegmons, ostéomyélites, etc.), en maladies générales proprement dites (fièvres éruptives, fièvres typhoïdes), en maladies telluriques virulentes et infectieuses, comme la fièvre paludéenne, la diphtérie, la rage, etc., en maladies dystrophiques et dyscrasiques (rhumatisme, diabète, anémie, lymphadénie, etc.), enfin en intoxications (alcoolisme, saturnisme, etc.).

Nous ne détaillerons certainement pas tous ces états, nous décrirons quelques types qui pourront servir de modèles pour des cas analogues, nous réservant de discuter la question du cancer et de la tuberculose, qui ont été considérés comme des contre-indications, et qui en rappelleront sans doute un jour.

Technique du massage général. — Chez un adulte en santé normale, le massage général est dit hygiénique, physiologique. C'est d'ailleurs un homme bien portant que nous allons masser, modifiant plus ou moins nos manœuvres chez des malades de résistance variable.

Notre action est le plus souvent générale et s'adresse à toutes les parties du corps, membres et tronc, mais on peut agir de façon générale sur une partie de l'organisme. Ainsi fait-on, quand on veut obtenir quelque effet sur la circulation générale d'un cardiaque : on ne masse que les membres supérieurs. On peut ne faire de pressions que sur la paroi abdominale, quand on désire influencer la fonction digestive, l'urination ou la circulation porte.

En tout cas, on ne saurait masser le corps entier dans la même séance, sans opérer trop vite, ou sans fatiguer le sujet : mieux vaut diviser le corps en deux zones : a) l'une comprend le membre supérieur gauche avec l'épaule et le côté du cou correspondants, puis le membre inférieur droit avec le dos et la région lombaire ; b) l'autre zone comprend le membre supérieur droit avec l'épaule et le côté du cou correspondants, enfin le membre inférieur gauche avec la paroi antéro-latérale de l'abdomen.

Chaque séance ne doit pas excéder une demi-heure, pour ne pas fatiguer le patient. Celui-ci est allongé pour le massage des membres inférieurs et l'abdomen, mais il est assis pour le massage du bras et du cou.

Au membre inférieur, les pressions s'adressent aux ligaments des jointures, aux loges musculaires de la jambe et de la cuisse (fig. 16, 17 ;

le sujet reste bien allongé, la tête basse, respirant largement pour
ne pas faire effort. La main du masseur évite les veines saphènes, la
région poplitée, le lit de l'artère fémorale et le triangle de Scarpa.
A l'abdomen, la main respecte la région hypogastrique, l'hypocondre
droit et la moitié droite de la région épigastrique pour éviter le foie,
organe sensible et fragile ; elle suit d'ailleurs la direction des fibres
des grands droits antérieurs de l'abdomen et des grands obliques.
Au membre supérieur, les pressions s'adressent de même aux ligaments des articulations, puis aux loges musculaires de l'avant-bras
et du bras, aux muscles de l'épaule et du cou, suivant la direction
des fibres, comme nous l'avons indiqué dans nos figures 13 à 15. Le
patient se retourne et se couche sur l'abdomen pour que les mains
du masseur suivent les masses charnues des gouttières vertébrales,
des lombes, du dos et de la nuque.

Ces mouvements sont suivis de mobilisation passive de chaque
jointure et d'exercices actifs pratiqués par les malades, sans haltères,
ni poids d'aucune sorte. Le matin est la meilleure heure de choix ;
c'est aussi la plus commode pour les personnes bien portantes qui
ne recherchent dans le massage qu'un exercice modéré et rationnel.
Les pressions varient de durée et d'intensité, suivant l'état général et
local du malade. Rappelons que, chez l'enfant et l'adolescent, les
pressions doivent fuir les régions osseuses et articulaires.

Maladies locales avec phénomènes généraux (phlegmons diffus).

Il arrive fréquemment que des phlegmons en voie de cicatrisation
nous sont confiés, afin d'améliorer la souplesse des articulations et la
force des muscles du membre. Mais ce sont là travaux de réparation
que nous connaissons déjà, où nous pouvons d'ailleurs rendre de
grands services. Or le phlegmoneux peut profiter davantage de
notre intervention ; avant, pendant et après sa convalescence, il a
intérêt à être soumis à un traitement complet de massage et mobilisation. Examinons successivement nos procédés massothérapiques
qui varient avec chaque période de la maladie.

Technique. — *a*) **Période aiguë.** — Nous pourrions diviser en un
très grand nombre de périodes l'évolution de la maladie, car nos
manœuvres sont bien différentes dans la période de début de l'affection et au moment de l'élimination du tissu cellulaire sphacélé ;
mais ces diverses périodes sont mal délimitées, quand le phlegmon
devient diffus ; et il y a des régions du membre supérieur qui commencent seulement à être envahies, alors que tout à côté les tégu-

ments sont déjà mortifiés et laissent s'écouler des lambeaux de muscles ou de tendons. Nous ne pouvons donc mieux faire que diviser en deux périodes la marche de cette maladie ; la période aiguë ou de résistance au mal, et la période de réparation.

Dès que nous soupçonnons par la température, par les symptômes locaux et généraux qu'un phlegmon va évoluer, nous devons chaque jour mobiliser nous-même chaque articulation du membre, afin d'être bien certain qu'il n'y aura pas oubli de quelque article, et nous recommandons au malade ou à son entourage de mobiliser le plus possible entre les deux pansements, entre les deux séances de mobilisation toutes les articulations des doigts, de la main, du coude, de l'avant-bras. Ces mouvements sont parfois assez douloureux, surtout si les gaines de la main sont envahies : on recommande alors au malade de profiter du bain antiseptique pour faire ces exercices : ils seront moins pénibles.

Il n'y a pas de comparaison à établir entre un malade qui a été mobilisé pendant toute sa période aiguë et celui qui sort d'appareils ouatés. Ces pansements immobilisent d'autant mieux la main que le malade a bien protégé son avant-bras, en le cachant dans une écharpe, d'où il aura bien soin de ne le sortir que le soir en se couchant. Car il sait, dans sa pusillanimité, que le moindre mouvement est sensible, et comme on n'a pas spécialement parlé de mobilisation, que parfois même on a recherché de l'immobilité en faisant de la compression, la période aiguë s'achève pour le malade dans des conditions déplorables : la durée de son évolution a permis des ankyloses d'autant plus accentuées, qu'il y a eu des arthrites par voisinage, et on nous présente à la période de convalescence des *mains de justice* dont nous obtiendrons peu de mouvements utiles, malgré de longs et patients efforts.

Nous ne voudrions pas qu'on en conclût que, si la mobilisation est conseillée dès le premier jour, les mouvements sont assurés pour l'avenir ; il est des cas où les lésions sont telles qu'il est impossible de ne pas obtenir d'ankyloses. Ces phlegmons où tout un groupe de muscles et tendons sont éliminés, où les articulations sont ouvertes, en un mot les vastes phlegmons diffus de tout un membre ne sont jamais guéris *ad integrum*, mais nous pouvons encore affirmer que la mobilisation est un des meilleurs garants du maximum des mouvements à recouvrer, et nous dirons même, sans crainte d'être démenti, que la mobilisation favorisera la lutte contre l'envahissement.

Dès que les phénomènes aigus s'amendent, avant même que la période d'élimination des escarres soit terminée, nous conseillons de faire du massage général sur le bras du côté opposé, tout en continuant la mobilisation des articulations du membre malade. De ce côté, pendant le pansement, il est bon de faire des pressions le long des loges musculaires, au-dessus des parties malades ; nous ne parlons pas des manœuvres évacuatrices qui accompagnent tout pansement des régions qui suppurent.

Période de réparation. — La part du mal est faite : le segment du membre atteint nous présente des raideurs simples et de la faiblesse musculaire, si les lésions sont très peu étendues. Mais c'est l'exception : en général, des muscles et des tendons ont été détruits en partie et, leurs gaines disparues, ils adhèrent aux plans voisins ; les synoviales articulaires se sont enflammées par voisinage et il y a des ankyloses complètes ou incomplètes, la peau adhère aux tissus voisins, et d'ailleurs la caractéristique de cet état est due à cette adhérence des divers tissus entre eux, résultat de la disparition du tissu cellulaire lâche de la région.

Le massage entre alors en jeu ; des pressions moyennes vont mobiliser la peau sur les muscles, et les muscles entre eux. Des pressions seront exercées sur les muscles de la main, éminences et interosseux, tendons des fléchisseurs et des extenseurs, puis sur les corps musculaires de l'avant-bras. Des mouvements sont exécutés sur les tendons ayant pour effet de les faire rouler les uns sur les autres au niveau du poignet, et de les faire glisser sur les plans profonds aux doigts et à la main. On mobilise aussi la peau des cicatrices.

A ces manœuvres très importantes fait suite une mobilisation passive de chaque jointure, en insistant surtout sur celles qui ont été enraidies ou même ankylosées. On tente de la mobilisation sans douleur, mais s'il est nécessaire de dépasser la douleur, pour obtenir des mouvements importants, on exécute ces manœuvres douloureuses, sans brutalisation toutefois, et surtout en ne cherchant pas à gagner en une séance toute l'étendue d'un mouvement.

Les conditions sociales du malade, ses occupations, sa profession sont autant d'indications pour nous dicter notre conduite.

On peut ainsi arriver à faire souffrir longtemps un malade fort ankylosé qui ne demande cependant qu'à signer des actes, c'est-à-dire à pouvoir tenir un porte-plume, et un virtuose, peu atteint, mais qui désire retrouver une main aussi souple qu'avant l'évolution d'un phlegmon des gaines du poignet.

La durée du traitement dépendra du but qu'on se propose en pareil cas, d'autant plus qu'après avoir essayé de mobiliser et de rééduquer une main, un poignet, s'il existe quelque jointure défectueuse, quelque muscle inutile, la massothérapie n'a pas encore donné son dernier conseil : les suppléances musculaires et articulaires peuvent restituer des fonctions qui semblaient condamnées.

Mais dans cette période de réparation, le membre malade va demander à l'organisme les matériaux nécessaires pour régénérer tissus et fonctions locales ; or, nous avons déjà lutté contre l'agent infectieux, et l'économie épuisée est insuffisante pour une réparation immédiate ; elle fera attendre quelquefois longtemps le membre affaibli et les lésions vont se fixer et même proliférer. C'est donc précisément l'instant d'actionner l'état général, de lui donner son maximum de résistance, pour qu'il puisse tendre de plus en plus à l'équilibration de ses forces. L'action locale est déjà un excellent point de départ réflexe nutritif, mais le massage général, et non seulement sur le membre supérieur du côté sain, comme nous le faisions discrètement pendant la période aiguë, mais sur tout le corps et surtout à la paroi abdominale, réveillera toutes les fonctions nutritives qui tonifieront le convalescent et lui rendront rapidement toute sa résistance.

Rappelons qu'à ce massage sont jointes une mobilisation passive et surtout une mobilisation active sous forme d'exercices d'assouplissement des deux membres sans poids, d'une durée ascendante de une, deux, trois, quatre et cinq minutes, jamais davantage, les faisant répéter deux ou trois fois par jour, et que ces exercices seront vite remplacés par un ou deux sports faits avec modération, marche, bicyclette sur terrain plat.

Nous aurions pu ajouter ici les diverses affections inflammatoires localisées aux jointures, aux os, aux vaisseaux, et qui présentent aussi des manifestations générales, ostéomyélites, arthrites, phlébites, etc. Elles sont susceptibles d'un traitement général, comme le phlegmon diffus, pendant qu'on soigne le membre malade.

Fièvres éruptives (rougeole).

Nous prendrons, comme type, la rougeole, parce que nous avons déjà parlé de la variole aux cicatrices de la face et que nous pensons utile de rappeler que la mobilisation thoracique ne doit pas être oubliée, quand elle est aussi nettement indiquée.

Tout malade atteint de fièvre éruptive présente, au moment de la convalescence, un état de dépression qui nécessite un traitement réparateur. Toniques, suralimentation ont été déjà indiqués ; nous pensons que le massage doit être de règle dans la convalescence d'un enfant atteint de variole, de rougeole, de scarlatine. Le poison correspondant à chaque fièvre s'éliminera mieux, si les divers émonctoires fonctionnent bien, et voilà encore une nouvelle indication de la massothérapie qui favorise la sécrétion sudorale et l'élaboration urinaire.

Enfin chez le rubéolique, dès les premiers jours, la gymnastique respiratoire modifie heureusement les symptômes bronchiques. Pendant la période fébrile, recommandons de faire plusieurs fois par jour, pendant deux minutes, d'amples inspirations, sans excès, avec mouvements des bras, ceux-ci étant exécutés pendant l'inspiration ou après l'inspiration, par conséquent aidant ou gênant l'ampliation thoracique. Plus tard ces exercices seront répétés en marchant.

Sitôt après le premier bain, le massage général quotidien est commencé et est continué pendant un mois, avec exercices consécutifs. Les exercices respiratoires sont aussi continués pendant la durée des massages généraux.

Il est inutile d'ajouter que toute complication viscérale demande quelque réserve : le médecin reste juge de l'indication, quand le massage doit être cessé ou repris, modéré ou accentué.

Chaque fièvre éruptive est massée de la sorte au moment de la période de convalescence : la résistance de l'enfant aux complications et aux inoculations diverses qui lui font parfois contracter des séries de fièvres éruptives ou de maladies graves, se rencontrerait plus fréquemment, si par la massothérapie générale il était placé dans des conditions meilleures.

Fièvres virulentes (fièvre typhoïde).

Les fièvres éruptives ont été surtout utilement massées dans un but général ; mais, parmi les fièvres virulentes, il en est qui ont une action beaucoup plus manifeste sur l'organisme, qui l'obligent à une résistance toute spéciale, le plaçant dans un état de dépression qui demandera un certain temps à disparaître, s'il disparaît, et qui frappent des appareils sur lesquels le massage a une action évidente. Il en est ainsi pour la fièvre typhoïde qui retentit longtemps sur l'organisme et sur le tube digestif en particulier, la diphtérie qui anémie tant par son poison et frappe l'appareil musculaire, la fièvre paludéenne qui cachectise par ses désordres sur le globule sanguin.

En dehors des conseils de respiration méthodique donnés au typhique, pour qu'il résiste aux affections bronchiques dues à l'hydostase et au manque d'ampliation thoracique, le malade est abandonné à lui-même pendant sa période fébrile, jusqu'à ce que la température soit tombée à la normale, après la phase des grandes oscillations du quatrième septénaire.

C'est la période où le typhique, devenu convalescent, après avoir vécu sur lui-même et s'être déjà fortement amaigri, se cachectise encore, par suite de l'atonie intestinale qui demande des ménagements prudents. Les lésions intestinales sont encore trop récentes pour qu'on propose de masser cet intestin, mais la musculature des membres n'exige pas cette prudence et des manœuvres légères de pression ont d'heureux effets sur les membres, le dos et les lombes.

A la sixième semaine, s'il n'y a pas eu de complications (hémorragies, etc.), on peut commencer à exercer quelques effleurages sur l'estomac, afin de l'aider à digérer les premiers aliments solides qu'on lui donne ; un médecin prudent peut terminer ce massage par quelques passes sur le côlon transverse et le côlon descendant, évitant la région de la fosse iliaque droite. A la fin du deuxième mois, tout l'abdomen doit être massé, afin de tonifier la fibre musculaire de l'intestin. Les digestions sont plus faciles et la constipation est heureusement combattue.

Le massage général est continué pendant quatre semaines et se termine par des exercices d'assouplissement, des marches de 200, 400, 500, 750, 1000 mètres, au pas accéléré, bien cadencé, en levant bien les genoux, pour favoriser le développement des muscles.

Ce que nous venons de conseiller pour le typhique, nous pourrions l'indiquer à tout malade d'entéro-colite prolongée ou de dysenterie, au cholérique même, s'il a trouvé grâce devant le génie épidémique.

Diphtérie.

Il est peu de maladies générales qui laissent d'empreintes aussi tenaces sur l'organisme que la diphtérie, car en dehors de la dépression générale, caractérisée par l'émaciation et l'hypoglobulie, le poison diphtérique cause la dégénérescence de la fibre musculaire et occasionne des paralysies d'autant plus graves qu'elles s'adressent à des muscles d'importance vitale (voile du palais, pharynx, etc.).

La dégénérescence de la fibre striée peut s'étendre à d'autres muscles, car la paralysie diphtérique se généralise ; les membres peuvent être pris avant le voile du palais, et parfois, avec beaucoup d'irrégularité, des groupes musculaires sont atteints par le mal.

Ce ne sont pas des paralysies complètes, la contractilité électrique reste intacte. Les organes des sens sont atteints surtout dans leurs parties motrices (œil, ouïe, goût). La sensibilité tactile diminue : le malade ressent des fourmillements.

Tous ces divers troubles sont améliorés par le massage local, mais surtout par les effets généraux de la massothérapie. Son action sur les divers émonctoires est plus nécessaire que jamais pour débarrasser l'économie des toxines qui agissent sur la fibre striée.

La technique de nos manœuvres est la même que pour toute maladie grave, en y surajoutant les pressions locales sur les régions en voie de paralysie.

Dès que les phénomènes pharyngés ont cessé, lorsque la muqueuse buccale est indemne, des pressions sont exercées sur tout le corps, même s'il n'existe aucun symptôme de paralysie du côté des membres. Ces manœuvres sont répétées quotidiennement et suivies d'exercices de mobilisation passive, de mouvements d'inspiration profonde, avec exercices très modérés du larynx, par émission de sons bas et élevés, à durée progressive.

Des exercices d'assouplissement des bras et des jambes, puis des marquages de pas sont exécutés simultanément avec les mouvements recommandés pour entraîner voix et respiration.

Les manœuvres locales sont ajoutées, c'est-à-dire que les pressions rapides du massage général font place à des effleurages mieux localisés, suivant que tel groupe musculaire a été atteint de paralysie. Comme il n'y a pas de paralysie complète, on peut de suite commencer l'entraînement du membre en dirigeant la mobilité passive et active, comme s'il s'agissait de faiblesse musculaire après immobilisation.

La durée du traitement varie d'après l'étendue des lésions ; quand les membres n'ont pas été touchés, et que la paralysie est restée limitée au pharynx, le massage général avec exercices respiratoires est continué pendant un mois, mais si des zones musculaires ont été atteintes, aux membres ou au tronc, notre intervention sera de plus longue durée.

Depuis que la diphtérie est soignée par le sérum, des complications diverses se sont surajoutées aux accidents de l'intoxication diphtérique ou, pour être plus exact, les ont remplacés ; il s'agit là d'une nouvelle intoxication, mais cette fois due au sérum : les accidents sont différents, et la massothérapie ne peut qu'en atténuer encore les effets, en aidant le corps à évacuer ces nouvelles toxines et à lutter contre les lésions qu'elles ont déterminées.

Maladies dyscrasiques (chloro-anémie).

Nous avons pris cette affection comme type des indications de massothérapie dans les maladies générales non inflammatoires, parce que l'énonciation des deux principaux symptômes, le nervosisme spécial et l'hypoglobulie, suffisent pour donner une idée précise de l'importance de tout traitement cinésique et du massage en particulier.

On ne saurait prendre en effet trop de précautions dans des interventions pour des maladies qui s'annoncent par des souffles cardiaques et vasculaires, des syncopes, des hémorragies, des palpitations, de la dyspnée, etc.

Le massage général doit donc être dirigé dans ces cas avec toute la prudence possible, au début ; mais au bout de peu de jours, les forces reviennent avec la diminution de ces symptômes et la résistance nouvelle des malades permet de joindre aux pressions sagement ménagées des exercices d'assouplissement divers.

La dénutrition n'est pas de règle chez la chlorotique, qui peut même ne pas s'amaigrir ; le sang est seul malade. Ce fait nous explique sa guérison rapide dès qu'un traitement a été institué contre son anémie. Nous réservons cependant notre jugement sur la valeur du traitement, quand il y aura anémie pernicieuse.

Intoxications (saturnisme).

Notre choix s'est porté sur le saturnisme plutôt que sur l'alcoolisme, quoique tous deux nous donnent des symptômes du côté du système nerveux, parce que, chez le saturnin, en dehors des accidents paralytiques, il existe un état d'anémie constant qui est justiciable du massage général.

L'état dyscrasique créé par le saturnisme tient d'ailleurs aux altérations du sang ; il y a diminution du chiffre des globules.

C'est un des accidents de l'intoxication saturnine qui amène le malade à se faire soigner, une colique de plomb, une paralysie des muscles du membre supérieur. Il est des cas où nous pouvons agir localement, dans les divers troubles de l'appareil locomoteur, par exemple.

La paralysie saturnine s'adresse surtout aux extenseurs des doigts et de la main ; d'après Duchenne de Boulogne, les radiaux seraient pris en dernier. Le long supinateur est respecté, contrairement à ce qui se passe dans la paralysie radiale. La contractilité électrique se perd rapidement avant la contractilité volontaire des corps charnus qui ont tendance à l'atrophie. Les muscles extenseurs du pied, les péroniers latéraux, les intercostaux sont aussi à surveiller.

Le massage, tel que nous l'avons décrit pour la paralysie radiale, est le meilleur mode de traitement local de la paralysie saturnine, elle exige toutefois des soins plus prolongés que la paralysie radiale *a frigore*. Mais si le traitement général facilite une rapide évacuation du plomb, la durée du traitement est bien réduite.

Il n'a pas encore été donné de résultats de la massothérapie en cas de colique de plomb : je crains qu'elle n'ait pas d'action heureuse ; il s'agit de contracture intestinale ; le massage pourrait être tenté, mais comment le saturnin aigu pourrait-il l'endurer, quelque léger fût-il.

Le tremblement, l'encéphalopathie me semblent devoir mieux profiter du traitement local. Mais j'ai hâte d'arriver à l'indication du massage général, qui pourrait devenir un procédé de prophylaxie des complications du saturnisme, en facilitant l'évacuation du plomb absorbé, et en donnant à l'économie son maximum de résistance.

Le massage général ne présente aucune particularité de technique qui mérite de nous y arrêter longuement ; toutefois les pressions doivent être très légères, afin d'éviter par des manœuvres trop accentuées de réveiller des phénomènes convulsifs.

Cancer. — Tuberculose.

S'il existe deux maladies qui demandent à l'homme une somme de résistance toute spéciale pour lutter contre leur envahissement progressif, ce sont bien ces deux terribles affections qui semblent défier nos procédés thérapeutiques multiples et évoluent en dépit de tous nos efforts.

Masser une tumeur cancéreuse, ou quelque genou atteint d'arthrite fongueuse, est une bien détestable besogne qui accélère le mal et le complique même. Mais il y a cancer et cancéreux, et surtout tuberculose et tuberculeux.

Notre intervention sur l'anémie du cancéreux, sur sa circulation ne lui assurera aucune survie, soyons-en certain, et si une gêne fonctionnelle locale (œdème des jambes, des bras, etc.) est améliorée par quelques manœuvres massothérapiques, notre action est vite limitée et de peu de durée. Aussi nous nous opposons à toute intervention chez le cancéreux, jusqu'à nouvel ordre.

Nous n'en dirons pas autant de la tuberculose : et tout d'abord, si nous sommes mal fixés au sujet du terrain qui plaît au cancer, nous sommes mieux documentés au sujet de la tuberculose, et la prophylaxie peut ici jouer son rôle bienfaisant. Comptons parmi les agents physiques utiles à tonifier l'enfant, l'adolescent, l'adulte que guette le bacille de Koch, le massage et la mobilisation, avec les exercices de respiration méthodique qui donneront à la circulation pulmonaire et aux bronches la résistance suffisante pour éviter l'envahissement. Rendons les membres souples, adroits, agiles pour éviter le traumatisme, développons le territoire pulmonaire, étendons le champ de l'hématose. Nous dirons même, pour appliquer toujours l'adage aristotélique : le mouvement c'est la vie, mobilisons l'arbre bronchique, pour que la vitalité des troncs pulmonaires en soit accrue.

Donc tous les six mois, une série de séances de massage général suivies de mobilisation avec exercices respiratoires et sports divers, sans surmenage surtout, constitue la meilleure prophylaxie contre la tuberculose.

Malgré nos soins, ou plutôt malgré nos avis, si le bacille de Koch s'installe dans une de ses régions habituelles, aux épiphyses, au sommet du poumon, aux méninges, notre action variera suivant le lieu d'élection, et nous ne serons que des assistants de peu de mérite, si notre intervention se borne à terminer la convalescence d'un de ces jeunes malades : car il restera en général plus que des traces du passage du mal, en admettant même que le bacille n'aura pas vaincu la faible constitution à laquelle il s'est attaqué.

Ne parlons pas du méningitique qui a résisté, mais qui est toujours guetté par la récidive, du phtisique dont les désordres pulmonaires évoluent, mais suivons les enfants dont les os et les articulations deviennent malades.

La tuberculose articulaire, comme l'a très judicieusement montré Lannelongue, débute par une épiphyse voisine ; c'est, à la hanche, la tête fémorale ; c'est, au genou, un condyle du fémur, ou un plateau tibial ; n'insistons pas sur les raisons, elles sont connues comme d'ailleurs l'évolution de la maladie. L'enfant souffre, mais ne se plaint qu'après fatigue, il boite le soir ; peu à peu l'articulation devient douloureuse à toute heure et l'enfant contracture ses muscles qui immobilisent la jointure. Le mal en reste là et l'enfant guérit avec une ankylose plus ou moins complète, ou bien des désordres plus étendus compliquent l'ostéite ; des abcès avec toutes les graves complications nécessitent des traitements souvent désespérés, dont les moins cruels se terminent par l'ankylose avec raccourcissement du membre, et les plus pénibles nécessitent l'amputation, et encore, si le chirurgien arrive à temps.

Ce tableau rapide nous montre que notre intervention, comme à peu près toutes, devient inutile une fois que la contracture s'est installée, car l'infirmité menaçante est alors confirmée. Le problème se pose donc plus simplement : il ne faut pas que la tuberculose évolue au point d'amener des douleurs articulaires et des contractures.

Aussi nous demandons avec insistance que l'enfant qui se plaint de douleurs à la hanche, **au genou**, comme au rachis ne se tienne plus debout et surtout ne marche plus. Ce simple fait de ne pas traumatiser continuellement les surfaces articulaires, voisines du foyer tuberculeux intra-épiphysaire, suffit souvent pour que le membre qui commençait à s'enraidir au voisinage de la jointure, se remobilise au lit; nous conseillons alors de diriger cette mobilisation par des mouvements réguliers.

Cependant un traitement local révulsif, un traitement général dont l'huile de foie de morue est le principal remède, mais surtout le séjour à Berck avec absorption, à chaque marée, de l'embrun de la vague montante forment une trinité thérapeutique dont les effets sont à peu près certains, surtout quand la tuberculose est demeurée intra-épiphysaire ; et si quelque abcès avait déjà évolué, c'est encore cette triple indication qui permettrait au chirurgien de réussir toutes ses interventions.

La mobilisation est continuée jusqu'à ce que la moindre sensibilité des épiphyses ait disparu ; elle a permis de conserver la souplesse articulaire et a entretenu la musculature suffisamment pour que l'enfant retrouve la force de commencer de suite ses exercices méthodiques de station et de marche. Le massage général a été exécuté aux trois membres sains et aux régions diverses du tronc. Il a un double but : il est prophylactique et communique son pouvoir vital.

L'enfant qui a commencé des lésions intra-articulaires se remet avec quelque lenteur ; celui dont l'articulation est encore indemne se guérit rapidement, mais ne commettons pas l'imprudence d'abandonner trop tôt cette thérapeutique physique et climatérique.

Ce sont donc là tuberculeux guéris et sans accidents locomoteurs : la réussite est loin d'être absolue, mais nous pensons que si la méthode était strictement observée, il y aurait peu d'ankylosés. Est-il besoin d'ajouter que ces enfants sont suivis, en dépit de leur guérison, jusqu'à l'heure de la consolidation complète du squelette, que leur démarche est en observation, et que plusieurs jours de repos sont nécessités à la moindre douleur?

Les enfants qui ont eu des lésions plus profondes, qui ont été entrepris trop tardivement, guéris aux dépens d'une ankylose généralement complète, sont traités de façon bien différente ; nous ne pouvons insister sur les détails de toutes ces interventions chirurgicales qui réussissent d'autant mieux que l'enfant est dans un milieu maritime et que son état général est amélioré par le massage hygiénique.

Nous pouvons retrouver cet enfant à sa convalescence, quand il est boiteux de sa jambe, de son genou, quand il est impotent de son bras, quand il est infirme en un mot : nous intervenons localement bien différemment. Nous respectons en général la jointure ankylosée, mais nous trouvons dans les articles voisins des mouvements qu'en amplifiant, en combinant, nous donnons, comme suppléants, à ceux qui manquent. Nous apprenons à l'enraidi du genou à marcher avec sa longue tige osseuse, au coxalgique à éviter la claudication.

Mais ce sont là services rendus dont nous avons déjà parlé et qui n'ont pas place ici : tandis que nous devons y consigner que ces jeunes convalescents sont toujours sous le coup de récidives dans d'autres jointures, et de localisation tuberculeuse en d'autres régions qui deviennent, suivant l'âge, de nouveaux lieux d'élection du bacille (larynx, méninges, bronches, péritoine, etc.). Aussi notre massage général, nos exercices divers deviennent chez le convalescent des moyens de prophylaxie contre de nouvelles invasions.

Chez le tuberculeux débile, le massage général est d'autant moins indiqué que ses muscles sont faibles, parfois dégénérés, et que les pressions, comme la mobilisation, doivent être suivies avec prudence et modération ; le surmenage est un degré facilement atteint chez ce malade, qui a de si soudaines variations dans ses conditions de résistance vitale.

Chaque jour demande un examen du convalescent, pour que l'on juge de la dose à ordonner, de l'exercice à conseiller, au besoin du jour ou de la période de repos que son économie exige.

CHAPITRE VIII

MASSAGE ET MOBILISATION ORTHOPÉDIQUES

La kinésithérapie est indiquée comme méthode de choix dans certaines affections orthopédiques, au début de leur évolution (1); le pied plat, le pied bot sont non seulement améliorés, mais arrêtés dans leur marche par quelques manœuvres judicieuses et par une mobilisation patiemment poursuivie. Elle intervient avec plus d'utilité peut-être, sinon avec un plus brillant résultat, chez les malades infirmes des suites d'un développement défectueux du squelette ; et, quand elle est insuffisante pour améliorer ces malades, elle apporte un secours précieux au traitement opératoire, en communiquant à l'appareil locomoteur nouveau, créé par le chirurgien, sa souplesse, sa vitalité ; enfin, par la rééducation motrice, elle donne à ce membre mutilé la faculté de retrouver des mouvements volontaires et, par suite, la possibilité de marcher.

Nous avons déjà observé à propos des résections, que le massage était utile à la fois pour préparer l'opération, et pour rééduquer la nouvelle jointure. Dans la plupart des interventions orthopédiques, nous aurons de même des manœuvres préparantes, qui, suivant le besoin, recherchent la souplesse des surfaces articulaires ou la vitalité musculaire, ou même simultanément ces deux qualités de l'appareil locomoteur. Si le chirurgien est intervenu, la massothérapie entretiendra, retrouvera, fortifiera, rééduquera la musculature du nouvel appareil ostéo-articulaire. En donnant, au sujet du pied bot, un rapide exposé de l'intervention massothérapique, nous exposons la technique générale à observer dans de semblables affections.

Pied bot.

Le pied bot se présente à nous sous deux aspects principaux : l'enfant est tout à fait au début de la maladie, alors que les premiers symptômes fonctionnels et physiques sont reconnus ; les accidents vont suivre leur marche progressive, entraînant peu à peu la déformation du segment du membre et les rétractions musculaires concomitantes. Dans l'autre cas, il s'agit d'une infirmité

(1) Voy. en outre l'article de M. Ducroquet sur la Gymnastique orthopédique des membres (p. 303) et l'article de Mme Nageotte-Wilbouchewitch sur la Kinésithérapie vertébrale (p. 335).

constituée, avec déformation plus ou moins accusée ; depuis quelque temps le mal semble n'avoir pas fait de progrès, ou bien, il évolue toujours et les tentatives de marche ne font qu'augmenter les déformations ; enfin le pied bot est susceptible d'interventions chirurgicales et la massothérapie prépare ou achève l'opération.

Bien des mères pusillanimes présentent au chirurgien des enfants en bas âge qui ne sont atteints que de flexion forcée du pied : nombre d'enfants conservent longtemps cette faculté du nouveau-né de fléchir le pied sur la jambe à son maximum ; cette souplesse, qui peu à peu s'atténue, donne au pied des aspects de déformation en talus, surtout que la rotation interne est aussi plus accentuée que chez l'adulte. Il suffit de mettre au calme les muscles jambiers et extenseurs des orteils pour que la face plantaire du pied reprenne sa position régulière.

Mais autrement exacte est cette déformation que des mères attentives remarquent un jour chez leurs enfants, soit dans les premiers mois, soit à l'occasion du début de la marche. Le plus souvent le pied est en extension et en rotation interne (varus équin). Sa correction est beaucoup plus difficile, bientôt impossible. L'enfant qui commençait à marcher avec l'aide de sa mère, n'appuie pas du pied malade ou ne se sert que de la pointe.

Le massage des masses musculaires, par pressions très légères, suivi de mobilisation par manœuvres assez vigoureuses, s'il est nécessaire, c'est-à-dire quand la mobilisation douce n'a rien modifié, constitue le premier mode d'intervention. Les mouvements passifs sont répétés toutes les deux heures par la mère à laquelle on donne les instructions nécessaires. Mais la marche n'est reprise qu'après avoir obtenu du pied une position à peu près normale.

Il ne faut surtout mettre aucun appareil orthopédique à ces enfants qui trouveront après une mobilisation du cou-de-pied et des jointures de tout le pied, des muscles de la jambe bien préparés à reprendre spontanément leur fonction. Tout appareil tendrait à s'opposer au retour de la fonction locomotrice spontanée.

Dans les manœuvres de mobilisation passive, le médecin ne se contente pas d'exécuter flexion, extension, adduction et abduction, rotation interne ou externe du cou-de-pied, suivant l'indication. L'appareil tendineux profite de la mobilisation de toutes les jointures du pied, orteils, métatarsiens, et surtout de l'énarthrose scapho-astragalienne. En assouplissant les jointures, on mobilise tous les tendons du pied et de la jambe.

Lorsque l'enfant a regagné des mouvements spontanés à peu près normaux, pour éviter que son pied n'éprouve quelque difficulté à se maintenir droit pendant la marche, on peut consolider par un tuteur métallique un côté de la chaussure ; l'initiative du médecin permet d'aider de la sorte quelques faisceaux musculaires encore insuffisants.

Il faut attendre beaucoup de la sévérité et de l'attention de la mère qui surveille chaque pas de son enfant, rectifiant toute position défectueuse, modérant la station debout et la marche dès que la fatigue se traduit par une imperfection de la tenue du pied.

Mais si le traitement de mobilisation et d'éducation du pied bot au début donne de grandes satisfactions, il en est tout autrement chez les malades dont l'infirmité est avérée. Les mallaxations sont insuffisantes; elles pourront quelquefois améliorer un pied bot qui se plaint de quelque accident secondaire (hygromas, contractures, etc.). Quelques manœuvres de massage ou de mobilisation, augmentant l'étendue d'un mouvement, calmeront des contractures, permettront au malade d'utiliser une région cutanée moins sensible, pour suppléer à la plante du pied, etc.

La massothérapie ne prétend pas rendre au pied bot sa forme première. Toutefois, son rôle, quoique secondaire, devient dans certains cas d'une réelle importance, qu'il s'agisse de ténotomie simple, d'arthrotomie, d'ostéotomie, d'astragalectomie, de tarsectomie, etc. ; toute intervention qui espère améliorer la disposition squelettique et articulaire du membre compte sur un appareil musculaire qui sera le moteur de ce nouvel appareil ostéo-articulaire. Or les muscles sont pour la plupart dégénérés.

Le massage préopératoire a pour but de donner à la région qui doit être opérée le maximum de souplesse, de vérifier l'état des muscles sur lesquels on peut compter et de les préparer à une fonction nouvelle.

Après l'opération, la mobilisation faite de bonne heure donne aux nouvelles articulations les mouvements en rapport avec les fonctions recherchées. Le pied est placé perpendiculairement à la jambe, pour que la plante repose sur le sol, par son bord externe, s'il est possible.

Les muscles sont massés quotidiennement, et de temps en temps des exercices actifs sont exécutés dans le décubitus. Puis un jour le jeune malade pose le pied à terre et essaie de mettre en pratique tous les mouvements qui ont été opérés dans le décubitus. Marquage de pas, marche, ascension, descente, etc., toute la progression de la rééducation de la marche est suivie, mais son évolution est fort lente, car il s'agit de jointures nouvelles et de muscles presque totalement dégénérés.

Il est certain que quelques tuteurs sont souvent utiles pour maintenir le pied dans de bonnes situations : mais autorisés exclusivement à la chaussure, ils doivent être prohibés sous forme d'appareils jambiers complets qui s'opposent à toute rééducation. On ne doit les utiliser que dans les cas de pieds bots inopérables, ou après des opérations qui ont nécessité de grands délabrements au tarse et au métatarse : la massothérapie a encore son utilité chez ces malades ; elle les entraîne à supporter leur appareil avec facilité, et adapte le mieux possible le membre à la mobilisation de ces tuteurs articulés.

Pied plat valgus douloureux (Tarsalgie des adolescents)

On rencontre chez l'adulte, secondairement à des lésions traumatiques du membre inférieur, ou à des affections nerveuses d'origines diverses, des vices de position du pied. Mais le pied plat douloureux est surtout une maladie de l'enfance, plus exactement de l'adolescence.

Nous avons déjà longuement décrit [1] quelle était, à notre avis, la cause de cette déformation du pied. Rejetant les diverses théories qui n'expliquent pas certains symptômes, qui sont même incompatibles avec eux, nous en avons conclu à un trouble de développement qui retardait la production des ostéoblastes, conservait au squelette plantaire sa constitution cartilagineuse, c'est-à-dire son manque de résistance. Si un semblable tarse cartilagineux est surmené par la station debout, trop facilement exigée chez les adolescents dans certaines professions (épiciers, marchands de vins, domestiques, etc.), la voûte plantaire s'effondre et les divers os du pied prennent contact du sol. La résultante est la rotation externe du pied : le cuboïde seul touchait normalement, comme le scaphoïde du tarsalgique touche aussi, le pied exécute quelques degrés de rotation externe, mais ce mouvement est exclusivement passif.

Quant à l'abduction du pied, elle s'explique facilement par la contraction des péroniers latéraux qui luttent longtemps pour rétablir la voûte plantaire, se contracturent même à la suite de ce surmenage, occasionnant de vives douleurs le long de la jambe. Comme les péroniers ne peuvent pas redresser le squelette inconsistant du tarse et du métatarse, ils amènent l'avant-pied en dehors, en abduction.

Non seulement cette théorie explique les divers symptômes reconnus, mais elle suit l'évolution de ces déformations. Elle a de

(1) DAGRON, Massage des membres, Paris, Steinheil, édit., 1903.

plus l'avantage d'inspirer un traitement rationnel dans le but de lutter contre toutes les causes de l'évolution du mal et d'en ménager les effets.

Technique du début. — Au début, l'enfant fatigué, las le soir, se couche avec des douleurs siégeant le long de la région externe de la jambe. La nuit a souvent suffi pour le rendre dispos le matin, et il peut reprendre son occupation, qui consiste à travailler debout et souvent avec des chaussures sans soutien (espadrilles, savates ou pantoufles).

Nous profitons de cette nouvelle occasion qui nous est offerte de montrer comme il est antiphysiologique de conserver longtemps la station debout, nuisible à tout âge au point de vue circulatoire ; chez l'enfant, le squelette du pied se plaint de porter longtemps le poids du corps ; la douleur l'avertit d'abord, avant l'apparition de l'infirmité. Elle est localisée au pied dans les premières semaines, plus tard dans les muscles de la jambe et, plus particulièrement, aux péroniers latéraux.

Le traitement est facile à concevoir. Le repos allongé, le soutien de la voûte plantaire par des chaussures solides. La semelle spéciale est inutile, puisque les lésions n'existent pas encore. La station debout et la marche, défendues dans les premiers jours, sont reprises peu à peu.

Des manœuvres modelantes au squelette tarso-métatarsien, du massage de la région dorsale du pied, et surtout des loges musculaires de la jambe, de la mobilisation passive et active en décubitus, tels sont les manœuvres et exercices de la première période.

Technique de la période des contractures. — Mais l'enfant ne se plaint pas au début, il espère toujours s'habituer à la fatigue ; il a peur de perdre sa place. Il lutte et, comme il doit marcher toujours et constamment se tenir debout, les muscles font effort pour réparer le mal, mais c'est en vain. La voûte plantaire n'obéit pas aux tendons des péroniers latéraux, qui se contracturent et occasionnent des douleurs continuelles. Les déformations se maintiennent, le mal est confirmé.

Le traitement condamne encore le jeune malade au repos dans le décubitus, afin d'arrêter les effets de la station debout. Ce simple repos peut modérer les contractures, mais ne les élimine pas complètement ; les déformations persistent. Le massage a un double but : on agit sur le squelette cartilagineux du pied par des manœuvres modelantes, malaxations qui ont pour but de refaire la voûte plantaire ; des pressions légères sont exercées sur les loges musculaires de la jambe pour obtenir la sédation de la fibre char-

nue. Les articulations du pied et de la jambe sont mobilisées, à
condition de ne pas occasionner de nouvelles douleurs. La mobilisation active est remise à plusieurs jours.

Si les lésions sont assez récentes, un résultat ne tarde pas à
s'annoncer par l'absence de toute douleur et par la reconstitution
d'une voûte plantaire ; mais si le mal est plus ancien, les manœuvres
modelantes échouent et le pied reste plat définitivement, il devient
même valgus par suite de la contracture des péroniers. Celle-ci
persiste alors malgré le repos et ne cède qu'après plusieurs
séances de simple contact ou d'effleurage.

Nous condamnons tous les appareils d'immobilisation qui n'ont
aucun but rationnel, puisqu'ils n'empêchent pas les contractures et
qu'ils maintiennent les déformations.

Lorsque les douleurs ont cessé, le tarsalgique est devenu pied
plat et il devra marcher avec un squelette plantaire anormal, mal
servi par une musculature insuffisante et qui n'est plus en rapport
avec les dispositions des nouvelles jointures.

L'expérience montre toutefois que les pieds plats sont parfois de
bons marcheurs. Leur démarche est disgracieuse ; par entraînement, ils arrivent à fournir des marches longues et sans trop de
fatigue ; mais avant d'en arriver là, bien des jours se sont passés
avec force douleurs du pied et des muscles de la jambe.

La semelle de liège qui a pour but de soulever le bord interne du
pied est parfois mal supportée et doit être abandonnée : on comprend
que la gouttière calcanéenne, déjà comprimée par le poids du corps,
ressente encore plus de douleur à cette pression lorsqu'un corps
étranger convexe fait effort pour redresser la voûte ; car il est
impossible d'admettre, comme il a été proposé, que la semelle a
pour but, étant donnée la douleur qu'elle réveille, de provoquer la
contraction des péroniers latéraux, puisque ces derniers muscles
sont contracturés pour avoir lutté avec trop de courage.

Proposons la semelle aux malades, puisque quelques-uns s'en
trouvent bien, mais ne l'imposons pas, et commençons la rééducation
de la marche avec ce pied défectueux. Contact du sol, station debout,
marquage de pas, exercices d'assouplissement, marche décomposée,
puis ascension, descente, course, etc. ; l'entraînement est ainsi
commencé, après avoir chaque jour fait le massage des muscles
pour les préparer à leur nouvelle fonction, cherchant la sédation de
ceux qui se défendent et excitant par des pressions accentuées ceux
qui sont affaiblis.

C'est en surveillant les premiers pas qu'on corrige la tenue défectueuse du corps ; le pied plat a tendance, soit à se pencher en avant,

soit à se balancer pendant la marche. Nous conseillons de faire exécuter par le malade, entre autres exercices d'assouplissement, ceux que nous avons prescrits quand il y a tendance à marcher sur le bord interne du pied (fig. 59 et 60).

Rétraction de l'aponévrose palmaire.

Le massage proprement dit n'a aucun effet sur la rétraction de l'aponévrose palmaire; quand les malades nous demandent conseil, les déformations sont en général si accentuées que le muscle est totalement dégénéré et qu'il n'existe plus qu'une corde fibreuse dont les digitations radiées, riches en noyaux indurés, viennent adhérer à la peau de la paume, immobilisent la main et fixent les deux derniers doigts dans une flexion plus ou moins forcée et gênante; le malade ne peut étendre complètement les autres doigts.

Notre intervention est bien limitée: nous ne pouvons empêcher la marche progressive de cette rétraction, nos manœuvres permettent de retrouver un peu plus d'extension des doigts et de la main, de modérer par conséquent l'évolution de la maladie.

La mobilisation passive est notre meilleur moyen; ce seront des mouvements d'extension, répétés jusqu'à ce que le malade en ressente peine et fatigue.

Si nous obtenons quelque souplesse, si le tissu fibreux cède tant soit peu, nous massons la musculature de l'avant-bras, de la main et des doigts, pour faciliter le retour de quelques mouvements abandonnés; enfin nous conservons à l'éminence thénar, souplesse et force musculaire, car c'est surtout le pouce qui travaille avec l'aide de l'index dans cette main à peu près infirme.

Griffes et pieds bots paralytiques.

La massothérapie n'a encore ici d'action que par la mobilisation passive, lorsque les déformations, causées par les rétractions musculaires, deviennent gênantes. Tel malade a bien supporté une griffe cubitale à la suite de plaie du nerf cubital, mais, par les effets de la rétraction, quelques-uns des mouvements qui persistaient et permettaient au malade de saisir des objets, ont peu à peu disparu et sa néo-paralysie devient intolérable.

Notre intervention, quoique passive, ne saurait opérer, sans observer certaines réserves. Les mouvements passifs répétés rendent toujours aux jointures une certaine partie de leur élasticité perdue: mais il est une limite à cette souplesse, et ce serait nuire à cette main infirme que de lui assouplir trop énergiquement les articulations dont la musculature n'existe plus.

Cette observation est surtout à suivre quand il s'agit de mobiliser un pied bot paralytique ; le malade se plaint de ne pouvoir marcher sur ses orteils fléchis en excès ; en mobilisant les articulations des orteils, on lui donne la possibilité de poser son pied à terre sans douleurs ; surtout évitons de mobiliser à cette occasion les articulations du métatarse et du tarse ; nous gratifierions notre malade d'un pied sans aucune résistance, qu'aucun muscle ne saurait aider et qui, par la laxité de ses jointures, le rendrait plus infirme qu'avant notre mobilisation.

Notre intervention, déjà utile de la sorte, peut encore rendre service dans le cas où un redressement du pied permettrait d'appliquer un appareil orthopédique. Le malade peut alors marcher grâce à cet appareil mû par une musculature éloignée de la région infirme et que nous pourrions éduquer, après traitement massothérapique, dans le but de l'entraîner dans sa nouvelle fonction.

Coxalgies.

Lorsque l'arthrite tuberculeuse a guéri aux dépens d'une ankylose, le jeune malade ne peut plus exécuter les mouvements du membre de façon normale. Le plus souvent la nouvelle démarche est défectueuse, et pour plusieurs motifs, soit que la douleur, ou simplement la crainte de la souffrance ait retardé et vicié la reprise des mouvements, soit qu'il y ait eu, au contraire, mobilisation trop précoce et par suite contractures nouvelles. Si ces coxalgiques, bien qu'ankylosés, avaient été éduqués à temps, leur démarche aurait pu ne présenter qu'un minimum de claudication.

La plupart de ces enfants étaient, autrefois, considérés comme guéris, lorsque l'évolution des lésions était suspendue et ainsi abandonnés à eux-mêmes, les convalescents de coxalgie ou d'arthrite fongueuse du genou étaient voués à une claudication des plus manifestes, d'autant plus que les abcès périarticulaires étaient plus fréquents et causaient plus de désordre, et que les raccourcissements du membre accompagnaient l'immobilité des jointures.

En décrivant, au sujet de la tuberculose, notre opinion sur le traitement de toute localisation ostéo-articulaire, nous démontrons que la tuberculose peut être souvent et rapidement modérée dans son évolution. Aussi, pensons-nous que de jour en jour les complications articulaires et les infirmités consécutives diminueront de nombre et d'intensité.

Bien des jeunes coxalgiques, pris à temps, remarchent sans aucune claudication. Le tubercule est resté localisé à l'apophyse, il s'y est enkysté ; l'enfant qui n'a pas lutté contre son mal, qui a évité les contractures de défense par le décubitus sans immobilisation, retrouve, s'il a été massé de temps en temps et mobilisé doucement, une articulation assez souple, pour qu'il n'y ait aucun trouble de marche.

Mais, quoique le nombre en décroisse, nous trouvons encore beaucoup d'ankylosés, après ostéo-arthrite tuberculeuse. Or, chez ces jeunes malades, la rééducation motrice peut rendre une fonction qui, sans être parfaite, évite les effets disgracieux de leur claudication et les désordres secondaires du côté du rachis et du bassin.

Deux cas se présentent : ou bien l'enfant sort de maladie, et n'a pas encore marché, ou bien nous devons réformer une démarche très irrégulière.

Si le jeune convalescent nous est confié avant toutes tentatives, les chances de succès sont plus grandes et il est permis d'espérer, sans rendre l'usage de la jointure, obtenir du membre une démarche d'autant plus régulière que le raccourcissement est moindre.

L'enfant, que nos soins auront pu préparer à cette rééducation (massage et mobilisation en décubitus, rééducation des réflexes de marche par contact de la plante, etc.), est placé debout derrière une chaise pour qu'on étudie tout d'abord les effets de la contracture des muscles pelvitrochantériens. Mesure est prise du raccourcissement ; suivant cette dimension, nous ferons marcher le malade sur toute la plante du pied ou sur le talon antérieur.

Chez un jeune garçon nous pouvons tenter la rééducation de la marche régulière, même si le raccourcissement apparent place les deux rotules à une hauteur différente de 8 centimètres. Chez une jeune fille, les troubles secondaires du bassin sont à prévoir; aussi ne doit-on pas tenter cette rééducation, si le niveau des deux rotules dépasse 4 centimètres. D'ailleurs le vêtement permettra de dissimuler que la jeune fille marche sur la pointe du pied et non pas sur toute la plante.

Chaque jour le médecin fait exécuter devant lui des exercices d'assouplissement pendant quelques minutes : flexion et extension du genou, flexion et extension du corps, inclinaisons et torsions du corps ; puis passage de la station sur la jambe droite et gauche alternativement. Ce marquage de pas ne peut se faire suivant les principes normaux ; du côté sain, le mouvement pourrait être régulier, mais du côté malade, l'ankylose de la hanche s'oppose à sa flexion, elle devient d'ailleurs sensible ; car, si la flexion du membre fait lever le pied sain, c'est la différence de longueur des deux membres qui oblige le pied du côté malade à quitter le sol, bien que le membre conserve toute sa rectitude. La contracture des pelvi-trochantériens a joué son double rôle en immobilisant la jointure et en la surélevant pour lui éviter toute douleur dans la station debout et dans la marche. Le membre, prenant comme à regret le contact du sol, a peu à peu incliné le bassin.

Il est certain que la marche est ainsi possible, mais elle suppose à chaque pas une différence de hauteur des deux épaules par suite de la descente du côté malade pour gagner le sol : cette oscillation très visible, disgracieuse, doit donc être corrigée le plus possible.

Le mieux est de placer le malade devant une glace et de lui montrer les défauts de sa démarche, en lui conseillant de répéter ses exercices devant cette glace pour qu'il s'efforce de les éviter. Pendant que nous assistons à ces premiers marquages de pas, nous modérons avec sévérité ces mouvements d'ascension et de descente, et ils se corrigent aux dépens d'une rectification de la direction du bassin.

Quand il existe quelques progrès dans ce marquage de pas, quelques mouvements sont exécutés en cadence en avançant de quelques centimètres à chaque fois qu'un pied pose à terre. Si à ce moment la progression était trop rapide, la claudication réapparaîtrait : le malade exécuterait un pas à peu près normal, mais celui qui serait esquissé par la jambe malade serait insuffisant, car la propulsion de la cuisse est impossible et par suite le pas ne peut dépasser une minime étendue.

Mais, par l'entraînement progressif, cette légère propulsion, qui est retrouvée par l'éducation, s'additionne de mouvements du bassin et du rachis qui permettent au malade d'assurer un pas d'une étendue suffisante, pour qu'il n'y ait pas de manque à la cadence ou du moins pour que la cadence ne soit pas sensiblement défectueuse.

C'est le moment d'insister sur les exercices de flexion du corps en avant et en arrière, tandis que les deux plantes du pied conservent le contact du sol.

Chez de semblables malades, l'ascension des escaliers et la descente sont travaillées de telle sorte que la jambe malade suit le côté sain, marche par marche en montant et au contraire en plaçant d'abord le membre malade sur la marche inférieure en descendant. Quelques malades arrivent à assez de souplesse pour descendre des deux pieds et monter de même.

La course est plus difficile : elle occasionne souvent des défauts par les efforts qu'elle nécessite. Parmi les sports, il semblerait que la bicyclette soit interdite au coxalgique ; il n'en est rien : ici encore l'entraînement reprend ses droits et l'ankylosé de la hanche arrive à pédaler sur une machine à petit rayon.

Si les exercices nécessaires pour les progrès de la rééducation, malgré la prudence apportée à leur exécution, sont suivis de sensations douloureuses du côté malade, il faut préciser la région de la douleur : elle est la conséquence de contractures qui surviennent naturellement après le travail des muscles et des jointures (articulations du bassin et du rachis) qui jusqu'alors n'avaient pas été sollicités pour la fonction recherchée, le repos, le massage des muscles par pressions légères suffisent pour permettre de continuer sous peu les exercices de rééducation. Mais il est possible que le malade ressente quelque douleur à la hanche. Le décubitus et la cessation de tout travail locomoteur doivent être ordonnés et la reprise ne se fera qu'après certitude que toute récidive est écartée.

Cette complication est plus fréquente chez les enfants qui ont eu des lésions assez étendues, arthrites avec abcès périarticulaires et chez lesquels la rééducation a été trop précoce, mais plus tard, au contraire, l'ankylose plus complète assure le malade contre toute tendance à une récidive coxo-fémorale, alors que le coxalgique, chez lequel le mal reste localisé à l'épiphyse osseuse, conserve longtemps sa susceptibilité pour une récidive locale ; jusqu'à l'âge de vingt-cinq ans, il est tenu en observation et son bon état général répondra, autant que la prudence, de son hygiène locomotrice, de la sécurité contre l'apparition de toute reprise du mal.

Malheureusement, l'ancien coxalgique nous est le plus souvent présenté à cause de douleurs consécutives à la marche défectueuse et très irrégulière qu'il emploie depuis sa convalescence : les positions vicieuses du membre dépendent, soit de l'ankylose de la hanche qui s'est produite en adduction ou abduction, soit des mouvements anormaux que le malade a exécutés dans le but de retrouver la fonction locomotrice. Notre action est plus efficace dans ce dernier cas, puisque les défauts de position sont d'origine musculaire ; cependant la rééducation éprouvera des difficultés beaucoup plus grandes.

Le succès, sans être absolu, se traduit par un résultat heureux, c'est-à-dire une claudication au minimum. Mais c'est surtout dans le but de donner au membre infirme une résistance suffisante que la massothérapie rendra service au coxalgique dont les débuts de rééducation locomotrice ont été totalement négligés.

Après un repos de quelques jours, pendant lequel le massage et la mobilisation passive permettent de l'observer, de reconnaître la valeur des muscles et des articulations, le jeune malade est éduqué comme nous l'avons indiqué précédemment ; mais les progrès sont beaucoup plus lents, à cause des habitudes défectueuses déjà prises. Aussi la mobilisation passive joue-t-elle dans ces cas le rôle le plus important. Chaque jour les progrès réalisés permettent de donner plus d'étendue aux divers mouvements que nous recherchons.

Lorsque les exercices actifs sont commencés, ils doivent être suivis avec plus de sévérité ; aussi les résultats deviennent moins sensibles. Le but à rechercher est toujours le même. La claudication est due surtout à la différence de longueur des deux membres. En faisant passer le poids du corps d'un côté à l'autre, se produisent une élévation, puis un abaissement du niveau des épaules, et alternativement ainsi à chaque pas correspond une oscillation de bas en haut, plus ou moins accentuée, mais toujours très visible. A la longue, le bassin s'est incliné et une scoliose de compensation s'est installée.

Aussi ces diverses déformations sont-elles causes de la lenteur de la rééducation et des progrès réalisés, mais il y a toujours amélioration ; et si le coxalgique a encore devant lui plusieurs années avant la constitution achevée de son squelette, s'il suit avec quelque attention sa démarche d'après les principes prescrits, inclinaison du bassin et scoliose s'amendent et la claudication disparaît à peu près : car, ainsi que nous l'avons déjà fait observer, l'oscillation antéro-postérieure du membre est toujours suffisante, après rééducation, pour permettre de faire des pas de 60 centimètres ; or le pas accéléré du soldat est de 75 centimètres.

Dans ces rééducations motrices, l'observation rigoureuse de la cadence est une des conditions les plus certaines du succès futur. Elle semble au début avoir peu d'importance ; plus tard, au moment où le coxalgique exécute ses premiers pas réguliers, elle est devenue une habitude et ne gêne plus.

Nous avons considéré le jeune coxalgique, convalescent d'arthrite fongueuse : nous pouvons étendre cette rééducation aux anciens traumatisés de l'extrémité supérieure du fémur qui ont une démarche défectueuse, aux ankylosés de la hanche pour toute autre raison (ostéomyélite, rhumatisme, immobilisation trop prolongée, etc..

Ankyloses du genou.

Nous ne considérerons que l'ankylose en extension, faisant remarquer que toute ankylose en flexion doit être opérée à fin d'extension.

Les malades qui ne peuvent fléchir le genou à la suite d'ankylose ont une démarche spéciale, irrégulière, claudicante, que l'éducation doit améliorer.

D'après les principes de la marche, si le bassin a conservé son horizontalité, si les deux membres ont la même longueur, la marche devient impossible, car l'oscillation antéro-postérieure du membre malade ne peut s'exécuter qu'en diminuant sa plus grande longueur ; c'est d'ailleurs la raison de la flexion du genou. Aussi les ankylosés du genou, pour éviter cet inconvénient, *fauchent*, c'est-à-dire font passer d'arrière en avant le membre ankylosé en l'écartant de l'axe par abduction de la hanche.

Ce mouvement, très visible et très disgracieux, est parfois atténué par l'apparition d'une légère obliquité du bassin ; il y a ascension de la hanche et raccourcissement apparent du membre, l'oscillation peut alors se produire.

Nous emploierons d'ailleurs ce procédé dans notre rééducation de l'ankylose du genou, mais en nous efforçant de l'obtenir dans les meilleures conditions.

Tout d'abord s'il s'agit d'un adulte dont les articulations du bassin et de la colonne vertébrale se prêtent moins à cet entraînement, nous conseillons d'employer l'artifice suivant : une semelle et un talon exhaussent de 5 centimètres le membre inférieur du côté sain, après quelques exercices d'assouplissement des deux membres symétriques, en conseillant au malade tantôt de ne conserver de contact qu'avec le talon antérieur du pied, tantôt de prendre contact avec toute la plante. Le bassin gagne ainsi une souplesse suffisante pour permettre une élévation facile de la hanche, au moment de l'oscillation antéro-postérieure. Grâce à son vêtement, la jeune fille peut complètement céler cet artifice ; c'est plus délicat pour l'homme, mais, en s'entraînant pour l'exécution accélérée de ce pas cadencé, l'ankylosé du genou possède une démarche à peine claudicante.

Chez l'adolescent, la souplesse du bassin permet d'obtenir une démarche assez régulière, sans recourir à l'artifice de la chaussure surélevée.

Après quelques jours de repos, si l'enfant a déjà fait des tentatives de marche, après s'être assuré que le genou et les extrémités correspondantes du fémur et du tibia sont indolores, par des exercices de station debout, on fait exécuter des exercices d'assouplissement d'abord dans le décubitus, puis en station debout. Ce sont surtout des flexions et extensions de la hanche, des flexions et extensions du pied, ces mouvements opérés isolément, et simultanément avec ascension du bassin de ce côté.

En station debout, ces exercices d'assouplissement sont pratiqués en plaçant le membre sain sur un plan exhaussé de 10 centimètres. Chaque jour on diminue de 1 centimètre : de jour en jour le bassin s'incline avec plus de facilité au moment de l'oscillation antéro-postérieure du pas, et quand les deux membres sont placés à la même hauteur, le membre ankylosé, grâce au mouvement du bassin, accomplit son oscillation sans être gêné par sa longueur : le pied, préparé par des exercices passifs, exécute à ce moment sa flexion sur la jambe, pour que la pointe ne rencontre pas le sol.

La rééducation est continuée par des exercices de marquage de pas en cadence lente, puis accélérée, puis des pas sont exécutés; de 50, ils passent à 60, puis à 75 centimètres. La montée et la descente peuvent se faire avec plus de facilité que chez le coxalgique, toutefois l'ankylosé du genou doit monter et descendre marche par marche. En montant, le côté sain commence et l'autre suit ; en descendant le contraire est obligatoire, c'est la jambe ankylosée qui passe la première.

La course est possible, mais elle est souvent l'occasion de la reprise des habitudes défectueuses : pour éviter la chute, le coureur recommence à faucher : mieux vaut donc s'abstenir. Les sports divers sont moins facilement abordés, car le coxalgique acquiert plus de souplesse dans son infirmité que l'ankylosé du genou; le bassin plus proche supplée plus facilement.

Paralysie infantile : appareils orthopédiques.

Nous avons eu l'occasion, en parlant de notre intervention dans les diverses myélites, de montrer que la massothérapie retarde les effets de la dégénérescence nerveuse et entretient la vitalité en cas de régénération possible, et en cas de myélite des cornes antérieures de la moelle (paralysie infantile), nous avons pu retrouver des muscles, et par suite des fonctions qui semblaient à jamais perdues.

Mais ici nous voulons parler de ces cas où il y a eu perte complète d'un membre : les conséquences de la dégénérescence médullaire sont telles que le membre atrophié devient souvent une gêne pour le malade; or parfois ce membre atrophié possède encore quelques mouvements, grâce à des appareils divers qui serviront de tuteur et comme de squelette à ces sources de mouvements. De tels membres, aidés de leurs appareils, rendent aux malades assez de services pour que la massothérapie et la rééducation bien dirigées puissent tenter de multiplier l'étendue des mouvements. Nous ne pouvons donner de règles aux diverses variétés de cas qui peuvent se rencontrer ; mais le médecin, après observation de l'état des muscles sains et de la souplesse des jointures, est bientôt à même d'indiquer l'appareil nécessaire et de surveiller l'éducation de ce membre infirme, mais encore quelque peu utile.

GYMNASTIQUE SUÉDOISE
PÉDAGOGIQUE, MÉDICALE, ORTHOPÉDIQUE

PAR

LE Dr DUCROQUET

Chargé du service d'orthopédie à la Polyclinique Rothschild.

Généralités.

La gymnastique désignée sous le nom de gymnastique suédoise est l'œuvre de Ling.

Ling a créé la gymnastique suédoise dans tout son ensemble; il n'est pas sans intérêt pour nous de faire sa connaissance. Ling n'était pas un médecin; après avoir servi son pays comme officier dans l'armée suédoise, il était rentré dans la vie civile pour professer la gymnastique.

Lorsqu'il eut inventé sa méthode nouvelle, il demanda, pour la répandre, l'appui des pouvoirs publics; on ne crut pas à la pureté de ses intentions et on lui répondit qu'il y avait assez de bateleurs dans le royaume sans que le gouvernement les protégeât.

Au bout de quelques années, la valeur de son système fut sans doute reconnue, car il se vit accorder l'appui qu'on lui avait refusé; et il lui fut permis de créer l' « Institut Royal de gymnastique de Stockholm », où se sont formées depuis, tant de générations de ces médecins gymnastes, qui se répandent, de ce centre, sur l'Europe entière.

Ling s'était fait une idée assez originale du corps humain; il l'assimilait à une machine composée d'une série de rouages qui se commandent les uns les autres; entre eux existe une sorte d'harmonie; que l'un d'eux vienne à fléchir, l'harmonie est détruite, toute la machine s'en ressent.

Il créa plusieurs espèces de gymnastiques :

1° La gymnastique pédagogique;

2° La gymnastique militaire, à laquelle Ling, très amoureux de sa patrie, a attaché une grande importance; elle comporte des mouvements d'assouplissement, des exercices libres ou de plancher, des exercices avec le fusil ou le sabre, l'exercice à la baïonnette et au fleuret, etc;

3° La gymnastique esthétique, créée par Ling, qui avait un goût très vif pour les lettres et les arts. C'est ainsi qu'il avait imaginé des mouvements en rapport avec les divers états de l'âme. Cette gymnastique comprenait des attitudes, des danses et enfin des exercices d'équilibre.

Nous laissons de côté ces deux dernières parties du système de Ling pour ne nous occuper que de :

1° La gymnastique pédagogique ;

2° La gymnastique médicale ;

3° Nous nous occuperons en outre, dans un chapitre spécial, de la gymnastique orthopédique.

I. — GYMNASTIQUE PÉDAGOGIQUE SUÉDOISE.

Avant de commencer l'étude de la gymnastique suédoise, nous devons nous demander d'une façon générale : à quoi sert la gymnastique ; quelle est son utilité ? La gymnastique est utile au développement physique de l'individu, au même titre que tous les sports (1). Nous voyons ceux-ci, en effet, aboutir, après certains exercices, à la création d'actes automatiques que nous pouvons reproduire un nombre infini de fois, sans parvenir à la sensation de fatigue. Par exemple, on sait combien il faut faire d'efforts pour maintenir son équilibre la première fois que l'on monte sur une bicyclette ; mais après quelques essais, les actes nécessaires, toujours les mêmes, maintes fois répétés, sont enregistrés par la moelle ; dès lors ils deviennent inconscients, la volonté n'ayant plus de commandement à faire ; on les répète automatiquement, sans effort, sans fatigue. Il en est de même dans la gymnastique ; nous y voyons l'automatisme utilisé sous bien des formes. Pour la tenue, par exemple : un sujet qui n'en a pas l'habitude, éprouve à se redresser une certaine sensation de fatigue, il ne peut se maintenir droit très longtemps ; mais, peu à peu, il arrive à prendre et à garder l'attitude voulue inconsciemment, sans effort, comme mû par une sorte d'automatisme.

C'est encore, et surtout, pour le développement de certaines fonctions, de la fonction respiratoire en particulier, que la gymnastique utilise cette précieuse propriété. Que l'on fasse exécuter à un sujet quelques mouvements respiratoires d'une amplitude inaccoutumée, on voit celui-ci faire à chaque fois un nouvel effort qui le fatigue ; pourtant, après quelques exercices de ce genre, l'habitude lui vient de respirer plus amplement ; il le fait sans y penser, sa fonction respiratoire s'établit selon une formule nouvelle et, résultat d'une

---

(1) Voy. Tissié, *Jeux et Sports en thérapeutique*, in Physiothérapie, IV : Mécanothérapie, sports, méthode de Bier, hydrothérapie (Bibliothèque de thérapeutique Gilbert et Carnot).

importance capitale, sa capacité respiratoire se trouve dès lors définitivement augmentée.

Nous connaissons en France deux sortes de gymnastiques : la gymnastique française, la seule enseignée dans les écoles et dans les casernes pendant longtemps ; la gymnastique suédoise, encore récemment apparue mais qui tend à prendre le pas sur la première. D'où vient cette substitution d'une gymnastique étrangère à la nôtre ?

Y a-t-il donc des raisons de préférer l'une à l'autre ? C'est ce que nous devons chercher. La gymnastique française a été introduite chez nous par un colonel espagnol, Amoros ; son système fut adopté dans l'armée vers 1820 ; de là elle se répandit ensuite dans tous les groupes où l'on se livre à la culture physique. Cette gymnastique crée un certain type, bien différent, nous allons le voir, de celui qui est créé par la gymnastique suédoise, œuvre du *suédois Ling*.

Une méthode se juge d'après les résultats qu'elle donne.

Le gymnaste français (fig. 66) est un homme très musclé, ses pectoraux sont saillants, son cou semble enfoncé entre ses puissantes épaules, qu'*il tient plutôt en avant*; tout cet individu semble ramassé sur lui-même, prêt à la lutte; il a la stature d'un athlète. La partie supérieure de son corps est surtout développée; il y a une disproportion évidente entre son

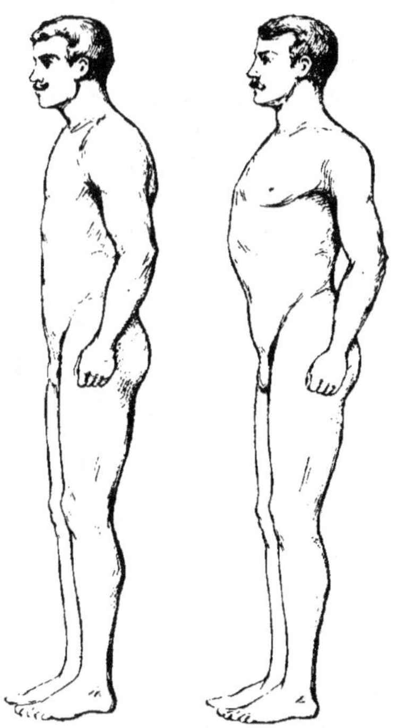

Fig. 66. — Gymnaste français. Tête rentrée dans les épaules, thorax moins développé.

Fig. 67. — Gymnaste suédois. Tête libre, thorax développé: sujet plus plastronné.

thorax et ses jambes. Le gymnaste suédois au contraire (fig. 67) tient ses épaules effacées, rejetées en arrière, son cou est dégagé, sa poitrine bombe largement sans grosses saillies musculaires : il plastronne.

D'après cela, comment décider notre choix ?

Le type suédois est-il plus conforme au goût de l'esthétique que le français ? pure question d'appréciation : nous ne discuterons pas ce point. Il en est un autre qui va retenir notre attention.

Envisageons la capacité respiratoire de ces deux individus. Nous savons que pour mesurer la capacité respiratoire d'un sujet, on mesure le périmètre sous-axillaire au moment de l'inspiration maxima, puis de l'expiration maxima ; la différence entre les deux donne cette capacité respiratoire.

Eh bien nous trouverons que la capacité respiratoire du Français est égale à 1, tandis que celle du Suédois est égale à 4.

Dès lors, nous ne sommes plus hésitants : le Suédois, apparemment peu musclé, respire ; le Français ne respire pas ; sous son magnifique développement musculaire il cache sa misère thoracique. A quoi tient cette différence ? La connaissance des deux gymnastiques nous montre qu'elle réside : 1º dans l'exécution des mouvements ; 2º dans le choix des mouvements. L'exécution des mouvements diffère à la fois dans leur rythme et dans la manière de les exécuter.

Prenons le rythme : tandis que dans la gymnastique française, les mouvements sont saccadés, la cadence rapide, le temps d'arrivée

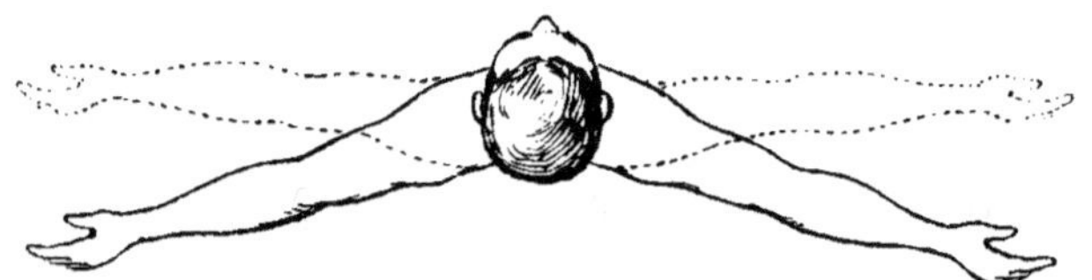

Fig. 68. — Amplitude des mouvements dans la gymnastique française (traits pointillés) et dans la gymnastique suédoise (traits pleins).

dans une position donnée restant égal au temps d'exécution ; dans la gymnastique suédoise, au contraire, la cadence est lente, le temps d'arrivée est 5 ou 6 fois plus long.

Nous allons comprendre immédiatement l'importance de ce fait ; examinons ce qui se passe quand on fait un mouvement du rachis, une flexion latérale, si l'on veut, brusquement ; à peine une très petite partie des muscles rachidiens a-t-elle eu le temps de se contracter, que le mouvement est déjà fini et que l'on est revenu au point de départ.

Nous devons donc conclure qu'il est indispensable d'accomplir les mouvements selon un rythme déterminé, cadence lente, temps d'arrêt suffisant, pour que tous les muscles, se contractant chacun à leur tour, profitent également du mouvement.

— Le mode d'exécution, avons-nous dit, n'est pas le même non plus.

Dans la gymnastique française, les mouvements ont une amplitude limitée : l'écartement horizontal des bras, par exemple, se fait jusqu'au plan frontal (fig. 68, traits pointillés), là on s'arrête. Les Suédois, eux, portent leurs mouvements jusqu'aux extrêmes limites ;

dans le même exercice, ils écartent les bras très en arrière du plan frontal (fig. 68, bras traits pleins).

C'est précisément de cette particularité dans le mode d'exécution des mouvements que dépend, en grande partie, la richesse respiratoire du Suédois. Nous appuyons cette opinion sur une expérience très intéressante que fit Marey au moyen de la patte du lapin.

Les variétés de forme qu'un même muscle présente sont nécessitées par sa fonction. L'épaisseur est en rapport avec son effort, sa longueur avec l'étendue des déplacements des points d'insertions. Certains nègres n'ont pas de mollet (fig. 69) ou leur mollet est très bas, leur tendon d'Achille étant très court et leur muscle très long. Ainsi leur calcanéum est égal à 7 (fig. 69, A) alors que chez le blanc il est égal à 5 (fig. 70, A'); aussi chez ces derniers le muscle est-il court, et le tendon très long. On comprend que pour produire un même déplacement angulaire du pied, le muscle

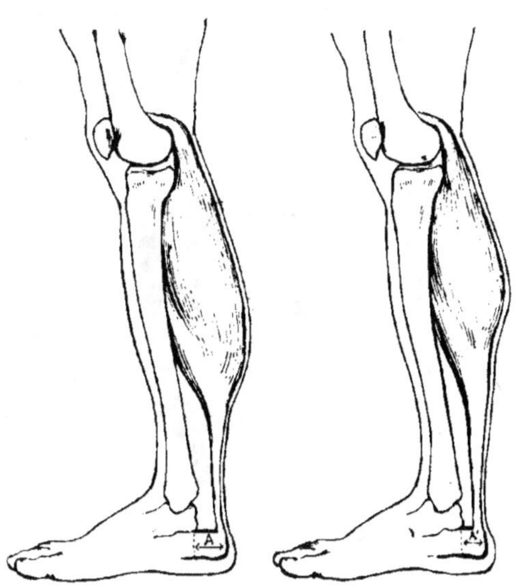

Fig. 69. — Jambe de nègre dont le calcanéum A est long.

Fig. 70. — Jambe de blanc dont le calcanéum A' est court.

gastrocnémien doit se raccourcir plus chez le nègre que chez le blanc. Marey eut l'idée de raccourcir le calcanéum du lapin en en réséquant une partie. Sacrifié au bout d'un an, il constata alors que les fibres charnues du muscle, s'adaptant à leur nouvelle fonction, se raccourcissaient tandis que le tendon devenait plus long.

D'où il conclut que la longueur des fibres charnues d'un muscle est directement proportionnelle à l'amplitude du mouvement qu'il permet d'accomplir.

Inversement, nous admettons que, plus un muscle est long, et plus le déplacement qu'il fait subir au segment osseux sur lequel il s'insère peut être grand.

C'est cette propriété qui est justement utilisée dans la gymnastique suédoise pour le développement de la capacité respiratoire. Tous les mouvements concourent *à rapprocher les épaules en arrière* ; que se passe-t-il ? les fibres d'insertion du grand dentelé à l'omoplate sont, elles aussi, reportées en arrière ; ce muscle, d'une importance capitale pour la respiration, se trouve allongé : il pourra, en se contractant, se raccourcir davantage en augmentant l'amplitude des mouvements de la cage thoracique.

En gymnastique suédoise, tous les muscles sont développés sous la forme de muscles longs, à l'exception des muscles qui fixent l'omoplate en arrière, fait d'une importance considérable ainsi que nous venons de le voir.

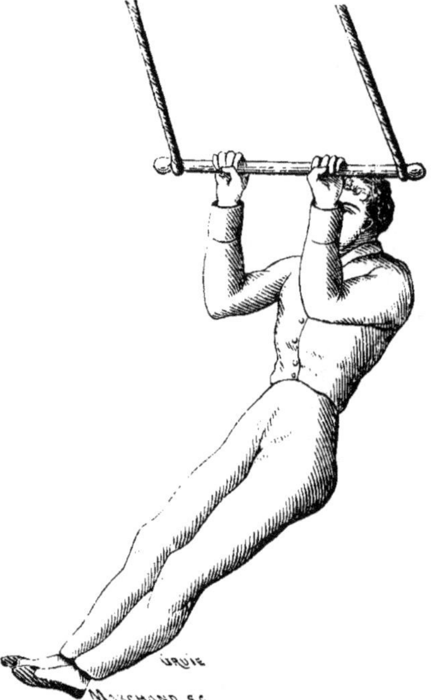

Fig. 71. — Rétablissement au trapèze (effort des pectoraux).

En gymnastique française, au contraire, tous les muscles sont développés sous la forme de muscles courts, *et principalement les pectoraux* qui portent l'omoplate très en avant, et par suite les insertions du grand dentelé se trouvent très rapprochées. L'effort est du reste presque toujours demandé aux pectoraux, le rétablissement au trapèze en est un exemple typique (fig. 71).

En résumé, les Suédois, par le rythme et le mode d'exécution de leurs mouvements, développent scrupuleusement, d'une manière rationnelle tous les muscles, tous les rouages articulaires de l'individu et leur point de mire demeure, avant tout, l'accroissement de la fonction respiratoire ; les Français ne visent qu'au développement incohérent de la force musculaire.

Cette différence que nous reconnaissons maintenant si profonde entre les deux gymnastiques, nous la retrouvons enfin, dans le *choix* des mouvements. L'une, la gymnastique française, procède sans ordre fixe, on exécute tantôt un mouvement, tantôt un autre, selon la fantaisie du moment ; l'autre procède d'une tout autre façon ; la leçon de gymnastique suédoise, nous allons le voir, est méthodique ; on répète toujours dans le même ordre les différents mouvements qui doivent exercer toutes les parties du corps l'une après l'autre. Nous allons donner ici le modèle d'une leçon de gymnastique suédoise, nous bornant à indiquer les principaux mouvements qu'elle comporte habituellement ; on en a, il est vrai, imaginé beaucoup d'autres, mais ils ne sont pour la plupart que des combinaisons de ceux que nous allons décrire.

Les exercices sont exécutés :

1° Sans agrès, ce sont les exercices dénommés exercices du plancher ;

2° Aux agrès.

Exercices du plancher.

On prépare la leçon par des exercices d'ordre qui ont pour but de permettre aux élèves d'exécuter tous les mouvements sans se gêner les uns les autres.

Ces exercices comprennent deux temps :

1° La formation en ligne sur un ou plusieurs rangs ;

2° La prise des distances.

Formation en ligne sur un ou plusieurs rangs. — Au commandement : *Alignement !* les élèves s'alignent par ordre de taille sur un ou plusieurs rangs, selon leur nombre, la main gauche portée sur la hanche, la tête tournée à droite veillant à ce que la ligne des yeux et celle des épaules se trouvent dans la direction de celles du voisin de droite, le bras droit touchant légèrement le coude de ce voisin de droite.

Au commandement : *Fixe !* les élèves laissent tomber le bras gauche dans le rang et replacent la tête en face.

Prise des distances. — Pour pouvoir exécuter tous les mouvements en avant, en arrière, sur les côtés, il faut que les élèves se ménagent entre eux une distance suffisante dans ces trois sens. S'ils sont disposés sur un seul rang, ils n'ont qu'à s'écarter les uns des autres dans le sens latéral d'une distance déterminée ; mais s'ils sont disposés sur plusieurs rangs ; il faut, en outre, que chaque rang s'écarte de celui qui le précède dans le sens de la profondeur. Nous allons donc exposer la prise des distances latéralement, la prise des distances en profondeur.

Prise des distances latéralement. — Cette distance peut se mesurer de deux manières différentes selon l'étendue en longueur dont on dispose.

Au commandement : *Prenez les distances !*

PREMIÈRE MANIÈRE. — Les élèves portent les bras horizontalement sur les côtés (fig. 72), puis, à partir du premier de droite ne bougeant pas, ils s'écartent vers la gauche jusqu'à ce que, les bras tendus, ils ne se touchent que du bout des doigts.

DEUXIÈME MANIÈRE. — Les élèves portent le bras droit horizontalement sur le côté, puis, à partir du premier de droite ne bougeant pas, ils s'écartent vers la gauche jusqu'à ce que, le bras tendu, ils ne touchent que du doigt l'épaule de leur voisin (fig. 73).

Au commandement : *Fixe !* les élèves laissent tomber le bras dans le rang.

Prise des distances en profondeur. — Là encore, la distance peut être déterminée de deux manières selon l'étendue en profondeur dont

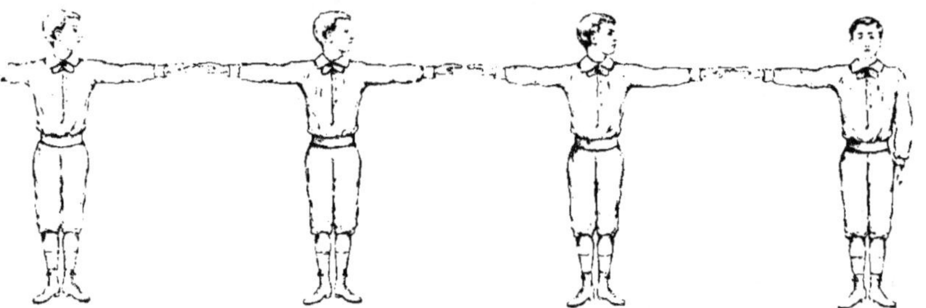

Fig. 72. — Prise des distances latéralement (Première manière).

on dispose. La façon la plus simple est de placer primitivement les élèves sur deux ou plusieurs rangs séparés par une distance de 1 mètre.

Dans chaque rang les élèves s'alignent, puis ils prennent leurs distances latéralement. Mais, si la place en profondeur est restreinte, on peut encore procéder de la façon suivante :

Au commandement : *Alignement !* les élèves se placent sur plusieurs rangs comme nous l'avons indiqué ; mais immédiatement les uns derrière les autres.

Au commandement : *Écartez les rangs !* les élèves de chaque rang à partir du deuxième étendent les bras horizontalement en avant, puis se reculent en arrière jusqu'à ce qu'ils ne touchent plus que du bout des doigts le dos de celui qui précède.

Au commandement : *Fixe !* les élèves abaissent les bras dans le rang (fig. 74).

Remarquons, maintenant, que les distances prises avec un seul bras dans le sens latéral, avec les deux bras en avant dans le sens de la profondeur, sont insuffisantes pour l'exécution de certains grands mouvements sur les côtés ou en avant, tels que les mouvements de fentes. Les élèves risquent de se gêner, la discipline s'en ressent. On tourne facilement la difficulté en modifiant légèrement la direction de chaque élève de la façon suivante (fig. 75) :

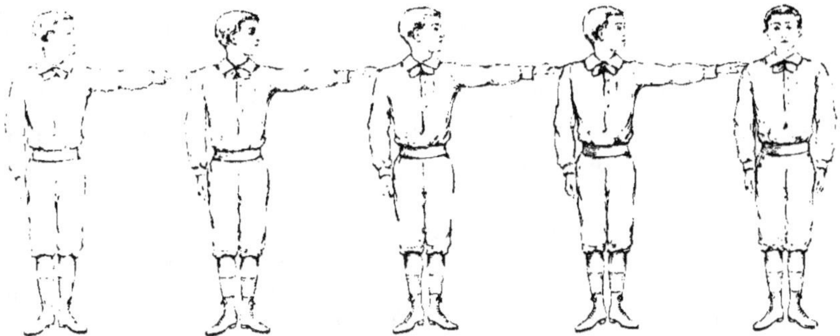

Fig. 73. — Prise des distances latéralement (Deuxième manière).

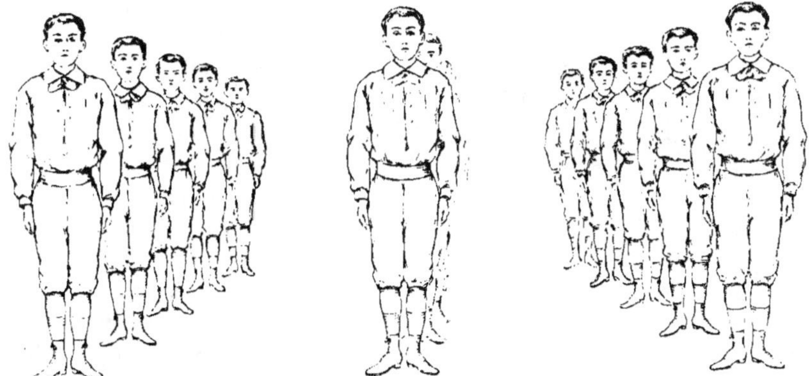

Fig. 74. — Disposition des élèves, les distances ayant été prises en longueur et en profondeur.

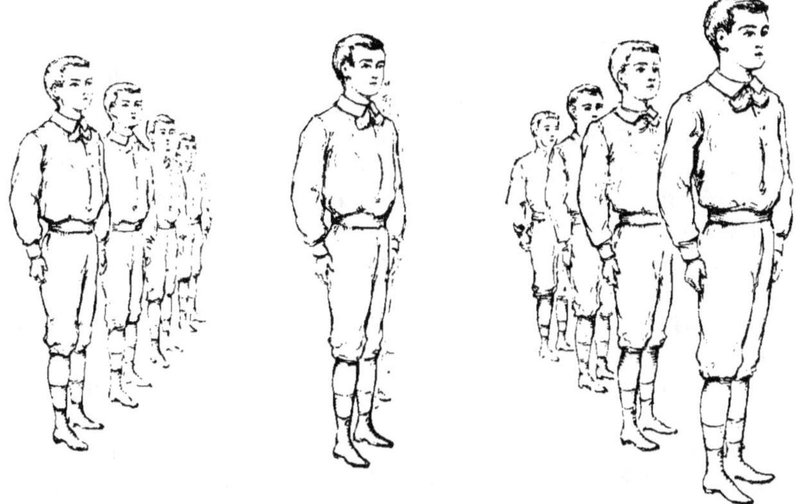

Fig. 75. — Disposition des élèves, les distances étant prises dans les deux sens
et le demi à droite étant effectué.

Au commandement : *Demi à droite !* (ou *à gauche !*) les élèves tournent sur le talon gauche d'un demi-quart de cercle à droite (ou à gauche), en élevant la pointe du pied gauche et le pied droit, ils rapportent ensuite le talon droit à côté du gauche sur la même ligne. Les élèves maintenant placés de biais peuvent exécuter sans gêne tous les mouvements en avant et latéraux.

Les distances prises, on passe à l'exécution des mouvements. Nous avons vu que tous les mouvements dans la gymnastique suédoise tendent à réaliser un type physique bien caractérisé dont nous avons fait la connaissance au cours de cette étude.

Aussi, dès le début de la leçon, exige-t-on que les élèves prennent une attitude conforme à ce type. Les Suédois l'appellent la *position debout fondamentale* (fig. 77).

Au commandement : *Attention !* les élèves prennent la position suivante : *Tête droite, épaules rejetées en arrière, abdomen effacé, jarrets tendus, talons réunis, pointe des pieds ouverte, bras tombant naturellement.*

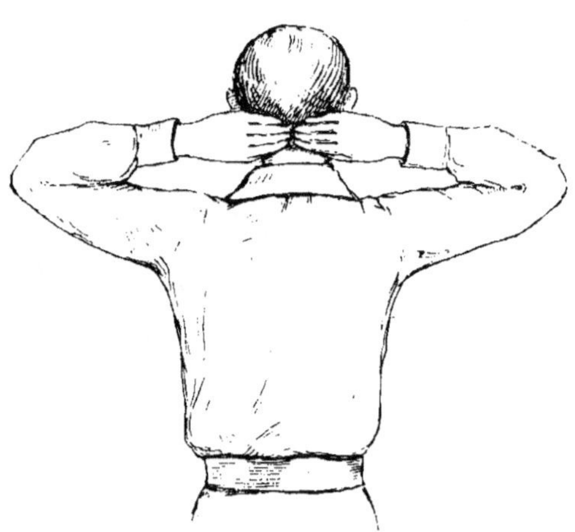

Fig. 76. — Mains à la nuque.

Nous savons, en outre, combien il est important d'arriver au raccourcissement des muscles postérieurs des épaules ; c'est pourquoi nous allons voir la position fondamentale modifiée au début de presque tous les exercices, par une attitude spéciale des bras dans laquelle les muscles des épaules sont très fortement contractés.

Ces nouvelles positions, appelées positions de départ, sont au nombre de 5.

Positions de départ. — *Mains aux hanches.* — Paume des mains sur les hanches, pouce en arrière, les quatre doigts réunis en avant, les épaules et les coudes rejetés en arrière (fig. 78).

Mains à la nuque. — Mains appuyées contre la nuque, paumes en avant, coudes rejetés en arrière, tête droite (fig. 76 et 79).

Mains aux épaules. — Mains et avant-bras fléchis, coudes abaissés.

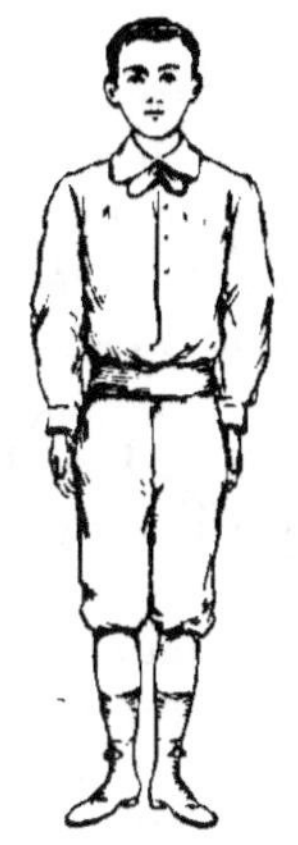 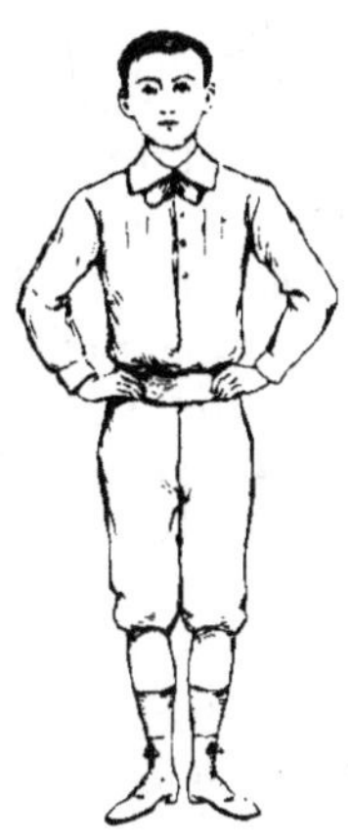 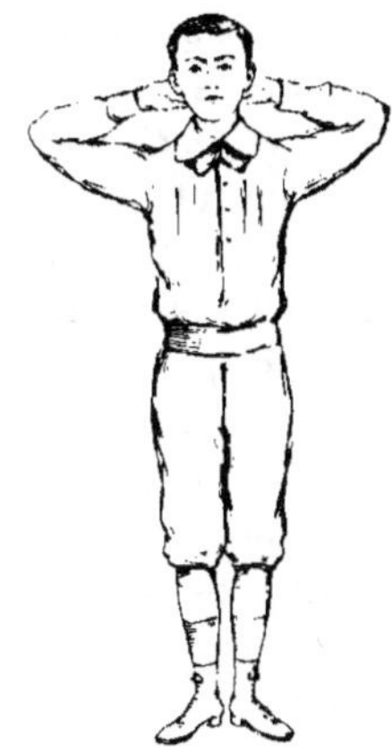

Fig. 77. — Position debout fondamentale.

Fig. 78. — Mains aux hanches.

Fig. 79. — Mains à la nuque.

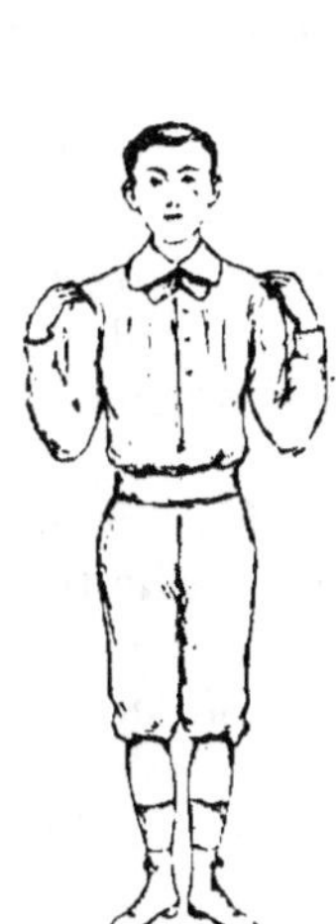 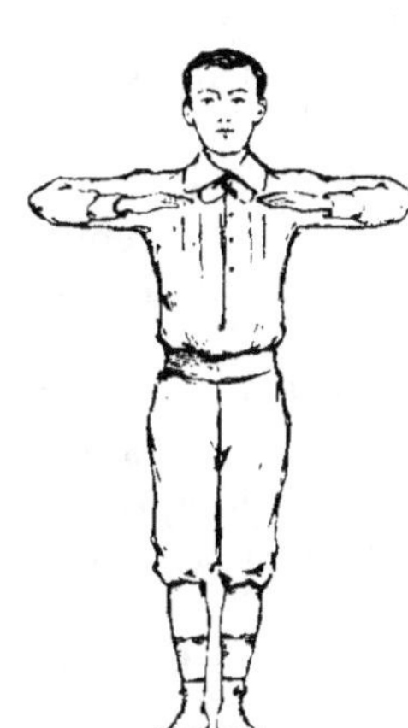 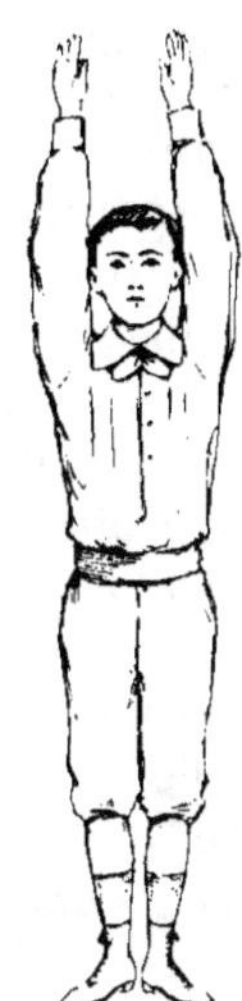

Fig. 80. — Mains aux épaules.

Fig. 81. — Mains à la poitrine.

Fig. 82. — Bras tendus.

les doigts joints touchant le sommet des épaules qui sont rejetées en arrière (fig. 80).

Mains à la poitrine. — Avant-bras fléchis, coudes élevés latéralement à la hauteur des épaules et le plus en arrière possible, mains étendues, doigts réunis, paumes dirigées vers le sol (fig. 81).

Bras tendus verticalement. — Bras tendus verticalement en haut le plus en arrière possible, les paumes des mains se faisant face (fig. 82).

Mouvements des bras. — *Mains à la poitrine.* — *Extension horizontale des bras.* — 1. Étendre les avant-bras horizontalement sur les côtés. — 2. Reprendre la position initiale (fig. 83).

Mains aux épaules. — *Extension verticale des bras.* — 1. Étendre les bras verticalement en haut. — 2. Reprendre la position initiale (fig. 84).

Mouvements des jambes. — *Mains aux hanches.* — *Élévation latérale de la jambe tendue.* — 1. Élever le pied gauche latéralement, jambe tendue, pied dans le prolongement de la jambe. — 2. Replacer le pied à terre. Même mouvement de la jambe droite (fig. 85).

Mains aux hanches, pieds ouverts. — *Flexion des extrémités inférieures, les genoux écartés.* — 1. Abaisser le corps sur la pointe des pieds en fléchissant et écartant les genoux, les talons restant joints. — 2. Se relever talons joints (fig. 86 et 87).

Comme synthèse des mouvements précédents, on fait faire dans la gymnastique suédoise des mouvements de fente qui étaient très peu usités dans la gymnastique française.

Mouvements combinés des bras et des jambes. — *Fente en avant avec élévation des bras tendus.* — 1. Faire une fente en avant de la jambe gauche, le talon droit levé, élever en même temps les bras tendus en avant dans le prolongement du tronc. — 2. Revenir à la position initiale (position réglementaire). Même mouvement de la jambe droite.

Fente latérale avec élévation d'un bras. — 1. Faire une fente latérale à gauche, élever en même temps, latéralement, le bras gauche tendu dans le prolongement de la direction de la jambe droite également tendue (fig. 88). — 2. Revenir à la position initiale (position réglementaire).

Mouvements du tronc. — Pour tous ces mouvements, prendre la position : *pieds écartés.*

Mains aux hanches. — *Flexion et extension du tronc.* — 1. Fléchir le tronc en avant, la tête maintenue droite, les épaules en arrière. — 2. Revenir à la position initiale. — 3. Porter le tronc le plus en arrière possible sans faire saillir l'abdomen. — 4. Revenir à la position initiale (fig. 89 et 90).

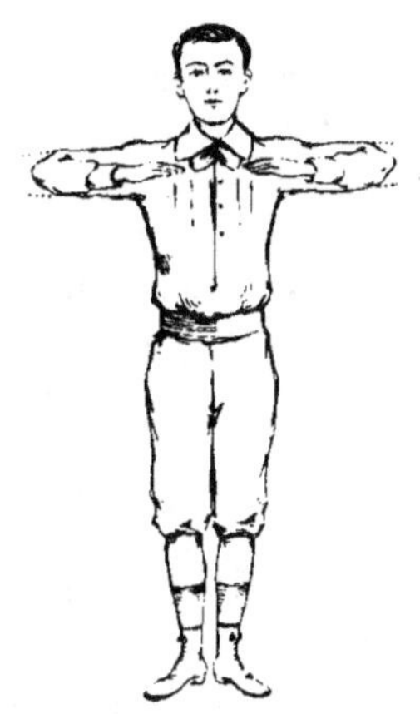

Fig. 83. — Mains à la poitrine, extension
horizontale des bras.

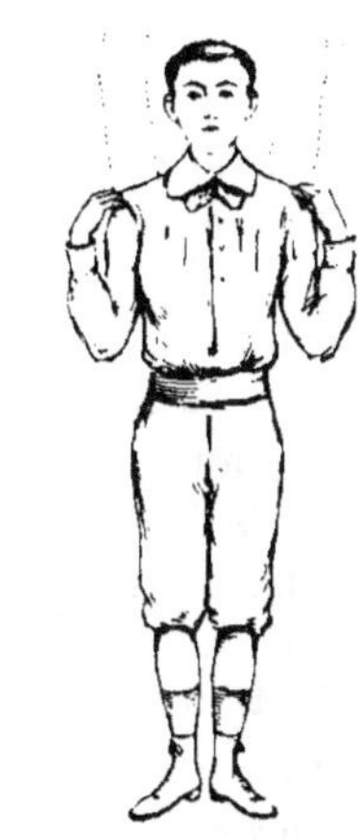

Fig. 84. — Mains aux épaules,
extension verticale des bras.

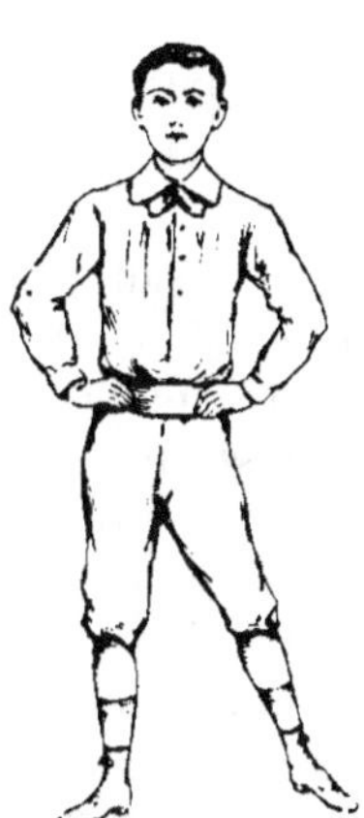

Fig. 85. — Mains aux hanches,
élévation latérale de la
jambe tendue.

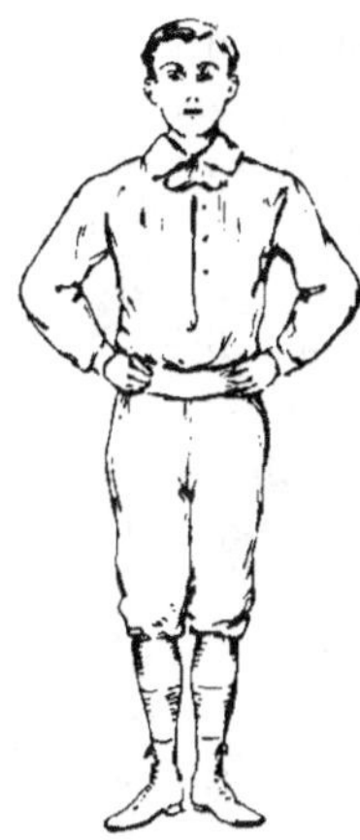

Fig. 86. — Position de repos, mains aux han-
ches.

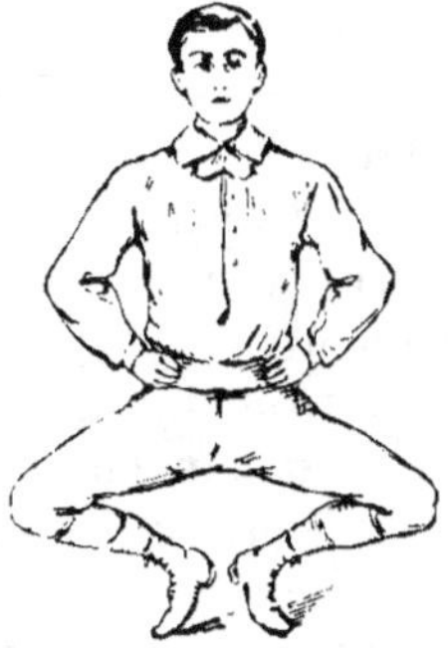

Fig. 87. — Mains aux hanches,
pieds ouverts, flexion des extrémités inférieures, les genoux
écartés.

Bras tendus verticalement. — *Flexion latérale du tronc.* — 1. Fléchir le tronc à droite, bras demeurant parallèles. —2. Revenir à la position initiale. — 3. Fléchir le tronc à gauche. — 4. Revenir à la position initiale (fig. 91).

Mains à la nuque. — *Torsion du tronc.* — 1. Tordre le tronc à droite. 2. Revenir à la position initiale. — 3. Tordre le tronc à gauche. — 4. Revenir à la position initiale (fig. 92 et 93).

Mains aux hanches. — *Circumduction du tronc.* — 1. Fléchir lentement le tronc en avant. — 2. Porter le tronc vers la gauche, en arrière, le ramener vers la droite en avant d'un mouvement continu, le tronc décrivant dans l'espace une sorte de cône renversé sur l'appui des hanches comme pivot. — 3. Revenir à la position initiale (fig. 94 et 95).

Mouvements de la tête. — *Mains aux hanches.* — *Flexion et extension de la tête.* — 1. Fléchir la tête en avant. — 2. Reprendre la position initiale. — 3. Porter la tête en arrière. — 4. Reprendre la position initiale (fig. 96).

Mains aux hanches — *Flexion latérale de la tête.* — 1. Fléchir la tête à droite. — 2. Reprendre la position initiale. — 3. Fléchir la tête à gauche. —4. Reprendre la position initiale (fig. 97).

Mains aux hanches. — *Torsion de la tête.* — 1. Tordre la tête vers la droite. — 2. Reprendre la position initiale. — 3. Tordre la tête à gauche. — 4. Reprendre la position initiale (fig. 98).

Mains aux hanches. — *Circumduction de la tête.* — 1. Fléchir la tête en avant. — 2. Porter la tête vers la droite, puis en arrière ; la ramener vers la gauche, puis en avant. — 3. Reprendre la position initiale.

Mouvements d'extension proprement dits. — On sait quelle importance les Suédois attachent aux mouvements d'extension du rachis, mais, ceux que nous avons décrits jusqu'à présent ne font qu'exercer la contraction musculaire ; à côté de ceux-ci, il y a des mouvements faits spécialement pour l'hyperextension des articulations rachidiennes.

Un de ces mouvements s'exécute comme le montre la figure 99. Il nécessite la présence d'un aide, de sorte que les élèves étant placés sur deux rangs, ceux de la deuxième rangée aident ceux de la première.

Mouvements respiratoires. — Nous arrivons maintenant aux mouvements de respiration qui n'existent que dans la gymnastique suédoise ; c'est la partie tout à fait originale du système de Ling ; c'en est vraiment la perle. Ces mouvements respiratoires sont au nombre de quatre.

Premier mouvement. — 1. Élever les bras horizontalement et latéralement, s'élever en même temps sur la pointe des pieds (fig. 100).

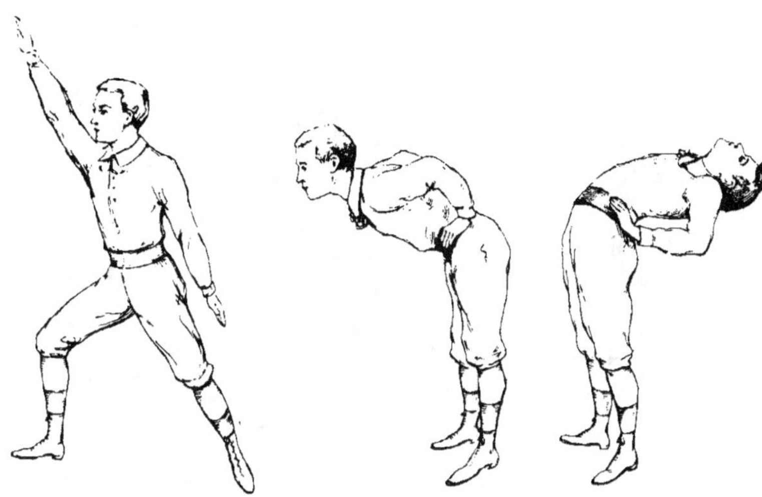

Fig. 88. — Fente latérale avec élévation d'un bras.

Fig. 89. — Mains aux hanches, flexion du tronc.

Fig. 90. — Mains aux hanches, extension du tronc.

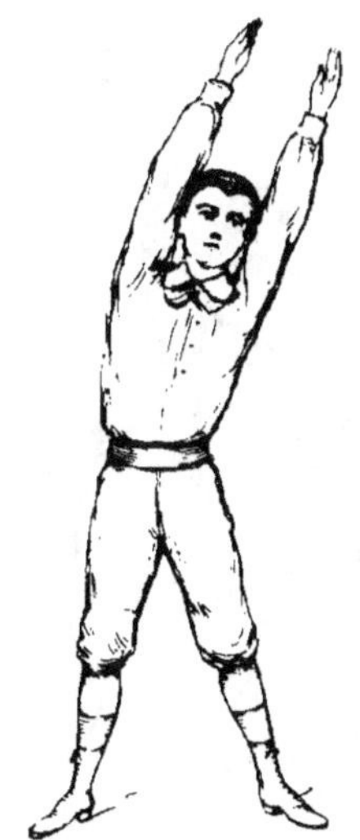

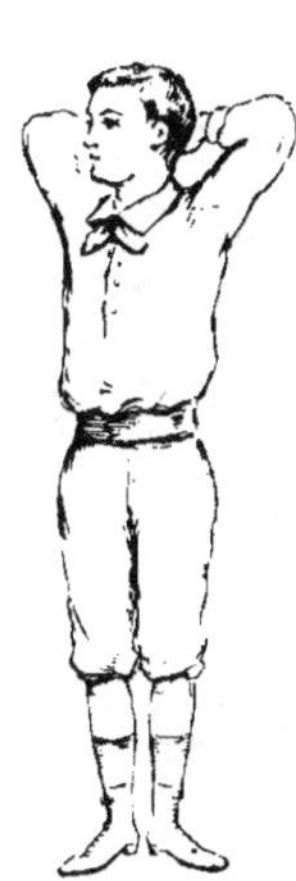

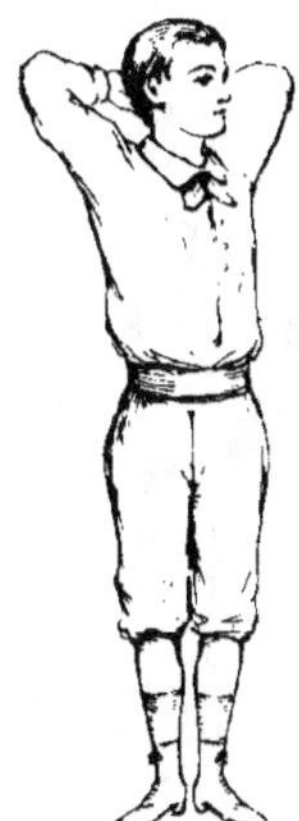

Fig. 91. — Flexion latérale du tronc avec bras tendus.

Fig. 92. — Mains à la nuque, torsion du tronc à droite.

Fig. 93. — Mains à la nuque, torsion du tronc à gauche.

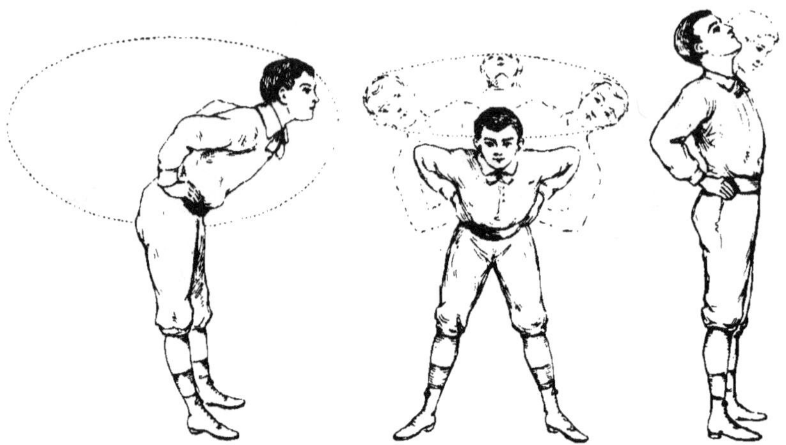

Fig. 94. — Mains aux hanches, circumduction du tronc, vue latérale.

Fig. 95. — Mains aux hanches,
circumduction du tronc, vue
de face.

Fig. 96. — Mains
aux hanches,
flexion de la
tête.

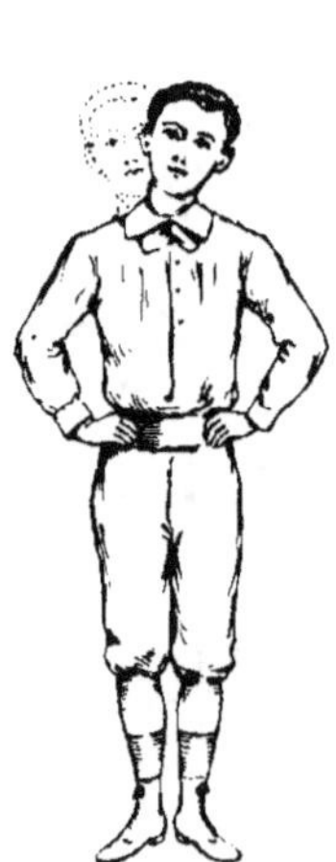

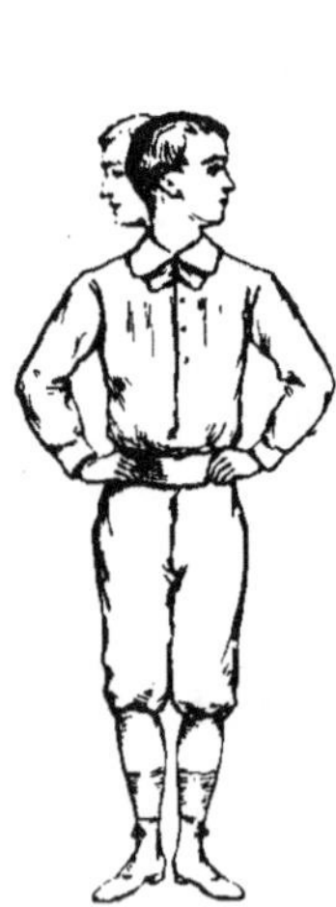

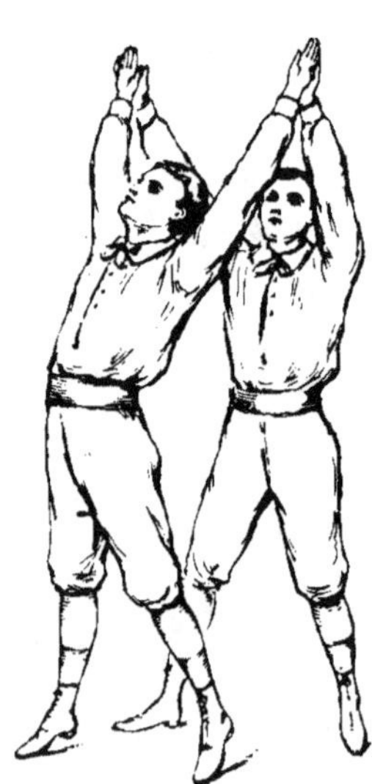

Fig. 97. — Mains aux han-
ches, flexion latérale de
la tête.

Fig. 98. — Mains aux
hanches, rotation de
la tête.

Fig. 99. — Mouvements d'extension du tronc l'aide empêche la
chute en arrière.

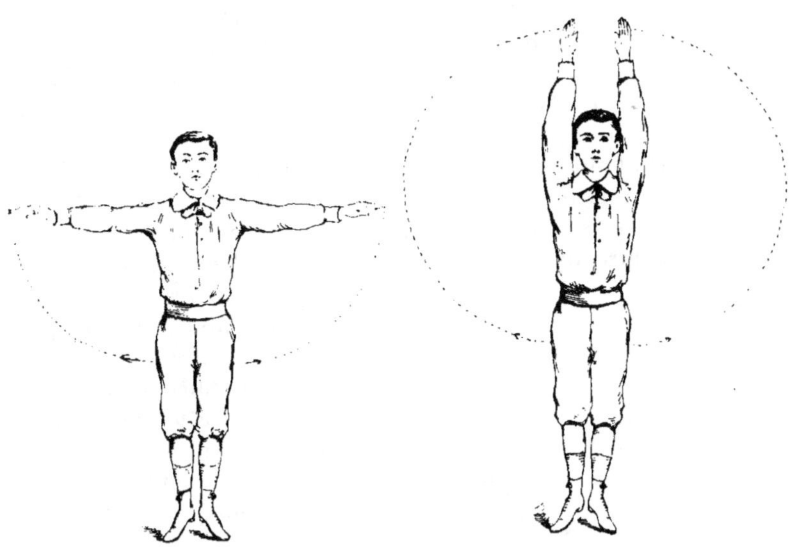

Fig. 100. — Mouvements de respiration.
Premier mouvement.

Fig. 101. — Mouvements de respiration.
Deuxième mouvement.

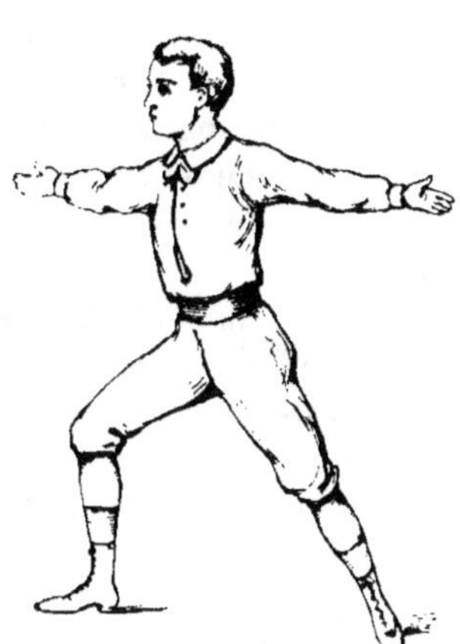

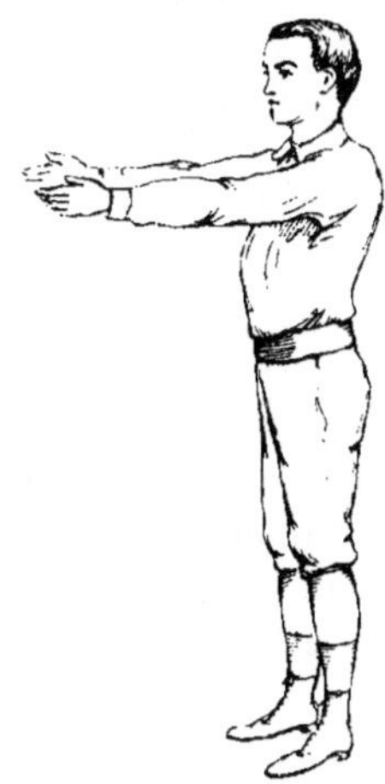

Fig. 102. — Mouvements de respiration.
Troisième mouvement (1er temps).

Fig. 103. — Mouvements de respiration.
Troisième mouvement (2e temps).

Faire durant toute la durée du mouvement une inspiration profonde.

2. Revenir à la position initiale en faisant l'expiration.

Deuxième mouvement. — 1. Élever les bras latéralement, puis verticalement d'un mouvement continu, en leur faisant décrire de chaque côté un grand arc de cercle, s'élever en même temps sur la pointe des pieds (fig. 101).

Faire durant toute la durée du mouvement une inspiration profonde.

2. Revenir à la position initiale, en faisant l'expiration.

Troisième mouvement. — Position de départ : bras tendus horizontalement. — 1. Faire une fente en avant du pied droit, en même temps porter les bras latéralement le plus en arrière possible. Faire durant toute la durée du mouvement une inspiration profonde.

2. Revenir à la position initiale en faisant l'expiration.

Même mouvement avec fente du pied gauche (fig. 102 et 103).

Quatrième mouvement. — Position de départ. Fente en avant du pied droit. Tronc fléchi en avant, mains tombant naturellement vers le sol.

1. Relever progressivement le tronc jusqu'à l'extension la plus grande possible ; les bras suivent le même mouvement. Faire pendant toute la durée du mouvement une inspiration profonde. Abaisser progressivement les bras en leur faisant décrire un grand arc de cercle sur les côtés, en même temps faire l'expiration.

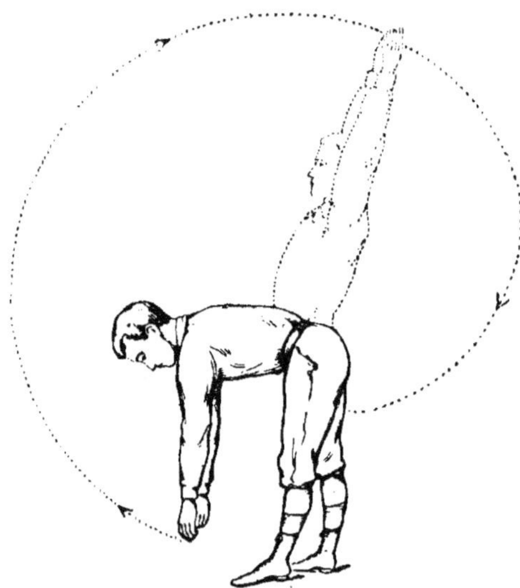

Fig. 104. — Mouvements de respiration. Quatrième mouvement : 1er temps (traits pleins) ; 2e temps (traits pointillés).

2. Revenir à la position initiale.

1. Fente du pied gauche. Relever progressivement le tronc jusqu'à l'extension la plus grande possible ; les bras suivent le même mouvement ; puis ils s'abaissent progressivement, décrivant un grand arc de cercle de chaque côté.

Faire pendant toute la durée du redressement une inspiration profonde, faire l'expiration pendant l'abaissement des bras.

2. Revenir à la position initiale (fig. 104).

On voit que, dans tous ces mouvements, les muscles des épaules se contractent vigoureusement pour les entraîner en arrière tandis que la poitrine bombe largement en avant.

On arrive ainsi rapidement à augmenter la capacité respiratoire des sujets.

Ce que nous venons de décrire constitue la gymnastique du plancher, par opposition à la gymnastique avec les appareils dont nous allons maintenant parler.

Gymnastique aux agrès.

Il n'y a pas de leçon de gymnastique suédoise sans exercices préalables du plancher. Ceux-ci occupent même la plus grande partie du temps, les appareils ne viennent qu'ensuite, pour permettre de répéter les mêmes mouvements, *mais en leur donnant une plus grande intensité.*

On refait donc aux appareils les mouvements des bras, des jambes, du rachis, exerçant là encore successivement toutes les parties du corps. Il n'en est pas de même, nous le savons, dans la gymnastique française : les exercices libres y existent pourtant, mais on les néglige bien souvent pour passer plus vite à la gymnastique aux agrès, beaucoup plus divertissante : aux agrès, on développe presqu'exclusivement la force des bras et des épaules, ce qui explique la disproportion de la partie supérieure du corps chez le gymnaste français et la saillie de ses épaules en avant.

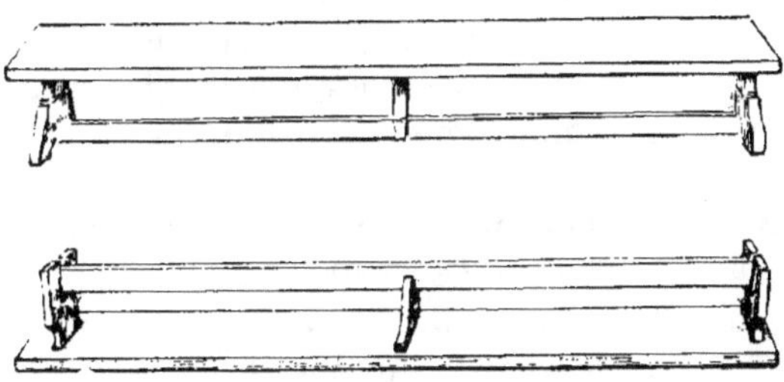

Fig. 105. — Banc.

Les appareils suédois sont d'ailleurs très différents des agrès que nous connaissons chez nous. Ceux que l'on utilise dans la gymnastique pédagogique sont au nombre de trois : le banc, la bome et l'espalier.

Le *banc* est un banc ordinaire, mais dont la partie inférieure possède une traverse sur laquelle on peut marcher en équilibre (fig. 105).

La *bome* se compose d'une traverse de bois capitonnée, fixée entre deux montants. La traverse sert tantôt de barre de suspension, pour les bras, tantôt de barre d'appui pour les mouvements du rachis (fig. 106).

L'*espalier* ressemble à une large échelle fixée verticalement contre le mur (fig. 107).

Suspendu par les deux bras, ou par un seul avec un pied posé sur un échelon, on répète les mouvements des jambes, dans le premier cas, des jambes et des bras dans le second; comme on le voit sur la figure 108, on peut faire l'élévation simultanée de la jambe et du bras du côté opposé à la prise et se maintenir un temps déterminé dans cette position. Pour les mouvements du tronc, on prend appui par un pied posé sur un échelon (fig. 109).

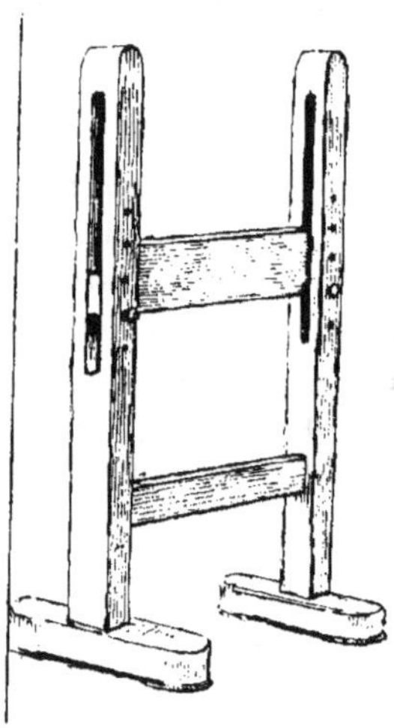
Fig. 105. — Bome.

La traverse du banc sert aux exercices d'équilibre qui résument pour ainsi dire tous les mouvements du tronc (fig. 110).

Les élèves s'exercent à marcher sur la traverse et l'on gradue peu à peu la difficulté en leur faisant prendre des positions dans lesquelles l'équilibre est de plus en plus difficile à garder; c'est ainsi qu'ils commencent par marcher les bras pendants ou tendus horizontalement sur les côtés, puis les mains à la nuque, enfin, les mains en l'air.

Ces trois appareils, le banc, la bome et l'espalier, servent surtout, avons-nous dit, à intensifier les mouvements que l'on a déjà faits avec la gymnastique du plancher; nous allons voir comment on les utilise, pour les mouvements d'extension du rachis en particulier.

Sur le banc. — Sur le banc, on peut faire le mouvement en position *assis* ou *couché* avec appui des cuisses.

Extension du rachis, assis. — *Mise en position*. — S'asseoir sur le banc, élever les bras en l'air; un aide fixe les pieds au sol. — 1. Fléchir le tronc en arrière. — 2. Revenir à la position initiale (fig. 111).

On peut d'ailleurs se passer du secours de l'aide, en fixant simplement les pieds à un échelon de l'espalier (fig. 112).

Extension du rachis couché avec appui des cuisses. — *Mise en position*. — S'agenouiller sur le banc, puis se projeter vers le sol les bras tendus en avant pour venir prendre appui par la paume des mains. Un aide fixe solidement les pieds du sujet contre le sol (fig. 113).

Partant de cette position, on peut exécuter des mouvements de flexion latérale du rachis (fig. 114, de torsion (fig. 115) et d'extension. Pour cela :

Tendre les bras en avant.

Mouvement. — 1. Relever le tronc. — 2. Revenir à la position initiale (fig. 116).

Sur la bome ou à l'espalier. — On peut refaire le même mouvement à la bome, comme le montrent les figures 117 et 118, ou à l'espalier :

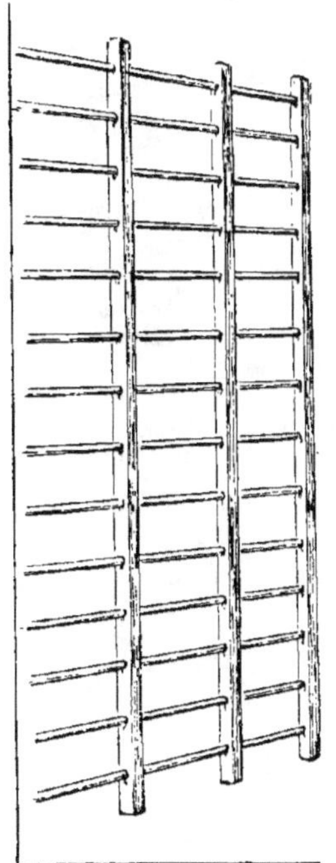

Fig. 107. — Espalier.

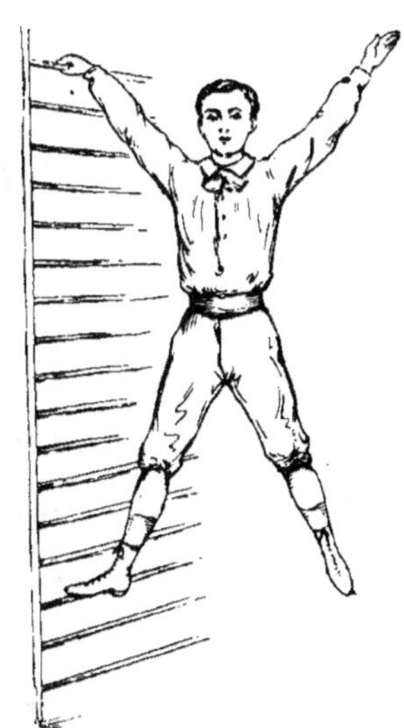

Fig. 108. — Extension des membres supérieur et inférieur avec l'aide de l'espalier.

Mise en position. — Se placer faisant face à l'appareil, à une distance de 60 centimètres environ, élever une jambe et appuyer le pied à l'un des échelons ; les deux jambes doivent être bien tendues (fig. 119).

Mouvement. — 1. Fléchir le tronc en arrière. — 2. Revenir à la position initiale.

Dans les exercices des figures 111, 112, 117, 118, 119, ce sont les muscles abdominaux qui sont exercés ; ils s'opposent à la chute du corps en arrière.

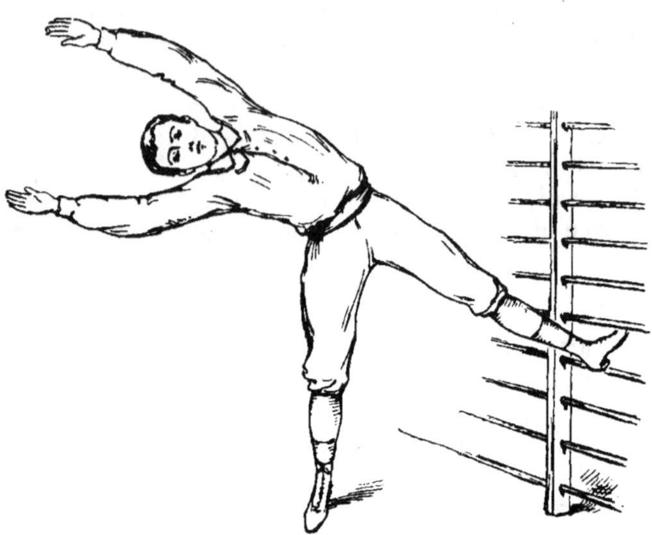

Fig. 109. — Inclinaison latérale du tronc avec l'aide de l'espalier.

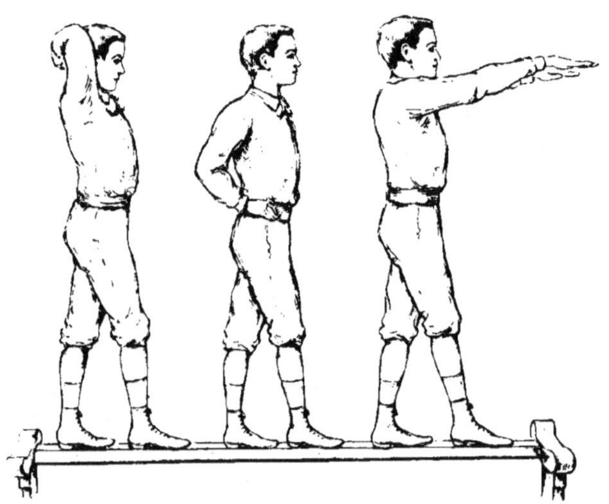

Fig. 110. — Exercices d'équilibre sur la traverse du banc.

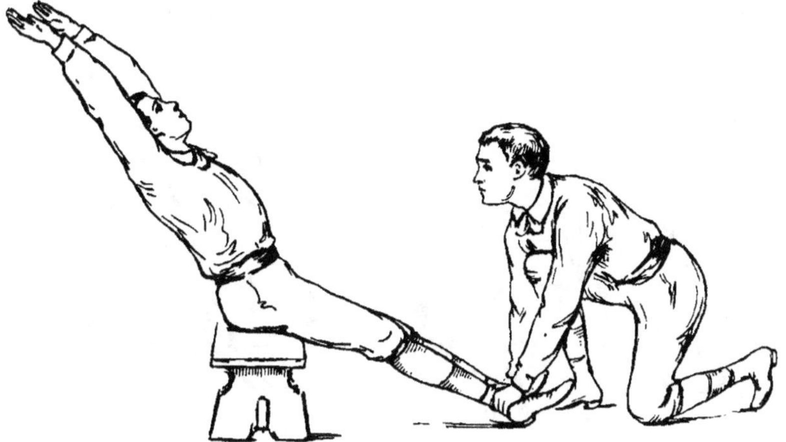

Fig. 111. — Extension du rachis assis avec un aide.

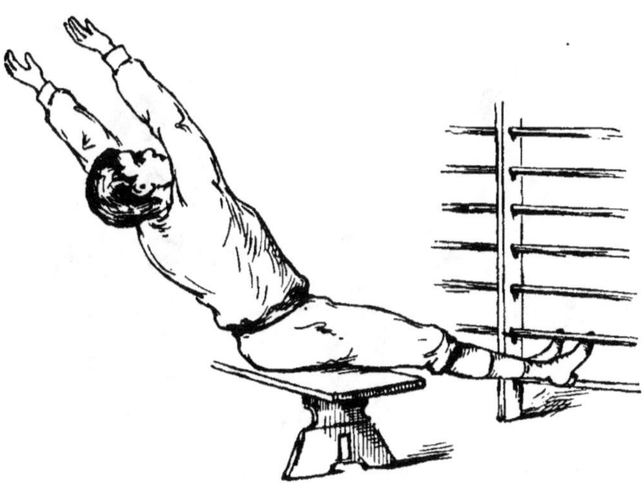

Fig. 112. — Extension du rachis assis, l'espalier remplaçant l'aide.

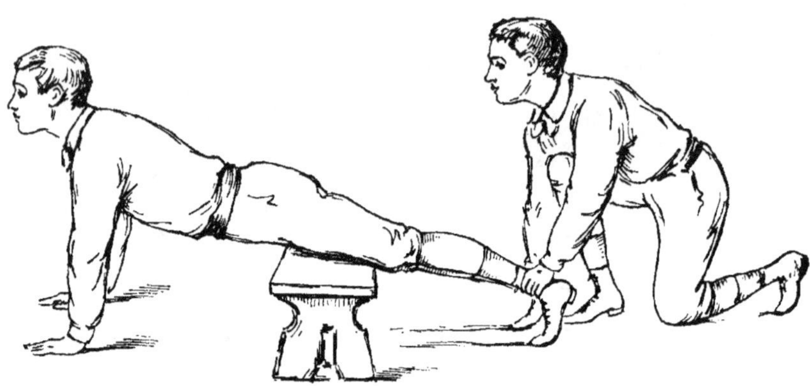

Fig. 113. — Extension du rachis, couché avec appui des cuisses (1er temps).

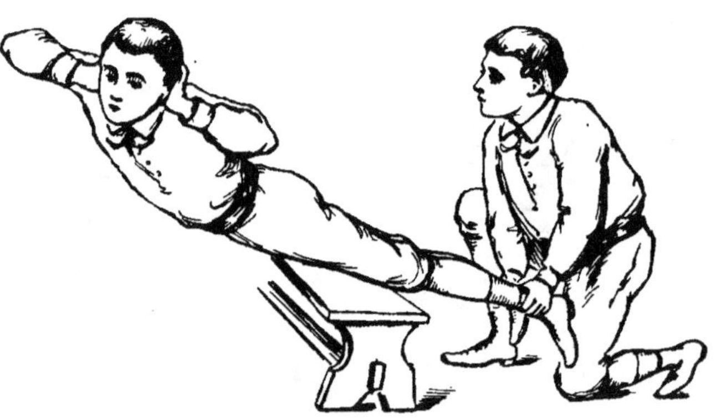

Fig. 114. — Extension du rachis, couché avec appui des cuisses (2e temps).

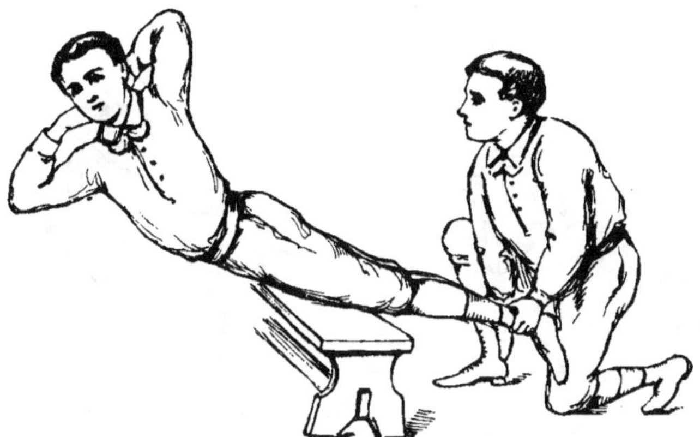

Fig. 115. — Extension du rachis, couché avec appui des cuisses
(3e temps, avec torsion du rachis).

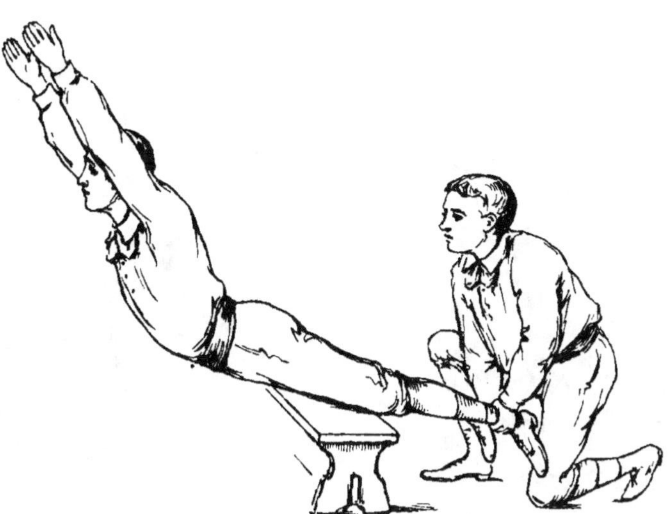

Fig. 116. — Extension du rachis, couché avec appui des cuisses
(4e temps, bras tendus).

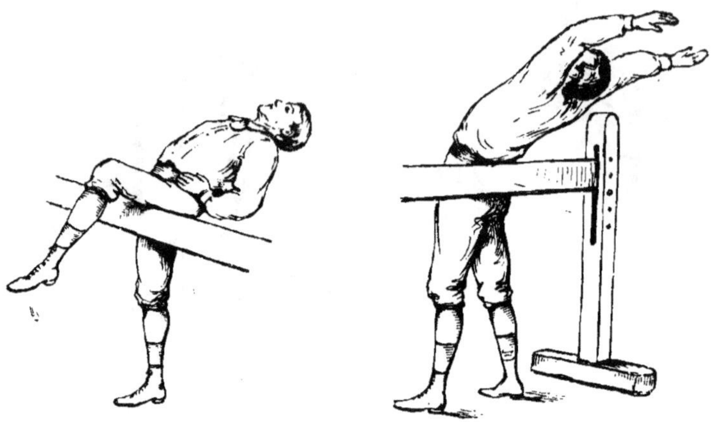

Fig. 117. — Extension du rachis à la bome.   Fig. 118. — Extension du rachis à la bome.

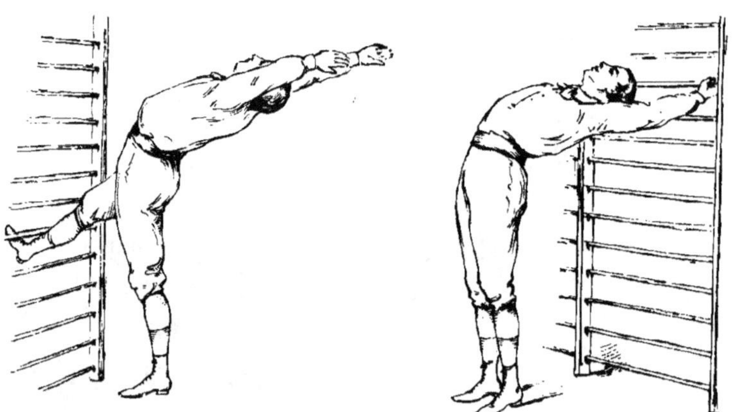

Fig. 119. — Extension du rachis à l'espalier.   Fig. 120. — Extension du rachis à l'espalier.

Dans les exercices des figures 113, 114, 115, 116, les muscles postérieurs du rachis sont vigoureusement contractés.

Mouvements d'extension proprement dits. — Comme dans les exercices du plancher, on distingue les mouvements musculaires d'extension, des mouvements faits spécialement pour l'hyperextension des articulations rachidiennes. Avec l'espalier comme avec la bome, on peut pousser extrêmement loin l'extension du rachis, jusqu'à lui faire décrire un arc de cercle en arrière.

A l'espalier. — *Mise en position.* — Se placer tournant le dos à l'appareil, à 60 centimètres en avant de lui, étendre les bras verticalement, puis fléchir le tronc en arrière jusqu'à ce qu'on puisse saisir un échelon.

Mouvement. — 1. S'élever sur la pointe des pieds et se projeter en avant jusqu'à ce que les bras soient de nouveau bien tendus. — 2. Revenir à la position initiale (fig. 120).

A la bome. — On fait le même mouvement en suspension par les bras.

Mise en position. — Se placer à 1 mètre environ de la bome, se projeter en avant et saisir la barre par les mains, les avant-bras fléchis sur les bras, la pointe des pieds reposant seule à terre.

Mouvement. — 1. Étendre complètement les bras (fig. 121). — 2. Revenir à la position initiale, avant-bras pliés, en se redressant par la force des bras et des reins.

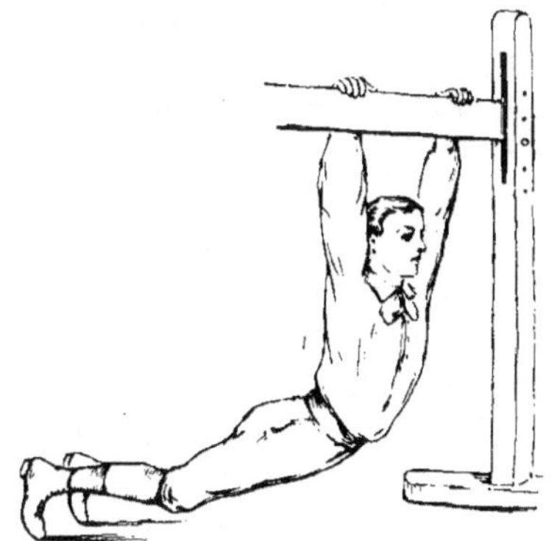

Fig. 121. — Extension du rachis, exécutée à l'aide de la bome.

Telle est, dans ses grandes lignes, la gymnastique pédagogique suédoise. On voit qu'elle demande plus d'efforts de volonté et d'attention que de force musculaire proprement dite.

Aussi Ling avait-il conçu cette partie de son système, particulièrement comme un moyen de discipline physique et morale, adaptée à tous les âges, et à tous les individus. C'est, au point de vue général, ce qui fait la supériorité de la gymnastique suédoise sur notre gymnastique française, car cette dernière exigeant des qualités spéciales de force et d'adresse, ne peut convenir qu'à une catégorie restreinte d'individus.

II. — GYMNASTIQUE MÉDICALE.

Dans la gymnastique médicale, nous aurons à considérer :

1° Les bases physiologiques sur lesquelles elle repose ;

2° La technique des mouvements.

Bases physiologiques.

Nous avons dit que Ling assimilait le corps humain à un ensemble de rouages; si l'un fait défaut il faut le remettre en état. Contre le mal il faut trouver le remède ; Ling invente alors son médicament : le mouvement.

Le mouvement possède d'ailleurs des propriétés différentes selon la manière dont on l'emploie : la flexion passive du coude est un mouvement calmant, tandis que son hypertension est un mouvement excitant. On possède donc toute une gamme de mouvements tantôt excitants, tantôt calmants, qui permettront de traiter à peu près toutes les maladies.

Le système de Ling s'applique en effet à tant de maladies différentes que nous pouvons d'abord les classer en deux grandes catégories : 1° les *maladies internes*, 2° les *maladies des articulations*.

1° **Maladies internes**. — Voyons donc les principes servant de base au traitement des maladies internes.

Cette méthode de traitement, œuvre d'un profane à la médecine, doit sembler *a priori* très sujette à caution.

Pourtant il nous faut admettre que la physiologie, en se développant, est venue vérifier un certain nombre des conceptions empiriques de Ling ; ce qui ne veut pas dire que nous n'allons pas rencontrer dans le cours de cette étude de nombreuses exagérations.

Dans le traitement des maladies internes par la gymnastique on emploie deux sortes de mouvements : des mouvements actifs et des mouvements passifs; nous n'avons pas besoin de nous étendre sur la définition de ces termes, disons seulement que, dans les mouvements actifs, on utilise l'action du muscle et que dans les mouvements passifs on utilise l'action du déplacement du segment osseux.

L'action du muscle se manifeste sous deux formes : chimique et circulatoire.

Pour *l'action chimique*, on sait que le muscle, en se contractant, brûle son glycogène ; cette combustion entraîne la production de substances de déchet, en particulier de l'acide sarcolactique, à l'accumulation duquel on rapporte la sensation de fatigue musculaire.

C'est à la faveur de ce phénomène que la méthode suédoise s'est fait un rôle dans le traitement du diabète (Lagrange). Le diabétique, en marchant, brûle son sucre, principalement dans ses membres inférieurs où la circulation s'active ; il est vite fatigué; le remède est simple : si nous faisons exécuter à ce diabétique des mouvements de toutes les autres parties du corps, il brûle son sucre un peu partout, et ses jambes s'allègent.

Quant à l'*action circulatoire* de la contraction musculaire, elle est parfaitement démontrée par les expériences suivantes :

Chauveau, opérant sur le muscle du cheval, a montré que, dans un muscle qui se contracte, il passe 7 à 8 fois plus de sang qu'à l'état de repos. De plus, le muscle agit comme une pompe foulante : par sa contraction, il *exprime* le sang des veines qui lui sont périphériques et ce fait active le courant sanguin. Remarquons, d'ailleurs, que, lorsque cette compression veineuse se prolonge, les veines ne reçoivent plus de sang et l'on assiste parfois à la formation de varices (c'est ce qui arrive chez certains manœuvres, chez les bouchers qui portent la viande à bras tendus, chez les portefaix, etc.).

Non seulement le muscle active la circulation, mais il emmagasine, il se gorge de sang et décongestione par là même les parties voisines.

Mosso a mis en relief la congestion du muscle par le travail. Des pigeons voyageurs partis de Naples sont sacrifiés à leur arrivée à Milan ; Mosso trouve les *pectoraux gorgés* de sang, tandis que le *cerveau est exsangue* ; d'où il faut conclure que la congestion d'une *partie inférieure du corps amène la décongestion de la partie supérieure.*

Les Suédois n'ont pas manqué d'utiliser cette notion pour enrichir leur méthode ; c'est ainsi que, pour décongestionner la tête, on fera des flexions du poignet et du coude.

On arrive à des abus fort amusants (1).

Passons maintenant à l'action du déplacement du segment. On l'emploie parfois dans un but calmant, ou, au contraire, pour réveiller la sensibilité, chez certains sujets qui ont une anesthésie localisée par rétrécissement du champ de la conscience ; ces actions synesthésiques consistent en mouvements très douloureux, tels que l'hyperextension des diverses articulations.

Mais ce qu'on recherche surtout au moyen des mouvements passifs,

---

(1) Nous relevons dans le « Traitement des maladies par la gymnastique médicale suédoise », ces deux ordonnances, l'une contre l'aliénation mentale, l'autre contre le mal de dents :

<table>
<tr><td></td><td>Rotation de la cuisse.</td></tr>
<tr><td rowspan="2">Aliénation mentale.</td><td>—   du pied.</td></tr>
<tr><td>—   du tronc.</td></tr>
<tr><td></td><td>Flexion et extension de l'avant-bras du poignet et des doigts</td></tr>
<tr><td></td><td>Flexion et extension du pied.</td></tr>
<tr><td>Odontalgie.</td><td>Rotation du tronc.</td></tr>
<tr><td>Fluxion dentaire.</td><td>Extension du membre inférieur.</td></tr>
<tr><td></td><td>Rotation des bras.</td></tr>
</table>

c'est, là encore, l'action circulatoire. Le coude fléchi à angle droit comprime les veines et chasse, tout comme le muscle qui se contracte, le sang veineux vers le cœur, tandis que l'extension créant le vide dans les vaisseaux étirés fait l'aspiration du sang périphérique.

On emploie surtout, pour cette action, les grands mouvements de circumduction ; on les utilise dans toutes les maladies où il y a obstacle au cours du sang, dans l'artériosclérose, dans certaines maladies du poumon et surtout dans les maladies de cœur.

Mais pour le traitement des maladies de cœur, on cherche surtout à régulariser le cours du sang dans le système cardio-pulmonaire.

On peut assimiler le cœur et le poumon à un système de pompes : l'un est pompe foulante, l'autre pompe aspirante ; leurs actions se font équilibre ; ils marchent chacun à leur régime, mais, que l'un se dérègle, l'autre s'affole et inversement.

Dans les maladies de cœur, on régularisera la pompe cardiaque au moyen de mouvements respiratoires passifs, destinés à rétablir le rythme normal de la respiration.

2° **Maladies des articulations.** — Lorsque nous avons à traiter une articulation par la gymnastique, nous nous trouvons en présence : 1° soit de muscles atrophiés à refaire, 2° soit d'une articulation à déraidir.

1° La *réfection d'un muscle* demande des mouvements actifs ; c'est le sujet lui-même qui fait accomplir au segment osseux dépendant de ce muscle le maximum de déplacement dont il est capable.

Mais on ne doit pas faire travailler un muscle au hasard ; il faut y apporter de la méthode et avoir présentes à l'esprit certaines propriétés physiologiques du muscle qui ont été mises en lumière par les intéressantes expériences de Mosso.

Mosso a montré qu'un muscle qui se contracte, soit sous l'empire de la volonté, soit sous l'influence d'un excitant physique, se fatigue au bout de 60 contractions environ.

Le tracé graphique obtenu avec l'appareil de Marey montre en effet que, lorsque le muscle commence sa contraction, la ligne d'ascension est immédiatement suivie d'une descente brusque ; lorsque le muscle s'est contracté un grand nombre de fois et qu'il est arrivé à la fatigue, on voit la période de descente s'allonger, devenir oscillante ; c'est ce qu'on appelle la *descente en lysis*.

Dans l'expérience de Mosso, le myographe commence à témoigner de la fatigue du muscle à la soixantième contraction environ ; en poursuivant son étude, Mosso fit une autre constatation, non moins intéressante : le muscle, qui s'était contracté 60 fois de suite, après un quart d'heure de repos, ne pouvait plus donner que 5 bonnes contractions à peine ; mais, si au lieu de 60 on ne lui en avait demandé que 30, au bout de dix minutes, on obtenait sans peine 30 nouvelles contractions énergiques et ainsi de suite de dix minutes en dix minutes.

Il est indispensable d'observer ces véritables lois de physiologie musculaire si l'on veut faire travailler un muscle dans les meilleures conditions possibles.

2° Pour les *raideurs articulaires*, la gymnastique est utile soit que l'on ait à les vaincre, soit que l'on ait à prévenir l'ankylose susceptible de se produire au cours d'une immobilisation prolongée par exemple.

C'est ce qui se produit fréquemment dans le cas des fractures ; l'immobilité, nécessaire à la consolidation des fragments osseux, entraîne une certaine raideur des articulations voisines, contre laquelle il faut lutter, dès que l'immobilisation peut devenir moins rigoureuse. D'autre part, les muscles, n'agissant plus, se sont atrophiés ; nous retrouvons donc, ici, l'occasion d'utiliser les mouvements actifs, mais, de plus, nous devons soumettre le membre à des mouvements passifs, remplaçant, pour ainsi dire, les muscles impuissants à faire jouer l'articulation.

D'ailleurs, dans certains cas, la rétraction ligamentaire est telle qu'il est nécessaire de commencer par rendre, à l'aide de mouvements passifs, quelques degrés de mobilité pour que les muscles trouvent la possibilité de fournir un effort utile.

On rencontre ces ankyloses serrées (nous ne parlons, bien entendu, que de celles qui sont curables) au cours de certaines arthrites ou à la suite d'un traitement chirurgical commandant l'immobilisation prolongée (luxations, fractures, etc.). Dans tous ces cas, nous devons avoir bien présent à l'esprit un fait dont nous allons comprendre la portée, et la gravité pour le médecin qui le méconnait : ce fait, c'est *la fragilité osseuse extrême qui suit l'immobilisation*, surtout chez les enfants. Quelquefois l'immobilisation n'a pas été de très longue durée, elle n'a pas dépassé six semaines, et un simple mouvement un peu brusque, un simple massage, comme nous l'avons vu, a suffi pour produire une fracture.

On voit toute l'importance qu'il y a à s'enquérir du mode de traitement qui a précédé, avant de se livrer à des manœuvres de forces sur un membre raide.

Technique des mouvements.

Maintenant que nous savons quel parti nous pouvons tirer de la gymnastique de Ling, nous allons apprendre notre métier de *médecin gymnaste*.

Nous aurons à faire exécuter deux sortes de mouvements : actifs et passifs.

Mouvements actifs. — Les mouvements actifs nous sont déjà connus ; ce sont ceux de la gymnastique pédagogique que l'on reprend ici d'une façon spéciale.

Dans la gymnastique médicale, on emploie surtout les mouvements dits « contrariés », par opposition aux exercices libres de la pédagogique, dans lesquels le médecin oppose une résistance au mouvement que veut accomplir le malade.

Dans les mouvements contrariés, on ne doit pas opposer la résistance d'une façon quelconque, mais, au contraire, il faut savoir graduer la force que l'on emploie, méthodiquement, ayant présentes à l'esprit deux lois importantes : la loi de Schwann et la loi du levier. La loi de Schwann énonce une particularité extrèmement intéressante de la physiologie des muscles. Elle nous apprend que tout muscle ne possède son maximum d'action que lorsqu'il se trouve dans son état d'allongement le plus grand.

Cette loi est clairement démontrée par l'expérience suivante : On libère le muscle gastrocnémien de la grenouille, de son insertion inférieure, pour y attacher un poids qui le tend et lui donne un allongement déterminé ; puis, au moyen d'une excitation électrique, on fait contracter le muscle ; celui-ci entraîne le poids à sa suite, lui faisant subir un certain déplacement.

Si, maintenant, on étire le muscle de façon à augmenter son allongement initial, on constate qu'avec une excitation de même valeur que la précédente le muscle est capable de tirer un poids beaucoup plus fort que précédemment.

Dans nos mouvements, les choses se passent exactement de la même façon.

Lorsque nous fléchissons notre coude, par exemple, la contraction de notre biceps se fait avec plus ou moins de force selon l'état d'allongement dans lequel il se trouve ; et, d'après la loi de Schwann, c'est lorsque l'avant-bras quitte à peine le prolongement du bras, tout au début de l'effort, que le muscle devrait fournir son maximum d'action.

Or ceci n'est pas rigoureusement vrai dans les conditions où se produit le jeu de nos muscles.

Reprenons, comme exemple, le mouvement de flexion du coude et supposons qu'on veuille soulever un poids tenu dans la main. Nous voici en présence d'un système absolument comparable à un levier dont la résistance occupe une extrémité la main et le point d'appui l'autre extrémité le coude ; la force, représentée ici par le muscle biceps, vient s'appliquer en un point du levier situé entre ses deux bouts.

Or on démontre en mécanique une loi, d'après laquelle la force qui s'exerce sur un tel levier, possède son maximum d'action, lorsque l'angle formé par sa propre direction avec celle du levier est un angle droit.

Un schéma va traduire cette loi plus fidèlement que toute autre

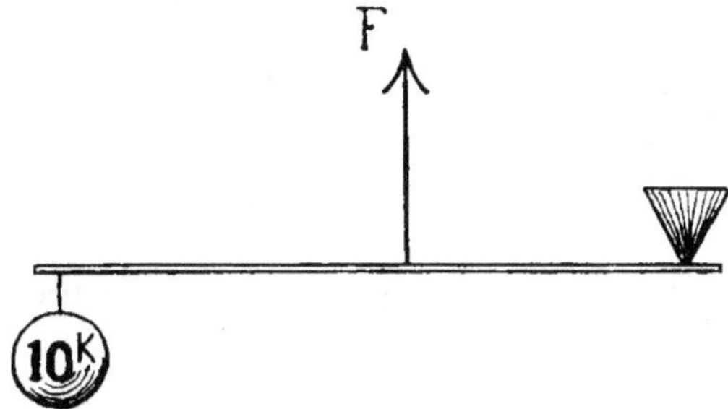

Fig. 122. — Position des bras de levier faisant agir les muscles, le muscle est perpendiculaire au bras de levier.

explication. Supposons que la force étant perpendiculaire au levier, celui-ci soit capable de soulever un poids maximum égal à 10 (fig. 122); quand la force s'exerce obliquement, le poids n'égale plus que 7, quand elle est plus oblique encore, le poids ne dépasse pas 5 (fig. 123) ;

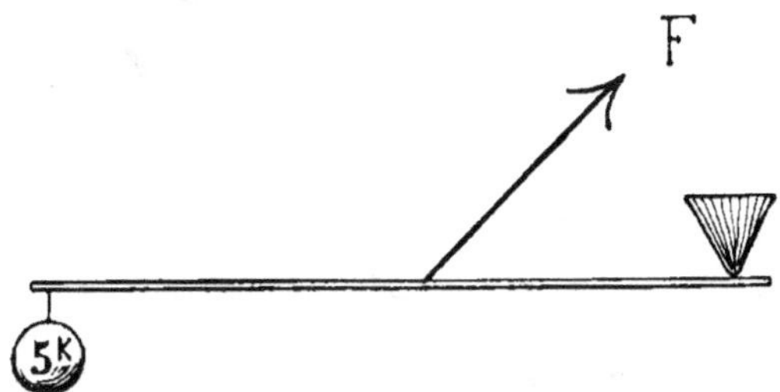

Fig. 123. — Position des bras de levier faisant agir le muscle, le muscle est oblique par rapport au bras de levier.

enfin quand l'angle est presque fermé, le poids n'égale plus que 2.

Nous pouvons schématiser de la même façon les variations d'énergie de notre biceps, en figurant, au lieu d'un levier quelconque, le levier osseux que forme l'avant-bras tiré par son fléchisseur (fig. 124).

La force de la main qui soulève le poids croît progressivement de la *position* 1 à la *position* 4 à mesure qu'on voit s'ouvrir l'angle du biceps avec l'avant-bras (fig. 125).

Cela revient à dire que, pour contrarier le mouvement, on

doit augmenter la résistance à mesure que l'avant-bras accentue sa flexion sur le bras.

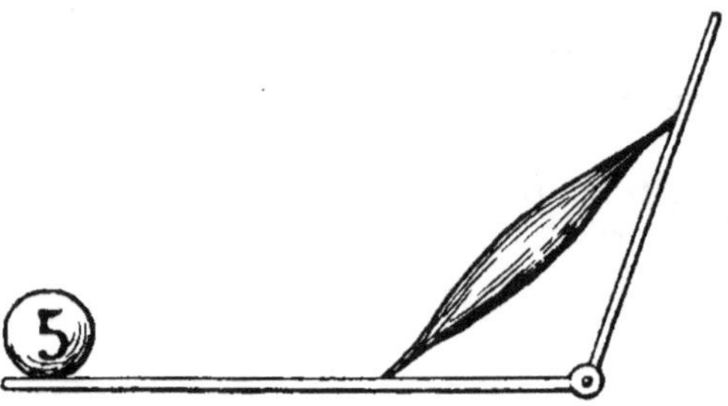

Fig. 124. — Position du biceps relativement à ses bras de levier.

Nous voici donc amenés à conclure juste le contraire de ce que nous avions admis avec la loi de Schwann.

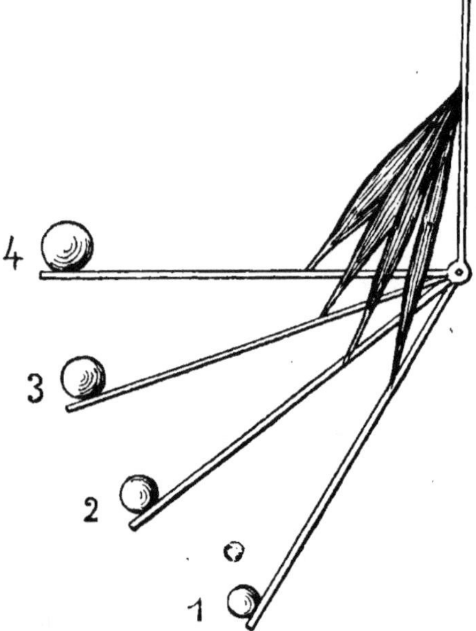

Fig. 125. — Positions successives du muscle relativement au bras de levier : en 1 l'action du muscle est minime, elle augmente et arrive à son maximum en 4.

Pour satisfaire autant que possible à nos deux lois, il ne nous reste qu'une ressource : chercher un moyen terme entre les résultats opposés qu'elles nous donnent, et, la correction une fois faite, nous trouverons que ce n'est pas dès le début de sa contraction mais seulement un peu après, lorsque l'avant-bras est déjà fléchi sur le bras d'un certain angle, que nous devrons porter notre résistance à son maximum.

Hertz a imaginé le diagramme articulo-moteur qui consiste en un tableau dressé pour chaque articulation où sont notés les résultats fournis par la loi de Schwann et par la loi du levier et en face d'elles les corrections dues à la combinaison des deux lois.

Enfin, nous devons encore à Hertz d'avoir attiré l'attention sur ce qu'on peut appeler l'*énergie spécifique du muscle* ; certains muscles se fatiguent plus vite que d'autres : on ne peut exiger d'eux le même travail. Le biceps par exemple possède une énergie spécifique très grande, on peut le maintenir en état de contraction pendant un temps extrêmement long ; le deltoïde au contraire se fatigue très vite.

Il y a une échelle d'endurance à établir parmi les muscles ; il sera bon de la consulter avant d'établir un traitement.

Bien entendu, la résistance est soigneusement graduée selon l'état des membres et la force générale du sujet.

Outre l'augmentation d'énergie musculaire qu'ils exigent, les mouvements contrariés ont encore une autre utilité ; il faut remarquer, en effet, que dans certaines positions du corps ce sont les muscles du côté opposé au mouvement qui travaillent. Par exemple, lorsqu'on fléchit le tronc latéralement, ce ne sont pas les muscles du côté de la flexion qui travaillent le plus, au contraire, ce sont les muscles opposés qui se contractent fortement pour éviter la chute du corps sur le côté (fig. 126).

Mais d'autre part si l'on vient à contrarier le mouvement à l'aide d'une main passée sous l'aisselle du sujet, ce sont bien cette fois les muscles du côté de la flexion qui entrent en jeu pour triompher de la résistance qu'on leur oppose.

On jugera de la valeur de cette remarque lorsqu'il s'agira de traiter une scoliose, par exemple.

Dans d'autres cas, on a intérêt à ne faire travailler qu'un seul muscle à l'exclusion des autres : il ne faudra pas oublier que, dans certains mouvements, la contraction d'un muscle entraîne celle de tout un groupe musculaire plus ou moins distant ; par exemple, il est facile de se rendre compte que l'élévation du bras en avant entraîne celle des muscles lombaires ; on se mettra, alors, dans des conditions telles que ces actions synergiques ne puissent plus se produire. Au lieu de faire exécuter ce mouvement dans la position debout, le sujet sera demi-assis ou couché. C'est ce qu'il est parfaitement possible de réaliser au moyen des appareils spéciaux dont nous aurons à parler dans un instant.

Il est surtout important pour nous de bien connaître la manière dont on s'oppose aux mouvements. C'est Ling lui-même qui a déterminé exactement quelle est la « prise » la meilleure pour chaque mouvement. Par exemple on s'oppose à la flexion du rachis en avant à l'aide des deux mains placées au-devant des épaules du sujet (fig. 127). Une bonne prise est aussi importante dans les mouvements passifs que dans les mouvements actifs contrariés ; grâce à elle, le médecin devient absolument maître de son malade. Mais faut-il encore

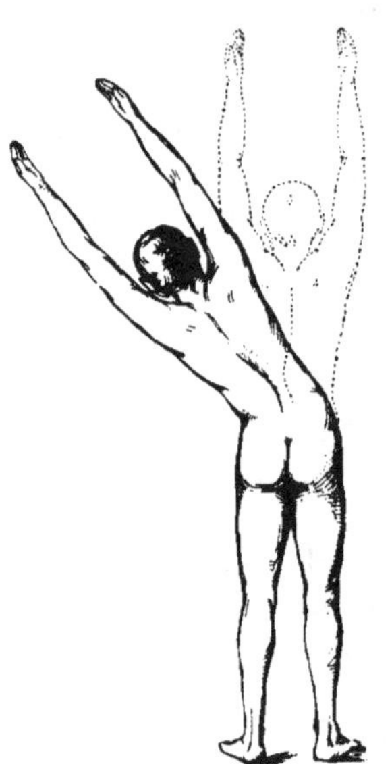

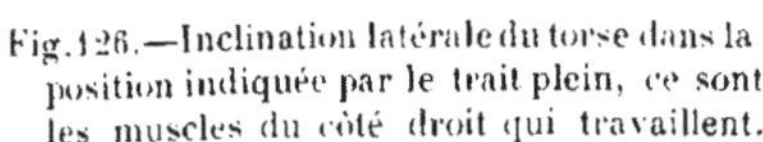

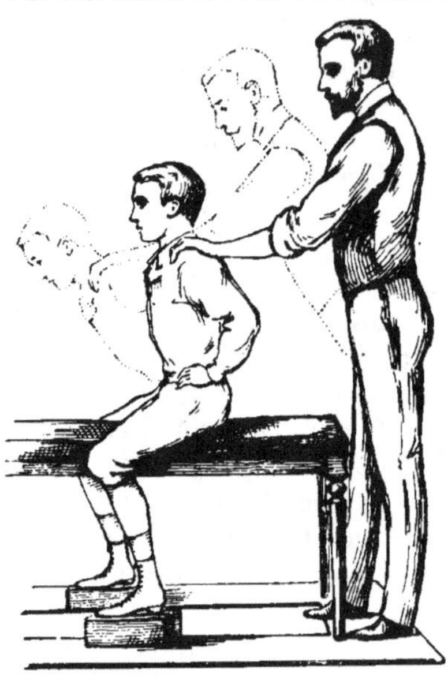

Fig. 126.—Inclination latérale du torse dans la position indiquée par le trait plein, ce sont les muscles du côté droit qui travaillent.

Fig. 127. — Mouvements de flexion du rachis avec opposition de l'aide.

que l'attitude de l'un par rapport à l'autre soit réglée d'une certaine manière ; dans ce but on a imaginé les divers appareils de la gymnastique médicale que nous ne connaissons pas encore, car ils ne sont pas utilisés dans la gymnastique pédagogique. Hâtons-nous de le dire, on ne doit pas les considérer comme indispensables, car il est aisé de les remplacer par les meubles les plus usuels tels qu'un lit, une table ou une banquette. Cet arsenal thérapeutique comporte habituellement :

Le tabouret ;

Les perches (fig. 128) ;

Le plint bas qui n'est autre qu'une chaise longue dont le dossier se relève à volonté (fig. 129) ;

Le plint haut, semblable à une banquette large et très élevée dont les pieds seraient enfermés dans un cadre formant marche-pied sur lequel le gymnaste peut monter et tourner tout autour de son malade. Celui-ci est d'ailleurs solidement fixé sur le plint par une sangle passant au-dessus des cuisses; une courroie formant étrier sert encore à fixer ses pieds au cadre fig. 130 .

Comme nous l'avons fait dans la gymnastique pédagogique, nous allons passer en revue les mouvements des bras, des jambes et du

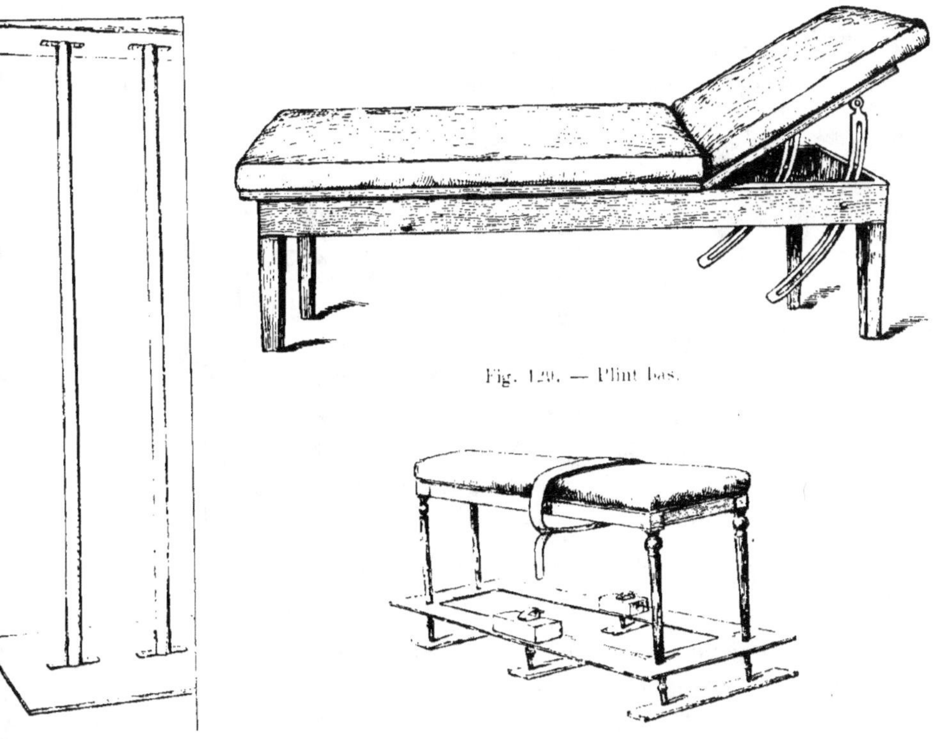

Fig. 129. — Plint bas.

Fig. 130. — Plint haut.

Fig. 128.   Les perches.

trone, puisque nous devons apprendre à traiter toutes les articulations. Nous n'avons plus à décrire ces mouvements que nous connaissons déjà, mais seulement à définir exactement la façon d'opérer la « prise » et la « contre-prise », cette dernière destinée à immobiliser l'un des segments.

Les mouvements des bras et des jambes se font habituellement sur le plint bas, tandis que pour les mouvements du rachis on utilise le plint haut. Ce n'est d'ailleurs que pour ces derniers qu'il est vraiment utile de se servir d'un appareil spécial tel que le plint, puisque nous savons que, pour bien exécuter ces mouvements, il est indispensable de maintenir fixe le bassin. Pour tous les autres mouvements, un lit ou une table conviennent tout aussi bien. Aussi nous suffit-il d'indiquer pour chaque mouvement quelle est la position à prendre ; chacun, ensuite, dans sa pratique choisira son matériel d'exercices selon ses goûts ou les nécessités.

Mouvements des bras. — *Articulation du poignet*. — Mouvement passif. — La *circumduction* est le plus employé.

Prise — à la main.

Contre-prise — à l'avant-bras.

L'avant-bras tourné en pronation repose sur le bord d'une table,

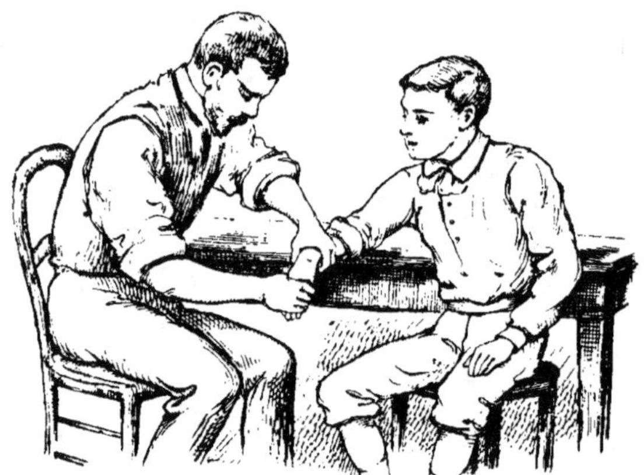

Fig. 131. — Prise de l'opposant pour les mouvements en pronation et supination de l'avant-bras.

la main pendante (fig. 131); empaumer le dos de la main tandis que votre seconde main fixe l'avant-bras contre la table.

Mouvements actifs. — *Flexion et extension*. — Ce sont les plus employés.

Mouvement avec résistance :

Prise
Contre-prise { les mêmes que pour le mouvement passif.

Par cette prise on s'oppose aussi bien à la flexion qu'à l'extension, il n'y a donc rien à changer dans la disposition des mains lorsqu'on fait ces mouvements alternativement.

Articulation du coude. — Mouvements passifs. — *Flexion et extension*.

Prise — à la main.

Contre-prise — au bras fig. 132.

Le sujet est couché ou demi-couché, le bras tourné en supination et posé à plat.

Empaumer la main du sujet, fixer le bras de l'autre main.

Mouvements actifs. — *Flexion et extension.*

Avec résistance :

Prise

Contre-prise { comme pour le mouvement passif.

Par la même prise on s'oppose alternativement à la flexion et à l'extension sans avoir à changer la main de place.

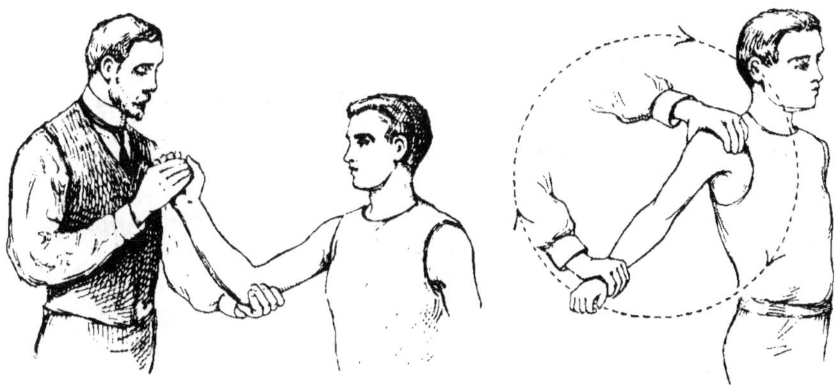

Fig. 132. — Prise de l'opposant pour la flexion de l'articulation du coude.

Fig. 133. — Prise de l'opposant pour l'extension de l'épaule.

Articulation de l'épaule. — Mouvements passifs. — *Élévation des bras parallèlement au-dessus de la tête.*

Prise — aux deux poignets.

Le sujet est couché les deux bras étendus le long du corps.

Saisir les poignets avec vos mains tournées en pronation forcée, vos quatre doigts répondant au bord interne du poignet, ne pas serrer pour laisser le poignet libre de tourner naturellement en exécutant le mouvement.

Le même mouvement peut être employé comme mouvement actif libre ou avec résistance.

Prise — comme pour le mouvement passif, on s'oppose alternativement à l'élévation et à l'abaissement sans changer les mains de place.

Circumduction du bras.

Prise — au poignet ou au coude fig. 133.

Contre-prise — à l'épaule.

Le sujet est assis sur un siège sans dossier ; se placer en face et un peu en arrière du bras que l'on fait travailler.

Empaumer d'une main le poignet, ou le coude, le bras étant légèrement fléchi ; — appuyer l'autre main solidement sur l'épaule.

MOUVEMENTS ACTIFS. — *Extension et traction des avant-bras fléchis.*

Avec résistance :

Prise — aux mains (fig. 135).

Le sujet est couché, les bras élevés latéralement et les avant-bras fléchis à angle droit sur les bras.

Empaumer les mains du sujet, résister à l'extension puis à la flexion des avant-bras sans rien changer à la prise (fig. 136).

Écartement horizontal des bras.

Avec résistance :

Prise aux poignets (fig. 137).

Le sujet est couché les deux bras tendus en avant de lui : — empaumer le dos des poignets, s'opposer à l'écartement puis au rapprochement des bras sans changer les mains de place.

Ces mouvements ont une action particulièrement puissante sur les muscles de l'épaule.

Mouvements des jambes. — *Articulation du cou-de-pied.* —
MOUVEMENT PASSIF. — *Circumduction.*

Prise — à l'extrémité digitale du pied.

Contre-prise — au cou-de-pied.

Le sujet est couché sur une table le pied dépassant le bord de cette table.

Empaumer d'une main l'extrémité de la plante du pied, fixer de l'autre main le cou-de-pied.

MOUVEMENTS ACTIFS. — *Abduction avec élévation du bord externe et adduction avec élévation du bord interne.*

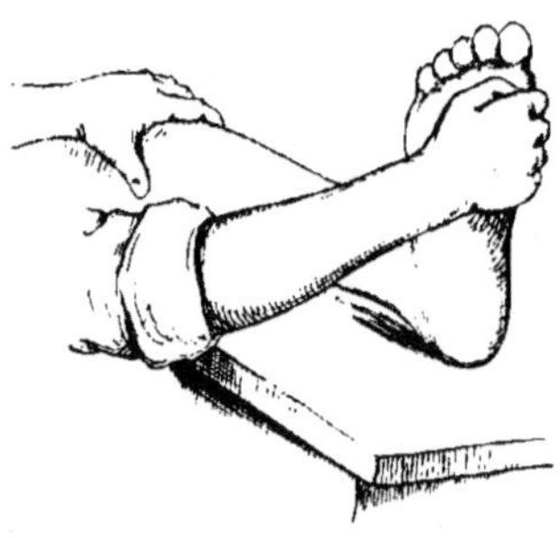

Fig. 134. — Prise de l'opposant pour l'extension du cou-de-pied.

Prise. { Adduction, bord interne.
        { Abduction, bord externe.

Contre prise — au cou-de-pied.

Le sujet est couché comme précédemment.

Pour l'adduction, se placer du côté externe du pied, passer la main sous la plante et saisir avec les doigts le bord interne pour *s'opposer* au mouvement (fig. 134).

Pour l'abduction, la prise est la même mais inverse, on saisit le bord externe.

Articulation du genou. — MOUVEMENTS PASSIFS. — *Flexion et extension.*

Prise — au cou-de-pied.

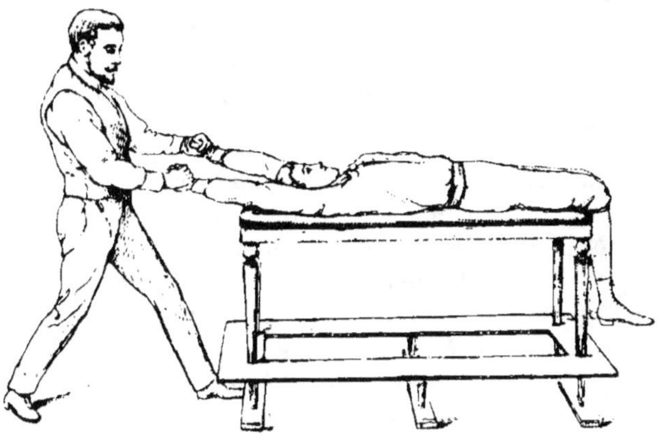

Fig. 135.

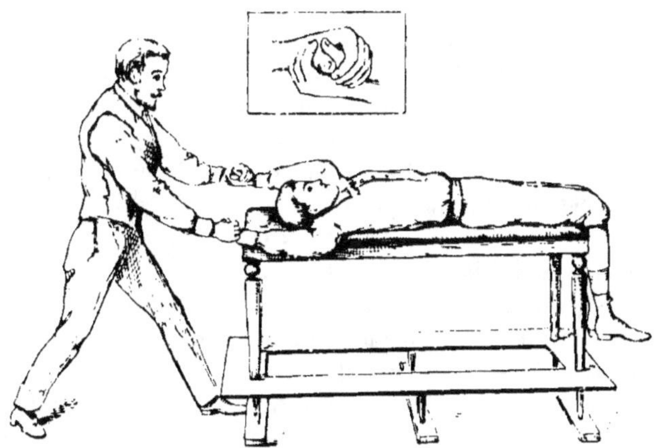

Fig. 136.

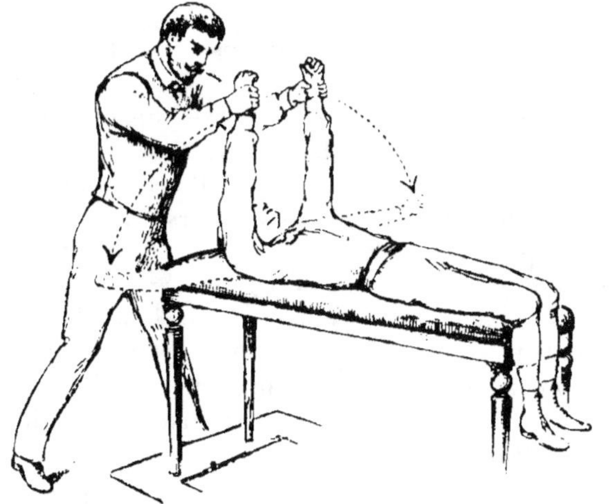

Fig. 137.

Fig. 135 à 137. — Prises de l'opposant pour les mouvements de flexion et d'extension
du bras sur le plan haut (trois temps).

Contre-prise — à la cuisse.

Pour la flexion, le sujet est étendu à plat-ventre sur un lit ou couché en travers les jambes pendantes ; empaumer la face antérieure du cou-de-pied et plier la jambe sur la cuisse (fig. 138).

Pour l'extension, il est couché sur le dos ; soulever son talon d'une main tandis qu'on appuie sur la cuisse de l'autre main.

MOUVEMENTS ACTIFS. — *Flexion et extension.* — Avec résistance :

Les prises et les positions sont les mêmes que pour le mouvement passif de flexion, on s'oppose alternativement à la flexion et à l'extension, sans changer la main de place.

Articulation de la hanche. — FLEXION. — *Mouvement passif.* — Prise — à la cuisse.

Contre-prise — au pubis.

Le sujet est couché ; passer une main sous la cuisse pour la soulever, tandis que votre autre main appuie fortement sur le pubis.

Mouvement actif. — Avec résistance.

La prise se fait à la partie antérieure de la cuisse (fig. 139) ; la contre-prise est toujours au pubis.

EXTENSION. — *Mouvement passif.* — Prise — à la cuisse.

Contre-prise — à l'ischion.

Le sujet est couché à plat-ventre ; passer votre main sous la cuisse pour l'élever tandis que votre autre main appuie sur l'ischion.

Mouvement actif. — Avec résistance.

On s'oppose au mouvement en posant une main sur la face postérieure de la cuisse, le sujet tient son genou plié à angle droit (fig. 140).

ABDUCTION ET ADDUCTION. — *Mouvement passif.* — Prise — au genou (fig. 141).

Le sujet est couché sur le plint bas, saisir le genou par sa face interne ou externe.

ADDUCTION. — *Mouvement actif.* — Avec opposition. — La prise seule diffère, les mains sont à la face interne des genoux.

CIRCUMDUCTION. — *Mouvement passif.* — Prise — au pied et au genou.

Le sujet est couché ou demi-assis en travers d'un lit, saisir d'une main le pied, de l'autre la face *inférieure* du genou et entraîner le membre de droite à gauche, c'est-à-dire dans le sens des aiguilles d'une montre pour la jambe gauche, en sens inverse pour la jambe droite (fig. 142).

Mouvements du rachis (1). — Pour les mouvements du rachis, ainsi que nous l'avons déjà fait remarquer, on a grand avantage à se servir du plint haut, qui permet de fixer le bassin, par l'intermédiaire de la sangle passant sur les cuisses.

(1) Pour plus de détails et pour les applications, voyez plus loin l'article de Mme Nagotte-Wilbouchewitch : *Kinésithérapie vertébrale.*

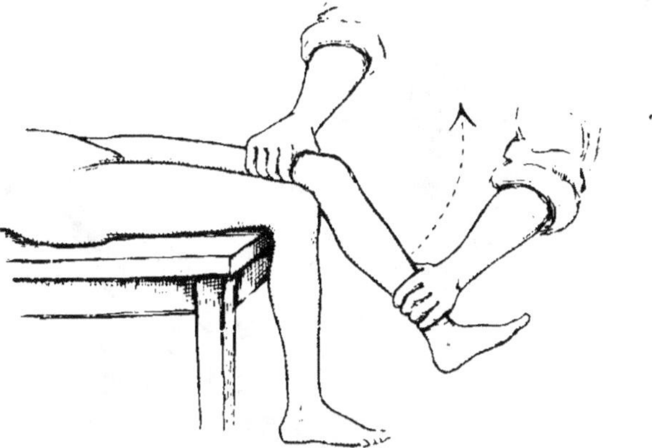

Fig. 138. — Prise de l'opposant pour l'extension de la jambe sur la cuisse.

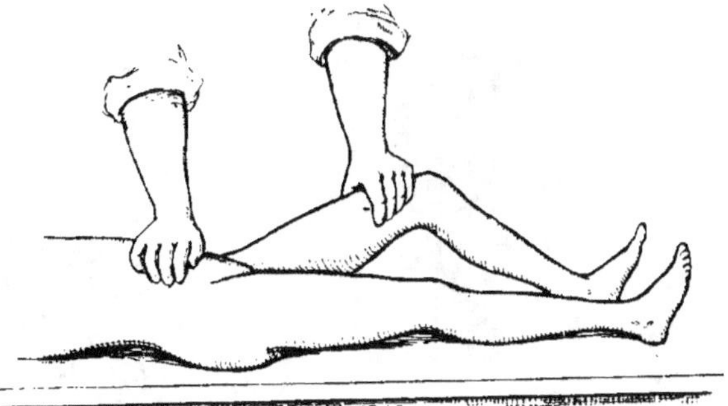

Fig. 139. — Prise de l'opposant pour la flexion de la jambe sur la cuisse.

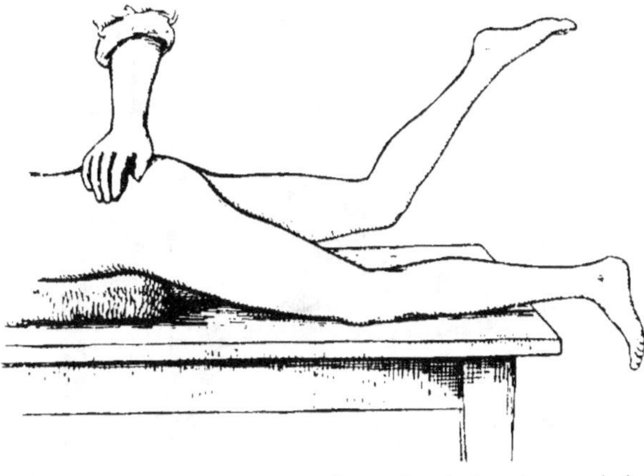

Fig. 140. — Prise de l'opposant pour l'extension de la cuisse sur le bassin.

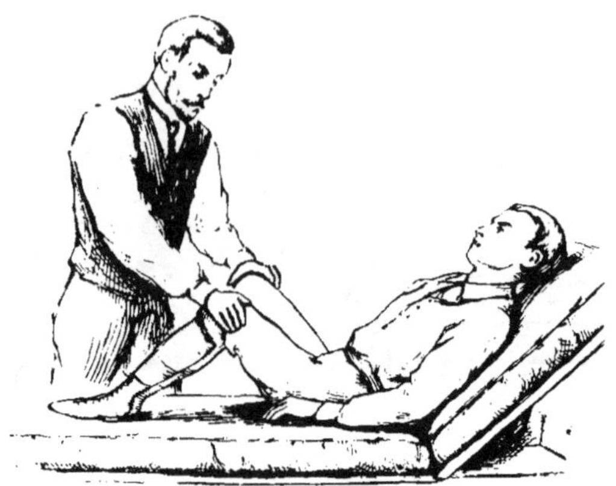

Fig. 141. — Prise de l'opposant pour l'abduction de la hanche.

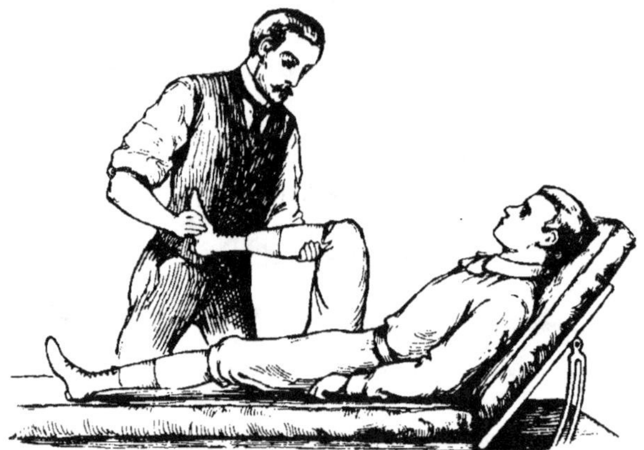

Fig. 142. — Prise de l'opposant pour la circumduction de la hanche.

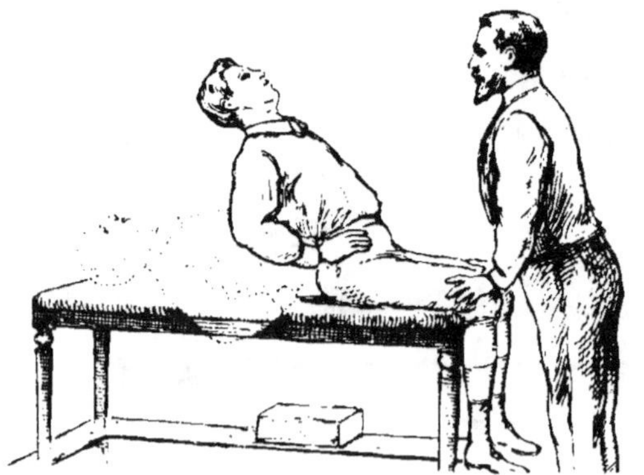

Fig. 143. — Prise de l'opposant pour exercer les muscles fléchisseurs du tronc.

De cette façon les mouvements se passent bien dans les diverses articulations du rachis et non dans les segments voisins.

FLEXION ET EXTENSION. — *Mouvement actif*. — Avec opposition.

Prise { Flexion — aux épaules.
{ Extension — au dos.

Se placer derrière le sujet, s'opposer à la flexion en appuyant vos mains devant les épaules et en essayant de retenir celles-ci en

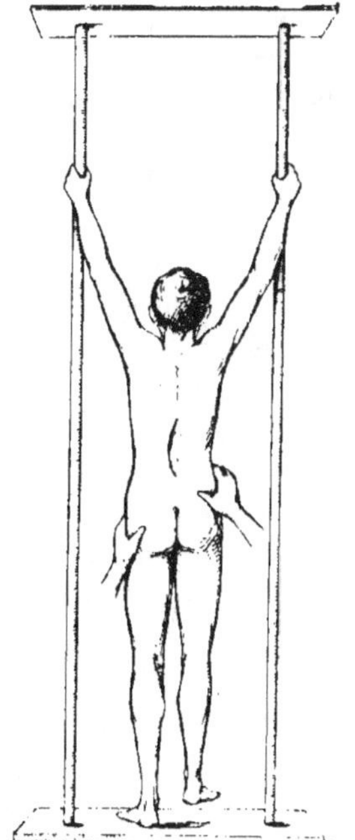

Fig. 144. — Prise de l'opposant dans l'élévation latérale du bassin aux perches.

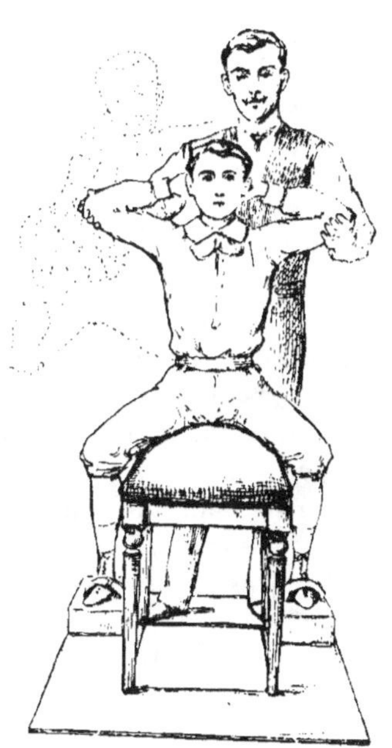

Fig. 145. — Prise de l'opposant pour les mouvements de flexion latérale du tronc sur le plint haut.

arrière, puis changer la prise et s'opposer au redressement avec les mains appuyées à plat contre la région lombaire (fig. 127).

Lorsqu'on veut exercer spécialement les muscles abdominaux au lieu des muscles postérieurs du rachis, on utilise le mouvement représenté à la figure 143.

FLEXION LATÉRALE. — *Mouvement actif*. — Prise — aux coudes ou aux épaules.

Le sujet est assis sur le plint, les mains à la nuque ou aux hanches, saisir ses coudes ou ses épaules et retenir du côté où il veut s'incliner (fig. 145).

Lorsqu'il s'agit d'exercer uniquement les muscles lombaires, le sujet placé aux perches fait l'élévation latérale du bassin avec opposition (fig. 144).

Mouvement passif. — La prise est la même ; on pousse l'épaule ou le coude du côté opposé à la flexion et l'on tire légèrement du côté où on veut incliner le sujet.

ROTATION. — *Mouvement actif.* — Prise au coude et à l'épaule.

Le sujet est assis sur le plint, et met les mains à la nuque.

Se placer derrière lui et saisir d'une main la face antérieure du coude élevé à la nuque, tandis que votre autre main appuyée à plat contre la face postérieure de l'épaule opposée empêche celle-ci de tourner en arrière (fig. 146).

Mouvement passif. — La position et les prises sont les mêmes que pour l'actif, mais inverses.

CIRCUMDUCTION. — *Mouvement passif.* — Prise — aux épaules.

Le sujet est assis sur le plint, les deux mains croisées derrière la nuque ; empaumer ses coudes, incliner le rachis en avant, puis le faire pivoter de droite à gauche ou de gauche à droite.

Lorsqu'on a exercé plusieurs sujets, on peut les grouper deux par deux, l'un faisant l'opposition et l'autre exécutant le mouvement. Pour les mouvements rachidiens la bome se prête très bien à cette combinaison. La figure 147 montre l'exécution d'un mouvement de flexion et extension du rachis et la figure 148 montre l'exécution d'un mouvement de flexion latérale du rachis. On peut enfin utiliser le poids du corps comme mode d'opposition. Pour cela on peut se servir soit du banc (Voir *Gymnastique pédagogique*), soit du plint haut.

Pour se mettre en position le sujet s'agenouille sur le plint, puis il tend les bras en avant pour prendre appui sur les épaules de l'aide ; celui-ci le soutient en outre sous les aisselles et s'éloigne peu à peu jusqu'à ce que le sujet soit amené à la position horizontale (fig. 149). Dans cette position le sujet exécute des mouvements d'extension (fig. 150) et de flexion latérale (fig. 151 et 152).

La gymnastique rachidienne est particulièrement utilisée contre les déviations de la colonne vertébrale.

Dans la cyphose, nous savons que les épaules sont très reportées en avant ; lorsqu'on examine le sujet de dos, elles semblent détachées du tronc, leur pointe venant saillir fortement sous la peau. Les mouvements de gymnastique médicale qui tendent presque tous à renforcer les muscles postérieurs des épaules vont ramener celles-ci en arrière et leur permettre de revenir s'appliquer normalement à la face postérieure des côtes. L'action de la gymnastique est ici toute simple ; mais il n'en est pas de même pour la scoliose qui est peut-être la plus commune des déviations rachidiennes.

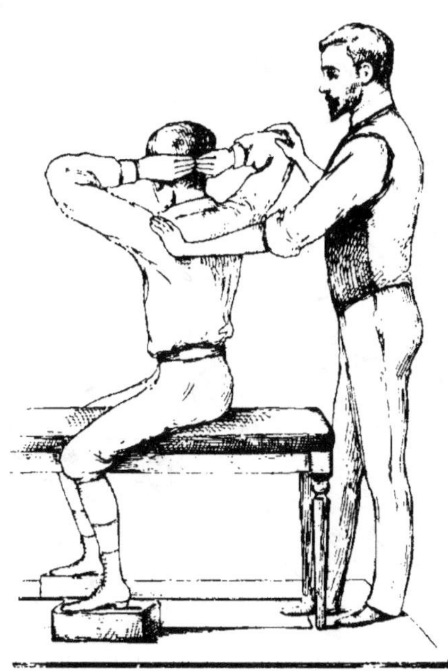

Fig. 146. — Prise de l'opposant pour les mouvements de torsion du tronc.

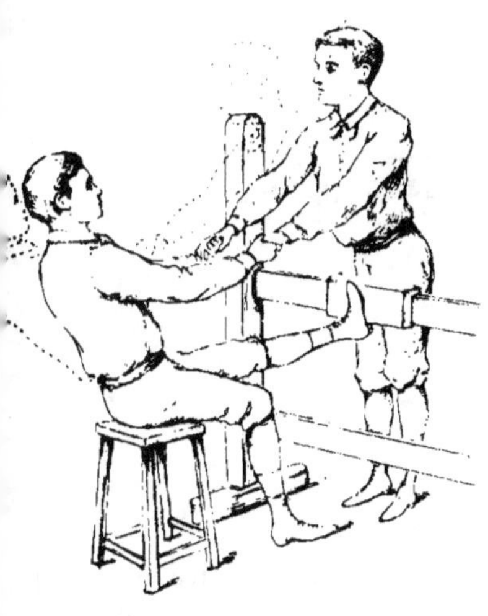

Fig. 147. — Prise de l'opposant pour exercer les muscles extenseurs du tronc.

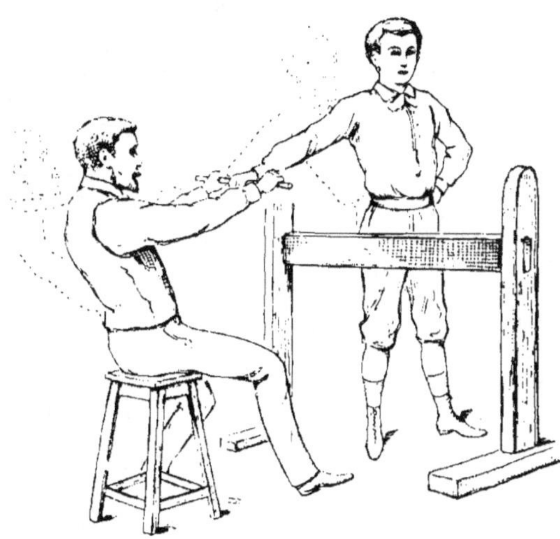

Fig. 148. — Prise de l'opposant pour exercer les muscles fléchisseurs latéraux du tronc.

La physiologie pathologique de la scoliose est encore mal éclairée, par suite son traitement est demeuré aveugle ; on ne sait trop sur quels muscles faire porter l'effort thérapeutique ; aussi les insuccès de la gymnastique sont-ils nombreux dans les déviations déjà un

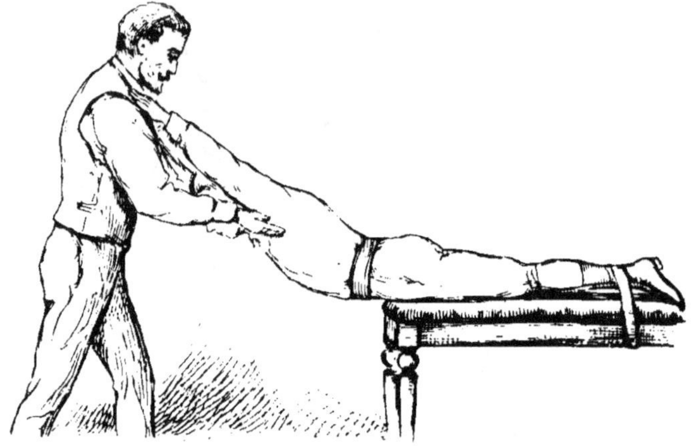

Fig. 149. — Prise de l'opposant pour exercer les muscles extenseurs du tronc.

pe graves. Nous avons cherché à faire au moins un pas dans la solution du problème en utilisant les importantes notions de physio-

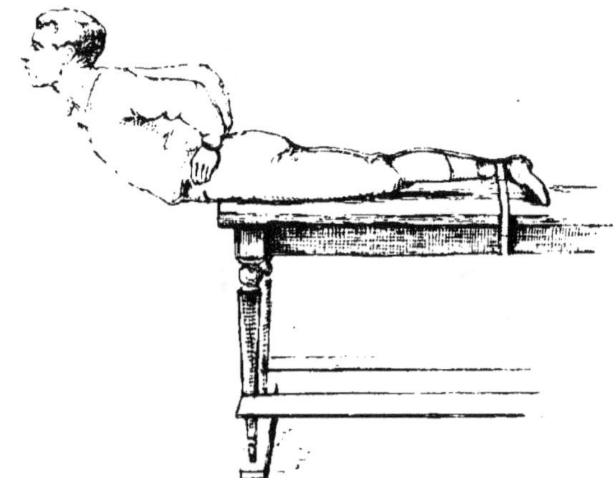

Fig. 150. — Position d'arrivée, les muscles extenseurs du tronc sont en contraction.

logie musculaire que nous signalions dans la première leçon. Nous nous rappelons que l'expérience de Marey nous avait conduit à admettre, que l'on peut obtenir à volonté des muscles longs ou courts, selon les conditions dans lesquelles on les fait travailler.

Supposons que nous ayons à traiter une scoliose à grande courbure dorsale. Nous pouvons comparer le rachis à un mât de navire dont les cordages supérieurs représentés par les muscles postérieurs des épaules, iraient s'attacher aux omoplates. Si le mât penche d'un côté, il entraîne avec lui l'omoplate du côté opposé.

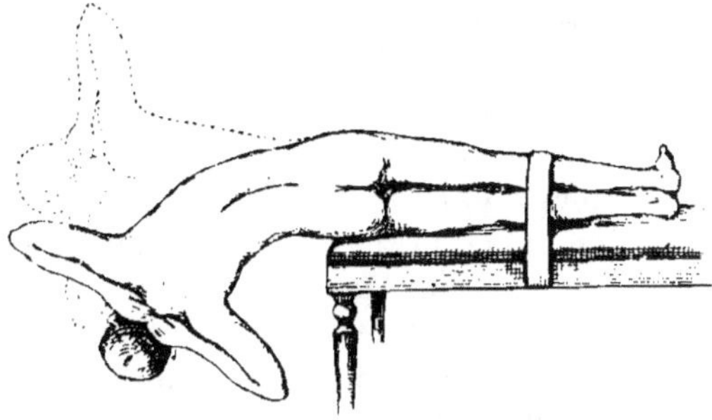

Fig. 151. — Exercice des muscles latéraux du tronc sur le plint bas (1er temps).

Voici donc le problème qui se pose : s'opposer à la projection de l'épaule en arrière, la fixer même en avant, afin qu'elle retienne à son tour le mât rachidien dans sa chute.

Notre action thérapeutique comprendra donc deux temps distincts :

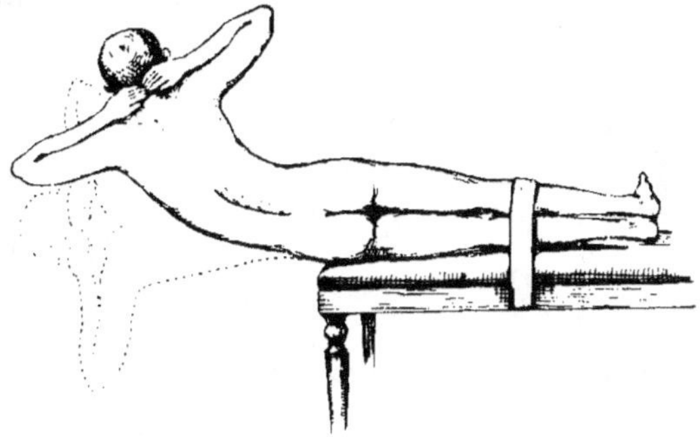

Fig. 152. — Exercice des muscles latéraux du tronc sur le plint bas (2e temps).

dans un premier temps, nous ferons exécuter des mouvements de l'épaule en avant, faisant ainsi travailler les muscles pectoraux à l'état de raccourcissement. Lorsque nous aurons obtenu des pectoraux suffisamment forts pour maintenir l'omoplate en place, nous ferons exécuter, dans un second temps seulement, les mouvements des bras et du tronc que vous connaissez bien, qui exigent tous une contraction énergique des muscles postérieurs des épaules. Ceux-ci, travaillant à leur tour à l'état de raccourcissement, tireront à eux le rachis pour le ramener à la rectitude.

On voit par cet exemple combien il serait utile dans certains cas de pouvoir ne faire travailler qu'un seul muscle à l'exclusion des autres plus ou moins proches. Les Suédois, il est vrai, poussant un peu loin l'analyse de leurs mouvements, veulent y voir la contraction de tel ou tel muscle déterminé ; mais, en réalité, ces mouvements entraînent toujours la contraction synergique de tout un groupe musculaire. Il n'est possible d'obtenir la contraction d'un muscle à l'état isolé que si l'on s'oppose exactement au mouvement qu'il détermine. Par exemple, le muscle couturier se contracte seul quand on s'oppose au mouvement de flexion et rotation externe de la cuisse. Il y aurait là toute une gymnastique élective à faire qui nous permettrait sans doute d'obtenir dans les déformations dépendant de l'insuffisance musculaire des succès inconnus jusqu'alors.

Mouvements du poumon. — Nous avons encore à exercer le poumon. Nous avons vu quelle importance on doit accorder à la gymnastique respiratoire dans le traitement de toutes les maladies et en particulier dans les maladies cardiaques. La gymnastique de Ling comprend donc des mouvements respiratoires passifs dans lesquels le sujet n'a même plus besoin de respirer pour emplir d'air ses poumons ; on peut bien dire que le gymnaste respire pour lui. Ces mouvements se font soit assis, soit couché :

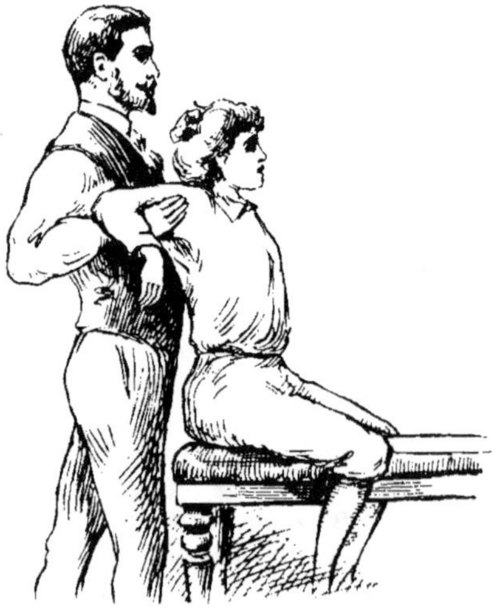

Mouvement de respiration dans la position assise. — Le patient est assis sur le plint ou sur un tabouret ; se placer en arrière de lui et lui passer les bras fléchis sous les aisselles (fig. 153).

Premier temps : élever fortement les épaules du sujet, en les attirant en arrière tandis que celui-ci fait une profonde inspiration.

Deuxième temps : laisser retomber les épaules pendant que le sujet fait l'expiration.

Fig. 153. — Mouvement de respiration dans la position assise, prise de l'opposant.

Mouvement de respiration dans la position couchée. — Le sujet est couché les bras le long du corps et la prise se fait comme pour le mouvement d'élé-

vation des bras au-dessus de la tête que nous avons déjà décrit
fig. 100 à 105.

Premier temps : élever les bras parallèlement tandis que le patient
fait une profonde inspiration.

Deuxième temps : ramener les bras le long du corps pendant que
le patient fait l'expiration.

Il est bien entendu que, dans tous ces mouvements, le rythme
normal de la respiration est soigneusement reproduit.

III. — GYMNASTIQUE ORTHOPÉDIQUE.

Nous connaissons les principes généraux de la gymnastique suédoise. Nous allons voir maintenant son utilisation comme adjuvant
dans le traitement post-opératoire de diverses affections orthopédiques :

1° La luxation congénitale ;

2° Le pied bot ;

3° Le pied plat ;

4° Le torticolis ;

5° La scoliose, pour laquelle nous renvoyons plus loin à l'article
de Mme NAGEOTTE-WILBOUCHEWITCH.

Gymnastique dans la luxation congénitale.

La kinésithérapie de la luxation congénitale n'est que la dernière
phase de son traitement. Pour la comprendre, il est nécessaire de
savoir en quoi consiste le traitement de cette maladie.

Traiter une luxation congénitale, c'est : 1° Rétablir les segments
déplacés dans leurs rapports normaux et fixer la tête dans le cotyle ;
2° rétablir les fonctions physiologiques. Pour bien comprendre cette
deuxième partie du traitement, il est indispensable de connaître en
quoi consiste la première phase, sous peine de perdre ce que l'opérateur aura eu tant de peine à obtenir.

Les manœuvres que l'on doit accomplir pour réintégrer la tête du
fémur dans le cotyle sont les mêmes que dans la luxation traumatique
ordinaire. Le premier temps du traitement, qui est absolument propre
à la luxation congénitale, consiste à maintenir la tête dans sa cavité.
Il y a en effet entre les conditions de maintien de la luxation traumatique et celles de la luxation congénitale une différence considérable.

Dans la luxation traumatique, la capsule s'est déchirée à sa partie
postérieure, mais il a fallu un choc important pour chasser la tête
hors de sa cavité ; une fois rentrée, elle ne demande qu'à y rester de

nouveau, et il est possible de ramener le membre adns sa position
normale avant de l'immobiliser dans un plâtre jusqu'à la guérison
de la plaie capsulaire.

Dans la luxation congénitale, il n'en est plus du tout de même, car
on a perdu les facteurs de contention qui existent à l'état normal.

Quels sont donc ces facteurs?

Il y en a deux : l'adhérence de la tête au
cotyle d'une part et la tension capsulaire
d'autre part.

L'adhérence de la tête au cotyle est favo-
risée par la similitude exacte de leurs surfaces qui s'emboîtent et s'épousent entièrement.

Quant à la capsule, elle est, à l'état normal,
tendue de toutes parts, elle forme un man-
chon serré autour des surfaces articulaires
ne permettant aucun jeu entre elles.

Dans la luxation congénitale, il n'y a aucune adhérence des surfaces l'une à l'autre,
ni fixation par la capsule. Il ne peut être
question d'adhérence puisque les surfaces
articulaires n'ont pas la même forme, elles
ne se répondent pas. D'autre part, nous
savons déjà que la capsule est allongée,
étirée dans tous les sens, du fait même de
la luxation ; quand la tête vient d'être remise en place elle est trop lâche et se plisse
en accordéon tout autour de l'articulation
fig. 134, on ne peut donc compter sur elle
comme moyen de contention, il nous faut
en chercher un autre.

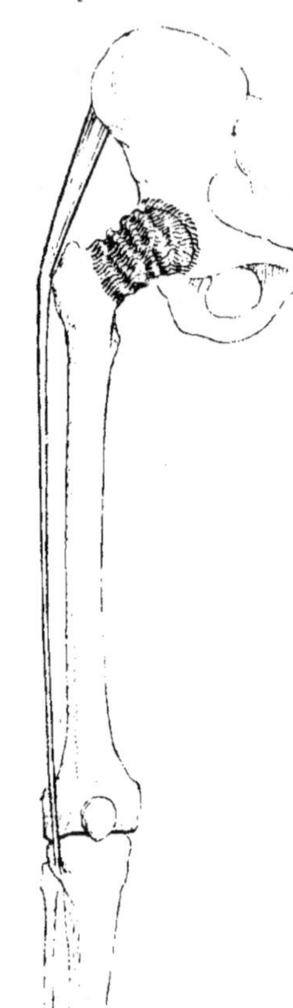

Fig. 134. — Capsule coxo-fémorale plissée en accordéon.

L'expérience nous montre qu'il apparaît
au moment de la réduction un autre facteur surajouté : la tension des muscles. Si
à ce moment on abandonne le membre à lui-même, on voit en effet
le tenseur du fascia lata et les adducteurs se tendre comme une corde
sous la peau, arcboutant le fémur contre l'os iliaque à la façon des
cordages qui fixent le mât à la cale d'un vaisseau fig. 135.

Ce qui s'est passé, nous le concevons aisément : les muscles du
côté luxé, les muscles internes surtout, étaient devenus trop courts.

La première phase du traitement comprend, ainsi que nous venons
de le voir, la réduction et l'immobilisation du membre dans la posi-

tion de réduction c'est-à-dire en abduction pendant deux ou trois mois.

Au bout de ce temps si nous essayons de ramener le membre dans sa position droite, nous voyons que cela n'est plus possible, et que d'autre part il n'est pas possible non plus de reproduire la luxation. Grâce à l'immobilisation il s'est fait une ankylose fibreuse qui fixe le membre dans la position de réduction; la tête a donc retrouvé un de ses modes de contention naturels; elle s'est refait sa capsule. Nous avons vu que

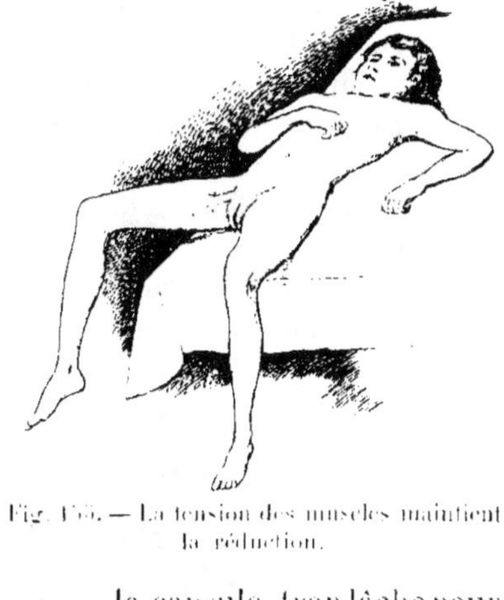

Fig. 155. — La tension des muscles maintient la réduction.

la capsule, trop lâche pour la hanche luxée, s'est plissée sur elle-même dès que la tête est rentrée dans sa cavité. Mais pendant les jours qui ont suivi l'opération, il s'est produit des phénomènes de coxite inflammatoire dus aux violentes manœuvres que nous avons employées pour dilacérer la capsule. Cette réaction, jointe à l'immobilisation, a déterminé la soudure des plis et la rétraction complète de la capsule autour des surfaces articulaires; et lorsque nous déplâtrons pour la première fois le membre, que nous immobilisons avec 90° d'abduction par exemple fig. 157, nous nous trouvons en présence d'une véritable ankylose fibreuse, en attitude vicieuse, qu'il

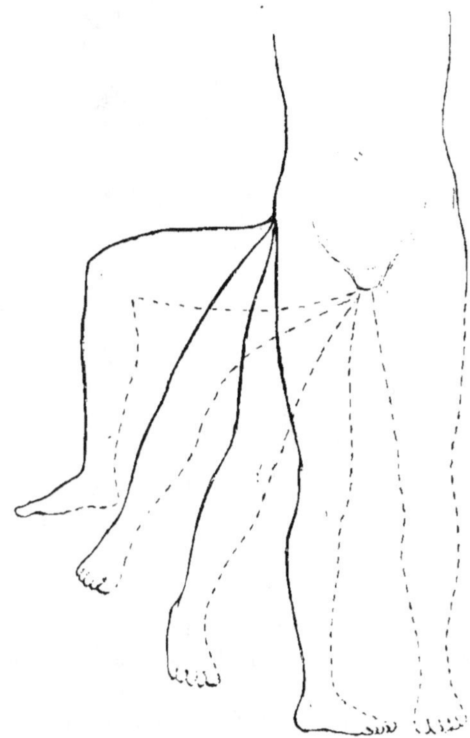

Fig. 156. — Positions successives de la jambe en partant de la position de réduction (avec rotation externe du pied) pour arriver à l'extension directe avec rotation interne du pied.

nous faut maintenant traiter. Nous arrivons donc à la deuxième phase de notre traitement : la guérison de l'ankylose vicieuse.

Il va nous falloir déployer une certaine force pour mobiliser cette ankylose, mais il ne faut surtout pas oublier que nous avons affaire à un membre qui sort d'une immobilisation de plusieurs mois et qu'il est certaines notions relatives à l'immobilisation des membres que nous devons avoir présentes à l'esprit.

Sachant cela, quels mouvements allons-nous faire subir au membre pour le ramener à la position droite ?

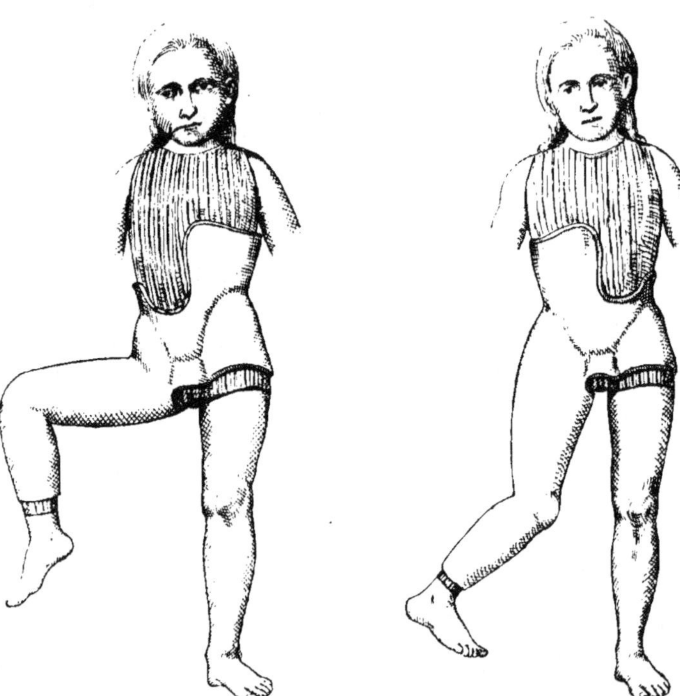

Fig. 157. — Position de réduction ou premier temps.

Fig. 158. — Deuxième temps.

Nous allons employer une méthode de redressement par étapes.

Nous commencerons par mobiliser doucement de façon à déchirer quelques fibres de cette capsule trop rétrécie, puis nous amènerons le membre dans une position d'abduction moindre. Nous immobiliserons ainsi dans un nouvel appareil et au bout d'une dizaine de jours nous verrons que les fibres capsulaires mises en état de tension constante ont cédé peu à peu et qu'il nous est possible de revenir facilement à une abduction moindre. Ainsi de suite nous arriverons par une série d'étapes successives (fig. 156) à diminuer progressivement l'abduction jusqu'à ce qu'elle ne soit plus que de 15° (fig. 158).

Dans le premier temps, la capsule se trouve rétractée principalement à sa partie postérieure. Les manœuvres du second temps ont pour effet de ramener la jambe non seulement en abduction légère, mais encore en *rotation interne*. Dans cette dernière position, c'est la partie antérieure qui se trouve plissée sur elle-même et va se rétracter. L'enfant conservant cette deuxième position trois ou quatre mois, se trouvera à la fin du traitement avoir deux bandes d'arrêt, une en avant et l'autre en arrière, bandes d'arrêt qui fixent très solidement la tête dans le cotyle.

Durant les exercices de marche et de traitement fonctionnel, il faut s'astreindre à conserver cette position, et avoir présent à l'esprit, que la tête fémorale de la luxation congénitale est aplatie à sa partie postérieure, et glisserait sur le cotyle, si le membre perdait trop vite sa rotation interne.

Traitement fonctionnel. — Le dernier appareil étant enlevé, commence la troisième période : la période fonctionnelle du traitement. Elle consiste à récupérer progressivement les mouvements dont le sujet a perdu l'habitude, en se débarrassant de l'ankylose thérapeutique qui en somme a été jusqu'ici l'âme du traitement.

Cette période fonctionnelle est très importante : si l'on omet de l'instituer, ou si on tarde trop à le faire, on crée pour le sujet des conditions extrêmement désagréables qui compromettent l'avenir de sa fonction, parfois d'une façon définitive. Toutefois pour les cas insuffisamment ou trop tardivement traités au point de vue fonctionnel, nous pouvons encore, dans certains cas, bénéficier de quelques chances de guérison, grâce à une intervention spéciale.

Nous étudierons donc successivement :

A. Les cas traités régulièrement, c'est-à-dire où le traitement fonctionnel est institué en temps voulu.

B. Les cas traités d'une façon incorrecte, c'est-à-dire ceux où, pour une raison quelconque, on a trop attendu pour instituer le traitement fonctionnel.

A. *Cas traités régulièrement.* — Ce sont ceux où le traitement fonctionnel est institué en temps voulu.

Ces cas comprennent deux catégories distinctes, suivant l'âge du malade et la complaisance de sa capsule articulaire :

1° Sujets récupérant facilement l'amplitude de leurs mouvements.

2° Sujets ne pouvant pas récupérer par eux-mêmes l'amplitude de leurs mouvements.

1° **Sujets récupérant facilement l'amplitude de leurs mou-**

vements. — C'est l'évolution désirable, et aussi la plus fréquente de l'affection. Ce sont des enfants dont l'âge ne dépasse jamais six ou sept ans. Avec eux, la période fonctionnelle du traitement consistera en deux phases bien distinctes :

a) Une phase de lit.

b) Une phase de marche.

a) PHASE DE LIT. — On se rappelle qu'après l'immobilisation prolongée, que les sujets ont eu à subir, les os ont acquis une fragilité particulière, les muscles sont atrophiés, la peau présente certains troubles trophiques dont la peau lardacée est l'échantillon le plus fréquent. Il est donc nécessaire de procéder à une réparation de ces divers troubles, avant de demander aux membres de subir les fatigues présentées par la marche. D'où la nécessité, le plâtre étant enlevé, de conserver le malade au lit pendant un mois environ. Il est bien entendu que si le sujet est muni d'un appareil articulé, toutes craintes de fractures se trouvant écartées par ce fait même, le séjour au lit ne sera plus indispensable, n'aura même plus d'utilité ; on pourra donc commencer le traitement par la phase de marche elle-même.

Mais pour les sujets qui ne sont pas munis d'appareil articulé, le séjour au lit est indispensable pendant un mois environ. La position du sujet au lit n'est d'ailleurs pas indifférente : l'enfant placé en décubitus dorsal aura un coussin sous le genou du membre traité, de telle façon que l'articulation coxo-fémorale présente une flexion de 25° et une abduction de 30° ; en même temps que la jambe sera fléchie à angle droit sur la cuisse fig. 159. de façon que l'articulation coxo-fémorale soit en rotation interne très prononcée. C'est là, on le voit, la position même du dernier appareil qui vient d'être enlevé.

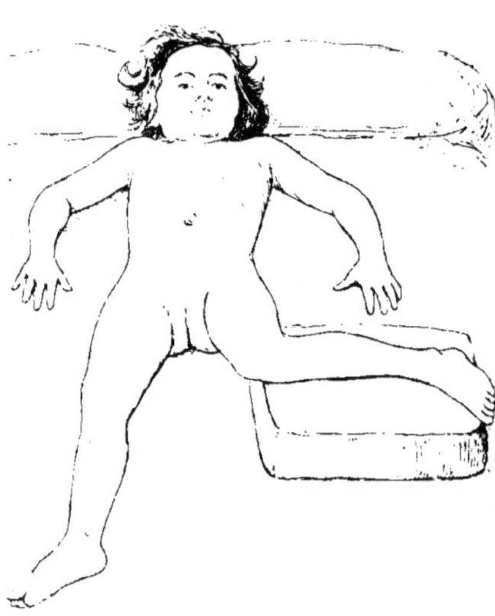

Fig. 159. — Position de l'enfant au lit.

Pendant les premiers jours, on se contentera de pratiquer sur le membre des manœuvres de massage frictions, pétrissage, etc. pendant une demi-heure à trois quarts d'heure. Au bout de quelques jours de ce traitement, le tégument commence à changer d'aspect, devient moins lardacé, moins froid. On peut alors commencer à faire exécuter au sujet certains mouvements simples, autant pour l'habituer à se servir de ses muscles, que pour pratiquer une gymnastique d'entrainement.

Ces mouvements, bien en-tendu, ne seront point contra-riés par l'opérateur; tout au contraire, dans les premiers temps il sera bon de les aider dans une certaine mesure.

En premier lieu on fera exé-cuter la flexion et l'extension du genou, la jambe étant hori-zontale, puis la jambe tombant sur le bord du lit, ce qui repré-sente pour le quadriceps fémo-ral, à cause de la pesanteur même de la jambe, un travail plus considérable.

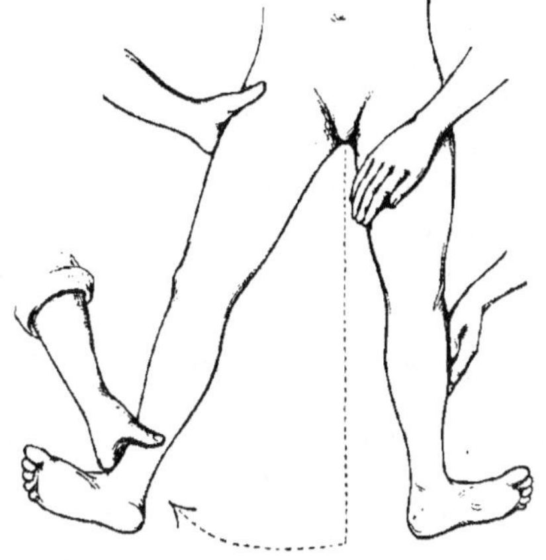

Fig. 160. — Prise des aides pour l'abduction de la hanche.

Quelques jours plus tard on pourra commencer les mouvements de la cuisse sur le bassin. On se gardera d'oublier qu'il est indispensable de fixer le bassin convenable-ment avec les mains si l'on veut que le mouvement soit vraiment exécuté dans l'articulation coxo-fémo-rale.

On pratiquera donc suc-cessivement la flexion de la cuisse sur le bassin, une des mains de l'opérateur appuyant sur le pubis pour l'empêcher de quitter le plan du lit, l'autre main

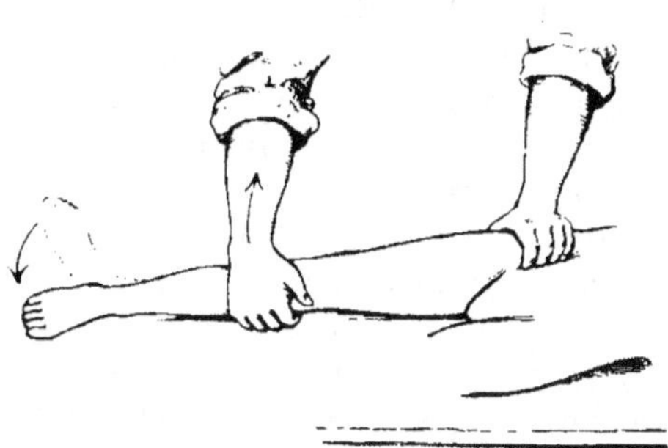

Fig. 161. — Prise de l'aide pour la rotation interne.

prenant à la partie postérieure de la cuisse pour aider au mou-vement de flexion ou à sa partie antérieure lorsqu'on voudra faire de l'opposition.

On pratiquera l'abduction en fixant le bassin avec les deux mains et en priant le malade d'écarter la jambe fig. 160.

Pour pratiquer l'opposition dans ce mouvement, la présence d'un second aide venant appuyer à la partie externe de la cuisse est nécessaire.

Pour pratiquer la rotation interne, une des mains de l'opérateur appuiera sur l'épine iliaque de la hanche malade, l'autre main venant saisir la partie interne du genou aidera ou contrariera le mouvement, suivant le cas (fig. 161).

Pour pratiquer l'extension, on fera mettre le sujet à plat-ventre et on lui recommandera de soulever la jambe le plus en arrière possible.

Dans ces divers mouvements, l'opérateur commencera par aider le sujet, puis le contrariera lorsque le développement musculaire sera devenu suffisant.

b. PHASE DE MARCHE. — Pour empêcher le fémur de se subluxer par en haut sous l'influence du poids du corps, il est nécessaire de forcer l'enfant à marcher en abduction pendant un mois au moins. Cette marche en abduction sera réalisée, très simplement, en surélevant de 2 centimètres la chaussure du côté sain. Pendant la station unilatérale, la tête fémorale viendra, grâce à l'abduction même, presser sur le fond du cotyle (fig. 162), au lieu de venir tirailler la partie supérieure de la capsule comme elle ne manquerait pas de le faire si les jambes étaient droites (fig. 163).

Il est également nécessaire pendant un bon mois au moins, de conserver la rotation interne de l'articulation coxo-fémorale, la rotation externe n'ayant toujours que trop de tendance à apparaître.

Enfin, pendant les premiers temps de la marche, il sera prudent, chez les enfants déjà lourds, d'utiliser des béquilles.

La fonction de la marche n'est possible que si le développement musculaire a atteint un degré suffisant. Mais ce n'est pas tout. Il reste à apprendre au sujet à coordonner ses mouvements, pour réaliser une marche correcte : il faut apprendre au sujet à marcher. Pour atteindre ce but, il faut lutter contre un élément psychique, l'habitude antérieure. Ces sujets en effet ont l'habitude de boiter, la marche correcte est pour eux une notion nouvelle.

On commencera par les habituer à rester en station debout correctement ; on peut utiliser dans ce but les positions de départ de la gymnastique suédoise que l'on fait prendre au sujet alternativement (fig. 164).

On lui apprendra également à exécuter la poussée du pied (par déroulement), au lieu de soulever celui-ci de terre tout d'un bloc. Pour cela, le malade étant debout, on lui montre à soulever le talon de terre, en contractant le tendon d'Achille, le reste du membre étant inerte, de façon que le genou se trouve légèrement fléchi, sans que la pointe du pied quitte le sol.

On fera « marquer le pas au sujet » pour l'habituer à la flexion simultanée de la cuisse et du genou.

Ce même mouvement pourra être exécuté différemment deux

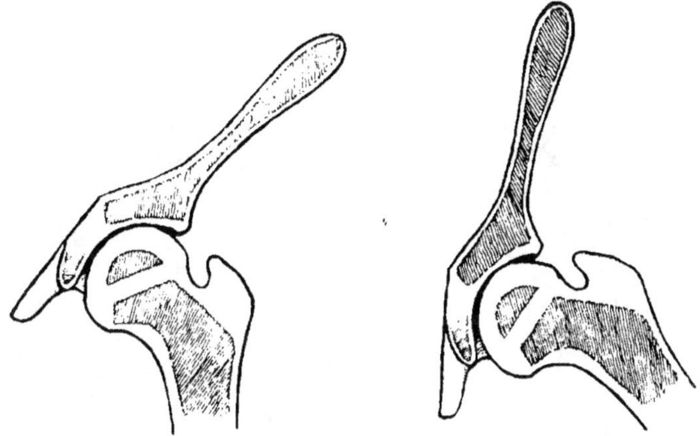

Fig. 162. — Abduction. Pression de la tête fémorale sur le fond du cotyle.

barres parallèles. : deux chaises de hauteur convenable servant de

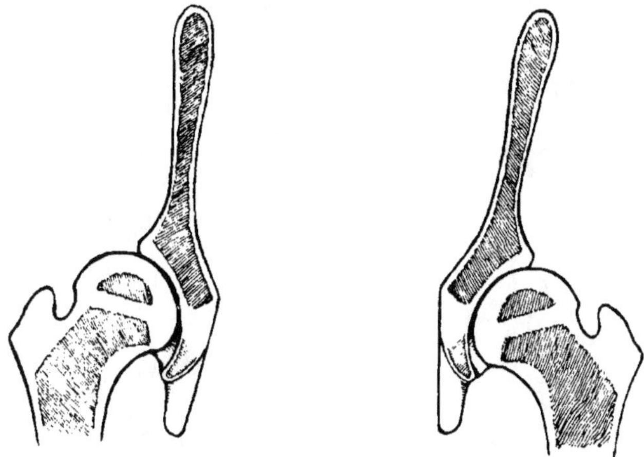

Fig. 163. — Extension. La tête fémorale tend à glisser à la partie supérieure du cotyle.

barres parallèles, le malade s'accroupira, le poids du corps venant forcer la flexion de la hanche et du genou fig. 163. La présence d'un appui donne au sujet une confiance particulière qui lui permet de pousser le mouvement plus loin.

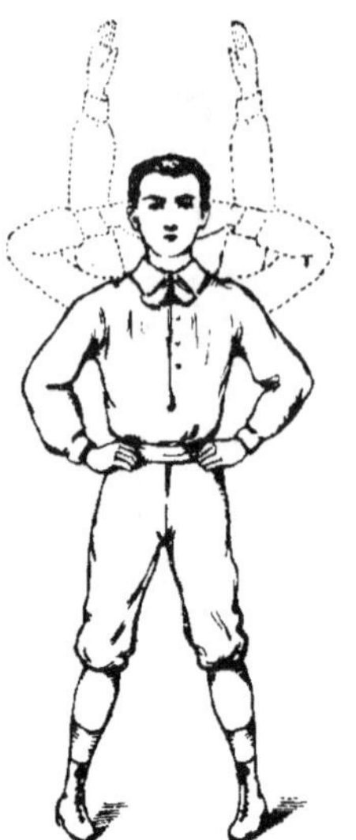

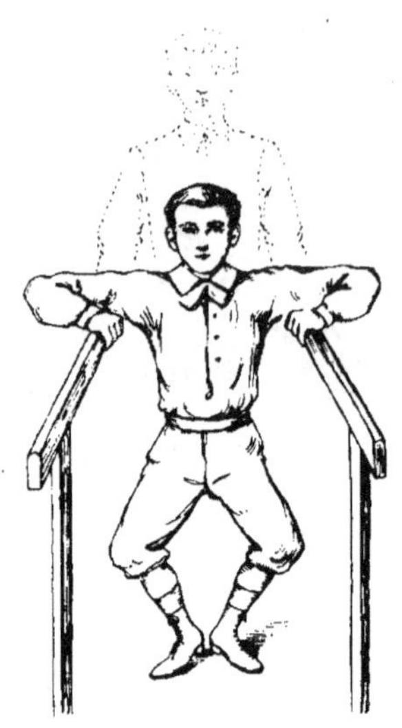

Fig. 164. — Positions de départ de la gymnastique suédoise.

Fig. 165. — Exercice aux barres parallèles
pour augmenter la flexion de l'articulation
de la hanche.

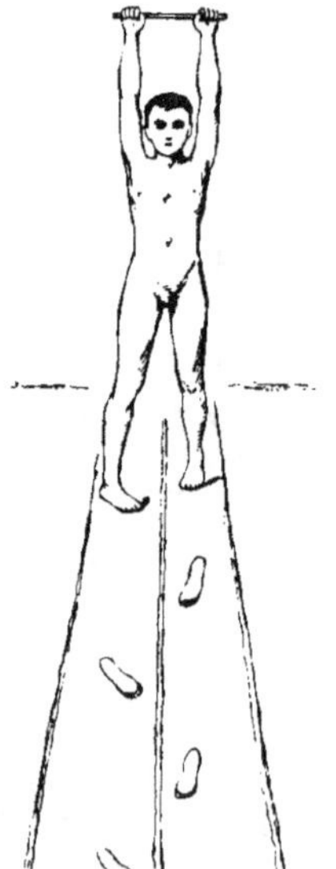

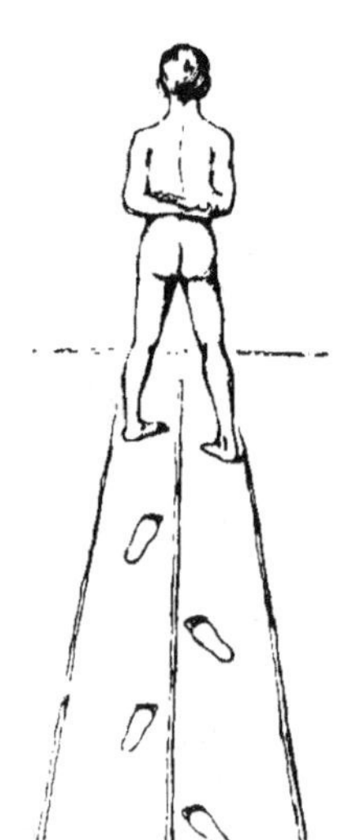

Fig. 166. — Exercices de marche.

Fig. 167. — Exercices de marche.

Ces exercices préliminaires étant exécutés d'une façon satisfaisante, on procédera à des tentatives de progression. Pour cela, une corde tendue à terre représentant une ligne droite, on contraindra le sujet à poser ses pieds d'une façon régulière à droite et à gauche de ce repère, en veillant, à ce qu'il n'y ait pas d'écart.

Différents vices de marche apparaissant dans cette expérience, on insistera, suivant le cas, sur l'un ou l'autre des points suivants :

1° Exécuter la marche les deux mains étant en l'air et tenant un bâton, afin de donner un point d'appui aux muscles costo-iliaques qui, comme on le sait, sont des adjuvants fonctionnels du muscle moyen fessier fig. 166 ;

2° En insistant sur le déroulement du pied par la poussée du tendon d'Achille ;

3° En exagérant le mouvement de torsion des épaules et du bassin pendant la marche, par la projection des bras correspondants (fig. 168 :

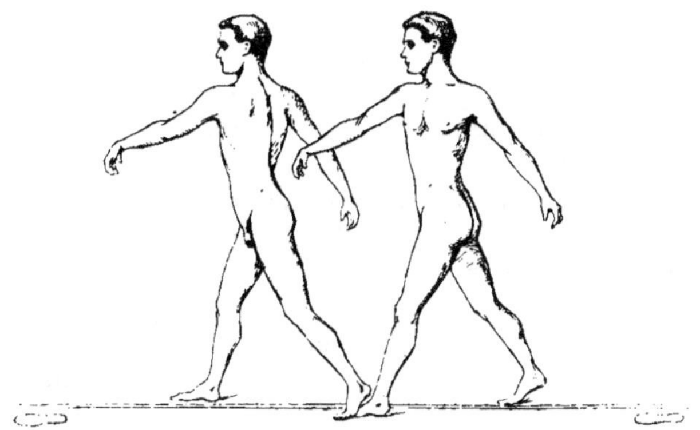

Fig. 168. — Exercices de marche.

4° En faisant exécuter au sujet une marche arrière, les mains croisées derrière le dos cette manœuvre développe les muscles extenseurs de la cuisse fig. 167 ;

5° En faisant exécuter au malade une marche lente décomposée en trois temps : Fléchir la cuisse, étendre le genou, et poser le pied à terre. Cette dernière manœuvre est la plus difficile de toutes. Un sujet qui l'exécute correctement sans bascule du bassin, fournit une marche déjà très correcte fig. 169.

Le défaut caractéristique de la marche au début est le talonnement causé par ce fait que le sujet escamote le plus possible la période d'appui sur la jambe malade et insiste complaisamment sur la jambe saine, d'où une inégalité très grande dans les chocs successifs des deux pieds sur le sol. Ce talonnement diminue de plus en plus à mesure de l'amélioration de la marche. Il peut servir de critère des progrès accomplis.

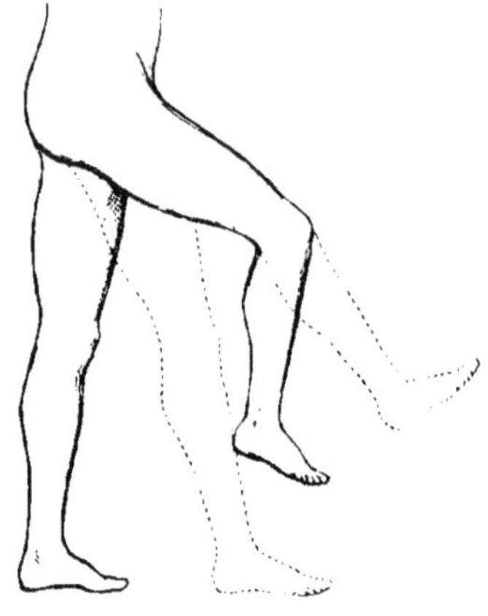

Fig. 169. — Décomposition de la marche.

2° Sujets ne pouvant point récupérer par eux-mêmes l'amplitude de leurs mouvements. — Les malades ont d'autant plus de chance de se trouver dans cette catégorie qu'ils ont été opérés à un âge plus avancé, au-dessus de sept ans, ce cas devient la règle bien souvent. Le sujet ayant été soumis au même traitement : phase de lit et réfection musculaire progressive, on s'aperçoit au bout d'une quinzaine de jours que la hanche n'a gagné aucun mouvement.

Il est alors nécessaire de pratiquer chaque jour une mobilisation systématique au point de vue de la flexion.

De jour en jour on gagnera une amplitude un peu plus grande et ce n'est guère qu'au bout de trois semaines que les mouvements articulaires seront suffisants pour permettre les tentatives de marche ; jusque-là, en effet, le sujet, ne disposant que d'une amplitude de mouvements insignifiante, serait amené à adopter des attitudes vicieuses pendant la station debout et pendant la marche ; aussi est-il nécessaire de prolonger la phase de séjour au lit jusqu'à suffisante mobilisation, c'est-à-dire environ trois semaines.

Cette mobilisation sera effectuée suivant les principes que nous connaissons : le malade couché sur un plan résistant, l'opérateur appuiera d'une main sur le pubis et de l'autre soulèvera la cuisse, saisie par en dessous.

Il est nécessaire que l'articulation coxo-fémorale ait une flexion d'environ 30° pour que les tentatives de marche puissent être autorisées. A partir de ce moment, le malade marchera *avec des béquilles* pendant une période d'environ 9 semaines. Il arrive souvent que le malade semble gagner peu au point de vue de l'amplitude de ses mouvements, mais si les 30° de flexion et abduction sont acquis, il n'y a pas lieu de s'inquiéter de l'avenir de la fonction : très lentement en effet on verra la flexion se faire de plus en plus grande jusqu'à acquérir une amplitude normale spontanément sous l'influence de la marche au bout d'un délai qui est parfois d'une année.

Toutefois si le malade est porteur d'un appareil articulé, il pourra se lever dès le début, son appareil écartant tout danger de position vicieuse.

B. *Cas traités d'une façon incorrecte.* — L'ankylose peut être totale ou partielle; elle peut être accompagnée ou non d'attitudes vicieuses, d'où différentes indications thérapeutiques.

L'ankylose incomplète ne se présente qu'accompagnée d'attitude vicieuse puisque nous venons de voir qu'en attitude correcte cette ankylose complète sa mobilisation sous l'influence de la marche.

Ankylose totale. — L'ankylose totale se présente avec ou sans attitude vicieuse.

Lorsque l'ankylose totale n'est pas accompagnée d'attitudes vicieuses, on pourra soit la respecter, soit en opérer la réduction selon que l'on se trouvera en présence : 1° d'une tête fémorale placée dans le cotyle; 2° d'une tête fémorale chevauchant légèrement sur le sourcil cotyloïdien.

Dans le cas d'ankylose totale avec attitude vicieuse et tête fémorale en bonne place, on pratiquera la *mobilisation* sous chloroforme en une seule séance. Il sera indispensable, dès le lendemain de cette mobilisation, d'entretenir les mouvements, au moins une fois par jour, quelle que soit la douleur qui puisse en résulter. Cette mobilisation subséquente sera poursuivie au moins pendant six semaines et parfois trois ou quatre mois.

C'est une méthode très fatigante à la fois pour le sujet et pour l'opérateur; mais, seuls, des appareils compliqués pourraient y suppléer si le sujet était vraiment intolérant.

Gymnastique dans le traitement du pied bot.

On désigne sous le nom de pied bot, en général, un pied qui se trouve dans une attitude anormale permanente. Il y a plusieurs sortes de pied bot : nous n'étudierons ici que le pied bot varus équin congénital qui est de beaucoup celui que l'on rencontre le plus fréquemment.

Le pied bot varus équin se manifeste par une attitude en équinisme, hyperextension de tout le pied sur la jambe, compliquée d'une attitude en varus, enroulement du pied sur lui-même autour de son axe longitudinal et cassure du pied produite par un mouvement d'adduction que l'avant-pied exécute sur l'arrière-pied avec les articulations scaphoïdo-astragalienne et cuboïdo-calcanéenne comme centre (fig. 170).

Parmi les diverses pathogénies invoquées pour la formation du pied bot, une seule est admise à l'heure actuelle, c'est celle de l'attitude vicieuse intra-utérine. D'après cette théorie le pied bot n'est que la

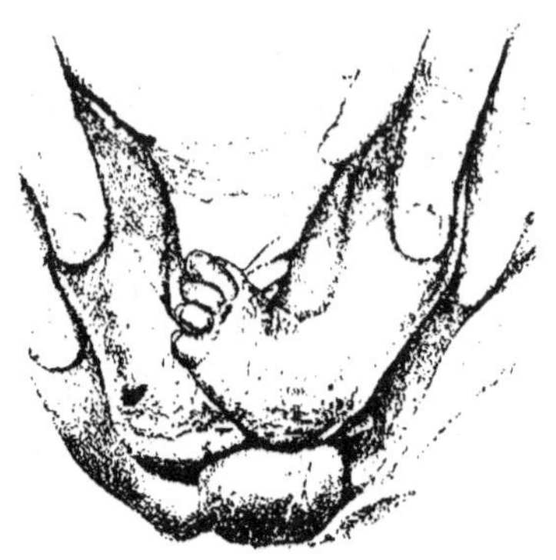

Fig. 170. — Pied bot varus équin.

persistance anormale d'une attitude par laquelle passent physiologiquement tous les fœtus (fig. 171). On explique cette persistance anormale par une anomalie dans la quantité du liquide amniotique en plus ou en moins.

Tous ces déplacements osseux ont pour résultat mécanique de tasser le bord interne du pied et d'allonger le bord externe.

Les déformations des parties molles ne sont que des conséquences des déplacements osseux. Les ligaments et aponévroses rétractés sur le bord interne du pied et allongés sur son bord externe rendent permanentes et définitives les déformations osseuses, et ce sont eux

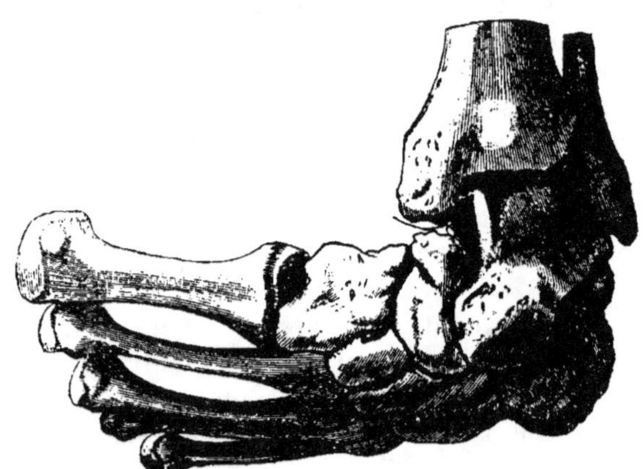

Fig. 171. — Squelette du pied bot varus équin.

qui représentent le principal obstacle à la correction de la position vicieuse. Ces ligaments devenant d'autant plus forts que le sujet avance en âge et ne tendant d'ailleurs, de par les efforts de la marche, qu'à augmenter la déformation primitive, on voit que le traitement sera d'autant plus facile qu'on l'instituera de meilleure heure.

Les muscles présentent de même des raccourcissements et allongements suivant la place qu'ils occupent : les muscles de la région postérieure sont diminués de longueur, d'autant que l'équinisme est plus prononcé, les muscles de la *région antéro-latérale*, les péroniers, au

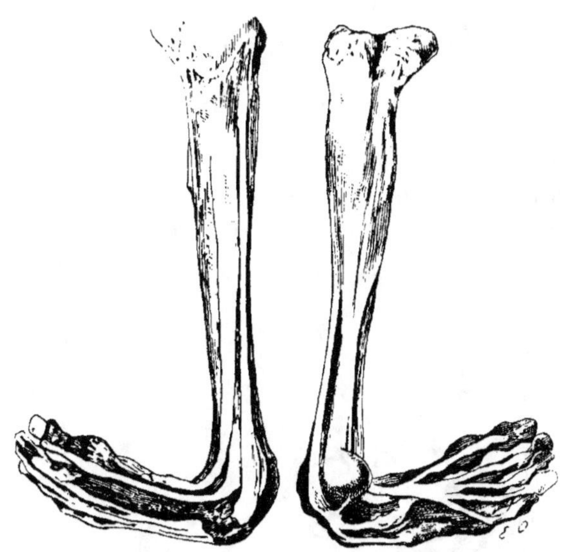

Fig. 172. — Aspect des muscles de la région postérieure (raccourcis) et de la région antéro-latérale (allongés) dans le pied bot varus équin.

contraire se trouvent allongés (fig. 172) d'autant plus que le varus est accentué. Dans le traitement du pied bot, les muscles présentent presque autant d'intérêt que les ligaments : il faut un temps spécial pour la section des tendons trop courts, il faut des attentions particulières pour la rétraction ultérieure des muscles trop longs.

Traitement. — Lorsqu'on a le choix du moment, on n'hésitera pas à intervenir le plus tôt possible, nous avons vu pourquoi en parlant des ligaments. Sapre permet à l'accoucheur de délivrer la mère avant de commencer à s'occuper du pied bot ; c'est une façon humoristique d'affirmer que l'opération doit être pratiquée le plus tôt possible. J. Wolff étaie la même opinion sur cette constatation que le développement du pied est très actif dans les premiers mois qui suivent la naissance. Jusqu'à un an, l'opération sera pratiquée par des manœuvres manuelles quotidiennes sans que le chloroforme ni les ténotomies soient nécessaires.

Passé un an, il faut recourir à la méthode de Lorenz.

Rappelons en effet en quoi a consisté l'opération : au moyen du coin de Lorenz ou en s'aidant du bord d'une table (fig. 173) et de manœuvres assez dures, l'opérateur a déterminé une série de luxations dans les articulations du pied et il n'est arrivé à donner à celui-ci une forme normale qu'en rompant les ligaments de la partie inférieure, et en plissant ceux de la partie supérieure. Le plâtre, immobilisant le pied en bonne position (fig. 174) durant deux mois à deux mois et demi, a permis aux ligaments supérieurs de se rétracter et aux ligaments inférieurs de s'allonger.

Au sortir du plâtre, il convient :

1° De pratiquer certains redressements ayant pour but de s'opposer à ce que la déviation se reproduise ;

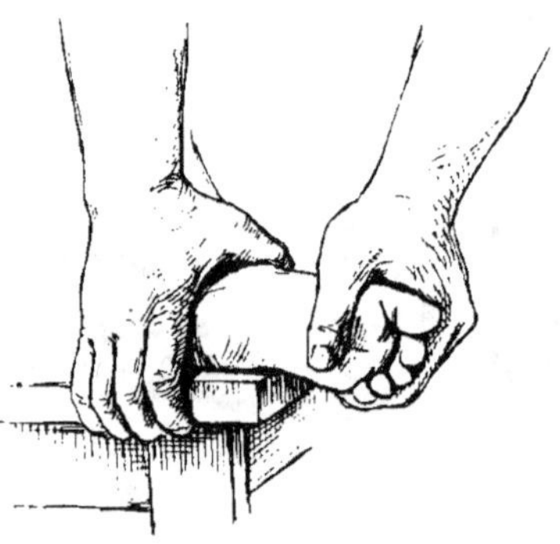

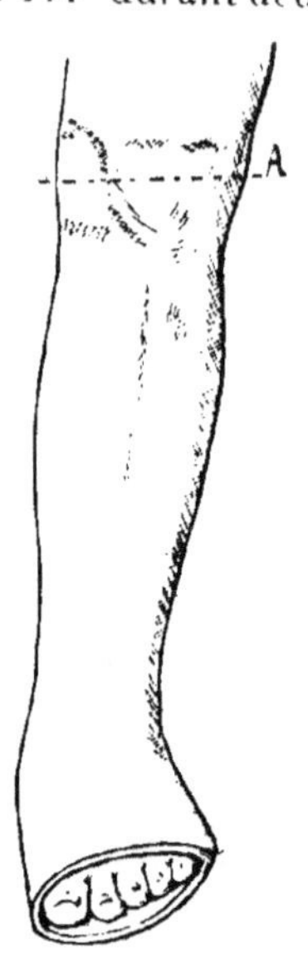

Fig. 173. — Réduction de la déformation par la méthode de Lorenz.

Fig. 174. — Appareil de fixation de la réduction obtenue ; A, ligne articulaire.

2° D'apporter une attention particulière aux muscles de la région antéro-externe dont la tonicité permettra au pied de garder une attitude normale.

Relativement à la première indication, le médecin devra se garder de pratiquer tout mouvement qui tendrait à reproduire la déformation antérieure ; il exagérera au contraire le déplacement correctif.

Quant aux muscles, le déplacement de leur point d'insertion inférieure ne leur permet plus pour le moment de se contracter utilement ; ils devront donc être particulièrement stimulés : il est nécessaire de hâter leur raccourcissement.

Traitement post-opératoire. — Le traitement post-opératoire a une grosse importance dans le traitement du pied bot ; il consiste :

1° En manœuvres de kinésithérapie ;

2° Dans le port de chaussures ou appareils spéciaux.

Un pied bot opéré dont le traitement post-opératoire est insuffisant est voué à une récidive fatale.

1° **Kinésithérapie**. — Elle a deux objectifs : 1° conserver le redressement et l'exagérer, par des *exercices passifs*; 2° les fixer en renforçant la musculature, par des *exercices actifs*.

Exercices passifs. — Aucun outillage n'est nécessaire; l'opérateur, empaumant le talon de la main gauche et prenant de la main droite l'avant-pied par son bord interne, pratique d'une façon progressive le redressement forcé du pied. Il s'applique d'abord à détruire l'attitude du varus jusqu'à obtenir une hypercorrection. Il est alors temps de lutter contre l'équinisme; pour cela, saisissant le bas de la

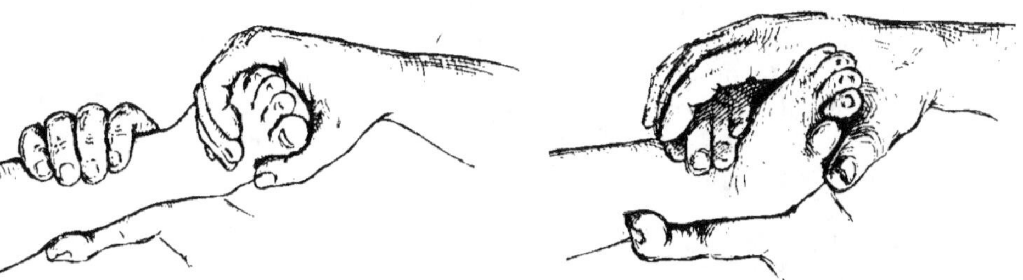

Fig. 175 et 176. — Prises de l'opérateur pour la kinésithérapie consécutive.

jambe de la main gauche, et de la main droite le bord externe du pied, il pratique la flexion forcée en même temps que le déroulement du pied bot (fig. 175).

Ces manœuvres doivent être pratiquées deux ou trois fois par semaine. Dans l'intervalle, les parents seront dressés à faire exécuter au pied les mêmes mouvements, de façon à entretenir tout au moins les bénéfices des manœuvres de l'opérateur.

La main droite agit avec plus de force en prenant point d'appui sur la main gauche, qu'elle accroche par la pulpe des doigts (fig. 176). La correction obtenue, il sera bon toutefois de prolonger ces manœuvres de redressement au moins jusqu'à ce que la fonction du pied *soit complètement rétablie*. L'attitude du pied traité doit encore être surveillée de très près pendant au moins une année.

Exercices actifs. — Nous avons vu, à propos de l'anatomie pathologique (fig. 172), l'élongation considérable des muscles de la région antéro-externe; les muscles de la région interne et postérieure, jambier antérieur en avant, tendon d'Achille et jambier postérieur en arrière, ayant une tonicité bien plus considérable que les premiers, ont tendance à ramener le pied en mauvaise position pendant la marche; c'est dire que les exercices actifs auront pour but d'augmenter la tonicité des muscles allongés.

Les exercices actifs comportent des mouvements actifs et libres et des mouvements actifs contrariés.

Si le sujet s'y prête, on lui fera exécuter une série de contractions actives, et placer le pied en flexion et abduction avec élévation du bord externe. Pour cela, le malade assis sur une table, son pied portant à faux pour laisser plus de liberté au mouvement du pied, le médecin fixe la jambe de sa main droite par exemple et le malade essaie d'atteindre son index gauche placé à deux doigts en dehors de la partie antérieure du bord externe du pied. Ces contractions actives sont répétées une cinquantaine de fois. Dès que les muscles ont acquis une certaine vigueur, le médecin augmente l'intensité de la contraction, en s'opposant au mouvement d'abduction du pied, la main droite continuant à fixer la jambe, la gauche empaumant le bord externe du pied s'oppose au mouvement.

Quelques exercices de marche rééducative sont aussi fort utiles. On fixe sur le plancher un ruban bien tendu, et l'on ordonne au malade de marcher de façon à ce que son pied droit reste toujours à droite du fil et le gauche à gauche. Durant ces exercices, le sujet gardera la pointe du pied malade orientée en dehors.

Le massage proprement dit, friction, effleurage et pétrissage, s'adressera presque exclusivement à la région latérale externe, péroniers et extenseur commun.

L'électrisation utilisée pour faire contracter le muscle a une action moins efficace que les contractions volontaires.

2° **Chaussures et appareils spéciaux.** — Lorsqu'on a redressé un pied bot et que le sujet recommence à marcher, on ne tarde guère à s'apercevoir qu'il a tendance à reprendre sa position vicieuse. Il est donc indispensable d'y remédier, en attendant que le pied conserve de lui-même une position correcte. Deux procédés sont à notre disposition : le premier consiste à utiliser une chaussure spéciale, le second un appareil orthopédique.

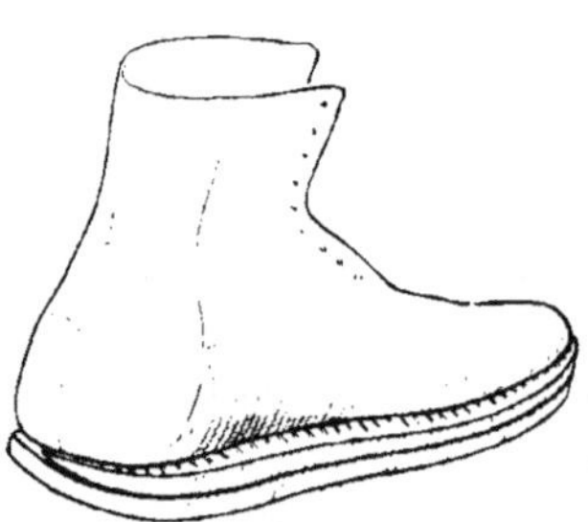

Fig. 177. — Chaussure pour le pied bot.

Dans les chaussures, deux éléments spéciaux sont à considérer :

La semelle et les contreforts.

La *semelle* devra d'abord être dénuée de talon pour ne point favoriser l'équinisme; elle devra en outre être surélevée à sa partie externe pour lutter contre la tendance à l'enroulement (fig. 177).

Les *contreforts* présenteront trois parties résistantes convenablement disposées pour empêcher la déformation du pied :

Le pied bot a tendance à s'incurver sur lui-même de façon à décrire un arc de cercle à concavité interne (fig. 178). Trois points de résistance obvieraient à cette tendance : un cercle enveloppant

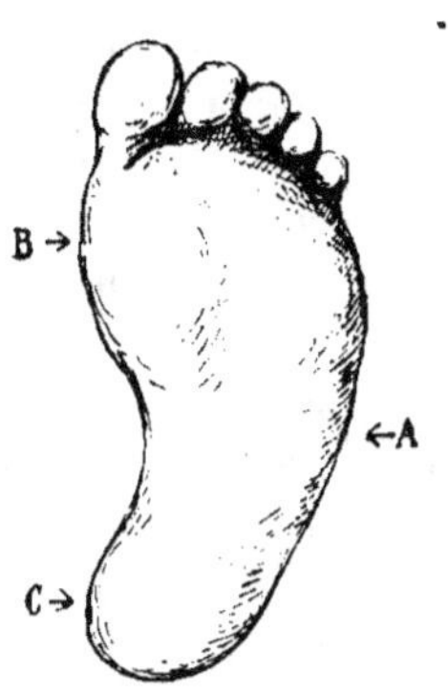

Fig. 178. — Points de résistance (A, B, C) à l'incurvation en arc de cercle à concavité interne.

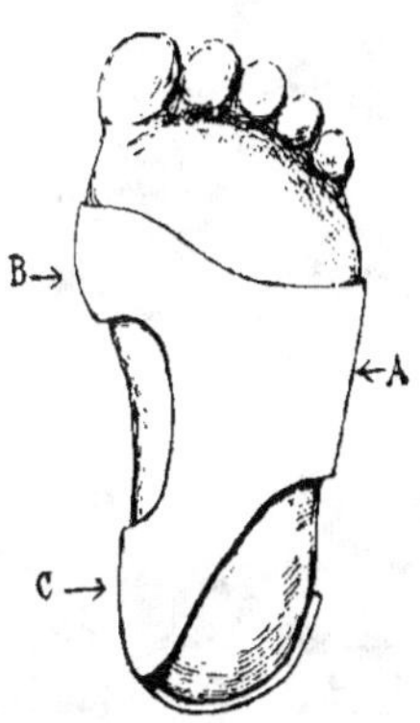

Fig. 179. — Semelle métallique pour l'utilisation de ces trois points de résistance (A, B, C).

le talon, une plaque au niveau de la tête du premier métatarsien, et enfin une plaque à la partie externe, au niveau de la partie moyenne du pied (fig. 179). Ces précautions orthopédiques seront réalisées soit au moyen de tiges de cuir de renforcement incorporées à la chaussure, soit mieux au moyen d'une semelle métallique fabriquée d'après un moulage du pied et incorporée dans la chaussure du sujet.

Bien entendu, la chaussure ne comportera jamais de voûte plantaire, un bot ayant toujours avantage à devenir un pied aussi plat que possible.

Lorsqu'on a redressé un pied bot et que le sujet recommence à marcher, on s'aperçoit, dans certains cas, qu'il ne tarde guère à dévier la pointe du pied plus ou moins en

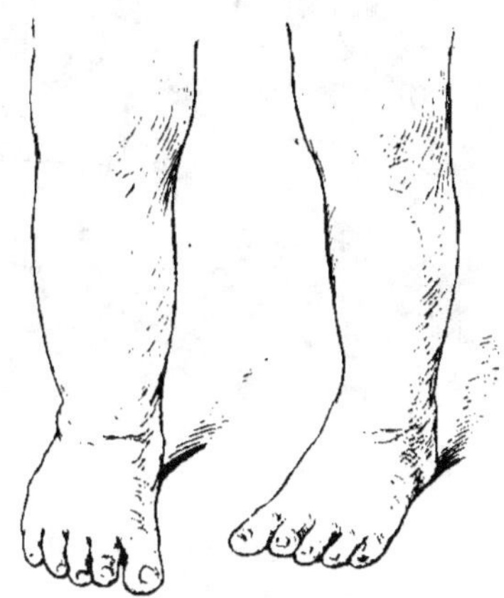

Fig. 180. — Déviation consécutive à la réduction chez un malade ne portant pas l'appareil.

dedans (fig. 180), bien que le pied porte à plat et ne présente plus trace de l'enroulement corrigé.

Disons tout de suite que cette attitude vicieuse n'est pas due à autre chose qu'à l'insuffisance des muscles antéro-latéraux (péroniers) qui se trouvent trop longs pour travailler utilement dans les nouvelles conditions mécaniques qu'a créées l'opération.

Il est donc indispensable de remédier artificiellement à cette insuffisance des muscles, en attendant que ceux-ci se soient d'euxmêmes raccourcis et soient devenus capables de remplir leurs fonctions.

Divers procédés sont à notre disposition pour remédier à cette insuffisance musculaire : le premier consiste à utiliser des caoutchoucs pour imposer au pied une attitude correcte.

Mais comment fixerons-nous ces caoutchoucs, leur insertion inférieure se trouve évidemment à la partie externe de la chaussure au niveau de la réunion de l'empeigne avec la tige. Mais comment fixerons-nous la partie supérieure? Il y a un premier procédé qui consiste à fixer cette partie supérieure sur une plaque de zinc munie d'un petit anneau, qui est elle-même pour ainsi dire rivée à la jambe au moyen de quelques tours de diachylon. Cette fixation est bonne au point de vue physiologique; malheureusement la peau, glissant toujours sur les parties profondes,

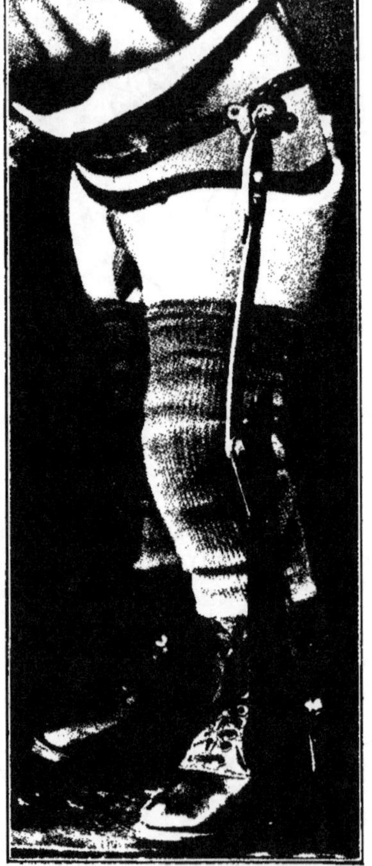

Fig. 181. — Appareil complet pour le traitement du pied bot.

l'insertion supérieure ne présente pas la fixité désirable, c'est un moyen d'à peu près.

Il est de beaucoup préférable d'avoir recours à une tige métallique qui descend le long de la partie externe de la jambe; cette tige présente la fixité désirable parce qu'elle est articulée en même temps que fixée à la cheville, au genou et à la hanche; là une ceinture légère modelée sur le bassin sert de point d'appui à tout l'appareil (fig. 181).

Pour que la tige de fixation de notre insertion supérieure tourne autour de la jambe, il serait nécessaire que la ceinture fixée autour du bassin exécutât elle-même un mouvement de rotation autour de celui-ci ; or la forme spéciale du bassin permet de modeler une ceinture qui soit incapable d'exécuter un tel mouvement.

Nous donnons donc la préférence à ce mode spécial de fixation de l'insertion supérieure. Celle-ci sera arrêtée à mi-jambe.

Nous citerons pour mémoire un troisième mode de fixation de l'insertion supérieure, qui consisterait à choisir comme point d'appui une tige rigide insérée à la partie externe de la chaussure. Ce procédé, évidemment beaucoup plus simple, ne présenterait malheureusement aucune utilité : la chaussure en effet peut exécuter autour de la jambe des mouvements de rotation en toute liberté, à cause de la forme circulaire du membre qui s'oppose à toute fixation directe. C'est d'ailleurs cette même raison qui fait que la plupart des appareils exécutés couramment pour des pieds bots ne remplissent aucunement leur rôle : la chaussure circulaire tourne autour de la jambe circulaire et le pied n'est nullement empêché dans ses tendances à la déviation.

Gymnastique dans le traitement du pied plat.

On sait que les muscles représentent les éléments actifs d'une articulation, c'est leur tonicité seule qui maintient à celle-ci ses rapports normaux. Quelque serrés que soient les ligaments fibreux, ils ne tarderaient pas à se laisser distendre sous l'influence d'une tension persistante, conformément à la loi générale : tout ligament distendu s'allonge.

On sait que le pied plat consiste en un déplacement des rapports osseux, dû à un allongement anormal des ligaments articulaires sous l'influence du poids du corps, qui vient les distendre à chaque pas pendant la marche. Mais il faut considérer cette laxité ligamentaire, cause immédiate du pied plat, comme n'étant elle-même que la conséquence de l'insuffisance du véritable soutien de l'articulation : le muscle. C'est donc uniquement à la défaillance de l'élément musculaire qu'il faut attribuer la cause véritable de l'apparition du pied plat.

Voyons donc quels muscles doivent être incriminés.

Il est nécessaire ici de nous rappeler sommairement certaines des conditions mécaniques dans lesquelles s'effectue la marche normale. On sait que, destiné à recevoir le poids du corps, le pied présente une forme complexe, où se reconnaît la présence de deux voûtes : une voûte interne et une voûte externe.

La distinction entre ces deux voûtes externe et interne est quelque peu artificielle au point de vue physiologique : en réalité, elles sont intimement solidaires l'une de l'autre grâce à la position spéciale occupée par le muscle long péronier latéral. La contraction de ce muscle en effet allonge la flèche de la voûte interne en abaissant le premier métatarsien, en même temps qu'elle maintient la voûte externe. Mais elle ne peut maintenir la voûte externe que si son insertion inférieure est correcte ; or l'insertion inférieure du long péronier latéral venant à s'abaisser par suite de l'affaissement de la voûte interne, la voûte externe perd du même coup son soutien (fig 182).

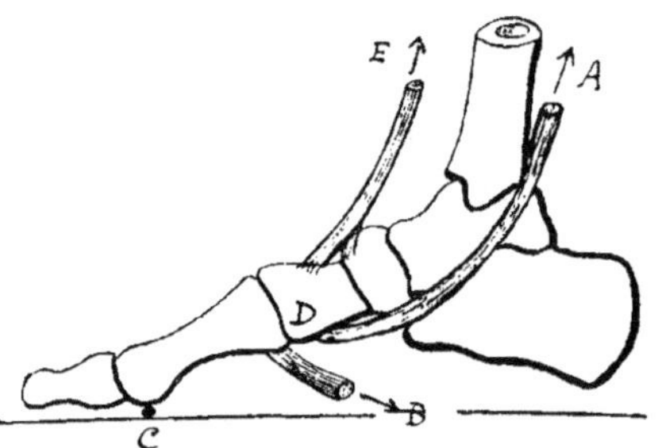

Fig. 182. — Schéma anatomique du pied plat.
A, jambier postérieur ; B, long péronier ; C, point d'appui du squelette sur le sol; D, insertion du long péronier ; E, jambier antérieur.

Le fait primitif est donc : la défection de la voûte interne par défection des muscles jambiers antérieur et postérieur, déplacement consécutif du long péronier latéral et par conséquent impuissance de ce muscle à soutenir la voûte externe, enfin affaissement de celle-ci. L'affaissement de la voûte interne a donc pour corollaire obligatoire l'affaissement de la voûte externe : le temps nécessaire entre ces deux accidents consécutifs est représenté par le temps plus ou moins long que les très solides ligaments de la voûte externe mettent à se laisser distendre.

La clinique nous fournit la démonstration expérimentale de ce processus, dans la paralysie du muscle jambier.

La voûte interne présente une flèche beaucoup plus longue et une mobilité beaucoup plus grande de ses segments ; la voûte externe, plus courte, plus serrée, n'ayant à l'état normal que très peu de mobilité, n'a qu'une flèche très petite.

Il est important de préciser le rôle de ces deux voûtes pendant l'action de la marche :

En période d'appui bilatéral, le poids du corps se trouve réparti sur les deux voûtes.

Pendant l'appui unilatéral, la voûte externe supporte tout le poids du corps.

A la fin de la période d'appui unilatéral, au moment de la poussée qui détermine la progression, la voûte interne seule reprend le rôle actif.

On voit donc que la forme correcte des deux voûtes est indispensable à l'exécution normale de la marche.

Or le maintien de la forme normale de la voûte interne dépend lui-même de la fonction du *jambier antérieur* et de celle *du jambier postérieur*. Le jambier antérieur, par son insertion sur le scaphoïde, le jambier postérieur, par son insertion sous la voûte cuboïde cunéiforme et dernier métatarsien, maintiennent en quelque sorte la voûte de l'édifice.

La voûte externe, de son côté, n'a pour soutien musculaire que le long péronier latéral qui s'insère, il est vrai, à la partie postérieure du premier métatarsien, mais vient se réfléchir sur la clef même de la voûte.

Pour que la marche soit exécutée d'une façon normale, il faut donc que les deux voûtes soient en bon état : il est par suite insuffisant, dans le traitement d'un pied plat, de se contenter de faire porter une semelle suppléant à la voûte interne ; il faut que la semelle maintienne également la voûte externe dans une position favorable.

Le pied plat est toujours indolore jusqu'à l'âge de douze à treize ans : plus tard il est tantôt douloureux, tantôt indolore sans que la raison de cette différence nous soit bien connue. Cette différence doit être attribuée sans doute à ce que certains sujets font de la distension ligamentaire avec une grande facilité formes indolores , tandis que les autres opposent une vive résistance. Il n'est pas rare en effet de voir les premiers faire du pied plat postérieur en même temps que du pied plat antérieur.

Dans les cas où la douleur existe, on se trouve en présence d'un ensemble caractéristique. Le sujet souffre pendant la marche ou à la moindre fatigue, le pied devient douloureux dans son ensemble en même temps que les muscles de la région antéro-externe de la jambe sont le siège d'une sensation de fatigue et de tiraillement.

A l'inspection, on constate après la marche un œdème du pied en même temps qu'une sudation exagérée. La voûte plantaire ne paraît pas affaissée : il faut faire lever le sujet et le faire porter sur le pied malade pour constater les troubles de ce côté. De plus, en exerçant avec le doigt une pression sur la plante du pied au niveau de l'articulation astragalo-scaphoïdienne, on détermine une douleur exquise : la même douleur est également provoquée en imprimant à l'avant-pied saisi à pleine main un mouvement de torsion sur l'arrière-pied.

D'ailleurs cette douleur n'est qu'un symptôme de début ; elle traduit la lutte du sujet contre l'affaissement de sa voûte ; lorsque cet affaissement est réalisé d'une façon totale, la douleur disparaît. Cette période est d'une durée très variable suivant les sujets.

Traitement. — Un traitement actif doit toujours être institué. Certains sujets atteints de formes indolores résistent volontiers au traitement ; il faut se rappeler que souvent l'établissement du pied plat a pour conséquence l'apparition d'un genu valgum ; cette conséquence est fatale dans le pied plat de la paralysie infantile par exemple. Chez d'autres, c'est une forme de scoliose qui est la conséquence du pied plat : l'épine iliaque correspondant au pied malade se trouve abaissée et une colonne vertébrale prédisposée n'a pas besoin d'autre amorce pour commencer une déviation scoliotique.

Il faut donc toujours traiter un pied plat.

A quelque forme de pied plat qu'on ait affaire, le traitement reste sensiblement identique : un seul signe est susceptible d'amener une différence dans le traitement, c'est l'affaissement du pied.

Le traitement varie suivant deux cas :

1° LE PIED PLAT EST RÉDUCTIBLE à la main : la chaussure est à elle seule suffisante.

2° LE PIED PLAT, PLUS OU MOINS AFFAISSÉ, est douloureux et *irréductible*. Il est nécessaire d'en faire le redressement avant d'ordonner la chaussure.

Nous allons donc voir en premier lieu le traitement du pied banal, c'est-à-dire du pied plat facilement réductible à la main.

Le traitement réside tout entier dans la chaussure. Dans les cas légers, on se contente de fabriquer une semelle de liège dans laquelle on ménage une éminence en dos d'âne destinée à maintenir con-concave la voûte du pied (fig. 183). Mais un tel procédé est insuffisant dans les cas sérieux ; on a coutume alors de recourir à la *semelle de Withman*. Cette semelle est constituée par une partie métallique qui, de même que la semelle de liège, a une disposition en dos d'âne, destinée à maintenir la voûte plantaire. Mais comme l'insuffisance de la semelle de liège est due à ce fait que le pied glisse en dehors sur le dos d'âne et se dérobe ainsi à son action orthopédique, Withman a pensé résoudre le problème en empêchant le pied de fuir ainsi en dehors : pour atteindre ce but, il prolonge extérieurement sa semelle en un crochet qui vient embrasser le bord externe du pied.

Cette solution représente un perfectionnement évident. Toutefois l'expérience démontre qu'elle est insuffisante. En effet, le pied accom-

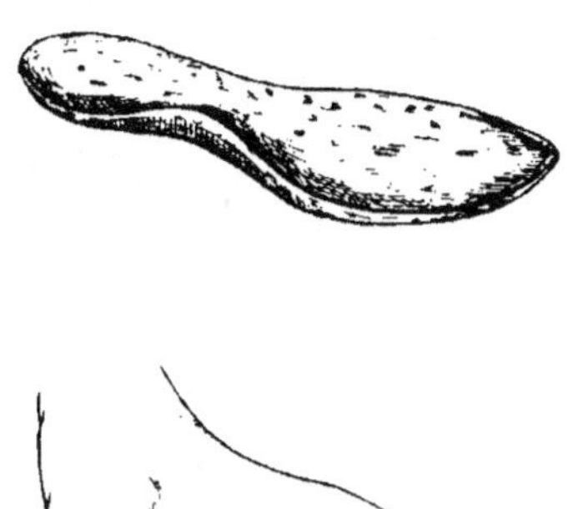

Fig. 183. — Semelle de liège à voûte interne.

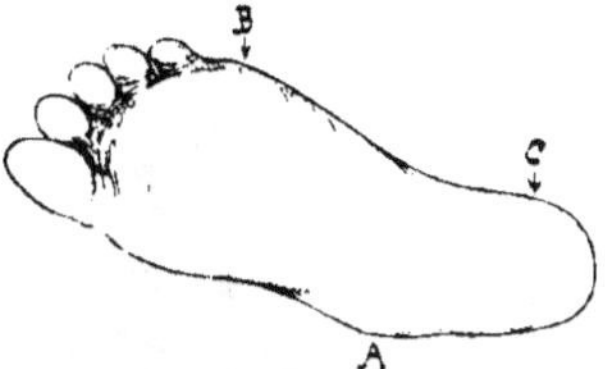

Fig. 184. — Points d'appui de la
semelle (A, B, C).

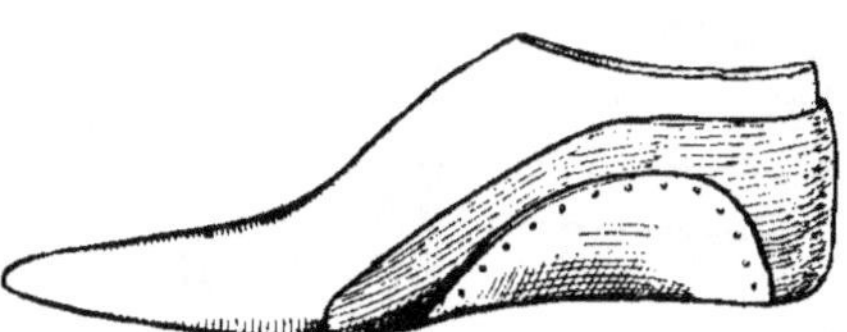

Fig. 185. — Semelle incorporée à la chaussure.

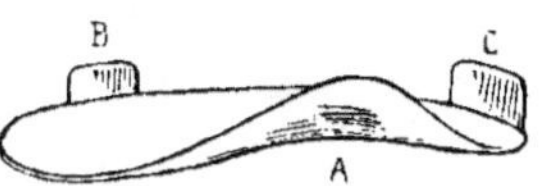

Fig. 186. — Semelle pour le traitement du pied plat : A, voûte
interne ; B, point d'appui antéro-
externe ; C, point d'appui pos-
téro-externe.

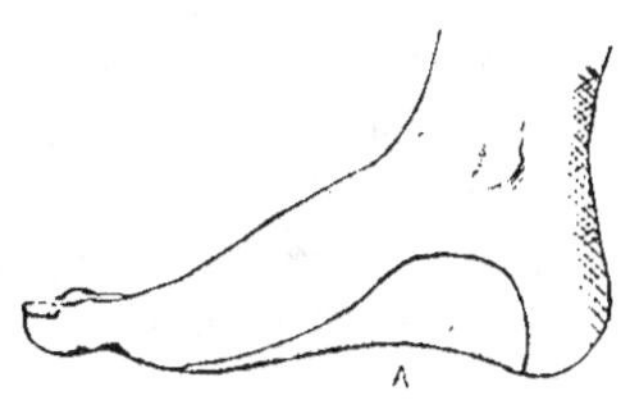

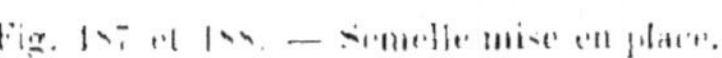

Fig. 187 et 188. — Semelle mise en place.

plit un effort considérable sur la partie postérieure de la chaussure, la partie externe de l'empeigne au niveau du talon s'effondre sous un effort incessant et la déformation du pied se trouve reproduite.

Il faut donc adopter un mode de contention plus efficace. Le procédé que nous avons imaginé nous a donné toute satisfaction. En somme, le pied tend à se déformer, à créer vers la partie moyenne de son bord externe un angle obtus ouvert en dehors ;

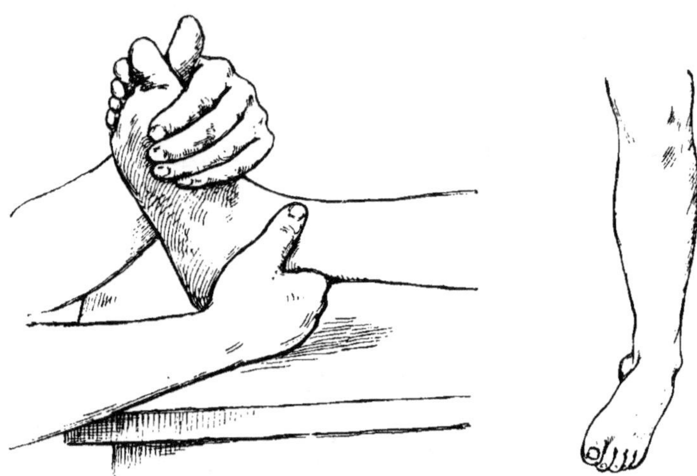

Fig. 189. — Prise de l'aide pour exagérer la voûte plantaire.

Fig. 190. — Mouvements actifs simples.

pour empêcher la formation de cet angle, il est nécessaire et suffisant de fixer trois points définis :

Ces points seront les deux extrémités du bord externe (c'est-à-dire le talon et le bord du 5e métatarsien) et la partie moyenne du bord interne (c'est-à-dire la voûte plantaire) (fig. 184). Ces trois points étant fixés de façon à ne pouvoir changer leurs rapports respectifs, la déformation est absolument impossible.

En pratique nous réalisons cette fixation au moyen de plaques d'aluminium fixées à des contreforts en cuir incorporés dans la chaussure (fig. 185).

Ces contreforts sont d'ailleurs étroitement réunis à la semelle même de la chaussure, de telle façon que le tout constitue un ensemble indéformable.

On peut également réaliser tout ce dispositif sur une seule semelle métallique, que l'on peut ensuite introduire dans une chaussure quelconque (fig. 186, 187 et 188).

Cette semelle spéciale devra être conservée par le malade pendant de longues années.

D'ailleurs elle est très facilement supportée et le malade qui souffrait s'en trouve tellement soulagé qu'il ne désire nullement la quitter.

Le traitement kinésithérapique du pied plat utilise des mouvements passifs, et des mouvements actifs.

Par les mouvements passifs le médecin essaie d'exagérer la voûte plantaire (fig. 189). L'opérateur, empaumant le talon de la main gauche et prenant de la main droite l'avant-pied par son bord interne, pratique d'une façon progressive le redressement forcé de la voûte plantaire, jusqu'à obtenir une hyper-correction et amener le pied en varus.

Pour les mouvements actifs, le sujet exécute des mouvements actifs libres et essaie à plusieurs reprises, 20 à 30 fois, de placer son pied en varus (fig. 190). Le médecin peut rendre le mouvement plus intense,

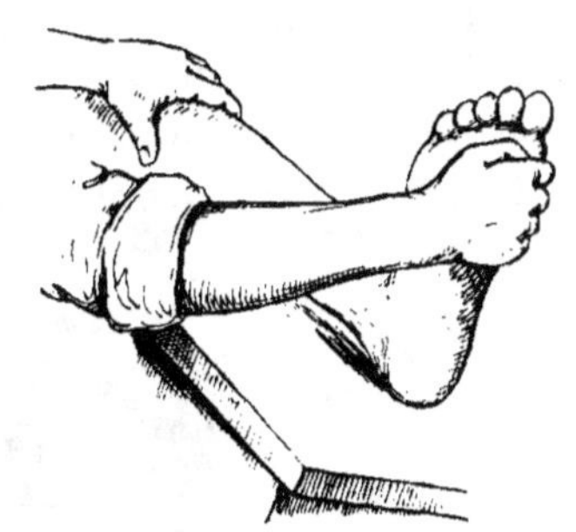

Fig. 191. — Mouvements actifs avec résistance.

en fixant la jambe d'une main et en s'opposant avec son autre main aux mouvements du pied (fig. 191). Il est aussi très utile de faire exécuter au malade des exercices de marche. On tend un fil tout au long d'une chambre, et l'on prie le sujet de marcher de chaque côté du fil, le pied tourné en varus, la pointe orientée vers le fil. De plus le massage et l'électrisation s'adresseront aux muscles jambier antérieur et postérieur.

Gymnastique dans le traitement du torticolis.

Le torticolis doit être considéré comme une conséquence de certains accouchements difficiles et plus spécialement dans les cas de présentation par le siège. A la suite de l'accouchement, on constate sur l'enfant l'apparition d'un hématome, dans la région sterno-mastoïdienne ; ultérieurement cet hématome détermine une rétraction fibreuse du muscle dans une partie plus ou moins grande de son étendue. Le torticolis congénital n'intéresse que le muscle sterno-cléido-mastoïdien.

La rétraction fibreuse de ce muscle détermine une attitude vicieuse identique à sa contracture, c'est-à-dire que la tête est : 1° fléchie en avant, 2° inclinée latéralement du côté du muscle atteint, 3° en rotation plus ou moins accentuée du côté opposé (fig. 192).

Le traitement du torticolis congénital devra être institué aussitôt que possible, car cette attitude vicieuse détermine à la longue l'apparition d'asymétrie faciale définitive et des déviations rachidiennes.

Le traitement est constitué par trois étapes que nous étudierons successivement :

1° La section de la bride musculaire ;
2° Le maintien de la tête en position d'hypercorrection ;
3° La période fonctionnelle ou traitement consécutif.

1° **Section de la bride musculaire.** — Elle peut être pratiquée

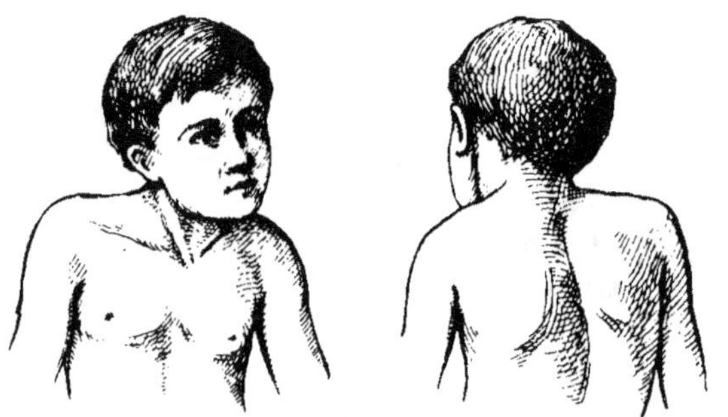

Fig. 192. — Attitude vicieuse du torticolis.

suivant deux méthodes différentes : la section à ciel ouvert et la section sous-cutanée. La première méthode est préférée par beaucoup de chirurgiens à cause du danger que crée la présence de la veine jugulaire interne, mais elle offre le grave inconvénient de laisser à sa suite une cicatrice très visible, plus spécialement gênante lorsqu'il s'agit de petites filles.

En réalité, il est très facile d'éviter cet inconvénient, tout en respectant la veine jugulaire interne, si l'on veut bien suivre avec précision la technique opératoire de la section sous-cutanée, telle que l'a décrite notre maître M. Jalaguier.

Le sujet étant placé en décubitus dorsal, un coussin dur placé sous le cou, un aide abaisse l'épaule du côté malade, tandis qu'un autre aide fait subir à la tête un mouvement complexe d'extension, inclinaison latérale et extension en sens inverse du torticolis, qui a pour but de tendre au maximum le muscle rétracté.

La région ainsi disposée, l'opérateur charge, entre le pouce et les quatre doigts, le muscle sterno-cléido-mastoïdien : la main étant disposée de telle façon que le petit doigt rase la clavicule. Par ce mouvement, la veine jugulaire interne se trouve isolée hors d'atteinte, et refoulée par l'extrémité des doigts : on sait en effet qu'elle se trouve à la partie postérieure et externe de la masse musculaire, mais séparée de celle-ci par l'aponévrose moyenne du cou.

Il ne reste plus qu'à opérer la section : ici une légère variante suivant que le muscle rétracté est à droite ou à gauche : *s'il est à gauche*, on pratique la piqûre avec un ténotome pointu à la partie

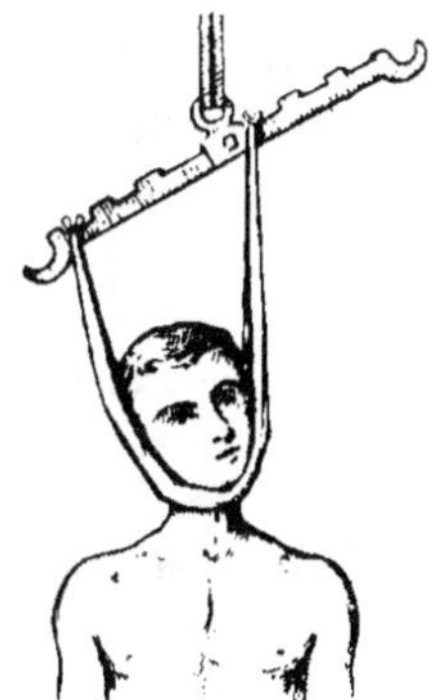

Fig. 193. — Mode de suspension du malade en hypercorrection pour la pose du plâtre.

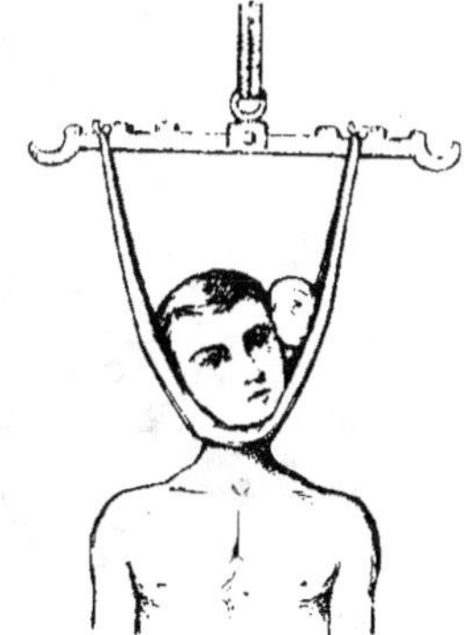

Fig. 194. — Mode de suspension en hypercorrection pour le traitement consécutif.

interne du muscle ; *s'il est à droite*, on la pratique à la partie externe ; dans l'un comme dans l'autre cas, cette piqûre est pratiquée à un doigt de la clavicule. La piqûre faite, on introduit le ténotome mousse et on achève la section par des petits mouvements de scie suffisamment réitérés. Il subsiste parfois des fibres à la région externe du cléido-mastoïdien, c'est-à-dire à la région dangereuse, qui suffiraient à maintenir le torticolis : on en détermine la rupture avec les doigts, suivant un procédé que Vincent Duval a baptisé « le coup du malin », qui consiste à presser vigoureusement sur le muscle maintenu en tension au moyen de chacun de ses pouces, en même temps que l'aide cherche à exagérer l'attitude hypercorrectrice de la tête.

2° *Maintien de la tête en position d'hypercorrection*. — Ce maintien se fait au moyen d'un appareil plâtré qui devra rester en place jusqu'à suffisante cicatrisation du muscle, c'est-à-dire cinq à six semaines. On peut procéder à la pose de cet appareil à la suite même de l'opération ; en tout cas il ne faut pas différer plus de quarante-huit heures. Le malade sera donc placé en suspension verticale et l'on se rappellera que dans une telle position des doses très minimes de chloroforme suffisent à assurer l'anesthésie. Des précautions spéciales doivent présider à l'établissement de la suspension: on disposera celle-ci de façon que les deux chefs soient parallèles et le fléau incliné, c'est-à-dire relevé du côté correspondant au côté opposé (fig. 193), en même temps que la tête est ramenée en arrière ; bref on réalisera une attitude hypercorrectrice d'extension, inclinaison latérale et rotation.

L'appareil sera combiné de façon à conserver cette attitude. Il comportera donc une plaque sternale destinée à empêcher la déflexion de la tête, et une plaque auriculaire destinée à empêcher l'inclinaison latérale de la tête du côté malade. Cette plaque auriculaire permettra, dans les jours suivants, d'exagérer l'inclinaison latérale de la tête du côté sain, par l'interposition de compresses qui joueront ainsi le rôle d'un coin.

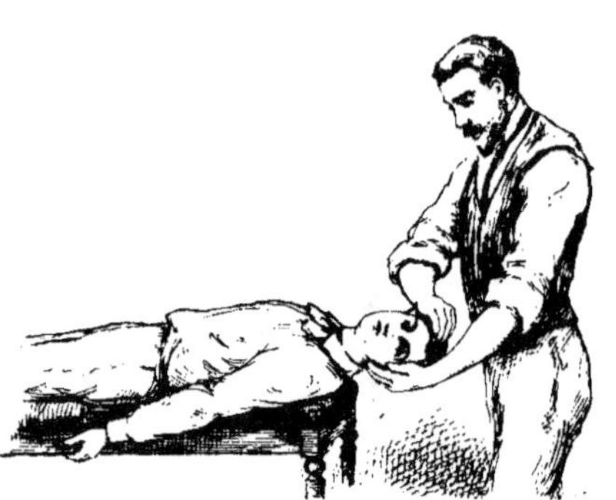
Fig. 193. — Traitement consécutif sur le plint haut.

3° **Période fonctionnelle ou traitement consécutif.** — Cette période commence au moment où on enlève l'appareil, c'est-à-dire au bout de cinq à six semaines. Il comporte une seule indication qui est de maintenir et d'exagérer au besoin l'attitude d'hypercorrection.

On y arrive par deux moyens :

1° En conservant au muscle opéré son état d'allongement ;

2° En renforçant les muscles du côté sain.

La première de ces indications sera remplie par le port d'une minerve orthopédique ou d'une minerve plâtrée qu'on laissera en place pendant plusieurs mois, s'il y a lieu. Cette minerve sera portée d'une façon plus ou moins constante, suivant que l'enfant aura une tendance plus ou moins prononcée à reproduire sa position vicieuse.

MOUVEMENTS PASSIFS. — Dans les cas les plus favorables on pourra se contenter d'entretenir l'allongement musculaire au moyen de mouvements passifs. Ces mouvements passifs seront réalisés : a) au moyen de la suspension ; *b)* au moyen du plint haut ou d'une table.

a) *Au moyen de la suspension*, pendant dix minutes environ et deux fois par jour, on placera le sujet en suspension, une bande roulée utilisée comme tampon sera interposée entre la tête et un des chefs de la suspension, pour déterminer une inclinaison latérale convenable de la tête fig. 194 ; il sera bon de s'opposer à toute élévation de l'épaule du côté malade, et pour cela on fait tenir au sujet une haltère dans la main du même côté.

b) *Sur le plint haut ou sur une table*, le sujet est placé en décubitus dorsal, les épaules arrivant au bord de la table, les mains cramponnées à celle-ci pour éviter le mouvement des épaules, la tête en porte

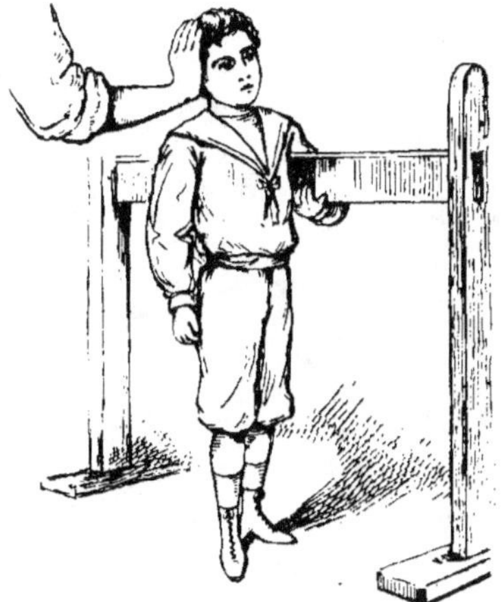

Fig. 196. — Traitement consécutif
au moyen de la bome.

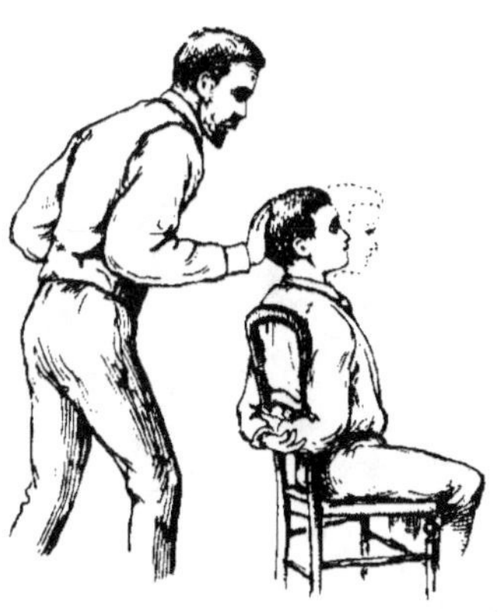

Fig. 197. — Traitement consécutif
sur une chaise.

à faux pour permettre de pousser l'attitude correctrice aussi loin que possible : dans cette position, l'aide exécutera à la main les mouvements convenables de torsion, extension et inclinaison latérale de la tête fig. 195.

MOUVEMENTS ACTIFS. — Ils ont pour but de renforcer les muscles du *côté sain*, de façon que ceux-ci exercent une hypercorrection constante.

Ces mouvements actifs consistent surtout à faire travailler d'une part le trapèze et tous les muscles extenseurs de la tête, d'autre part le sterno-mastoïdien, muscle rotateur et fléchisseur latéral. Deux positions sont surtout recommandables pour réaliser cette gymnastique :

a) *Au moyen de la bome*, le bras correspondant au côté malade étant passé autour de la bome, de façon à réaliser la fixation de l'épaule, on fera exécuter au sujet, avec ou sans opposition, des mouvements de flexion latérale et de rotation de la tête du côté sain (fig. 196).

b) *Le sujet, étant assis sur une chaise*, se cramponnera des deux mains à la base du dossier de celle-ci (de façon à réaliser la fixation des épaules); on lui fera exécuter, avec ou sans opposition, les mêmes mouvements de la tête, mais principalement ceux d'extension (fig. 197).

KINÉSITHÉRAPIE VERTÉBRALE

(TRAITEMENT DES DÉVIATIONS DE LA COLONNE VERTÉBRALE)

PAR

le Dr MARIE NAGEOTTE-WILBOUCHEWITCH

Ancien interne des hôpitaux de Paris
Chargée d'un service de gymnastique orthopédique à l'hôpital des Enfants-Malades.

Les déviations de la colonne vertébrale, *scoliose, cyphose, ordose,* sont d'une fréquence extrème et croissante ; à leurs causes pathologiques multiples s'ajoutent la vie sédentaire que l'instruction nous fait mener dès l'enfance et les mille inventions qui nous évitent de plus en plus tout effort musculaire. Comme bien d'autres affections, celles de la colonne vertébrale, même bénignes, ne guérissent que si elles sont traitées dès le début ; dans les formes plus avancées on obtient une correction considérable, un résultat esthétique souvent satisfaisant, mais non pas la disparition de toute déformation.

Aussi ne faut-il pas attendre que la déviation frappe les regards, il faut aller la chercher de parti pris, en examinant les enfants à ce point de vue dès la première enfance et durant toute la croissance, exactement comme on inspecte leurs dents, sans attendre qu'ils s'en plaignent.

Mais, par contre, il ne faut jamais dire qu'il est trop tard pour s'occuper d'une scoliose ou d'une cyphose : on peut et on doit la combattre à tout âge, car elle peut progresser à tout âge. Une part revient, dans toute difformité de la taille, non pas à la déformation des os, mais à l'attitude et celle-ci peut être améliorée souvent, chez l'adulte aussi bien que chez l'enfant, par l'exercice et le développement musculaire qui en résulte.

La santé générale des adultes difformes bénéficie aussi grandement du traitement par l'exercice, surtout à cause du développement de la capacité respiratoire. Sur la foi des idées courantes, les médecins abandonnent généralement les adultes scoliotiques et cyphotiques, qui se bornent à quelques artifices de toilette et au port d'un corset dans les cas graves : pourtant on constate quelquefois chez des femmes adultes difformes un degré de mobilité, qui ne le cède en rien à celui que l'on trouve chez les enfants scoliotiques, et on obtient d'aussi beaux résultats chez les uns que chez les autres par la même méthode thérapeutique. La cyphose des hommes adultes, pourtant si rebelle, cède dans bien des cas aux exercices systématiquement continués et cela toujours pour le plus grand bénéfice de la respiration et de l'état général.

Traitement préventif général.

Il suffit de songer aux causes des déviations de la colonne vertébrale pour voir quelle place devrait tenir dans l'éducation le traitement préventif des difformités de la taille, ce traitement n'étant composé que d'une série de mesures d'hygiène.

Port des nourrissons. — Il faut porter raisonnablement le nourrisson sain couché sur le dos ou à plat ventre ; si on le porte assis sur un bras, il faut que ce soit tantôt sur le bras droit, tantôt sur le bras gauche, afin d'empêcher par le changement fréquent d'attitude qu'une déformation dans un sens déterminé ne puisse se fixer (1) ; de même au lit, dans la petite voiture, il faut changer l'enfant de côté.

Attitude des rachitiques. — Si cela est important à observer pour les enfants sains, à plus forte raison est-ce essentiel pour les petits rachitiques qui déforment leur épine dorsale avec la plus grande facilité. Je ne parle pas seulement du rachitisme grave, qui atteint visiblement tout le squelette, mais aussi de ces petits accès de rachitisme qui suivent si communément les troubles digestifs et les maladies infectieuses chez les nourrissons et les enfants durant les premières années de la vie. Quand, chez un petit enfant, la tête semble un peu grosse et les jambes un peu incurvées, on peut être certain que la colonne dorsale non plus n'est pas solide et ne demande qu'à se déformer : elle le fait spontanément et à plus forte raison quand elle est sollicitée toujours dans un même sens.

Le lit. — Au point de vue spécial des déviations vertébrales à prévenir, la meilleure attitude au lit est théoriquement le décubitus dorsal à plat, c'est-à-dire sur un matelas assez résistant, sans oreiller ni traversin, le matelas étant soulevé un peu par en dessous afin que la tête ne se trouve pas plus bas que les pieds. Mais cette attitude est, chez bien des enfants, petits et grands, impossible à obtenir à moins de recourir aux liens, ce que l'on ne fera guère, j'imagine, à titre préventif. Il suffit, dans la pratique, de déshabituer l'enfant de l'attitude en chien de fusil, en le redressant à plusieurs reprises quand il est bien endormi, et du décubitus ventral qui l'empêche de respirer : il faut le changer de côté s'il dort sur le côté.

(1) Voy. aussi fig. 13 à 20 dans mon *Atlas de gymnastique orthopédique* (Paris, 1903). Cet atlas contenant un certain nombre de figures que je ne puis reproduire, j'y renverrai au cours de cet article.

L'attitude au lit acquiert une importance considérable au cours des maladies et de leur convalescence lorsque les enfants passent leur journée à lire ou à regarder des images. Suivant le côté d'où vient le jour, suivant qu'il a ou non un membre immobilisé, l'enfant adopte une attitude à peu près invariable en cyphose ou en scoliose, droite ou gauche (fig. 198 et 199). L'affaiblissement général, la croissance rapide qui accompagne les maladies fébriles de l'enfance, l'attitude

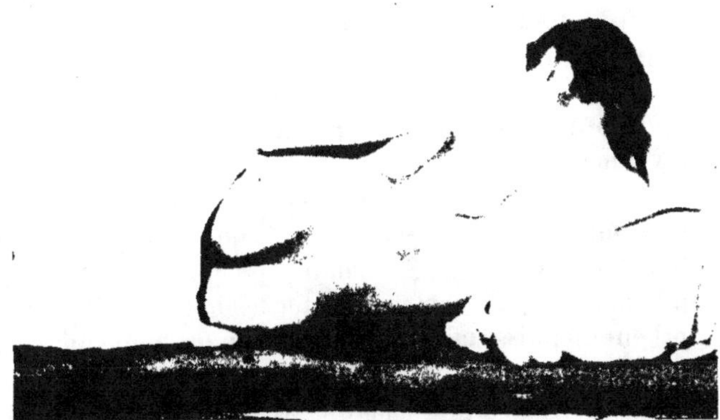

Fig. 198. — Scoliose dorsale droite causée par le décubitus latéral droit prolongé.

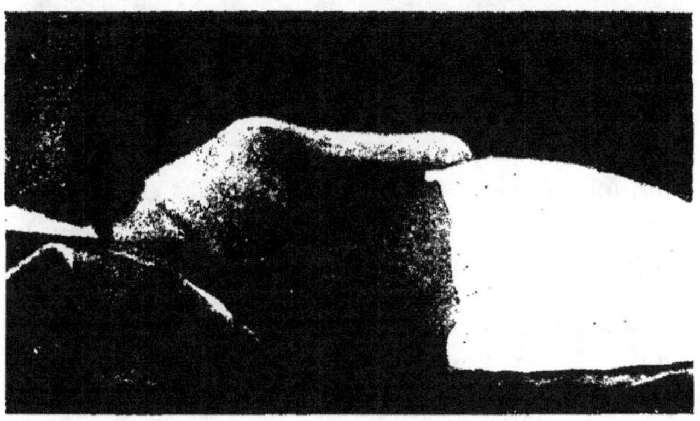

Fig. 199. — Scoliose lombaire gauche dans le décubitus latéral gauche.

vicieuse prolongée se combinent pour déformer le corps. Il faudra donc installer une liseuse, soutenir la région lombaire par un traversin, veiller à ce que le décubitus latéral varie souvent et en général revenir le plus souvent possible au repos sur le dos ou, passagèrement sur le ventre.

Jeux. — Lorsque les enfants courent et jouent, on songera à empêcher le développement presque exclusif du bras droit, en leur faisant tenir également de la main gauche le fouet de la toupie, la raquette du tennis, la baguette du cerceau, le diabolo, etc., ce à quoi ils arrivent fort bien. L'escrime sera aussi apprise des deux bras et il n'y a aucune crainte de rendre ainsi les enfants gauchers. La bicyclette n'offre aucun inconvénient au point de vue de la production des déviations latérales, mais elle devient une cause efficace de cyphose chez les enfants lorsque le guidon, trop bas et trop éloigné, les oblige, ou en tout cas leur permet de se pencher en avant.

Habillement. — L'habillement est digne de l'attention du médecin, qui combattra certaines fautes que l'on commet fréquemment. Et d'abord il faut réduire au minimum le nombre et le poids des pièces de vêtement.

Brassière. — La brassière doit être large de poitrine ; le mieux pour s'en rendre compte est d'adosser l'enfant contre un mur, les bras en supination et l'on verra en général, dans ces conditions, la brassière se tendre sur la poitrine jusqu'à faire sauter les boutons ; il faut, au contraire, que l'enfant puisse faire une inspiration profonde dans l'attitude indiquée sans être gêné par ses effets, sans quoi il rentre sa poitrine et il se voûte. Il vaut mieux aussi pour cette raison faire les brassières ou les petits corselets entiers dans le dos et lacés ou boutonnés devant, au rebours de ce que l'on fait traditionnellement, afin de pouvoir élargir à volonté le devant. Les épaulettes des brassières doivent être larges et non des bandes très étroites dont la pression est pénible, même quand elles supportent un faible poids. L'extrémité antérieure de l'épaulette doit se fixer assez près de l'aisselle, tandis qu'on la voit communément sur la ligne du mamelon, de sorte qu'il se forme un pli qui comprime la poitrine et les seins ; il faut avant tout surveiller le vêtement quel qu'il soit, et lui faire subir, avant d'y être forcé, les modifications que nécessite la croissance de l'enfant.

Jarretelles. — Les jarretelles qui rattachent les bas à la brassière sont souvent tendues d'une manière excessive, au point d'être une cause d'affaissement, de cyphose ; depuis quelques années la mode veut que les jarretelles s'attachent devant, sous prétexte de faire rentrer le ventre saillant en tirant sur la partie ventrale du vêtement. Si ce refoulement est possible lorsqu'il s'agit d'un corset rigide, bien assis sur le bassin et appuyé sur le dos, l'effet est tout différent lorsqu'on a affaire à une brassière, la traction se transmettant presque entièrement aux épaules : on obtient le renversement du bassin en avant, et tout le tronc est entraîné en avant ; quand il s'agit d'un corset, les épaules sont libres, mais le renversement du bassin en avant avec exagération de l'ensellure lombaire appelle la cyphose cervicale compensatrice. Chez les cyphotiques, le mieux est de supprimer les jarretelles, quitte à les remplacer par des jarretières qui sont, dans ce cas, de deux maux le moindre, quand on ne peut tout bonnement recourir aux chaussettes.

Chez les garçons, les *bretelles* demandent à être surveillées et souvent elles seront supprimées chez les cyphotiques, car elles sont la plupart du temps trop tendues, ce dont on s'assure en essayant de passer un doigt entre l'épaule et la bretelle ; on trouve souvent aussi chez les petits la pièce de cuir qui unit les pattes des bretelles, montée si haut qu'elle touche la nuque, ce qui ne permet pas de redresser fièrement la tête. Chez les grands garçons cyphotiques, les bretelles peuvent être remplacées par une ceinture ; chez les petits on a recours à la brassière des bébés. D'une manière générale, les vêtements des enfants comme des adultes pèsent lourdement sur la base de la nuque qui ne se redresse qu'à l'aide d'un effort considérable ; il est facile de s'en assurer en essayant de pénétrer entre la nuque redressée et le joug formé par la superposition d'une série de cols droits ou rabattus. Le mieux est de supprimer simplement les cols et de bannir le linge empesé de la toilette des enfants.

Corset. — Lorsqu'il s'agit d'enfants plus grands, de filles surtout, qui sont à l'école, c'est trop leur demander que de se tenir à peu près droites quand leur dos est faible et qu'il tend à se dévier, sans soutien aucun et sans corset convenable. Elles se trouvent bien du port d'un corset ordinaire, pas serré, à dos élevé et bien baleiné ; là encore il faut que le dos soit entier ou complètement lacé une fois pour toutes afin de fournir un point d'appui aux épaulières, tandis que le devant sera élargi suivant les besoins, de manière que la poitrine ne soit jamais comprimée.

Épaulières. — Les épaulières (fig. 261) se croisent sur les omoplates et vont se fixer bien haut sur la ligne axillaire postérieure, en empêchant les épaules de tomber en avant ; elles n'ont pas besoin d'être très tendues pour être d'un réel secours à l'enfant. Il faut absolument proscrire les épaulières qui se terminent par de longues courroies que l'on boucle par devant au niveau de la ceinture, car elles ont pour unique effet de faire plier l'enfant en deux ; lorsqu'on les enlève sans prévenir l'enfant de ce que l'on cherche, on le voit toujours se redresser ; les épaulières qui s'attachent sur les côtés mais très bas, produisent de l'ensellure lombaire, au lieu de lutter contre le dos rond. Ces détails de l'habillement des enfants ont de l'importance et contribuent grandement au redressement de l'attitude ; par contre, les fautes que l'on commet couramment ont leur bonne part de responsabilité dans la production de la cyphose et du dos rond.

Attitude scolaire. Sièges et tables. — La question du mobilier scolaire a suscité de nombreuses études et l'invention d'une quantité de modèles. La première condition est que la hauteur des sièges et des tables corresponde à la taille de l'enfant et soit par conséquent modifiable ; c'est compliqué et coûteux ; mais il n'y a pas de meuble rationnel sans cela. Il est absurde de voir, ce qui est courant, des enfants assis sur des bancs d'où leurs pieds n'arrivent ni par terre ni à aucun autre point d'appui, devant des tables qui leur viennent au menton, ou bien, au contraire, de grands enfants assis sur des bancs de bébés parce que leur myopie les oblige à être au premier rang. Il faut ensuite que l'enfant puisse commodément s'appuyer au dossier de la chaise ou du banc, durant une partie au moins des études, que le dossier soit par conséquent suffisamment haut et un peu incliné en arrière, ce qui suppose l'usage d'un pupitre mobile. On peut ainsi lire et écrire très commodément, pourvu que le pupitre puisse se redresser à volonté. Quel que soit le modèle de siège et de table dont on se sert, et surtout lorsqu'on fait usage de meubles quelconques, on songera à garder les proportions suivantes : la table ou le pupitre sont à une hauteur telle que les coudes s'y posent naturellement, c'est-à-dire qu'ils sont au niveau de l'olécrâne ; la hauteur du siège est égale à celle de la table, moins la distance qui sépare le siège de l'olécrâne ; la profondeur du siège est telle que la cuisse s'y appuie au moins des deux tiers ; la distance de la table au dossier est égale à la longueur de l'avant-bras ; le dossier doit monter jusqu'à la partie supérieure de la région dorsale, au-dessus de la pointe de l'omoplate. Enfin il n'y a aucune raison de faire asseoir l'enfant à même le bois, tandis qu'il y a au contraire des raisons de croire que la dureté du siège contribue à rendre la station assise rapidement insupportable, si bien que, pour soustraire ses ischions à la pression, l'enfant se met en cyphose sacro-lombaire, s'assied en quelque sorte sur son sacrum, ou bien il se place sur la face externe de l'un des ischions (1). Quant au pupitre devant lequel l'enfant travaille debout, il n'est admissible que s'il a également à sa portée une table ordinaire bien comprise et s'il a la faculté de passer à son gré d'un meuble à l'autre, car les jambes se fatiguent rapidement et l'enfant prend inévitablement une position hanchée. Au piano, le tabouret classique rembourré en dos d'âne et dépourvu de dossier ferait bien de disparaître complètement pour être remplacé par une chaise du type conseillé par Bernard Roth (2), question importante pour les adolescents qui passent au piano plusieurs heures par jour.

(1) Atlas de gymnastique, fig. 28 à 33.
(2) *Loc. cit.*, fig. 34, 35 et 127.

Tout cela est dit pour les enfants encore droits ; mais lorsqu'il s'agit de sujets déjà cyphotiques ou scoliotiques, le siège de classe, même rationnellement construit ne sufit pas toujours ; il faut, quand le degré de la maladie n'interdit pas le travail assis, se servir d'un siège sur lequel l'enfant est attaché dans une attitude correcte afin qu'il puisse la garder sans effort, avec un pupitre qui ne permette pas de baisser la tête ; on peut au besoin le dresser verticalement en y fixant le papier sur lequel l'enfant écrit au crayon.

Il est tout à fait indiqué aussi d'adopter l'écriture droite ou renversée, afin de pouvoir tenir le cahier droit et les bras symétriquement appuyés.

Voici la manière dont je fais servir une chaise fort simple (fig. 200 et 201). Le siège et le dossier forment un angle droit, mais ils

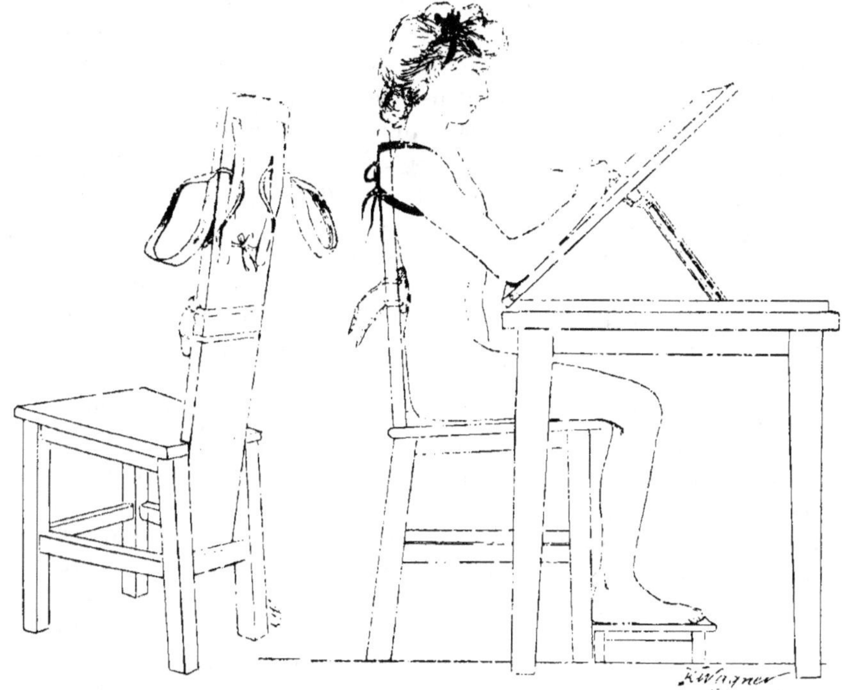

Fig. 200. — Chaise à dossier et siège inclinés, coussinet lombaire et épaulières.

Fig. 201. — Chaise et pupitre permettant l'attitude correcte pendant les études.

sont tous deux inclinés en arrière ; le dossier fait avec la verticale un angle de 5°, suffisant en général ; on peut le construire plus récliné dans certains cas, ce qui oblige à se servir d'un pupitre presque vertical. Le dossier remonte jusqu'aux épaules et sa largeur est de 18 centimètres, de manière à ne pas gêner les mouvements des bras dans l'abduction extrême. Les épaules sont maintenues contre le dossier à l'aide de rubans attachés derrière le dossier et dont l'enfant peut se dégager sans assistance; un coussinet enfin se place au niveau de la cambrure de la taille. Un certain nombre d'enfants se tiennent très bien sur cette chaise sans être attachés et la trouvent ainsi très commode; d'autres ont besoin d'être maintenus à l'aide des épaulières dont je viens de parler et d'une large ceinture qui ne comprime pas le ventre tout en donnant un point d'appui de plus. Cette chaise est parfaitement utilisable au piano et même à table.

Durée des études. — Mais en cherchant les meilleurs meubles possibles, il faut avant tout se dire que la station assise, quelque bonne qu'elle soit, ne doit pas être gardée trop longtemps; il faut s'appliquer à diminuer la durée de cette attitude au lieu de se préoccuper uniquement de la manière la moins mauvaise d'immobiliser les enfants. Il faudrait aussi réorganiser les programmes dans toutes les écoles, comme cela a été fait dans quelques lycées, de telle sorte que les matières essentielles étant enseignées le matin, les enfants plus faibles puissent n'aller à l'école qu'une fois par jour et travailler ensuite chez eux avec les précautions voulues.

Jeux et gymnastique scolaires. — Dès le début de l'âge scolaire, il faudrait consacrer beaucoup plus de temps qu'on ne le fait au développement physique des enfants et ne plus négliger les jeux et les exercices rationnels pendant toute la durée de la croissance; c'est certainement faisable sans tomber pour cela dans l'exagération, dans le sport homicide d'outre-mer, sans nuire à l'instruction; les enfants qui suivent assidûment notre service de gymnastique à l'hôpital, manquent à l'école trois matinées par semaine, et cela durant des années: si elles perdent à ce système leurs prix, je ne les vois pas en retard par rapport à leurs compagnes, tant s'en faut; elles arrivent au certificat à l'âge voulu, elles entrent à l'école primaire supérieure, au lycée, etc.; on accepte aussi des apprenties qui manquent deux ou trois fois par semaine deux heures. J'imagine que la raison en est l'excellent état général des enfants mis à ce régime des exercices et le travail plus productif qu'ils fournissent pendant le reste du temps.

Et il est bien évident qu'il faut s'occuper de l'éducation physique tous les jours, non pas de loin en loin: c'est tous les jours, dans toutes les écoles, qu'il faut contrebalancer, réparer les effets de la station assise prolongée; au lieu d'espérer tirer quelque avantage d'une heure et demie de gymnastique par semaine en deux fois, il faudrait en faire tous les jours, quand ce ne serait qu'un quart d'heure. Remarquons encore que la gymnastique, telle qu'elle est faite dans les établissements scolaires, procède plus ou moins de l'ancienne gymnastique militaire et ne répond pas au but; il faudrait y introduire les exercices qui sont nécessaires aux cyphotiques et aux scoliotiques et qui ne font que du bien aux sujets encore droits.

Raideur juvénile. — Lorsqu'on fait faire des exercices aux enfants, il est nécessaire de savoir que tous ne jouissent pas d'une égale amplitude dans leurs mouvements; il faut connaître d'une part le développement des mouvements chez un sujet tout à fait normal, il faut savoir d'autre part ce qu'on peut exiger de chaque sujet donné et au delà de quelle limite sa conformation individuelle ne lui permet pas d'aller.

J'ai décrit sous le nom de raideur juvénile un état qui n'avait pas été remarqué jusqu'alors (1); il est fréquent pourtant, surtout dans la classe aisée de la société, dans les familles sédentaires depuis plusieurs générations. Au point de vue de la dégénérescence des races, l'étude de cette raideur serait curieuse. Au point de vue spécial des déviations, il est important de dépister et de combattre la raideur juvénile, car elle entrave le développement thoracique et par là elle provoque et aggrave la cyphose, ce qui rend le traitement orthopédique pénible et moins efficace.

L'étude des figures 202 à 211 permet de comparer l'étendue des mouvements des sujets normaux à ceux des sujets raides. A l'état normal (fig. 202), les bras s'élèvent dans le plan du corps jusqu'au contact de la tête, c'est-à-dire jusqu'à la verticale, et même un peu au delà; de même le bras verticalement élevé peut dépasser le plan du corps en arrière. Quand, au contraire, un sujet raide (fig. 203) essaie d'exécuter le même mouvement, il lève les bras tendus jusqu'à l'horizontale et de là il leur fait suivre une direction oblique en haut et en avant pendant que la tête s'incline pour amener les oreilles au-devant des bras, qui sans cela ne sauraient les atteindre; en même temps le tronc se renverse en arrière, de sorte que, si les bras finissent par se dresser presque verticalement, ce n'est qu'aux dépens de la chute du tronc en arrière; l'angle formé par le bras et le tronc, au lieu d'être de 180°, atteint à grand'peine 120° à 135°; le fait devient plus frappant lorsqu'on immobilise l'enfant contre un poteau à l'aide d'une ceinture de façon à mettre hors de jeu la mobilité de la colonne vertébrale; dans le décubitus dorsal (fig. 204), quand l'enfant essaie de conduire les bras tendus vers la tête, il ne peut les laisser au contact du sol comme cela est normal ; arrivés à la hauteur des épaules, les bras se détachent du sol, si bien qu'ils atteignent la tête au-devant des oreilles et que les mains se trouvent souvent à 25 centimètres du sol. Si l'on vient à appuyer sur les bras pour les appliquer contre le sol, le sujet se cambre exactement comme un coxalgique dont on voudrait étendre la cuisse.

Les membres inférieurs sont tout aussi atteints. Dans le décubitus dorsal, le membre inférieur tendu (fig. 205) arrive à former avec le sol un angle de 30° à 45°, au lieu de 90°, mais il suffit de plier le genou (fig. 206) pour que la flexion de la cuisse sur le bassin atteigne les 90° et les dépasse ; les articulations ne sont donc pas en cause dans la limitation des mouvements.

Les sujets raides sont cyphotiques ; quand ils essaient de redresser la tête, on voit les muscles sterno-mastoïdiens se tendre comme des cordes et l'attitude ne peut être maintenue ; de même pour le reste du dos : le sujet atteint de raideur n'a pas la cyphose par affaissement des enfants faibles, ni la voussure rigide des vieux ; on arrive, quoique à grand'peine, à le redresser en le fixant contre un poteau, mais aussitôt relâché il se replie brusquement avec un mouvement de ressort tout particulier : le dos rond est toujours très accentué, le moignon de l'épaule est porté en avant, débordant la poitrine et impossible à reporter en arrière. Un enfant ainsi fait ne peut pas s'asseoir les jambes tendues, il tombe en arrière ; à plus forte raison ne peut-il pas se pencher en avant (fig. 207, 208 et 209). Il n'arrive à s'asseoir d'aplomb, qu'en croisant les jambes à la manière des tailleurs. Couché à plat ventre (fig. 210 et 211), il ne peut que difficilement joindre les bras étendus, le dos déborde et reste cyphotique, tandis qu'à l'état normal les bras masquent le dos. Le maxillaire inférieur reste

---

Fig. 202. — Fille de quatorze ans, souplesse normale : les bras sur le prolongement du tronc, tête droite.

Fig. 203. — Garçon de quatorze ans, raideur : élévation maxima des bras, à 135° avec le tronc.

Fig. 204. — Dans le décubitus les bras du sujet raide sont éloignés du sol et la région lombaire cambrée par l'extension des bras. Les bras du sujet souple (pointillé) sont au contact du sol.

Fig. 205. — Le membre inférieur du sujet raide à 45° avec le sol au maximum de flexion de la cuisse ; le membre du sujet souple à 90°.

Fig. 206. — Le genou étant fléchi, la cuisse arrive à 90° chez le sujet raide, au contact des parties molles chez le sujet souple.

Fig. 207. — Sujet raide assis, dans la meilleure attitude possible ; le bassin forme avec la cuisse un angle ouvert, le tronc tombe en arrière.

Fig. 208. — Sujet souple assis verticalement, les membres inférieurs étendus.

Fig. 209. — Dans l'effort de flexion, la position du bassin n'a pas changé chez le sujet raide, le dos seul s'est arrondi. Le sujet souple (pointillé) amène le bassin à angle aigu sur les cuisses.

Fig. 210. — Sujet raide dans le décubitus ventral, le dos déborde les épaules, le maxillaire est presque vertical.

Fig. 211. — Sujet souple, les bras dépassent le dos, le maxillaire inférieur horizontal.

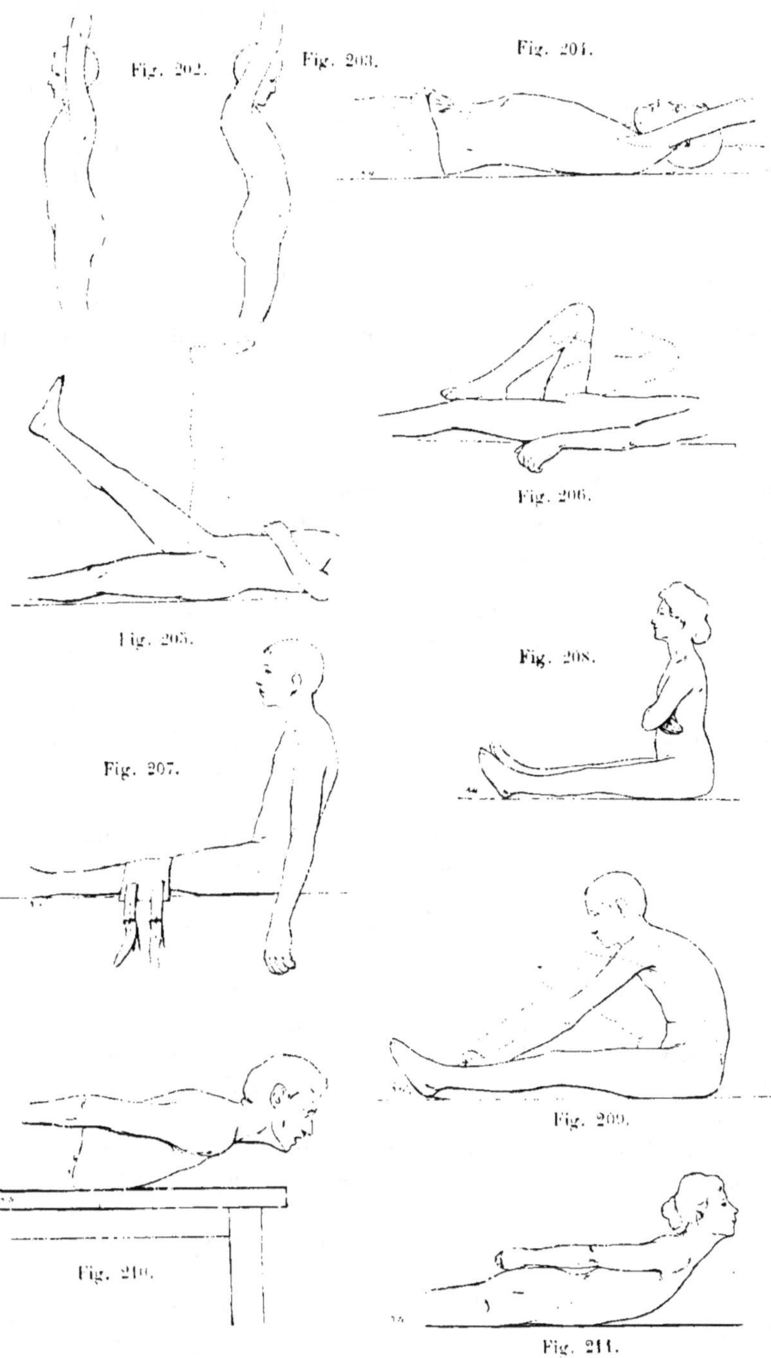

Fig. 202.

Fig. 203.

Fig. 204.

Fig. 205.

Fig. 206.

Fig. 207.

Fig. 208.

Fig. 209.

Fig. 210.

Fig. 211.

vertical, retenu par les sterno-mastoïdiens, tandis que chez le sujet souple, la tête se redresse et le maxillaire devient horizontal sans effort.

En étudiant cette limitation des mouvements, j'ai pu me convaincre facilement que les surfaces articulaires n'y étaient pour rien, et que la raideur juvénile était due à un état anormal des muscles, trop courts par rapport aux leviers osseux ; l'accroissement des os se fait chez ces sujets, au moment des poussées de croissance, trop rapidement pour que les muscles puissent les suivre.

Les mouvements de la cage thoracique sont limités tout comme les autres chez un certain nombre d'enfants raides ; l'excursion costale est si faible, que l'amplitude respiratoire est réduite au minimum. On devine toutes les conséquences possibles de cet état d'insuffisance respiratoire: aussi les enfants de cette dernière catégorie sont-ils souvent lents, faibles, tant au point de vue physique qu'intellectuel, et ils se trouvent enfermés dans un cercle vicieux dont ils ne peuvent sortir sans aide ; l'insuffisance des mouvements, l'état d'asphyxie chronique et acceptée retentissent forcément sur la circulation et par là sur toute la vie organique et sur la nutrition du système nerveux; à son tour le mauvais état général, la torpeur intellectuelle rendent les enfants peu mobiles, paresseux et favorisent l'aggravation de la raideur.

Cet état est accessible au traitement mécanique, aux exercices actifs et passifs, au massage, mais l'amélioration est toujours lente et demande une grande persévérance ; la raideur diminue aussi spontanément lorsque la croissance se ralentit et s'arrête ; il semble que, une fois les leviers osseux arrêtés dans leur allongement, les muscles continuent à se développer, si bien que les différents organes de l'appareil locomoteur finissent par s'harmoniser à nouveau. C'est l'amplitude respiratoire qui est le plus difficile à développer chez les sujets atteints de raideur juvénile et il est dangereux de rester dans l'expectative jusqu'à ce que la croissance soit terminée, car les poumons ne regagneraient pas le temps perdu.

Développement de la cage thoracique. — Le développement de la cage thoracique est au premier plan dans le traitement préventif des déviations, surtout de la cyphose; il joue aussi un rôle des plus importants dans le traitement curatif des déviations déjà constituées. Dans la cyphose, le dos s'enroule en quelque sorte autour de la poitrine, les épaules la débordent, et la surplombent, si bien que les côtes en avant sont resserrées, immobilisées partiellement, leur expansion se trouvant limitée. Inversement, lorsque, pour quelque cause que ce soit, l'amplitude respiratoire se restreint dans un thorax bien conformé, on le voit très rapidement s'affaisser, se réduire, se refermer par enroulement. Dans la scoliose, lorsqu'il y a gibbosité postéro-latérale en voie de développement, il n'y a pas hyperostose, il n'y a pas accroissement des côtes ; ce qui est en trop à droite fait défaut à gauche et en avant ; aussi en faisant jouer énergiquement les côtes, en les forçant à bomber en avant, combattra-t-on l'accroissement de la gibbosité dans une mesure que je crois très importante, toujours à condition que ce régime dure longtemps. Aussi la première chose dont il faille s'occuper est la gymnastique respiratoire, mais je ne m'étendrai pas ici sur cette question importante, qui sera traitée plus loin (page 380).

Traitement préventif spécial.

En dehors de ces mesures préventives qui s'adressent à la grande masse des enfants, il y aura quelques interventions spéciales concernant des défauts particuliers ou des maladies qui peuvent entraîner la cyphose ou la scoliose : tels sont la *myopie* et l'astigmatisme, le *torticolis*, les *végétations adénoïdes* et autres causes d'obstruction nasale ; la névralgie intercostale, la sciatique, etc.

Inégalité des membres inférieurs. — C'est une cause fréquente de scoliose : en corrigeant le défaut à temps, on préviendra bien des déviations vertébrales ; mais il faut chercher cette inégalité de propos délibéré, car elle n'est pas une cause de boiterie dans la plupart des cas et jamais, en l'absence de cette infirmité, les familles ne s'en aperçoivent. La conduite ne sera d'ailleurs pas la même, suivant qu'il y a ou non boiterie. Dans ce dernier cas, le hausse-pied sera, non pas égal à la différence de longueur des membres, mais établi en tâtonnant, de façon à corriger le mieux possible la déviation, tout en ne gênant pas la marche : un membre ankylosé au niveau du genou ou de la hanche ne serait pas maniable si sa longueur égalait le membre mobile ; les boiteux d'ailleurs déforment peu leur colonne vertébrale ; chez eux, l'amplitude des mouvements anormaux de la marche semble n'avoir d'autre effet que de rendre la colonne lombaire très mobile et ses muscles très vigoureux.

Il n'en est pas de même lorsque l'inégalité des membres ne se lie à aucune affection des jointures, car c'est en abaissant définitivement le bassin et, par conséquent, en déformant la colonne lombaire, que le sujet évite la boiterie, qu'il s'agisse d'un pied plat unilatéral, d'un genu valgum, d'un raccourcissement ou d'un allongement réel du membre. Chez les enfants qui ont eu une atteinte de paralysie infantile, si légère fût-elle, on voit néanmoins dès le début de la marche se manifester une tendance à la scoliose par raccourcissement du membre, même quand le reste du corps est parfait, et qu'il n'y a pas de pied bot : on suivra l'enfant attentivement, on le mesurera souvent, on exercera le membre frappé particulièrement, et on n'hésitera pas à faire porter un hausse-pied dès le début, à l'augmenter avec l'âge, de façon à garder toujours le bassin d'aplomb, quelle que soit la répugnance des parents pour ce moyen ; il ne se dissimule pas facilement chez l'enfant, car il faut faire le hausse-pied entier, de telle sorte que l'enfant pose son pied à plat normalement, non sur la pointe. La talonnette ne sera admissible que beaucoup plus tard, quand le pied, plus grand et solide, ne pourra plus être déformé gravement par ce moyen. On procédera de même dans les autres cas d'inégalité, que ce soit par raccourcissement, c'est-à-dire arrêt momentané de croissance, ou par allongement excessif d'un membre qu'elle se soit produite.

On mesurera la différence de longueur en comparant la différence de niveau des épines iliaques antérieures et on rendra aux enfants, dont la colonne est encore parfaitement mobile, la totalité de la différence en hausse-pied, car la colonne sacro-lombaire se retrouvera dans ces conditions verticale. Mais chez les sujets plus âgés ou adultes, ce serait une faute ; les vertèbres sacrées et lombaires ont eu le temps de se tasser du côté de la concavité, de se déformer en coin, en tendant à reconquérir ainsi, par une déformation irrémédiable, le plan horizontal pour une vertèbre plus ou moins élevée : supposons, pour l'intelligence de la chose, ce plan horizontal acquis immédiatement dès la première lombaire : la colonne remonterait normale et droite à partir de là et tout hausse-pied la renverserait du côté opposé, et serait par conséquent nuisible : la correction naturelle n'est jamais aussi parfaite, elle ne se fait pas aux dépens d'une ou de deux vertèbres, le sujet aurait le temps d'être bossu avant qu'elle ne se fasse ; le hausse-pied ajoute dans ces cas ce qu'il faut pour parfaire la correction. On ne peut plus se baser sur la hauteur des épines iliaques, qui resteront à des niveaux un peu différents : on tâtonne pour le hausse-pied en examinant le sujet de dos et on s'arrête au hausse-pied qui redresse le mieux la colonne lombaire et égalise le mieux les espaces brachio-thoraciques. L'écart entre le raccourcissement et le hausse-pied peut être considérable : raccourcissement de 7 centim., hausse-pied de 3 centim. ; raccourcissement de 2 centim 1/2, hausse-pied de 1 centim. ; raccourcissement de 1 centim., hausse-pied de 1/2 centim. (1).

(1) *Loco citato*, fig. 18 à 51.

Traitement curatif.

Quand on se trouve en présence d'une déviation à traiter, il faut d'abord se rendre compte de ce qui, dans chaque cas donné, pourra être corrigé, de ce qui est irréparable, et de ce à quoi il ne faut pas toucher, afin de ne pas nuire.

Chez les jeunes enfants, l'os est encore malléable, nous avons prise sur la déviation et sur la déformation osseuse : plus tard, si la déviation de la colonne est encore influençable, la déformation des vertèbres et des côtes ne l'est plus ; le but sera de repousser une gibbosité vers la ligne médiane, de la rendre plutôt postérieure que latérale, d'éviter la chute du tronc, mais on ne diminuera pas la gibbosité même. C'est déjà fort beau si le développement de la cage thoracique, les masses musculaires augmentées par l'exercice, l'attitude maintenue par les muscles fortifiés masquent en grande partie la déformation.

Mais quand la colonne vertébrale n'est plus ou presque plus mobile, quand plusieurs déviations et plusieurs gibbosités se compensent en amenant les épaules au même niveau, il faut bien se garder de mobiliser la colonne vertébrale, car elle ne pourrait que s'affaisser davantage ; il faut se borner au développement de la cage thoracique et des forces musculaires. On voit des scolioses rapidement aggravées par la gymnastique, ainsi que le rappelle M. Desfosses [1] : c'est exact, mais c'est à la mobilisation de la colonne que doit aller le reproche, tandis que l'exercice sans mobilisation n'aurait fait que du bien, dans la mesure du possible. Dans d'autres cas, les gibbosités lombaire et dorsale sont modérées et il y a une certaine mobilité ; il faut prendre garde de faire augmenter l'une en agissant puissamment contre l'autre, ce que la famille demande toujours, selon que c'est la saillie de l'omoplate ou l'inégale saillie des hanches qui la préoccupe le plus. Il faudra, dans chaque cas particulier, se rendre compte du meilleur parti à prendre et sagement balancer les gibbosités, afin qu'elles restent toutes modérées en permettant au sujet de se bien vêtir. À ce point de vue, c'est à la scoliose cervicale qu'il faudra prêter le plus d'attention, car la déformation de la nuque chagrine fort les jeunes filles en empêchant tout décolletage.

La lordose, sans cyphose, ne peut quelquefois pas être corrigée, car ce n'est pas à une attitude parétique qu'elle est due, mais à une conformation du bassin, généralement large et puissant dans ces cas et fortement incliné en avant ; il faut savoir s'y résigner et ne pas tourmenter inutilement les enfants, car on perdrait son temps à

[1] *Presse Médicale*, 12 mai 1907.

combattre cette lordose nécessaire pour la station debout, autant que la lordose de la luxation congénitale.

Il faut enfin savoir ce qui, dans la position des omoplates, est ou n'est pas corrigible ; c'est l'aspect des omoplates qui frappe le plus l'entourage de l'enfant et leur déplacement en hauteur est en effet pour l'œil non médical la manifestation la plus sensible d'une déviation de la colonne ; leur soulèvement révèle la cyphose.

Mais les médecins aussi s'y trompent en confondant les scolioses avec les malformations des omoplates et, à ce sujet, il est tout à fait instructif de connaître les figures rassemblées par M. Desfosses dans une étude sur les malformations des régions scapulaires (1).

J'ai décrit récemment une malformation passée inaperçue, quoique commune, le *scapulum valgum* (2), qui est une cause fréquente de confusion dans l'examen de la scoliose et une source de désolation pour les familles. A l'état normal, les bords spinaux des omoplates descendent en divergeant légèrement et cela aussi bien sur un dos droit (fig. 212) que sur un dos scoliotique (fig. 213. Au contraire quand l'omoplate se dévie en dedans et que cette déformation est unilatérale ou bilatérale, nous aurons les divers schémas (fig. 214, 215, 216) des omoplates convergentes. Cette malformation est indépendante de la scoliose avec laquelle elle coexiste souvent à un degré plus ou moins prononcé. Dans la majorité des cas, c'est là une malformation de nature rachitique, parfois manifestation isolée du rachitisme, le plus souvent associée à d'autres défauts du squelette, absolument comme le genu valgum et le cubitus valgus. D'autres fois, le scapulum valgum est de cause musculaire, dû à la parésie du grand dentelé avec contracture de l'angulaire et surtout du rhomboïde, ou même à la contraction isolée, volontaire, du rhomboïde (3), ce qui est sans doute exceptionnel. Cette malformation fort disgracieuse est inaccessible à nos moyens d'action : le développement des muscles du dos peut la masquer sans doute en partie, en appliquant les omoplates contre les côtes et en atténuant les reliefs osseux, mais la direction des bords spinaux ne peut changer dans le scapulum valgum ordinaire, rachitique.

Un mot encore de la *scoliose hystérique* : il suffira d'y songer pour en faire le diagnostic et il faudra savoir faire la part de la contracture passagère et celle de la déformation réelle, sur laquelle la névrose s'est entée généralement.

(1) Desfosses. *Presse Médicale*, 1907, nᵒ 22.
(2) M. Nageotte. *Bulletin de la Société de Pédiatrie*, février 1907.
(3) M. Nageotte. *Bulletin de la Société de Pédiatrie*, décembre 1907

Le traitement curatif proprement dit comprend trois choses :

1° *Mobiliser la colonne vertébrale et réduire les gibbosités ;*

2° *Développer le système musculaire ;*

3° *Maintenir la bonne attitude à l'aide de corsets dans les cas graves.*

Ces trois termes du traitement sont indissolubles, et c'est en les appliquant séparément, comme on le voit faire trop souvent, que l'on

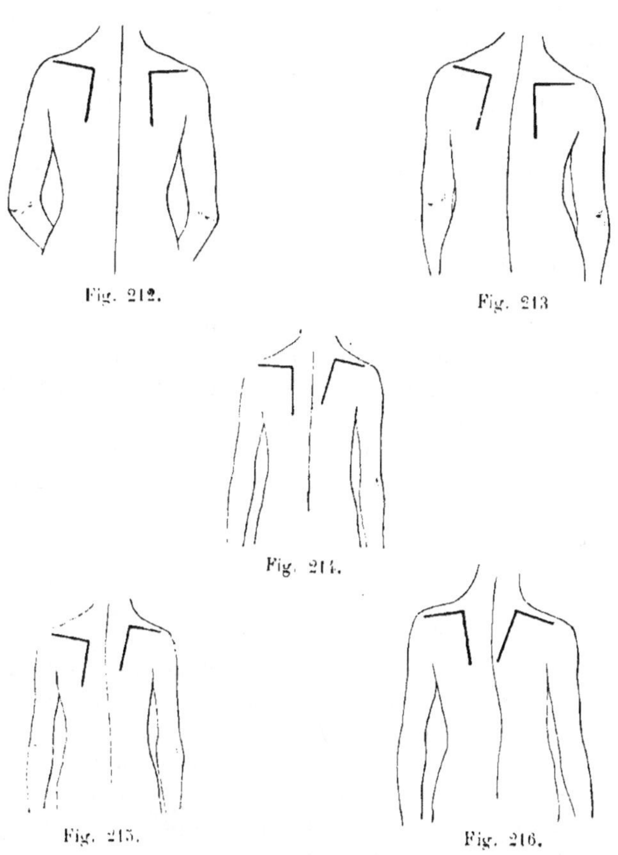

Fig. 212.

Fig. 213

Fig. 214.

Fig. 215.

Fig. 216.

Fig. 212. — Dos normal, omoplates divergentes normales.

Fig. 213. — Scoliose gauche, omoplates divergentes, la pointe gauche plus écartée et plus élevée.

Fig. 214. — *Scapulum valgum* bilatéral : omoplate droite convergente avec la colonne vertébrale, omoplate gauche parallèle à la colonne, omoplates convergentes entre elles.

Fig. 215. — *Scapulum valgum* droit ; omoplate gauche de direction normale, les bords spinaux parallèles entre eux.

Fig. 216. — *Scapulum valgum* bilatéral, les deux omoplates convergentes avec la colonne et entre elles. Scoliose dorsale gauche, lombaire droite.

voit s'aggraver des scolioses. Quand on mobilise passivement une colonne vertébrale par la suspension ou d'autres manœuvres, on ne fait qu'augmenter sa tendance à l'affaissement, si en même temps on ne dote pas l'enfant de muscles solides, aptes à la maintenir droite. Cela ne s'obtient que par des exercices actifs ; mais ces derniers seuls, sans action directe sur les déformations, peuvent être continués durant des années, sans produire aucun effet curatif, malgré des muscles athlétiques. Dans les cas sérieux il est impossible à l'enfant de se maintenir droit tout seul, et cela d'autant moins qu'il sera mieux mobilisé et plus facile à redresser. C'est pourtant ce qui se fait pour le plus grand dam des scoliotiques. L'abus que l'on a fait des corsets a provoqué une réaction qui a dépassé la mesure, elle aussi, et l'on voit des enfants gymnastiqués et mobilisés à outrance, entourés de tous les soins et cependant pitoyablement déformés. Le corset seul, appliqué pendant longtemps, n'empêche pas la déformation grave et amène l'atrophie du squelette et des muscles. Tout cela est facile à comprendre et il ne faut pas compliquer le problème : mobiliser pour pouvoir redresser, maintenir la bonne attitude par le corset dans l'intervalle des exercices, créer un appareil musculaire capable en fin de compte de remplacer le corset. A ce titre l'électrisation et surtout le massage des muscles du dos peuvent rendre des services, même en dehors des cas de déviation par parésie musculaire. Il en sera question dans d'autres articles de ce traité. Quelle que soit la forme de la déviation, bon nombre d'exercices ne s'adressent pas à l'incurvation du rachis dans tel ou tel sens ; il y a une large part à faire aux exercices généraux, symétriques, à l'extension, aux mouvements destinés à augmenter la force de tous les muscles en général et de ceux du tronc en particulier ; chaque forme de déviation exigera de plus des exercices passifs et actifs asymétriques, des mouvements de latéralité.

La première chose à enseigner est la respiration nasale, ample, car tous les exercices seront toujours entrecoupés ou accompagnés de mouvements respiratoires réguliers ; il en sera question plus loin. Il faut apprendre les mouvements aux enfants graduellement, deux ou trois nouveaux à chaque séance, à mesure que les premiers sont appris et exécutés ; on commence par les plus simples, destinés surtout à rééduquer le sens musculaire, à rendre la notion subjective de la position symétrique du corps et des membres, perdue chez les scoliotiques. Les séances d'exercice ne dureront d'abord que dix minutes, car, faute d'habitude, la plupart des enfants sont au début très fatigués par les mouvements les plus anodins ; ensuite on prolongera graduellement jusqu'à une demi-heure. Mais il faudra répéter cette séance deux fois par jour, et tous les jours, et cela durant des mois et des années.

C'est dire qu'il faut faire son possible pour introduire ce traitement dans la famille, éduquer une personne de l'entourage de l'enfant, utiliser le plus possible tous les mouvements sans appareils, se servir d'appareils très simples, improvisés parfois avec le mobilier ordinaire, de façon que l'enfant s'exerce et se traite chez lui après un apprentissage fait sous la direction du médecin, à l'hôpital ou dans un gymnase.

Exercices sans appareils. — Les uns sont faits dans le décubitus dorsal ou ventral, les autres debout, mais l'enfant appuyé contre le mur ou contre un poteau, d'autres enfin sans appui ; c'est dans cet ordre qu'il faut apprendre les exercices aux enfants, car ils ne savent pas au début garder une attitude correcte debout ; le décubitus est d'ailleurs par lui-même des plus favorables au redressement des courbures. Il est utile de se servir d'un tapis sur lequel des raies indiquent l'horizontale et la verticale ; debout il est bon de faire travailler des enfants devant une glace sur laquelle on peut tendre des fils qui servent de lignes de repère, à l'exemple de Dollinger (de Budapesth).

Décubitus dorsal. — L'enfant est couché par terre, talons joints, tête droite, les épaules au même niveau, les bras le long du corps, en supination afin de ramener les omoplates en arrière en développant la poitrine ; en partant de cette position, on exécute des séries de mouvements, en alternant les différentes parties du corps ; chaque mouvement est répété de cinq à dix fois, en comptant en cadence.

Série A. — 1° Bras dans trois positions : *a*) Le long du corps en supination, *b*) en croix, *c*) sur les côtés de la tête, touchant les oreilles, aussi tendus que possible. Respirer dans chaque attitude en montant et revenir de même à la position de repos (fig. 217).

2° Lever chaque jambe tendue jusqu'à la verticale, l'autre membre immobile (fig. 205). Respirer au repos.

3° Tourner la tête de chaque côté jusqu'à coucher la joue par terre, sans entraîner les épaules, les bras en supination. Respirer au repos.

Série B. — 1° En partant de la position : poings fermés, coudes pliés, au corps, et par terre, allonger les bras dans quatre directions : le long du corps, en croix, sur les côtés de la tête, verticalement ; revenir chaque fois à la position première ; respirer au repos (fig. 218).

2° Écarter chaque jambe transversalement, genou tendu, et la ramener. Respirer au repos.

3° Fléchir la tête jusqu'au contact du menton et de la poitrine sans entraîner les épaules, revenir lentement au repos, respirer.

Série C. — 1° Tour de bras : Les bras en supination décrivent un demi-cercle par terre, deviennent parallèles sur les côtés de la tête ; l'enfant s'étire dans cette position et ramène les bras parallèlement devant lui. Inspiration pendant l'ascension des bras, expiration pendant la descente.

2° TOUR DE JAMBE : La jambe tendue est levée verticalement, portée en dehors jusqu'à terre et ramenée à sa place, tout le reste du corps immobile (fig. 219).

3° TOUR DE TÊTE : La tête est d'abord fléchie ; le menton arrivé au sternum, la tête s'incline de manière à amener l'oreille au contact de l'épaule et revient à sa position de repos par le même trajet.

Série D. — 1° S'ASSEOIR SANS S'AIDER DES BRAS, le dos droit, la tête étendue, les bras tombant, ou bien les mains croisées derrière la nuque ; se recoucher lentement sans arrondir le dos ni se cambrer, le tronc, les épaules et l'occiput touchant terre simultanément ; au début l'enfant ne peut le faire sans arrondir le dos ; on l'aide en soutenant d'une main soit l'occiput, soit le dos.

2° LEVER LES DEUX JAMBES TENDUES jusqu'à la verticale, abaisser lentement.

3° FLÉCHIR LE TRONC latéralement ; en supposant une scoliose droite, la position de la figure 224 est prise de façon que le côté incurvé réponde à la convexité dorsale. Rester dans cette position le temps de faire plusieurs inspirations et revenir à la position symétrique ; les enfants la retrouvent difficilement dans ces conditions, il faut y veiller.

Série E. — 1° S'ASSEOIR LES JAMBES RESTANT TENDUES, et fléchir dans cette position le tronc sur les cuisses. C'est un mouvement à peu près impossible à nombre d'enfants, atteints de raideur (fig. 209). Pour y arriver, l'enfant se penche un peu en arrière et revient en prenant un élan.

2° LEVER LES JAMBES JOINTES ET TENDUES, fléchir les genoux en laissant les cuisses verticales, fléchir les cuisses jointes sur la poitrine et revenir de même par terre en trois temps (fig. 220).

3° Assis par terre, les jambes étendues, EXÉCUTER UN MOUVEMENT DE ROTATION DU TRONC à droite, puis à gauche le plus loin possible, en gardant le dos vertical ; suivant le cas, on fera exécuter ce mouvement de torsion dans un seul sens seulement (1).

Série F. — 1° TOUR DE BRAS UNILATÉRAL : Le demi-cercle est décrit d'un seul bras à la fois, le second bras se mettant en mouvement quand le premier revient au repos ; le mouvement accompagné d'une respiration profonde, est fait d'un seul côté dans les cas où l'on veut développer de préférence le poumon d'un côté.

Un bras monte tandis que l'autre descend, les deux se mouvant simultanément en sens contraire ; c'est difficile pour certains enfants,

(1) Atlas de gymnastique, fig. 162.

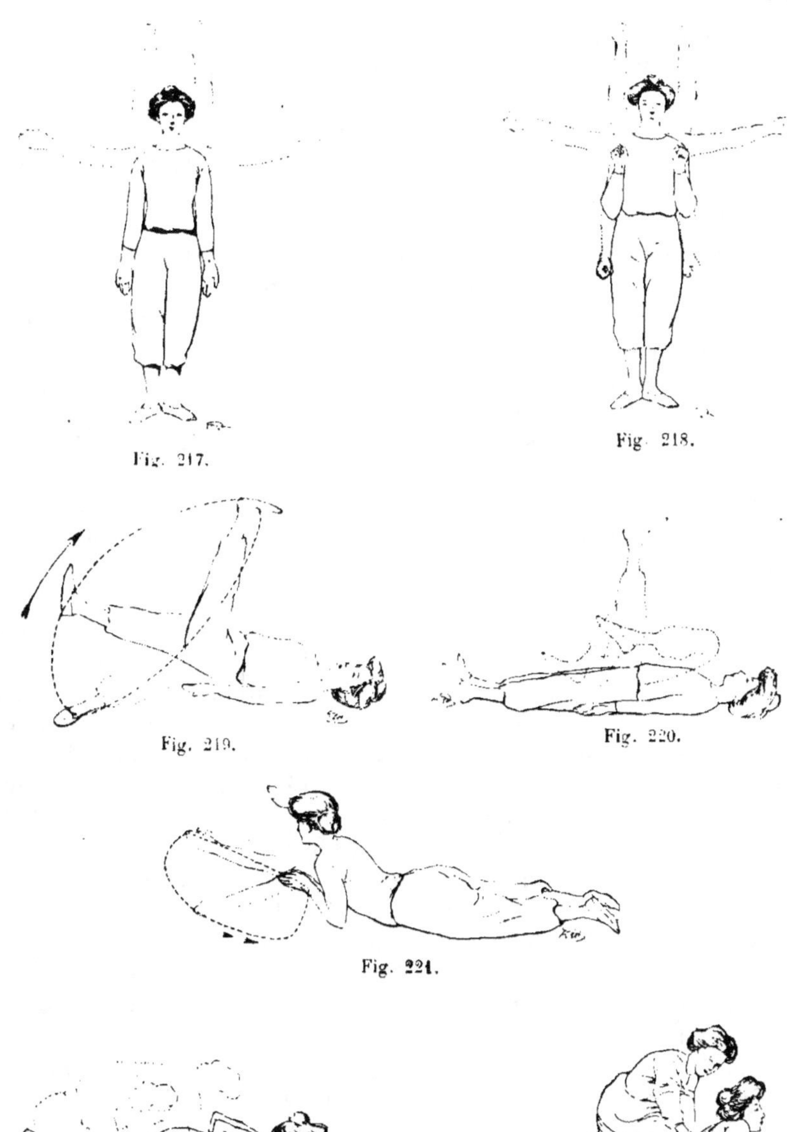

Fig. 217.

Fig. 218.

Fig. 219.

Fig. 220.

Fig. 221.

Fig. 222.

Fig. 223.

Fig. 217. — Tour de bras.
Fig. 218. — Coups de poing.
Fig. 219. — Tour de jambe.
Fig. 220. — Flexion des genoux.
Fig. 221. — Natation.
Fig. 222. — Redressement de la lordose.
Fig. 223. — Redressement de la cyphose.

d'une difficulté psychique, et par cela même utile dans bien des cas.

2º UNE JAMBE ÉTENDUE AU REPOS, l'autre fléchie, la cuisse à angle droit sur le bassin, le pied par terre ; le genou est alors écarté et tend à atteindre le sol dans l'abduction extrême.

3º ROULEMENT : Tout le corps droit, les bras le long du corps, l'enfant se roule d'une pièce comme un soliveau, sans s'aider des membres, à l'aide de « coups de reins ».

Série G. — 1º LES BRAS SONT DRESSÉS VERTICALEMENT et les paumes jointes ; ils s'écartent jusqu'au sol pendant une inspiration et se rejoignent pendant l'expiration, puis ils se croisent sur la poitrine pendant que l'expiration s'achève.

2º LES GENOUX PLIÉS sont ramenés sur la poitrine, puis les pieds remis par terre par un mouvement de va et vient.

3º LES JAMBES JOINTES sont portées à droite et à gauche alternativement au ras du sol.

Décubitus ventral. — L'enfant est couché sur le ventre, les pieds étendus, les talons joints. Il fera alternativement agir les bras et les jambes.

1º LES BRAS FORTEMENT TENDUS, SE SOULEVER UN PEU DU SOL (fig. 211), se recoucher, respirer. On permettra aux enfants atteints de cyphose totale de se soulever aussi haut qu'ils le peuvent ; au contraire, quand il y a ensellure lombaire, l'enfant quittera à peine le sol. Au début il ne fait que se soulever et se recoucher, plus tard il reste de plus en plus longtemps et dans cette position il apprend à réciter ou à chanter ; les enfants arrivent ainsi à réciter sans fatigue et sans essoufflement durant plusieurs minutes ; c'est certainement le meilleur exercice pour les muscles du dos.

2º LEVER CHAQUE JAMBE TENDUE, descendre lentement. La tête repose sur la joue droite, quand la jambe droite est levée.

3º NATATION : Les bras et les mains restent en supination, les paumes regardent le sol durant tout le mouvement circulaire, contrairement à l'attitude de la natation réelle, afin de ne pas détacher les omoplates du thorax ; les coudes ne s'appuient jamais par terre afin d'éviter l'ensellure passive, sauf dans quelques cas de cyphose lombaire. Pour se reposer, l'enfant se couche complètement (fig. 221).

4º LEVER LES DEUX JAMBES JOINTES ET TENDUES.

5º SE LEVER ET SE RECOUCHER en s'appuyant sur les mains et sur les genoux de façon que tout le tronc reste tout le temps tendu et parallèle au plancher (fig. 222).

6º TOUR DE JAMBE : La jambe tendue est levée le plus haut possible ans entraîner le corps, portée en dehors, descendue jusqu'au sol et ramenée à sa place.

7° Les mains appuyées par terre, SOULEVER LE THORAX en étendant les coudes : c'est encore un mouvement que les enfants raides ne peuvent pas faire ; chez les cyphotiques on pourra d'une main appuyer sur le dos pendant le redressement (fig. 223).

8° ALLONGER VIGOUREUSEMENT, mais sans secousses, les poings fermés dans toutes directions, en avant, en croix et en arrière ; chaque mouvement répété dans la même direction six à dix fois.

9° LEVER UNE JAMBE, plier le genou, l'étendre, revenir par terre.

10° AMENER UN BRAS TENDU EN AVANT en longeant le sol, tandis que l'autre revient d'avant en arrière ; faire ce mouvement une série de fois sans se reposer sur le sol.

Exercices debout, avec appui. — L'enfant est simplement adossé au mur, ou bien attaché au mur ou à un poteau à l'aide d'une ceinture tant qu'il ne sait pas encore se tenir droit sans s'enseller. Les trois premières séries de mouvements décrits précédemment sont répétées dans cette position. Les mouvements des jambes sont exécutés des deux côtés, mais plus souvent en levant le membre du côté de la convexité dorsale, le membre du côté de la convexité lombaire servant de support, ce qui force l'enfant à se hancher de ce côté, dans une attitude corrective de cette scoliose lombaire.

Les mouvements asymétriques du tronc sont importants ; suivant la manière dont est faite la flexion latérale, elle tend à infléchir soit la colonne dorsale, soit la colonne lombaire. Supposons une scoliose à convexité dorsale droite et à convexité lombaire gauche : les mouvements devront tendre à produire une concavité dorsale droite et une concavité lombaire gauche.

La première s'obtiendra par les positions des figures 224 et 225, la seconde par les positions des figures 226 et 227. Ces mouvements ne sont utiles que s'ils sont bien compris et bien surveillés, aussi faut-il y renoncer chez les enfants trop jeunes. Il en va de même de quelques attitudes correctives de la gymnastique suédoise ; les enfants ne les comprennent pas et il est curieux de constater sur les sujets nus combien les effets obtenus par ces attitudes, pourtant si logiquement conçues, sont éloignés des vues théoriques sur les courbures qui auraient dû se produire ; les exercices que nous venons de décrire, moins faciles à estropier et demandant quelque adresse, sont beaucoup mieux exécutés, peut-être parce qu'ils ennuient moins.

Nous avons supposé une scoliose droite ; il est évident qu'en cas de scoliose gauche les deux premiers mouvements se feraient à gauche, les deux derniers à droite.

Mouvements sans appui. — Tous les mouvements que nous

venons de décrire, appris au mur, seront faits plus tard librement, sans appui aucun, quand l'enfant sera capable de se tenir sans ensellure et d'exécuter les mouvements de latéralité en restant dans un même plan ; mais, même alors, on ne négligera pas les exercices dans le décubitus. Voici d'autres exercices exécutés debout.

1° MAINS CROISÉES DERRIÈRE LA CEINTURE DURANT L'INSPIRATION, bras fortement tendus durant l'expiration (fig. 228). Éviter l'ensellure.

2° FLEXION DU TRONC : les bras tendus appliqués sur les côtés de la tête, tenue bien droite, le tronc exécute un mouvement de flexion, qui amène les doigts au contact du sol, sans flexion des genoux ; redressement avec la même position des bras ; les mouvements de flexion sont séparés par des mouvements circulaires des bras et accompagnés de mouvements respiratoires : inspiration pendant l'ascension des bras, expiration pendant la flexion du tronc ; deuxième inspiration pendant le redressement du tronc, expiration pendant la descente des bras (fig. 229).

Pour empêcher l'ensellure durant le redressement, il faut d'une main maintenir le bassin en l'appliquant au-devant de l'épine iliaque antérieure, de l'autre appuyer fortement sur la colonne dorsale ; dans ces conditions, cet exercice est un très puissant moyen de correction de la cyphose et de la lordose.

3° S'ACCROUPIR, les bras tendus horizontalement en avant, se relever en laissant tomber les bras (fig. 230).

4° FLÉCHIR LE TRONC EN AVANT, en arrière et sur les côtés, les mains aux hanches, la tête suivant le mouvement du tronc.

5° ABDUCTION DES BRAS avec inspiration, adduction avec expiration (fig. 238).

6° LES MAINS CROISÉES derrière la nuque et les coudes écartés, baisser la tête d'abord, puis la redresser, en luttant contre les mains.

7° FENTE DE L'ESCRIME, le bras levé étant du côté de la concavité dorsale.

8° FENTE AVEC BRAS HORIZONTAUX ; les pieds sont à la distance d'un grand pas ; genou droit en avant, plié ; jambe gauche en arrière, tendue. *Premier temps :* les bras tendus se lèvent jusqu'aux épaules, dans le plan du corps ; *deuxième temps :* le genou droit est fléchi au maximum, le corps se portant en avant ; *troisième temps :* le

Fig. 224. — Exercice pour la scoliose dorsale droite.
Fig. 225. — Exercice pour la scoliose droite totale.
Fig. 226 et 227. — Exercices pour la scoliose gauche.
Fig. 228. — Inspiration pendant la flexion des coudes, expiration pendant l'extension.
Fig. 229. — Flexion et extension du tronc : plongeon droit.
Fig. 230. — Flexion et extension des membres inférieurs.
Fig. 231. — Redressement du dos cyphotique.

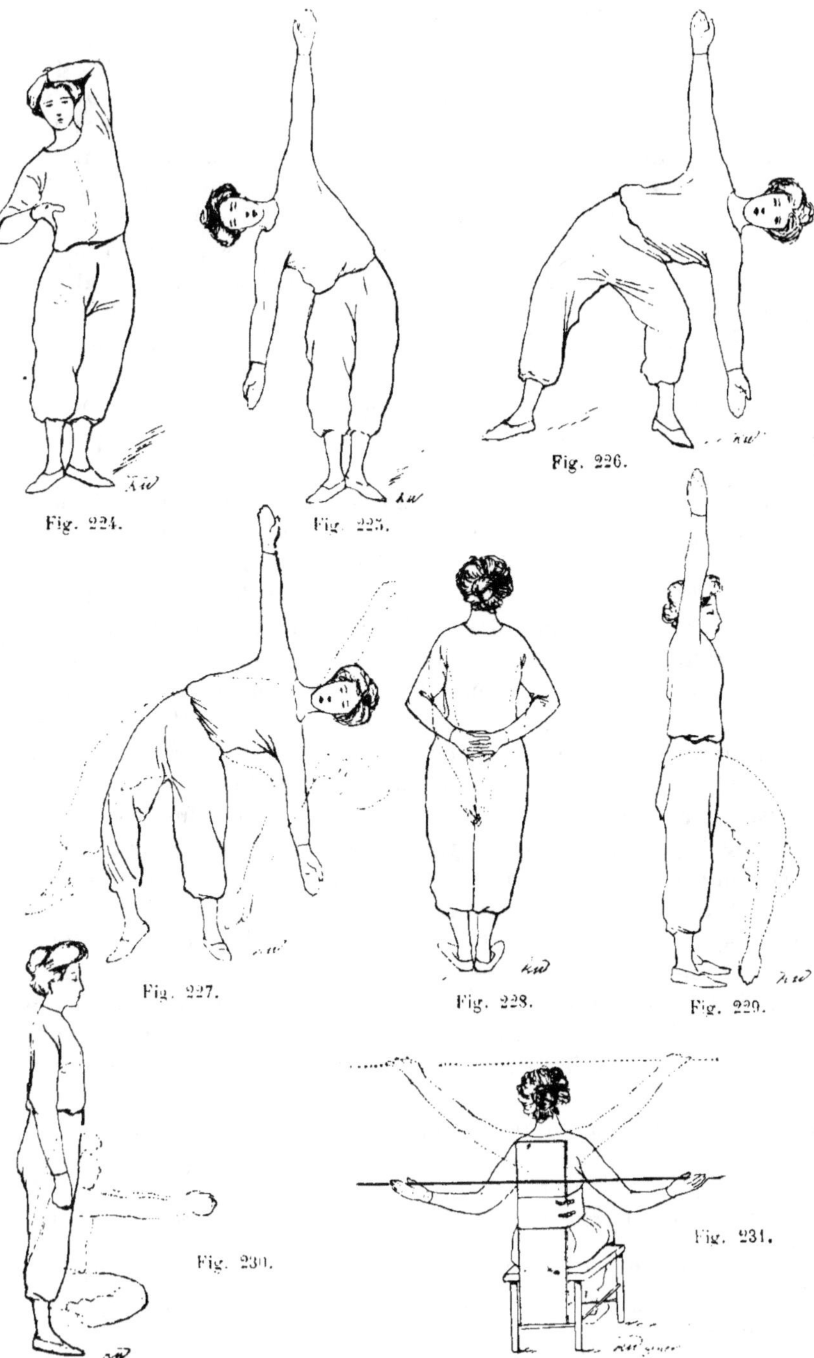

Fig. 224.

Fig. 225.

Fig. 226.

Fig. 227.

Fig. 228.

Fig. 229.

Fig. 230.

Fig. 231.

genou se redresse, le corps revient en arrière ; *quatrième temps :* les bras descendent. Cet exercice, très complet, demande la tension de tous les muscles du corps et donne une excellente attitude du dos et de la tête.

Exercices dans la station assise. — 1° Assis sur une chaise à dossier droit, l'enfant y est fixé au moyen d'une ceinture ; l'exercice du bâton fait dans cette position applique fortement le dos au dossier, reporte les épaules en arrière et redresse la cyphose et la lordose ; l'enfant arrive à la longue à faire cet exercice sans être maintenu et sans s'enseller (fig. 231).

2° Faire fléchir le tronc sur les cuisses et opposer au redressement une résistance croissante.

3° Les épaules maintenues contre le dossier au moyen des épaulières, l'enfant fléchit la tête et la redresse ensuite pendant qu'une main s'y oppose.

4° Redressement latéral du cou. En cas de scoliose cervicale droite, l'enfant appuie sa main droite sur le siège, de façon à fixer l'épaule droite ; l'aide place son poignet à la base de la nuque et fléchit la tête fortement à droite et un peu en arrière, par-dessus ce billot.

Exercices aux appareils. — Un grand nombre d'appareils ont été construits pour redresser les déviations de la taille, appareils plus ou moins compliqués et ingénieux, ceux de Zander en particulier. Ils ne sont possibles que dans des instituts de mécanothérapie et je les laisserai de côté, pour ne m'occuper que des appareils faciles à confectionner partout et utilisables dans les familles.

Suspension verticale. — Elle se fait le plus efficacement à l'aide de *l'appareil de Sayre*, car le mouvement est complètement passif, tout le poids du corps tendant à allonger la colonne vertébrale et à redresser momentanément les courbures ; il faut se garder de trop lever les épaules, mais il est utile d'en lever une plus haut que l'autre pour corriger l'attitude inverse. Depuis Beely, on a ajouté à l'extension le redressement des courbures au moyen de plusieurs cuillers placées au sommet des différentes courbures ; on a construit des appareils destinés à exercer la pression dans la direction des axes de l'ovoïde thoracique déformé ; *l'appareil de Kirmisson* (fig. 232), plus simple, suffit dans la pratique. *L'appareil de*

Fig. 232. — Appareil de Kirmisson, suspension et redressement des courbures par les cuillers de pression.

Fig. 233. — Appareil de Schmitt, suspension.

Fig. 234 et 235. — Ceinture de Tydmann ; extension active.

Fig. 236. — Appareil de Lorenz, suspension latérale. Scoliose droite dorsale.

Fig. 237. — Poteau avec ceinture et traverse : extension active.

Fig. 238. — Exercice respiratoire au poteau.

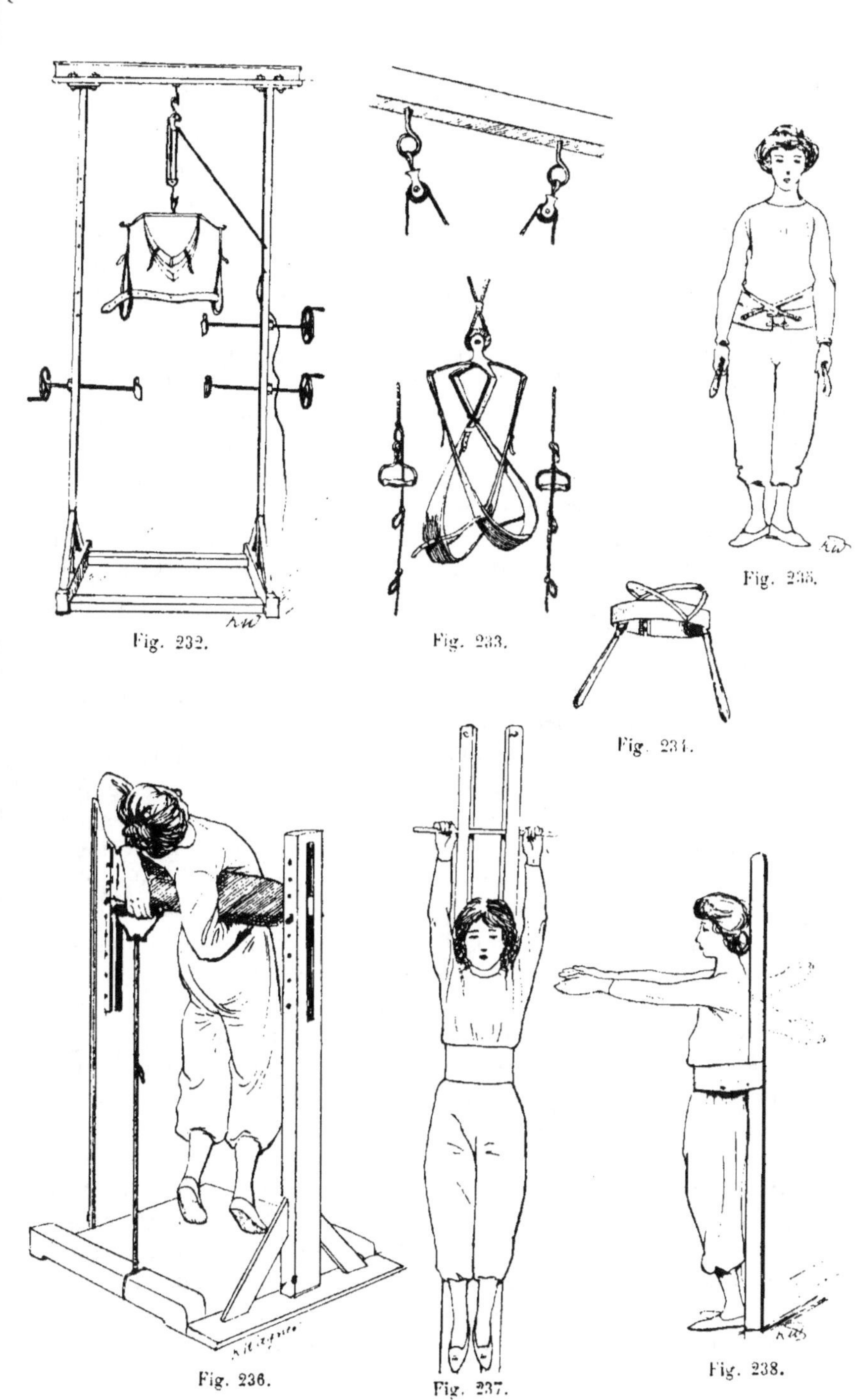

Fig. 232.

Fig. 233.

Fig. 234.

Fig. 235.

Fig. 236.

Fig. 237.

Fig. 238.

Schmitt (fig. 233, 239, 240), dans lequel l'enfant, suspendu par la tête, monte et descend en tirant lui même sur des cordes passées sur des poulies de renvoi, produit également l'extension sous une forme plus agréable à l'enfant, efficace surtout dans les déviations cervicales.

La suspension à l'échelle orthopédique, à un trapèze, aux anneaux tiendra au besoin lieu de la suspension de Sayre, mais il n'y a plus d'action sur la colonne cervicale.

Suspension latérale. — *Appareil de Lorenz* (fig. 236, 241, 242). C'est un exercice passif des plus efficaces pour corriger la déviation latérale et pour réduire en quelque sorte la déformation costale. Le professeur Lorenz va trop loin en le considérant comme le seul exercice utile à un scoliotique et il l'applique avec une violence qui transforme cette barre transversale en instrument de supplice. En allant doucement, on y habitue les enfants sans les faire souffrir et on obtient d'excellents résultats au point de vue du redressement ; mais ce redressement passif, qui n'augmente en rien les forces musculaires, doit être absolument accompagné de gymnastique générale et active.

En supposant une scoliose droite, l'enfant se place sur le seuil de l'appareil (fig. 241), saisit la poignée de la main gauche par-dessus la barre, passe la tête et le bras droit sous l'anse formée par le bras gauche et se trouve ainsi retourné, le côté droit du dos appuyé contre la barre autour de laquelle le bras droit s'enroule ; les pieds quittent alors le seuil et l'enfant se trouve suspendu, mais rien ne lui est plus facile que de remettre les pieds sur le seuil et de quitter la barre. Au début il prend simplement cette attitude et s'exerce à respirer ainsi ; puis, en raccourcissant la courroie, on l'habitue à une compression plus forte du côté ; on le soutient quand les pieds quittent le sol ; finalement il se suspend tout seul, respire largement et conserve sa position une ou deux minutes, jusqu'à cinq minutes même, quand on l'aide en appuyant sur l'épaule gauche, afin de décharger le bras gauche de l'enfant. Puis il descend, se repose en faisant une série d'exercices par terre et recommence. La barre, que l'on met à la hauteur voulue, répond à la région axillaire ; elle a 40 centimètres de périmètre ; la poignée arrive un peu au-dessous du niveau inférieur de la barre, s'il s'agit de se suspendre sur une gibbosité dorsale supérieure. On veillera à ce que l'enfant soit couché sur le sommet de la voussure, et ne se retourne ni sur le dos, ni sur le côté.

Quand il s'agit de la scoliose lombaire, l'enfant se suspend sur la région lombaire, avec une courroie beaucoup plus courte et un rouleau plus mince, de 20 à 30 centimètres de périmètre (fig. 242).

L'appareil, facile à construire, s'installe parfois dans l'encadrement d'une porte étroite, un coussin dur remplace le seuil ; un anneau amovible, fixé au plancher, supporte la courroie à poignée ; mais une

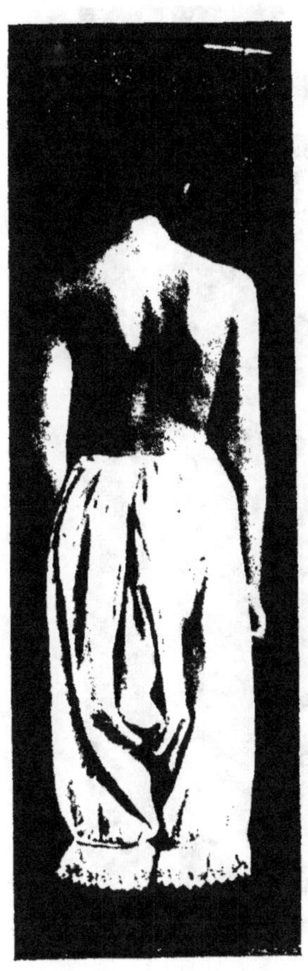

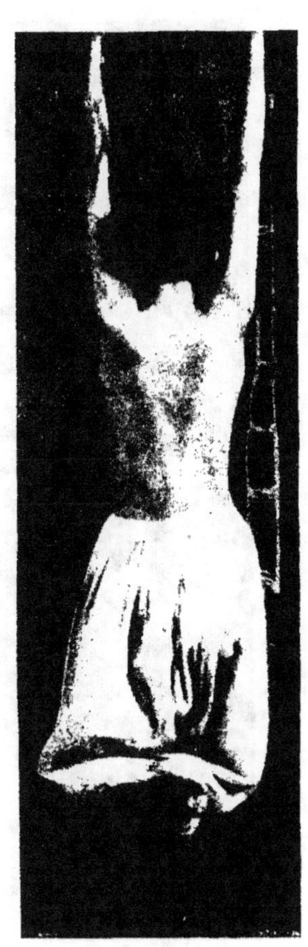

Fig. 239. — Scoliose dorsale droite principale, lombaire et cervicale gauches.

Fig. 240. — Redressement de ces courbures par la suspension dans l'appareil de Schmitt.

personne assise sur une chaise basse et tenant l'enfant par la main, peut remplacer la courroie ; c'est ce qu'il faut faire d'ailleurs quand il s'agit de jeunes enfants, qui lâchent la poignée à chaque instant et pourraient se faire du mal.

L'effet correctif obtenu par la suspension latérale de Lorenz, peut être atteint plus ou moins efficacement d'autres manières. Sur le *siège oblique de Zander-Barwell*, l'enfant est assis sur un plan incliné de telle sorte que l'ischion du côté de la concavité se trouve placé plus bas ; en même temps l'enfant appuie sa convexité dorsale contre un coussin par-dessus lequel il passe son bras, tandis que le bras du

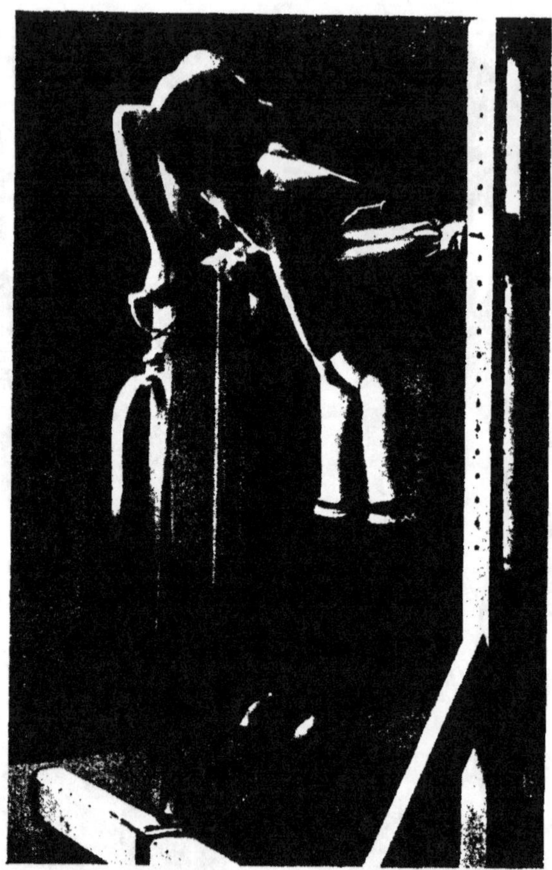

Fig. 241. — Barre de Lorenz. La même enfant que figure 239. Scoliose droite, la gibbosité dorsale appuyée sur la barre.

côté de la concavité dorsale va saisir un barreau plus ou moins haut placé. Cet appareil corrige les deux courbures simultanément, mais son action est moins énergique que celle de la barre de Lorenz ; il est vrai que la position, peu fatigante, peut être gardée longtemps.

RÉDUCTION MANUELLE DES GIBBOSITÉS (1). — C'est un procédé de redressement passif plus simple encore et très énergique. En supposant une

(1) M. NAGEOTTE, *Atlas de gymnastique*, fig. 147.

scoliose dorsale droite, lombaire gauche : 1° l'enfant se couche sur le
côté gauche (fig. 243), le thorax dépassant la table, un billot au
niveau de la gibbosité lombaire, l'aisselle sur l'épaule d'un aide assis,
qui appuie avec ses mains entre-croisées sur la gibbosité dorsale ;

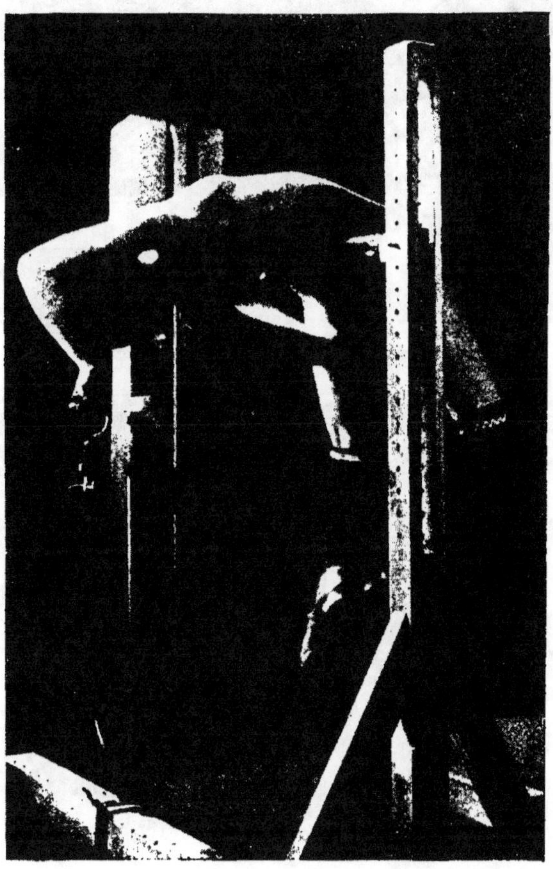

Fig. 242. — La même enfant que figure 241. Gibbosité lombaire gauche appuyée sur une
barre plus petite.

2° l'enfant se couche sur le côté droit (fig. 244), la gibbosité lombaire
est redressée par les mains de l'aide, tandis que la gibbosité dorsale
s'appuie et se redresse sur son épaule.

Extension active ; ceinture norvégienne de Tydmann
(fig. 234, 235). — La ceinture fixée autour du bassin, les petites courroies passant par-dessus les crêtes iliaques, l'enfant tire fortement

sur les pendeloques pour étendre les bras et allonge ainsi la colonne

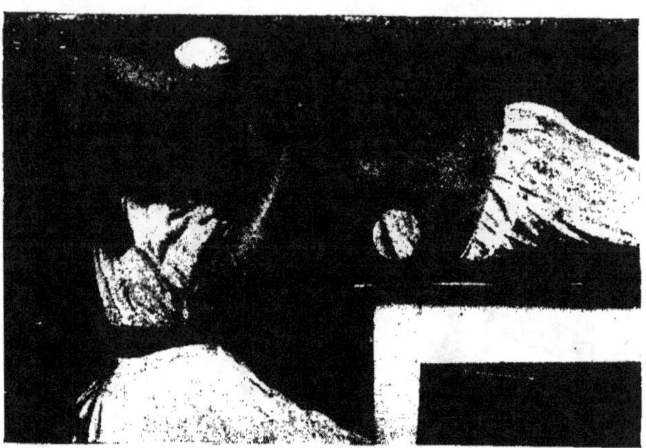

Fig. 243. — Scoliose dorsale droite.

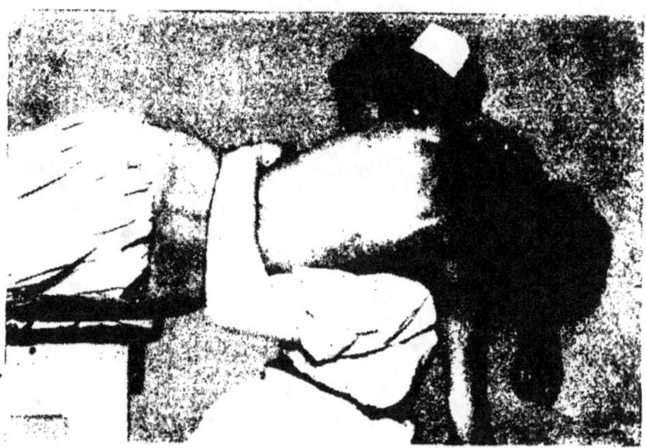

Fig. 244. — Scoliose lombaire gauche.

vertébrale. Il est bon de faire marcher l'enfant, durant cet exercice, sur la pointe des pieds.

Fig. 245. — Échelle orthopédique à planche médiane.
Fig. 246. — Échelle à traverse dorsale, pour cyphotiques.
Fig. 247. — Redressement du tronc, effort des muscles du dos.
Fig. 248. — Effort des muscles du ventre.
Fig. 249. — Surcorrection de la scoliose droite.
Fig. 250. — Siège oblique pour la scoliose lombaire.
Fig. 251. — Appareil à cordons élastiques (Whitely. Michelin).

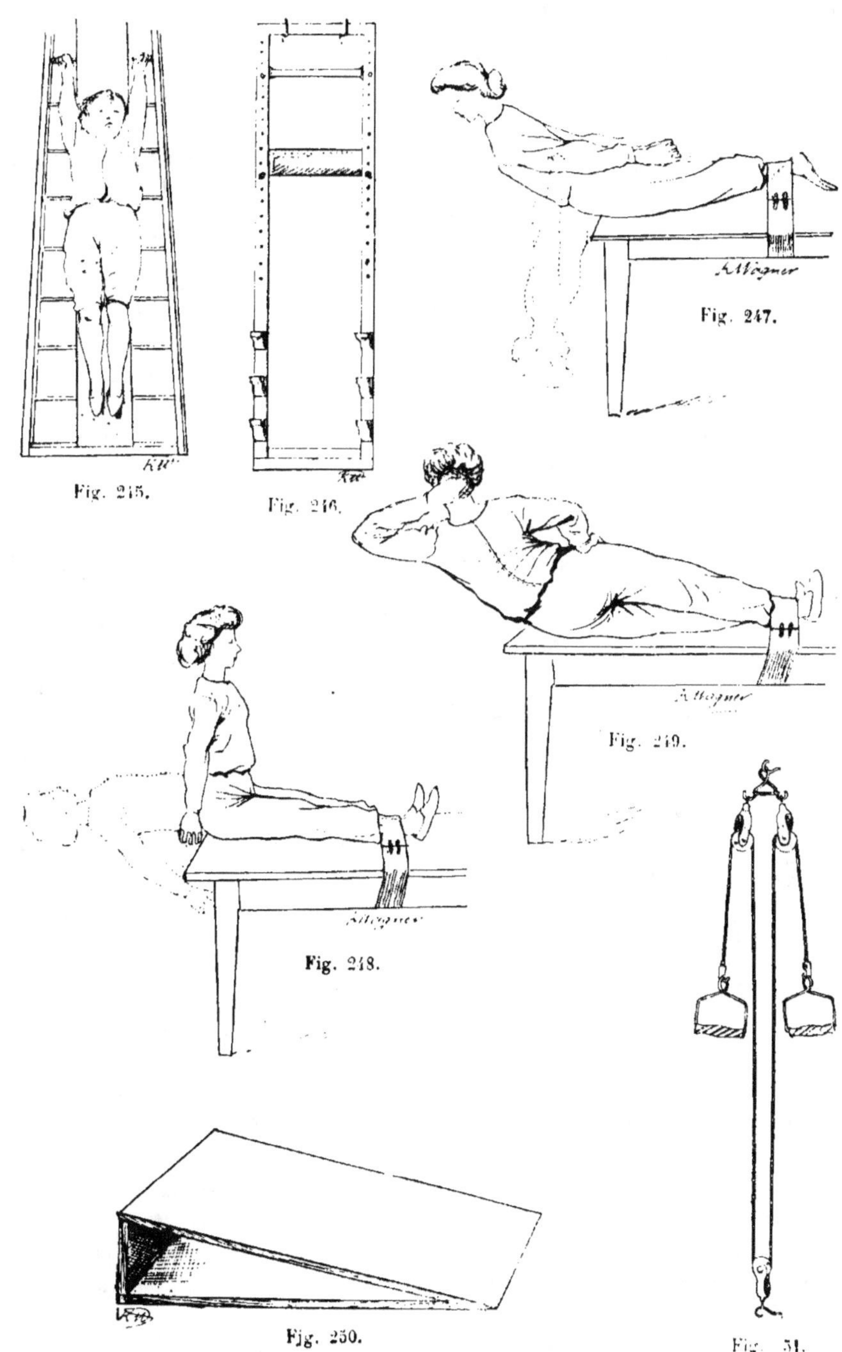

Fig. 215.

Fig. 246.

Fig. 247.

Fig. 248.

Fig. 249.

Fig. 250.

Fig. 251.

Toise orthopédique. — Le sujet se place contre une toise et s'efforce de se grandir, sans que les talons quittent le sol; le résultat de cet effort, l'extension, se traduit par l'ascension d'un curseur qui est au contact du sommet de la tête et qui glisse à frottement le long de l'échelle graduée; on peut rendre cet effort plus énergique en surchargeant le curseur d'un poids adapté à la force du sujet (d'après Lagrange).

Extension au poteau (fig. 237, 238). — En partant de la position de repos, l'enfant lève les bras tendus en décrivant une demi-circonférence, accroche les mains dans les rainures que présente la face interne des deux montants et s'allonge le plus possible en essayant de faire remonter ses doigts; il arrive ainsi à la traverse, à laquelle il se suspend; la ceinture empêche l'enfant de se cambrer et la cyphose subit un redressement énergique; on augmente la puissance de ce redressement en plaçant un coussin au sommet de la courbure cyphotique. Cet exercice est indiqué par M. Kirmisson; nous avons légèrement modifié le poteau par l'adjonction de la traverse. Le poteau sert au redressement du dos rond de la manière suivante : l'enfant fait une inspiration profonde dans la position de repos, les bras tombants; durant l'expiration, un aide, placé derrière le poteau et arc-bouté contre lui, tire les épaules de l'enfant en arrière, en redressant l'arc transversal du dos sur le coussinet.

Échelle orthopédique (fig. 245). — 1° L'enfant pose les pieds sur un échelon de chaque côté de la planche, saisit un autre échelon avec ses mains, les coudes étant fléchis; il se suspend, en posant les jambes jointes sur la planche et il descend lentement jusqu'à l'extension complète des bras; après un petit temps de suspension, il repose les pieds sur un échelon à leur portée et continue ainsi la descente.

2° Pendant la suspension, l'enfant lève les jambes étendues, soit séparément, soit jointes; les genoux pliés successivement ou joints;

3° L'ascension pourra se faire à l'aide des bras seuls, ce qui est tout à fait difficile à exécuter sur le dos.

4° L'enfant pose sur l'échelle un seul pied et il se tient avec la main du même côté, le coude étant plié et le côté du corps appliqué contre l'échelle; puis il s'éloigne de l'échelle en étendant le coude et en écartant le bras et la jambe libres, et revient à nouveau vers l'échelle; au lieu de s'écarter et de se rapprocher, l'enfant, en pliant le genou, se laisse pendre et remonte alternativement; cet exercice est fait des deux côtés ou d'un seul, suivant les besoins.

5° Derrière l'échelle, monter et descendre simplement. — Monter et descendre en posant les deux pieds simultanément sur l'échelon. Les divers exercices faits derrière l'échelle sont indiqués surtout dans la lordose.

Échelle à traverse dorsale (fig. 246 et 252). — La suspension à cette échelle est pour le cyphotique ce qu'est la suspension latérale pour le scoliotique. L'appareil qui est construit couramment, possède une traverse beaucoup trop large, si bien que toute la hauteur du dos s'y appuie et les mouvements ne peuvent se passer que dans la région lombaire; il faut réduire la largeur de la planche à 12 ou 15 centimètres. L'enfant saisit la barre pendant que ses pieds sont posés sur les marchepieds, puis il plie les genoux et arrive alors à placer son dos contre la planche; il enlève enfin ses pieds et se trouve suspendu; au début l'enfant ne se suspend pas et se contente de l'extension avec appui; plus tard, au contraire, il apprend à se balancer, ce qui

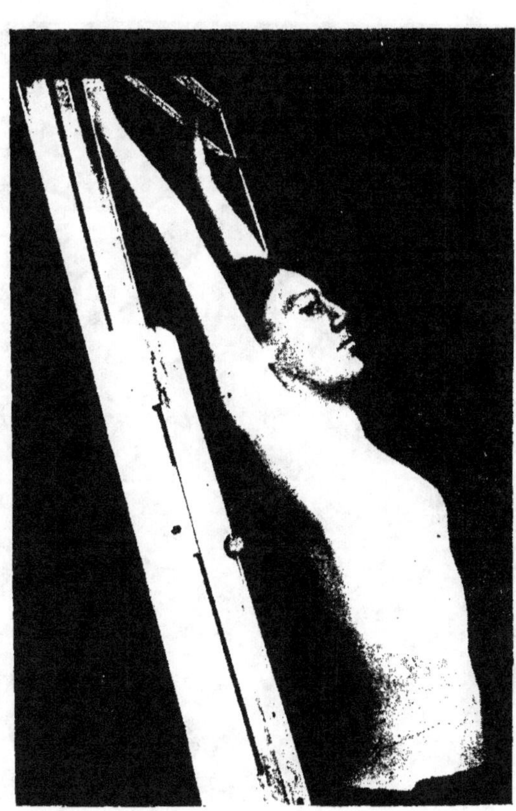

Fig. 252. — Échelle à traverse dorsale pour le redressement de la cyphose.

augmente de beaucoup la puissance de cet exercice.

Extension et flexion du tronc sur la table. — 1° Se coucher sur la table à plat ventre, les jambes étant fixées par une sangle au-dessus du cou-de-pied, le tronc dépassant la table à partir des épines iliaques, les bras tendus derrière le dos; fléchir le tronc jusqu'à la verticale, relever ensuite la tête la première et remonter lentement; pour se reposer se mettre à genoux sur la table. Quand il y a ensellure, il faut bien veiller à ce que l'extension ne dépasse pas la ligne d'horizon (fig. 247).

2º S'asseoir sur la table les jambes tendues, les bras allongés derrière le dos, la tête et le dos droits ; descendre ainsi en arrière sans se cambrer et remonter sans faire le dos rond ; il faut aider les enfants et, au début, les faire descendre très peu (fig. 248).

3º Se coucher sur le côté répondant à la concavité principale et se relever sur le côté ; l'effet du mouvement s'explique de lui-même : c'est une attitude de surcorrection de la courbure (fig. 249).

Redressement de la tête et du dos. — L'enfant, monté sur la pointe des pieds, saisit avec ses mains des perches parallèles auxquelles il est fixé par la taille au moyen d'une ceinture ; il se porte en avant autant que le permet la ceinture et une main résiste au retour en appuyant sur le dos ou sur l'occiput. Cet exercice peut se faire d'une autre manière, en faisant appuyer les mains de l'enfant au mur

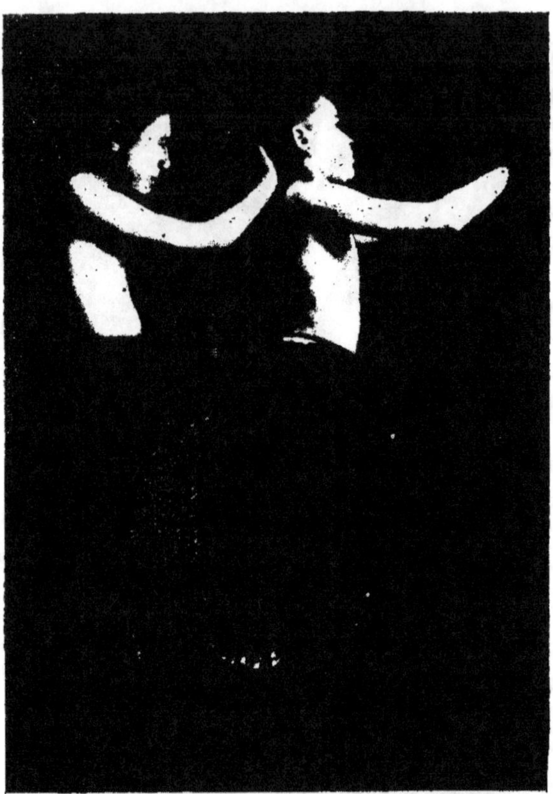

Fig. 253. — Redressement des cyphotiques, résistance appliquée à l'occiput pendant le redressement de la tête. Le même exercice se fait avec résistance au niveau de la région dorsale.

ou à une échelle ; les pieds sont éloignés du mur de la longueur des bras, les coudes sont pliés de telle sorte que le thorax se met au contact du mur ; on résiste en appuyant sur le dos ou l'occiput, tandis que l'enfant se redresse (fig. 253).

Appareil de Whitely. — L'appareil de Whitely, à cordons élastiques, permet de varier les exercices dont on peut tirer parti dans le traitement des déviations latérales (fig. 251, 254). Les enfants les font très volontiers; les cyphotiques peuvent s'en servir assis, le dos tourné à l'appareil et appuyé au dossier d'une chaise.

Il n'y a pas de règle fixe quant à l'ordre dans lequel il faut exécuter les exercices; il faut seulement songer à faire alterner les muscles qui se fatiguent dans chaque espèce de mouvements et à faire suivre les exercices pénibles par d'autres, passifs, ou ne demandant que peu d'efforts.

Au début, l'enfant ne travaille ainsi que deux ou trois quarts d'heure par jour, puis on augmente graduellement le nombre et la durée des exercices jusqu'à une heure et demie, deux heures par jour, suivant les cas, bien entendu.

Repos. — En dehors des heures consacrées aux exercices, les scoliotiques doivent se reposer dans la journée, à plusieurs reprises, plus ou moins longuement, suivant les cas et les possibilités; le repos dure en général de 15 à 30 minutes, et se place après la séance d'exercices, ou après la promenade; ce temps est utilisé pour les études. La méthode qui impose à l'enfant plusieurs heures consécutives de décubitus est préjudiciable à la santé générale.

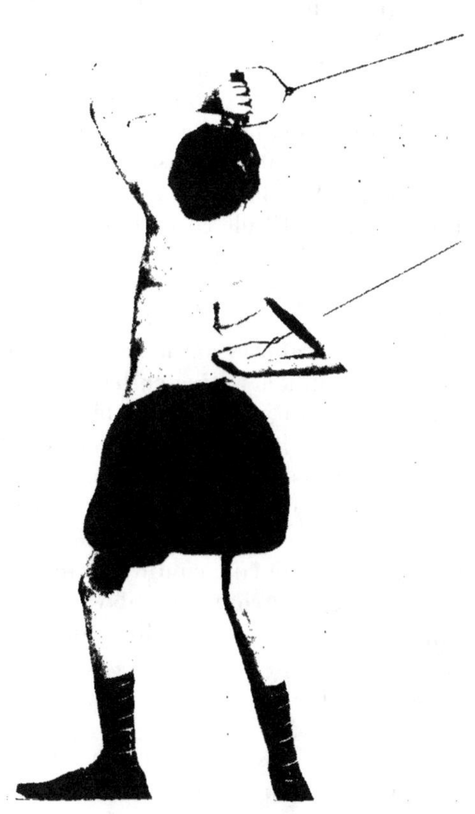

Fig. 254. — Surcorrection d'une scoliose à convexité droite.

Attitudes correctives. — DANS LE DÉCUBITUS, au lieu de rester droit, l'enfant adopte une des positions correctives que nous avons vues précédemment (fig. 224 à 227), ou bien il se couche sur le côté en plaçant un billot ou la barre de Lorenz au niveau de la gibbosité. Pour la nuit, Barwell recommande la sangle suspendue, qui se place dans le lit et sur laquelle l'enfant repose par la convexité de la déviation (1).

(1) M. Naccorti, Atlas de gymnastique, fig. 167, 168.

Siege oblique : Dans la station assise on se servira d'une planche inclinée très simple posée sur la chaise à dossier ; la planche supérieure est garnie de peluche ou de drap disposé à rebrousse-poil afin que l'enfant glisse moins (fig. 250).

Le hancher, qui est si souvent une cause de déviation lombaire, doit être utilisé dans le traitement de cette déviation ; quand il y a scoliose lombaire gauche, le sujet se tiendra sur sa jambe gauche, tandis que le genou droit est plié, ce qui fera ressortir la hanche gauche effacée ; le hancher habituel correctif est au début fatigant et incomplet, car la colonne lombaire, déviée dans un sens, ne se plie que difficilement en sens inverse et l'on voit à chaque instant le sujet retomber dans son hancher primitif ; maintenue avec persévérance, cette attitude corrective donne d'excellents résultats dans la scoliose lombaire primitive ou principale.

Corset orthopédique.

Dans les scolioses au début, au premier degré, le traitement par l'exercice suffit à redresser les déviations et à maintenir la bonne attitude acquise, à condition, bien entendu, qu'il soit continué indéfiniment, jusqu'au développement complet de l'individu.

Dans les cas plus inquiétants, on peut encore y arriver en faisant une à deux heures de gymnastique par jour, en gardant en outre le repos une heure ou deux dans la journée, en surveillant l'enfant à tous les points de vue, continuellement. On se borne alors au port d'un corset simple en coutil, bas devant, haut dans le dos et bien baleiné, muni d'épaulières, corset dit « tuteur ». Il faut qu'il soit large de poitrine, et qu'il ne serre pas la taille ; il n'a d'autre but que d'aider un peu l'enfant à se tenir droit pendant les heures qu'il passe assis ou debout.

Dans les scolioses au troisième degré, lorsqu'il y a une gibbosité, lorsque la scoliose est en voie d'accroissement, à plus forte raison lorsqu'elle s'aggrave malgré le traitement, il ne faut pas hésiter à recourir au corset orthopédique ; il maintiendra l'attitude correcte dans l'intervalle des exercices, surtout pendant la station assise, que l'on ne peut éviter. Il n'est pas possible, en effet, de supprimer les études régulières pour les enfants déviés, pendant une longue période de temps, sans grand préjudice pour leur avenir.

Nous n'allons pas passer en revue le nombre infini de corsets orthopédiques que l'on a inventés dans tous les pays ; soigneusement faits, bien surveillés et continuellement corrigés, ils peuvent tous répondre au but, qui est de maintenir dans une attitude à peu près correcte une colonne vertébrale déjà mobilisée et redressée à l'aide de la gymnastique et des appareils. Mais il ne faut pas leur demander autre chose ; il ne faut pas espérer, avec le seul secours d'un de ces appareils, empêcher le développement d'une gibbosité et à plus forte raison exercer une pression suffisante pour redresser une scoliose non mobile. On ne peut pas assimiler le redressement manuel sur l'enfant immobilisé (fig. 243) à l'effet des plaques de pression des appareils ; dans le premier cas, le point d'appui est extérieur à l'enfant, tandis que dans le second cas il est pris sur l'enfant même ; toute la question est là, car ce sont les parties les plus mobiles qui cèdent ; le thorax en entier se déplace ou se tord pour échapper à la pression, mais la bosse ne cède pas ; d'ailleurs les parties du corps, qui servent de point d'appui, ne peuvent supporter sans dommage une pression excessive. J'en reviens à ceci : le corset ne peut maintenir utilement que le dos mobilisé, qui résiste peu.

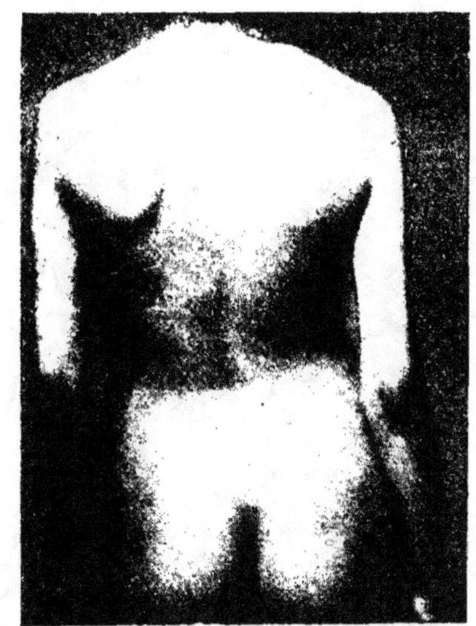

Fig. 255. — Scoliose lombo-dorsale gauche.

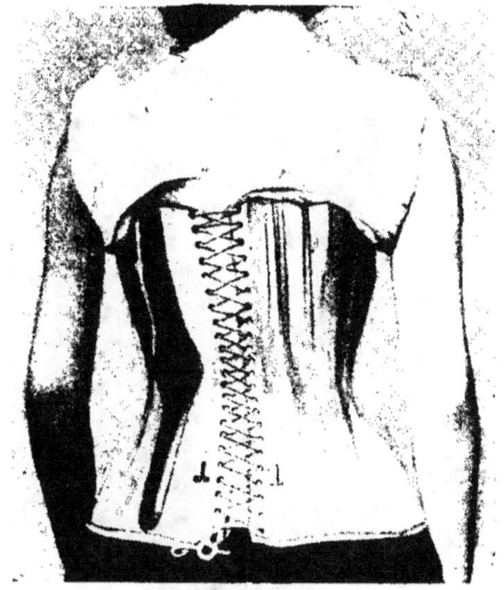

Fig. 256. — Corset en coutil muni de deux attelles en acier trempé, qui redressent la convexité lombaire.

Le **corset à attelles**, dont je me sers depuis quelques années, est le plus simple ; il suffit dans les scolioses légères, bien mobiles ; il sert surtout dans la scoliose lombaire, pour laquelle il

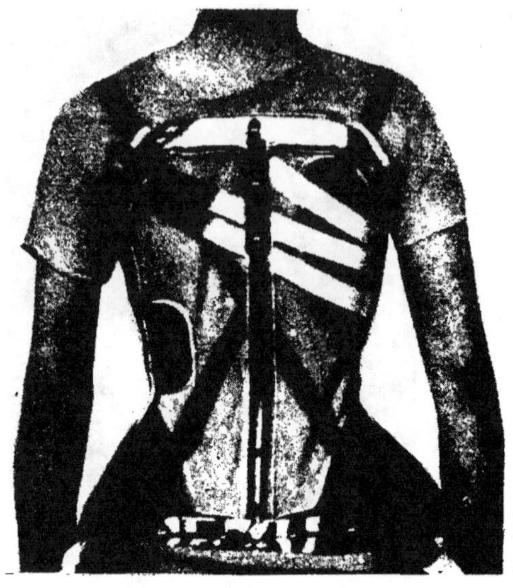

Fig. 257. — Corset pour scoliose dorsale droite, lombaire gauche avec plaques de pression au niveau des gibbosités (construit par M. Aubry).

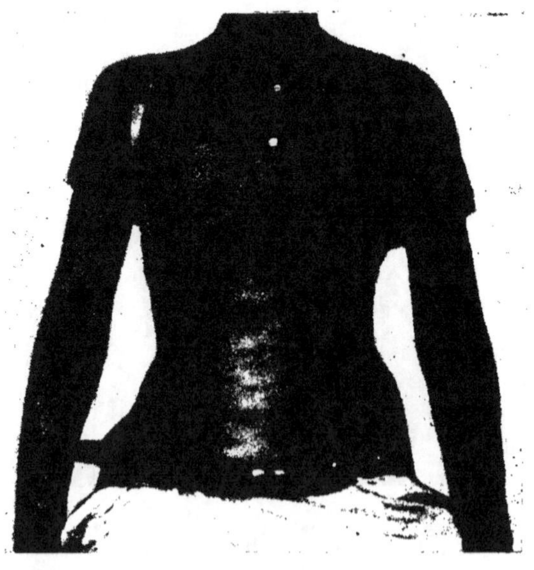

Fig. 258. — Même corset vu par sa face antérieure, plastron en cuir souple.

me semble indispensable ; c'est un corset quelconque avec un dos solidement baleiné et complètement lacé, c'est-à-dire de largeur fixe ; on élargit le corset devant au besoin. Du côté de la convexité lombaire, il est muni d'une ou de deux attelles non flexibles en acier trempé, qui suivent le contour du bassin et qui sont fortement concaves à la taille (1).

Du côté opposé, il n'y a point d'attelle, ou bien il y en a une, très peu concave à la taille et qui appuie légèrement par son extrémité supérieure (fig. 255, 256).

Le corset à plaques de pression. Il en a été fait de bien des types ; les figures 60, 61, 62 représentent celui dont je me sers habituellement ; il possède une ceinture en acier ou en cuir moulé, quand le bassin, peu développé, donne un point d'appui moins facile ; il est muni d'un tuteur

(1) M. Aubry prend généralement l'empreinte du côté de la concavité lombaire pour façonner l'attelle destinée à la convexité.

médian et de tuteurs latéraux, sur lesquels s'appuie le fléau ou demi-
cercle supérieur ; à ce dernier s'adaptent des béquillons, croissants
destinés à empêcher l'enfant de se pencher en avant hors du corset ;
ils permettent aussi de lever une épaule un peu plus que l'autre. La
poitrine est tout à fait dégagée ; le ventre au contraire est maintenu
par un plastron qui maintient
l'enfant dans l'appareil et corrige
la lordose. L'enfant ainsi fixé dans
le corset, est soumis à la pression
latérale des plaques concaves
dorsale et lombaire, qui répondent
aux courbures et aux gibbosités
principales; parfois une seule plaque
suffit ; la pression des plaques est
augmentée par le redressement du
tuteur, que l'on rapproche du plan
médian, et par la traction des sangles obliques.

Les corsets de ce type sont évidemment ceux que l'on peut porter
pendant des années avec le moins
de dommage possible, car ils gênent
la respiration au minimum. Mais
ils ne sont inoffensifs, que s'ils sont
enlevés plusieurs fois par jour, pour
permettre à l'enfant de faire les
exercices destinés à combattre les
effets nuisibles de l'immobilisation.

Le *corset en celluloïde*, amovible également, est très léger et
élégant ; il a le grave défaut de
prendre un point d'appui sur les
épaules et la partie supérieure de
la poitrine ; il est d'ailleurs d'une

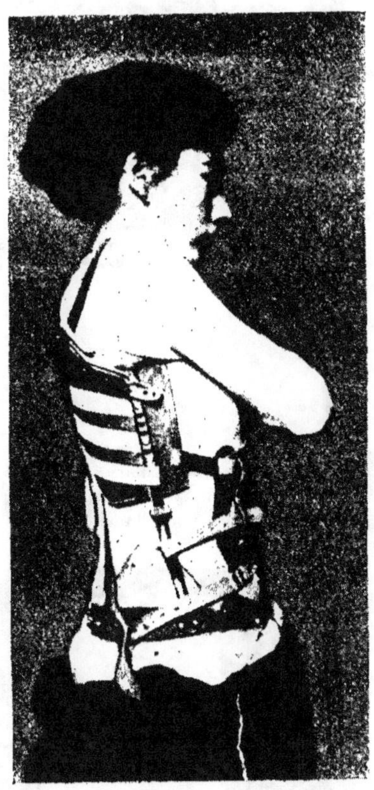

Fig. 259. — Aspect latéral du corset orthopédique, plaque de pression qui repousse
la gibbosité droite.

confection assez compliquée et ne sera sans doute jamais qu'un
appareil de luxe.

Le *corset plâtré amovible* rend de grands services dans certaines
conditions. En ville il cause plus de frais que le corset en acier, car
son prix de confection est assez élevé et il ne dure pas longtemps, ne
pouvant pas suivre l'enfant dans sa croissance, ni dans son amélioration ; il ne lui reste alors que les inconvénients de son poids, et de
la constriction circulaire du tronc.

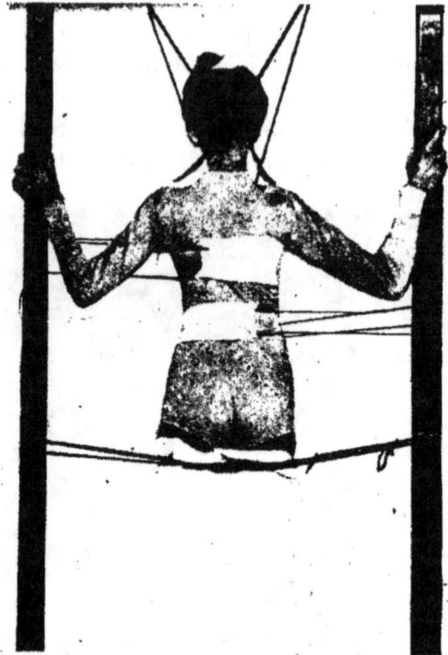

Fig. 260. — Application d'un corset plâtré, bandes de tractions qui réduisent la gibbosité dorsale droite et lombaire gauche ; la même enfant que figure 259.

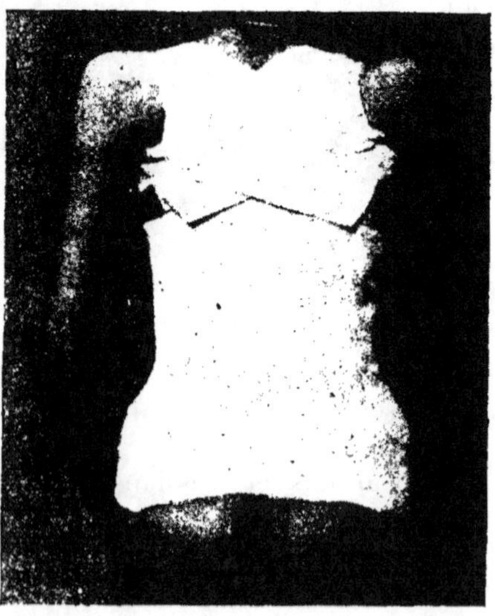

Fig. 261. — Corset plâtré terminé, muni d'épaulières en coutil.

Mais à l'hôpital, où le corset plâtré est fait par le personnel médical, à la campagne, comme corset d'attente, le corset plâtré est précieux. Pour l'appliquer, je suspens l'enfant fort peu et j'obtiens le redressement des courbures non à l'aide de l'extension, mais au moyen de bandes de traction (fig. 260, 262) ; elles produisent non seulement la réduction, mais parfois la surcorrection, le renversement des courbures ; le bassin est également fixé aux montants par des bandes. Les bandes plâtrées sont roulées comme d'habitude pour la confection du corset de Sayre, mais il les faut étroites afin qu'elles puissent passer entre les cordons, en ne laissant d'autre défaut que le trajet des cordons ; on renforce l'appareil à l'aide d'attelles faites soit en zinc perforé, soit en bois de placage. Quand le plâtre est pris, on fend l'appareil sur la ligne médiane antérieure à l'aide d'un couteau ; on a pris soin de placer au préalable une bande d'ouate sous le maillot, afin de ne pas pouvoir blesser l'enfant.

Quand l'appareil est sec, on le termine en posant sur les deux bords de la fente des bandes de cuir munies de crochets pour le laçage. On fixe enfin deux crochets sur les côtés du corset pour attacher les épaulières (fig. 261) qui empêchent l'enfant de s'appuyer sur la face antérieure de l'appareil.

Corset-ceinture (fig. 264). — Quand il n'y a qu'une scoliose lombaire, le corset peut être très bas, surcorrigeant la convexité lombaire ; l'enfant le porte quelques heures par jour, durant les heures de classe de préférence.

Le corset plâtré est remplacé tous les deux ou trois mois par un corset dans lequel le redressement est de plus en plus complet.

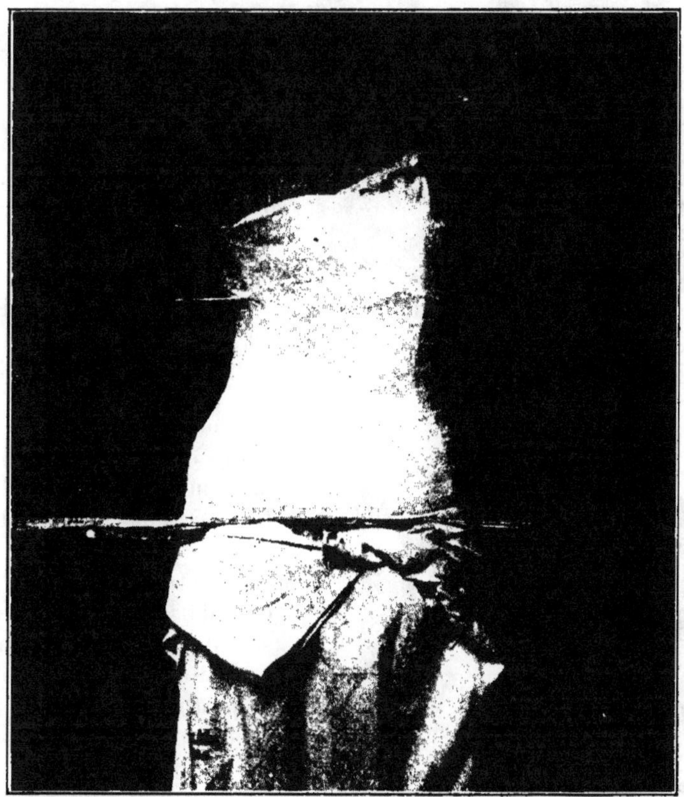

Fig. 262. — Application du corset plâtré amovible sur l'enfant représentée figure 263 : une seule bande de traction sur la gibbosité dorso-lombaire droite.

Ces divers corsets ne sont portés que pendant la journée, avec des interruptions pour les exercices, et toujours enlevés pour la nuit. Dans certains cas, on confectionne en plâtre des gouttières dans lesquelles on laisse les enfants durant la nuit, et parfois durant le jour. C'est ce qu'il m'est arrivé de faire pour des nourrissons atteints de scoliose congénitale.

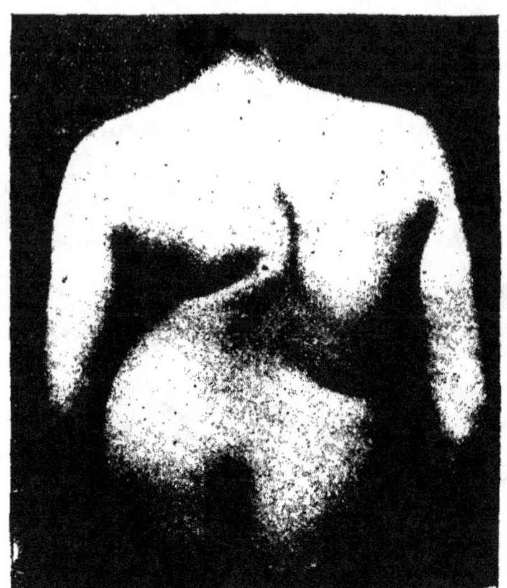

Fig. 263. — La même enfant que figure 262.

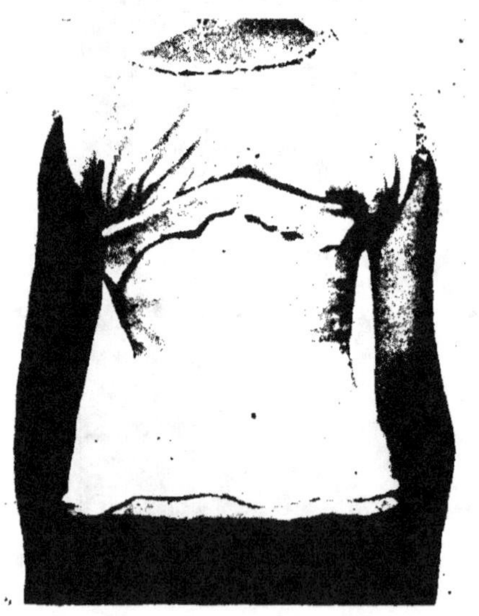

Fig. 264. — Corset-ceinture en plâtre, transformant en concavité la convexité de la scoliose lombaire gauche : la même enfant que figure 255.

Corset plâtré inamovible. — Je n'en parlerai que pour le rejeter ainsi que, l'expérience venant avec les années, je l'ai fait dans la pratique. On applique le corset de Sayre dans la suspension complète ; nous l'avons même appliqué, comme d'autres, sous chloroforme afin d'obtenir un relâchement complet des muscles et le maximum possible de redressement des courbures et de réduction des gibbosités (1). Le corset est entier, prenant le tronc depuis l'occiput jusqu'au bas du bassin et, bien entendu, serré pour exercer une pression suffisante sur les courbures.

Les enfants, les premiers jours pénibles passés, s'habituent à leur carapace d'une façon surprenante et leur figure reste bonne ; mais quand ils ont vécu là dedans six, douze, dix-huit mois, leur thorax et leur amplitude respiratoire sont pitoyables, tandis que leur dos n'est pas sauvé. On ne peut plus continuer le port du corset à cause d'un accès d'anémie, ou de troubles digestifs ou d'une grippe avec menace de tuberculose, et hors du corset le dos retombe très vite dans ses courbures anciennes. Je pense que tous les médecins ont

(1) M. NAGEOTTE, *Atlas de gymnastique*, fig. 200 à 226.

en affaire à des enfants, gravement difformes, et qui ont pourtant longtemps vécu dans le plâtre. Il ne faut pas perdre la mesure, sacrifier la santé générale à la rectitude du dos, il faut être médecin d'abord et orthopédiste ensuite.

Durée du traitement. — Le traitement des déviations est une question de temps, non de violence ; la colonne vertébrale qui se déforme doit être surveillée et soignée durant toute la période de croissance, même dans les cas bénins ; bien au delà de ce terme dans les cas qui ont été plus rebelles et chez les sujets faibles. Dans les cas favorables, le but étant d'obtenir une colonne vertébrale souple, soutenue par des muscles vigoureux, les exercices d'assouplissement seront continués indéfiniment.

Quand, au contraire, il a fallu recourir au corset, la sécurité pour l'avenir ne viendra qu'avec la perte partielle de la mobilité, d'où une conduite différente. On mobilisera et on fera porter un corset aussi longtemps que l'on constatera des progrès dans l'attitude. Plus ou moins tard, après l'arrêt de la croissance, vers quinze ans pour les uns, vers vingt ans pour d'autres, on verra l'attitude se fixer ; on cessera alors les exercices d'extension et de réduction, tout en continuant le port du corset. Quand le dos ne s'affaisse plus hors du corset, on enlève ce dernier quelques heures par jour, jusqu'à sa suppression complète, tout en continuant les exercices musculaires qui ne mobilisent pas le dos. Le but à atteindre est ici l'immobilisation relative dans la meilleure attitude possible.

Toutes les fois que l'on se départit de ces règles, on voit survenir une rechute de la scoliose ou de la cyphose ; il est commun de rencontrer des enfants qui ont été soignés à plusieurs reprises et considérés chaque fois, à tort, comme guéris.

De même ne faut-il pas espérer voir disparaître une déviation latérale par la vertu de la croissance ; la déformation s'accentue au contraire à mesure que l'enfant avance en âge ; aussi le traitement doit-il être appliqué dès que le mal est reconnu, même quand il s'agit d'un nourrisson (1). Le décubitus, le massage, la gouttière plâtrée seront utilisés dans la scoliose congénitale ou dans la scoliose rachitique précoce, jusqu'à ce qu'il soit possible de se faire comprendre des enfants, pour les mettre au régime des exercices vers l'âge de trois ou quatre ans ; le corset est applicable, surveillé de près, dès l'âge de quatre ou cinq ans ; le traitement dans ces cas durera quinze ou vingt ans et empêchera ces enfants de devenir des bossus.

---

(1) *Bulletin de la Société de Pédiatrie*, février 1908.

KINÉSITHÉRAPIE RESPIRATOIRE

(TRAITEMENT DE L'INSUFFISANCE RESPIRATOIRE)

PAR

le Dr MARIE NAGEOTTE-WILBOUCHEWITCH

Ancien interne des hôpitaux
Chargée d'un service de gymnastique orthopédique à l'hôpital des Enfants-Malades.

Les cliniciens et les hygiénistes s'occupent actuellement beaucoup de la respiration, de son insuffisance et des moyens d'y remédier ; les méthodes de culture physique, classiques depuis longtemps en Suède, la gymnastique respiratoire de Ling, commencent à s'acclimater en France. Lagrange, dans ses publications, surtout dans sa « Médication par l'exercice », a exposé, voici tantôt vingt ans, ces méthodes, d'une façon si claire et si convaincante, qu'il est inutile de redire après lui le côté théorique et physiologique de la question.

Cependant l'exploration du jeu de la cage thoracique s'est faite, jusqu'ici, d'une façon quelque peu empirique. Quand il s'agit de la taille ou du poids d'un individu, on se reporte à des tables précises, mais quand il s'agit de la respiration on juge par à peu près. En effet, pour les enfants il n'avait pas été fait de mensurations systématiques du thorax avant ces dernières années, et, pour les adultes, les travaux récents des médecins militaires ne sont pas connus ou ne sont pas assez répandus dans les livres courants ; cette ignorance a permis d'adopter, sans discussion, des notions tout à fait erronées sur le périmètre thoracique et sur l'amplitude respiratoire. Aussi faut-il, avant de s'occuper des indications thérapeutiques et du manuel opératoire, établir ce que sont à l'état normal le périmètre thoracique et l'amplitude respiratoire.

Périmètre thoracique et amplitude respiratoire.

Enfants et adolescents. — Chez l'enfant et l'adolescent, de nombreuses mensurations m'ont permis d'établir pour l'amplitude respiratoire une table qui devrait, je crois, compléter les tables d'accroissement de la taille et du poids.

La respiration costale *habituelle* des enfants est insignifiante en général, ce dont on peut se rendre compte en détournant leur attention pendant qu'on les mesure. Dans ces conditions, chez l'enfant non prévenu et non exercé, l'excursion costale varie de un quart de centimètre à 1 centimètre, et elle est tellement inégale qu'il n'est guère possible de la noter; les sujets prévenus de ce que l'on cherche ne peuvent plus se laisser aller à respirer naturellement, et cela est vrai qu'il s'agisse d'enfants ou d'adultes. Il faut donc demander à l'enfant de respirer le plus profondément possible et de faire ensuite une expiration complète.

Pour mesurer le périmètre thoracique à ces deux moments, je laisse l'enfant debout, les bras tombant naturellement; un ruban métrique est placé horizontalement, aussi haut que le permet l'aisselle, en passant par conséquent en arrière sur les omoplates, en avant sur la deuxième côte.

J'applique d'autre part le ruban métrique plus bas, toujours horizontalement, en passant par l'appendice xiphoïde, afin de juger de l'expansion des côtes inférieures, si souvent défectueuse, quelquefois, au contraire, prépondérante.

J'obtiens ainsi deux mesures, celle de la *respiration axillaire* (*r. a.*) et celle de la *respiration xiphoïdienne* (*r. x.*), l'amplitude étant la différence entre les périmètres extrêmes de l'inspiration et de l'expiration, par ex. : expir. 62 — inspir. 66 = amplit. resp. axillaire 4; expir. xiph. 58 — insp. xiph. 62 — ampl. resp. xiph. 4.

Lorsque j'ai commencé à mesurer l'amplitude respiratoire, il y a une douzaine d'années, personne ne le faisait chez les enfants, à ma connaissance, et je pense que les observations de mon Atlas de gymnastique sont les premières auxquelles soient annexées des séries de mesures thoraciques prises à ce point de vue; aussi, sans m'occuper des conseils de revision et des compagnies d'assurance, ai-je pris les mesures comme je viens de le décrire, c'est-à-dire de la manière la plus simple et avec des points de repère sur lesquels il est impossible de se tromper.

Depuis ces dernières années on mesure beaucoup la cage thoracique des enfants, en France, et comme il n'y a pas eu d'entente sur ce sujet, les mensurations sont faites très diversement: les uns font écarter les bras horizontalement comme au conseil de revision en Suisse; les autres les font même lever verticalement comme en Allemagne, afin de ne pas passer sur les omoplates. Je ferai à ces procédés un reproche commun, c'est que la position artificielle des bras et l'effort qu'elle demande gênent la respiration, surtout l'expiration; elles ont été d'ailleurs bien choisies pour mesurer le périmètre dans une phase de réplétion moyenne des poumons, mais on a eu tort de les adopter pour mesurer l'amplitude de l'excursion costale. Il est facile de s'en convaincre en essayant sur soi-même ; lorsque les bras sont préalablement levés, on ne peut plus inspirer une grande quantité d'air et lorsque, dans cette même attitude, on a cru faire une expiration complète, il suffit d'abaisser les bras pour expulser une nouvelle quantité d'air. Je n'insiste pas, ce sont des conséquences forcées de la disposition des côtes.

Comme point de repère on prend communément le mamelon, pour placer le ruban métrique immédiatement au-dessous et horizontalement ; ou bien on passe en avant à un centimètre au-dessus du mamelon, en arrière sous la pointe des omoplates, c'est là le périmètre *sub-omo-sus-mammaire* ; ou bien on passe à 1 centimètre au-dessous du mamelon, au bord inférieur du grand pectoral.

Ces mesures, commodes pour les enfants et les hommes, ne sont pas utilisables chez les jeunes filles, ni chez les femmes, à cause des seins, raison suffisante pour les rejeter quand il s'agit de médecine civile adaptée aux deux sexes. La saillie des omoplates n'est pas une cause d'erreur à laquelle on doive s'arrêter, puisque en les écartant, par l'élévation des bras, on remplace le relief osseux par un relief musculaire d'importance très variable.

Au lieu de mesurer l'amplitude avec un ruban métrique ordinaire, le Dr Rosenthal recommande l'usage du *centimètre symétrique*, composé de deux moitiés symétriques graduées de 1 à 75, réunies par les deux chiffres 1 qui sont accolés ; une double œillère placée de part et d'autre du trait de séparation des chiffres 1 sert de point de repère. Il suffit de mettre sur la crête des apophyses épineuses, ou dans le plan de cette crête, le trait de séparation des chiffres 1, et de ramener de part et d'autre de la poitrine les deux parties du ruban. Une mensuration unique peut ainsi donner des indications sur les asymétries anatomiques et fonctionnelles du thorax. Mais le centimètre symétrique, précieux dans certains cas, est une complication dont on peut se dispenser dans la pratique courante ; l'emploi de huit nombres pour exprimer la formule respiratoire axillaire et xiphoïdienne d'un sujet, et les additions qu'il faut faire pour se rendre compte de l'amplitude totale, sembleront un travail inutile dans la plupart des cas.

Il y a une différence d'amplitude considérable entre les enfants non exercés à respirer, c'est-à-dire tous les enfants quelconques à leur première mensuration, et les enfants exercés, faisant de la gymnastique ou uniquement quelques exercices respiratoires ; c'est pourquoi j'avais dressé deux tables séparées pour ces deux catégories d'enfants : la première donnant les moyennes habituelles, insuffisantes, qui sont la conséquence de la vie sédentaire et malsaine de nos enfants; la seconde (1) donnant les moyennes obtenues chez ces mêmes enfants après des mois ou des années d'exercices, moyennes que nous devons avoir pour but non d'atteindre, mais de dépasser. Cependant, si l'*amplitude* respiratoire augmente rapidement, le périmètre thoracique et son accroissement avec l'âge sont restés sensiblement les mêmes chez mes deux catégories d'enfants; c'est pourquoi je n'apporte ici que la première table, celle des enfants tels qu'ils arrivent entre nos mains. Un grand nombre d'exemples m'ont donné la conviction que le *périmètre* thoracique se développe aussi par l'exercice, mais, bien entendu, plus tardivement que l'*amplitude*, et ce fait ne pourra être démontré par des chiffres que lorsque toute une génération d'enfants aura été hygiéniquement élevée.

TABLE I. — **Amplitude respiratoire moyenne des enfants.**

AGE	TAILLE (1)	RESPIRATION AXILLAIRE r. a.	AMPLITUDE a. a.	RESPIRATION XIPHOÏDIENNE r. x.	AMPLITUDE a. x.
1	69,0	45	»	46	»
2	77,7	48	»	48	»
3	85,1	50-52	2	50-52	2
4	92,1	51-53	2	50-52	2
5	98,8	53-55	2	52-54	2
6	105,4	54-56	2	52-54	2
7	111,3	57-60	3	54-57	3
8	116,6	58-62	4	55-58	3
9	122,1	59-63	4	50-60	4
10	127,1	62-65	3	57-61	4
11	131,9	64-67	3	59-61	2
12	137,4	68-71	3	61-65	4
13	145,0	69-73	4	62-66	4
14	150,7	73-76	3	64-66	2
15	153,5	75-78	3	66-69	3
16	»	75-79	4	66-70	4

(1) En mesurant la taille de tous les enfants, en ville et à l'hôpital, j'avais constaté depuis longtemps que la table classique de Quételet donne des chiffres beaucoup trop bas pour les enfants français, et j'avais dressé une autre table d'accroissement jointe à la table d'amplitude respiratoire. M. Variot ayant, depuis, établi le même fait d'après un très grand nombre de mensurations, c'est la table de M. Variot que je donne ici pour la taille.

Le périmètre se rapporte d'ailleurs à l'âge du sujet bien plus qu'à sa taille, fait important à noter.

Les moyennes ne donnent jamais une idée suffisante et pratiquement utile, c'est pourquoi j'ai également dressé pour chaque catégorie d'enfants des tables de maxima et de minima.

(1) *Bull. de la Soc. de Pédiatrie.* 1905.

TABLE II. — **Maxima et minima**. — **Enfants** *non exercés*.

AGE	RESPIRATION AXILLAIRE								RESPIRATION XIPHOIDIENNE							
	PÉRIMÈTRES MAXIMUM ET MINIMUM et amplitudes correspondantes.				AMPLITUDES MAXIMA ET MINIMA et périmètres correspondants.				PÉRIMÈTRES MAXIMUM ET MINIMUM et amplitudes correspondantes.				AMPLITUDES MAXIMA ET MINIMA et périmètres correspondants.			
	Pér. max.	A.	P. min.	A.	Périm.	A. max.	Périm.	A. min.	P. max.	A.	P. min.	A.	Périm.	A. max.	Périm.	A. min.
3	56-57	1	45-47	2	»	»	»	»	52-53	1	43-45	2	»	»	»	»
4	55-56 1/2	1 1/2	48-51	3	49-53 1/2	4 1/2	55-56 1/2	1 1/2	53-54	1	45-46	1	49-53	4	51-52	1
5	62-64	2	51-53	2	53-57	4	51-52 1/2	1 1/2	55-58	3	46 1/2-49	2 1/2	50-54	4	54-55	1
6	60-62	2	51-52	1	52-56	4	56-57	1	57-58	1	46-49	3	49-54	5	57-58	1
7	61-63	2	52-55	3	55-60	5	59-59 1/2	1/2	61-63	2	49-52	3	55-61	6	52-52 1/2	1/2
8	62-66	4	51-53	2	61-68	7	60-62	1	61-64	3	47-52	5	51-56	5	54-55	1
9	65-67	2	56-60	4	61-67	6	65-67	2	57-60	3	52-56	4	57-64	7	58-59	1
10	75-79	4	58-60	2	59-64	5	64-65	1	69-72	3	48-49	1	57-64	7	56-57 1/2	1 1/2
11	78-86	2	52-54	2	67-74	7	75-76 1/2	1 1/2	69-72	3	48-50	2	61-68	7	68-69 1/2	1 1/2
12	83-85	2	56-58	2	65-73	8	71-72	1	77-80	3	54-59	5	65-72	7	65-66	1
13	81-84	3	55-56	1	63-73	10	55-56	1	73-78	5	54-56	2	63-70	7	59-60	1
14	82-84	2	60-62	2	70-77	7	71-72	1	74-77	3	57-60	3	69-77	8	61 1/2-62	1 1/2
15	84-86	2	60-65	5	77-84	7	77-79	2	74-76	2	57-62	5	64-71	7	70-71	1
16	83-86	3	68-73	5	72-82	10	79-80	1	78-81	3	57-71	4	64-71	7	65-65 1/2	1/2

TABLE III. — **Maxima et minima**. — **Enfants** *exercés*.

| AGE | RESPIRATION AXILLAIRE | | | | | | | | RESPIRATION XIPHOIDIENNE | | | | | | | |
| | PÉRIMÈTRES MAXIMUM ET MINIMUM et amplitudes correspondantes. | | | | AMPLITUDES MAXIMA ET MINIMA et périmètres correspondants. | | | | PÉRIMÈTRES MAXIMUM ET MINIMUM et amplitudes correspondantes. | | | | AMPLITUDES MAXIMA ET MINIMA et périmètres correspondants. | | | |
	P. max.	A.	P. min.	A.	Périm.	A. max.	Périm.	A. min.	P. max.	A.	P. min.	A.	Périm.	A. max.	Périm.	A. in.
6	62-68	6	53-57	4	62-68	6	57-59 1/2	2 1/2	54-61	7	50-54	4	54-61	7	50-52	2
7	64-70	6	53-57	4	64-70	6	55-57	2	59-63	4	50-54	4	52-57	5	52-55	3
8	70-76	6	52-56	4	70-76	6	56-58	2	64-68	4	49-54	5	58-65	7	52-54	2
9	64-68	4	55-61	6	55-61	6	62-65	3	62-66	4	51-57	6	55-61	6	54-56	2
10	68-74	6	58-62	4	61-68	7	66-67	2	64-67	3	54-58	4	57-64 1/2	7 1/2	59-61	2
11	75-79	4	59-65	6	62-71	9	67-70	3	68-72	4	56-62	6	59-67	8	61-63	2
12	81-87	6	59-64	5	67-75	8	72-75	3	72-78	6	52-55	3	66-75	9	65-67	2
13	81-84	3	61-67	6	64-72	8	76-79	3	73-78	5	55-60	5	62-70	8	67-70	3
14	81-84	3	59-65	6	75-83	8	69-70	1	78-82	4	61-68	7	61-68	7	62-64	2
15	83-88	5	65-70	5	70-77	7	70-72	2	75-78	3	59-63	4	61-71	10	61-63	2
16	83-88	5	65-71	6	79-87	8	83-86	3	76-77 1/2	1 1/2	57-63	6	69-77	8	67-70	3
17	77-83	6	66-71	5	71-88	7	73-77	4	69-74	5	59-66	7	67-74	7	65-68	3

Je ne puis dire ce qu'est l'amplitude respiratoire chez les enfants de un à trois ans, car il n'est pas possible de s'entendre avec eux pour cette exploration et l'on ne pourrait se rendre compte de l'excursion thoracique que dans l'inspiration profonde qui suit l'expiration du cri, — c'est une étude à faire. Aussi pour ces petits-là n'ai-je donné que les périmètres axillaire et xiphoïdien, qui sont souvent égaux.

Chez les rachitiques, chez les dyspeptiques à gros ventre, chez presque tous les enfants chétifs, alités, le périmètre xiphoïdien l'emporte sur l'axillaire, parfois de 3, 4 centimètres. La cage thoracique semble immobile, rien ne se soulève au niveau des côtes supérieures; dans la région xiphoïdienne, l'amplitude oscille autour d'un demi-centimètre. Seul le ventre est animé de mouvements réguliers et amples. La respiration est diaphragmatique-abdominale.

Le périmètre axillaire du thorax est de 45 centimètres à un an; il atteint 75 centimètres à quinze ans, en augmentant de 1 à 3 centimètres par an; le périmètre xiphoïdien passe de 45 ou 46 centimètres à 66 centimètres, en augmentant de 1 à 2 centimètres par an.

Chez les enfants non exercés, l'amplitude est, chez la grande majorité, de 2 centimètres; certains n'ont que 1 centimètre et les moyennes de 2 cent. 1/2 avant huit ans, 3 cent. 1/2 après huit ans sont dues à quelques cas exceptionnels d'une amplitude de 6, 7 et même 10 centimètres.

Chez les enfants exercés, l'amplitude respiratoire est augmentée du double et elle va en augmentant avec l'âge : 4 centimètres de quatre à neuf ans, 5 à 6 centimètres de dix à quinze ans; l'amplitude xiphoïdienne est également de 4 à 5 centimètres; parmi ces enfants, à l'encontre de ce qui se voit chez les enfants non exercés, un grand nombre ont une amplitude de 6 à 7 centimètres, ceux de 8 ne sont pas exceptionnels et les moyennes sont abaissées par quelques enfants raides ou chétifs, chez lesquels l'amplitude est restée à 2 ou 3 centimètres.

L'amplitude respiratoire augmente dans les deux sens, c'est-à-dire par l'inspiration et par l'expiration plus profondes; il arrive que les côtes se mobilisent d'abord dans le sens de l'expiration et qu'un enfant passe des chiffres r. a. 62-64, d'abord à 61-64, ensuite à 61-65, puis à 62-66; le premier pas, quoique fait par l'expiration, est un progrès réel parce que l'amplitude a augmenté en passant de 2 centimètres à 3 centimètres, donc la quantité d'air inspirée a augmenté également. C'est ainsi, par exemple, que la moyenne des enfants de douze ans, non exercés, est de 68-71, tandis que celle des enfants exercés du même âge est de 67-72, c'est-à-dire 5 centimètres d'amplitude au lieu de 3, gagnés aux dépens des deux temps respiratoires,

Les chiffres de M. Rosenthal, qui considère comme fréquentes des amplitudes de 7, 9 et 11 centimètres chez des enfants exercés, sont tout à fait exagérés, ou bien ils résultent d'une manière particulière de mesurer.

Chez les enfants non exercés, le périmètre axillaire est souvent de 1, 2, 3 centimètres seulement supérieur au xiphoïdien; chez les enfants exercés, c'est-à-dire à l'état normal, la différence est de 4 centimètres en général; très souvent, le périmètre axillaire dans l'expiration est égal au périmètre xiphoïdien dans l'inspiration, par exemple : respiration axillaire 62-67, respiration xiphoïdienne 58-62; mon impression est que cette formule appartient au thorax normal, c'est-à-dire artistiquement beau.

D'autre part, l'étude des tables II et III montre qu'il n'y a pas de parallélisme entre le périmètre thoracique et l'amplitude, et cela aussi bien chez les enfants non exercés que chez ceux dont la cage thoracique donne tout ce dont elle est capable; la même amplitude respiratoire peut être atteinte par deux sujets dont les périmètres diffèrent de 20 centimètres. D'une façon générale même, les petits périmètres jouissent d'une amplitude au-dessus de la moyenne, tandis que plus d'un périmètre considérable n'atteint que le minimum d'amplitude; cela se produit en particulier chez les adolescents atteints de raideur et cela concorde parfaitement avec l'observation de ces grands et larges enfants dont les poumons sont fragiles, comparés à ceux de gringalets fort résistants.

Le périmètre ne s'accroît pas non plus parallèlement à la taille : à la naissance, le périmètre multiplié par 2 (le double périmètre de la règle militaire) excède la taille de 20 centimètres environ : cette différence va diminuant graduellement jusqu'à l'âge de huit ans ; de huit à onze ans, le double périmètre est souvent égal à la taille du sujet ; à partir de cet âge et jusqu'à la fin de la croissance, le double périmètre reste inférieur à la taille de 2 à 5 centimètres. Quand la croissance en hauteur est presque ou entièrement achevée, le thorax continue à augmenter en largeur.

Adultes. — Pour les hommes de dix-huit à vingt-cinq ans, les médecins militaires de tous les pays ont soigneusement établi des tables de la taille, du poids, du périmètre et de l'amplitude thoraciques.

La *taille* moyenne en France est de 1ᵐ.65 : elle oscille entre 1ᵐ.54 et 1ᵐ.91 pour les hommes admis au régiment.

Le *poids* moyen est de 59 kilogrammes ; le chiffre du poids se rapproche souvent du nombre de centimètres qui dépassent le mètre.

Le *périmètre* moyen est de $0^m,844$. Il a été établi par le Dr Marty (1), sur un total de 10672 hommes, dont 8795 âgés de vingt et un ans, dans les conditions réglementaires, c'est-à-dire que l'on a pris la circonférence inférieure du thorax, à la base de l'appendice xiphoïde, et au-dessous du bord inférieur des grands pectoraux; les mensurations ont été faites les bras tombants et dans l'intervalle de deux respirations. Les chiffres obtenus par le Dr Marty viennent généralement à l'appui de la règle établie par le Dr Vallin, en vertu de laquelle *la circonférence thoracique doit excéder la demi-taille de $0^m,01$ pour les individus de plus de $1^m,60$ et de $0^m,02$ pour les individus plus petits*. Cependant cette formule trouvée sur une élite, constituée par les médecins stagiaires au Val-de-Grâce, ne se rapporte qu'à des individus très bien conformés et ayant terminé leur croissance, ce qui n'est pas le cas pour tous les conscrits. Lorsqu'on voulut, en 1876, l'appliquer aux conseils de revision, il se trouva un nombre excessif de jeunes gens éliminés pour insuffisance de développement de la poitrine, quoiqu'ils parussent par ailleurs bons pour le service. Aussi l'ordre fut-il aussitôt rapporté, et il n'y a plus de périmètre réglementaire en France; il devint évident que l'appréciation de la force physique basée sur le rapport du périmètre thoracique à la taille est insuffisante; cette observation concorde bien avec celle que nous venons de faire pour les enfants et les adolescents.

Le Dr Pignet (2) a alors étudié les rapports entre la taille, le périmètre et le poids et a déduit de cette étude une formule qu'il a appelée la *valeur numérique de l'homme*. Pour l'obtenir, on fait la somme du périmètre et du poids du corps, cette somme est ensuite soustraite du chiffre de la taille. Le reste de cette soustraction n'est autre que la valeur numérique. Par exemple pour un homme de $1^m,54$, dont le périmètre thoracique donne 78 centimètres et le poids 54 kilogrammes, nous faisons la somme du périmètre et du poids : $78 + 54 = 132$; nous retranchons cette somme du nombre de centimètres de la taille : $154 - 132 = 22$; la valeur numérique de cet homme est de 22.

$$154 - (78 + 54) = 22$$
Taille — (périm. + poids) = val. num.

La même valeur numérique peut appartenir à des hommes de tailles diverses, ainsi deux hommes de $1^m,54$ et de $1^m,72$ peuvent avoir tous deux la même valeur numérique 22, par ex. : $154 - (78 + 54) = 22$,

<hr>

(1) Marty, Le développement physique chez les jeunes soldats (*Ann. d'hyg. publ. et de méd. légale*, janv. 1897).

(2) Pignet, Valeur numérique de l'homme (*Arch. médicales d'Angers*, 1900).

172 — 86 + 64) = 22. Par contre, avec un même poids et un même périmètre des hommes peuvent présenter une valeur numérique très différente :

$$172 — (86 + 64) = 22$$
$$160 — (86 + 64) = 10$$
$$180 — (86 + 64) = 30$$

Un homme ayant toutes les mesures moyennes a également la valeur numérique moyenne qui est de 22.

$$165 — (84 + 59) = 22$$

La valeur numérique varie de 21 à 25 pour les soldats et le périmètre a le rôle prépondérant parmi les trois facteurs qui composent cette valeur :

V. n. au-dessous de 10 ctm.....	Constitution très forte.	
— de 11 à 20....	— bonne.	
— de 21 à 25....	— moyenne.	
— de 26 à 30....	— faible.	
Au-dessus	— très faible.	

La valeur numérique est d'autant plus faible que la constitution de l'homme est meilleure.

Dans un travail intitulé : « Les mesures du corps comme signes matériels de la robusticité probable du conscrit », le Dr Mackiewicz (1) a réuni des matériaux intéressants sur les rapports des diverses mesures corporelles. Il arrive aussi à la conclusion que, si la règle du Dr Vallin est exacte pour les hommes triés, surtout pour ceux qui ont déjà vingt-trois, vingt-quatre ans, elle n'est applicable au choix des conscrits que dans les pays qui ont un grand excédent de jeunes gens par rapport aux contingents à incorporer, et non en France. Ce qu'il importait d'établir, ce n'est pas la moyenne, mais le minimum du périmètre compatible avec une bonne santé, et l'auteur arrive aux données suivantes :

Pour les tailles de 1^m,54 à 1^m,64, tout sujet qui a à la fois un périmètre sous-pectoral inférieur à 0^m,78 et un poids inférieur à 53 kilogrammes a été trouvé mauvais ou médiocre, cette appréciation ayant été basée sur l'examen somatique, indépendamment de toute mensuration.

Taille.	Poids minim.	Périm. minim.
1^m,54 à 1^m,64........	53	0^m,78
1^m,65 à 1^m,70........	54	0^m,80
1^m,71 à 1^m,75........	56	0^m,82
1^m,76 et au-dessus.....	60	0^m,82

(1) *Le Caducée*, 18 mars 1905.

Pour déterminer le périmètre exact, le Dr Mackiewicz prend la moyenne entre le périmètre dans l'inspiration maximale et dans l'expiration complète, mais dans ses écrits il n'insiste pas sur la valeur de cette amplitude respiratoire qu'il a soigneusement notée. Il a bien voulu me communiquer ses fiches d'observations et j'y ai pu voir que, chez des milliers de jeunes gens, tels qu'ils arrivent au corps, avant tout exercice, *l'amplitude respiratoire est de 3 ou de 4 centimètres*; l'amplitude de 5 centimètres est beaucoup plus rare et les chiffres supérieurs sont exceptionnels. De plus, l'amplitude est sans rapport avec le périmètre et avec la taille; s'il y a une différence, elle est plutôt en faveur des petits périmètres, fait que nous avons déjà vu chez les enfants. D'ailleurs Sappey, qui a tout mesuré, insiste sur le manque fréquent de concordance entre la taille de l'individu et les diamètres du thorax.

L'amplitude respiratoire joue un rôle important dans la plupart des pays d'Europe. En Allemagne, les conseils de revision exigent une amplitude respiratoire d'au moins 5 centimètres ; dans le même pays, les compagnies d'assurance considèrent comme suspects, au point de vue de la santé pulmonaire, les adultes qui n'ont pas 4 centimètres d'amplitude. En Suisse, l'amplitude ne doit pas être inférieure au 1/25 de la taille, par exemple : taille $1^m,65 : 25 = 6^{cm},5$; taille $1^m,54 : 25 = 5^{cm},16$.

Le Dr Lemoine, professeur au Val-de-Grâce, a mesuré l'amplitude respiratoire d'un grand nombre de soldats, en même temps que leur taille, leur poids, leur valeur numérique ; les registres inédits qu'il a ainsi établis, et qu'il a bien voulu me permettre de consulter, sont instructifs à tous égards.

En ce qui concerne l'amplitude respiratoire, la moyenne pour 4190 hommes est de 5 centimètres, et voici comment se répartissent les amplitudes, ces données étant, comme le pense très justement le Dr Lemoine, plus utiles à connaître que les moyennes :

Amplitude.	Nombre d'hommes.	Amplitude.	Nombre d'hommes.
1	56	9	117
2	182	10	32
3	628	11	10
4	463	12	7
5	1.080	13	1
6	992	14	3
7	380	15	1
8	238		

Près de la moitié des hommes ont donc 5 ou 6 centimètres d'amplitude respiratoire maximale et l'on est en droit d'attribuer uniquement à la vie remplie d'exercices rationnels cette augmentation de l'amplitude, par rapport aux jeunes gens à peine incorporés, dont s'est occupé le Dr Mackiewicz. Le Dr Lemoine a étudié d'une part les soldats bien portants du 32e régiment d'artillerie, d'autre part les malades du Val-de-Grâce, soit entrants, soit convalescents ; la moyenne de l'amplitude est de 5 centimètres chez les deux catégories, ce qui permet de se servir des chiffres du Val-de-Grâce.

Enfin, j'ai également mesuré l'amplitude respiratoire de beaucoup d'adultes, et si le nombre de mes mensurations est restreint, par contre elles se rapportent aux deux sexes et à tous les âges : j'ai obtenu les mêmes résultats que les médecins que je viens de citer.

L'amplitude respiratoire de l'adulte non exercé est de 4 ou 5 centimètres ; les personnes habituées aux exercices, au chant, les vigoureux ont 6 et 7 centimètres ; peu d'adultes ont une amplitude de 8 ou 9 centimètres et 10 est un chiffre exceptionnel, même chez les individus exercés, dont la poitrine donne son maximum. Cela est exact, qu'il s'agisse du périmètre sub-omo-sus-mammaire, du périmètre militaire sous-pectoral ou des périmètres axillaire et xiphoïdien. C'est certainement une erreur de croire que « l'amplitude moyenne normale est de 10 centimètres » ou que « la course physiologique est de 10 à 12 centimètres » (1). Pour arriver à une pareille moyenne, il faudrait que l'amplitude supérieure à 15 centimètres fût commune.

Comme chez l'enfant, l'amplitude ne va pas croissant avec le périmètre ; ainsi l'amplitude de 10 centimètres appartient aux périmètres les plus divers qui se placent entre les extrêmes 72-82 et 94-104, la plupart étant des périmètres moyens de 83 à 85 centimètres ; il en est de même pour des amplitudes exceptionnelles comme 78-90 et 83-97. De même les amplitudes faibles de 3 et 4 centimètres appartiennent à tous les périmètres, jusqu'aux plus développés. En parcourant ces colonnes de chiffres on voit, comme pour les enfants, que ce sont surtout les petits périmètres qui se défendent, en quelque sorte, par le jeu plus ample de la cage thoracique.

Il n'y a pas, non plus, de relations entre la taille et l'amplitude respiratoire.

Volume d'air. — La mensuration extérieure de la cage thoracique est certainement le moyen le plus simple et le plus pratique pour juger de son fonctionnement. Mais on peut aussi mesurer la capacité respiratoire au moyen de divers spiromètres qui enre-

---

(1) Rosenthal. *Presse médicale*, 1904. p. 130 et 178.

gistrent directement le volume de l'air expiré. Pour l'adulte, dont la capacité totale est 4 ou 5 litres, la différence entre l'inspiration et l'expiration maximales est de 3 litres 1/2, 1 litre 1/2 restant toujours dans le poumon sous forme d'air résiduel ; mais la respiration ordinaire ne porte que sur 1/2 litre d'air. Pour les enfants exercés, j'ai trouvé les chiffres suivants :

6 à 8 ans...............	3/4 à 1 litre 1/4
8 à 10 ans...............	1 litre 1/4 à 1 litre 1/2
10 à 14 ans...............	1 litre 1/2 à 2 litres
14 à 16 ans...............	2 litres à 2 litres 1/2

Ce procédé, plus scientifique, est beaucoup moins maniable que la mensuration simple ; on ne peut partout transporter le spiromètre ; on ne peut pas s'en servir chez de jeunes enfants ; il faut d'ailleurs toujours plusieurs épreuves pour obtenir un résultat sûr, pour apprendre au sujet à ne pas expirer à côté de l'embouchure, pour obtenir le maximum d'inspiration et d'expiration ; de plus, l'emploi du spiromètre nécessite l'attention du sujet, or l'attention exerce une action inhibitoire sur la respiration.

Gréhant a établi que l'inspiration de 500 centimètres cubes ventile le poumon mieux que deux inspirations successives de 300 c. c. (en tout 600) ; si donc l'accélération est une nécessité quand la respiration ne peut pas s'amplifier, elle ne compense pas le défaut de profondeur de l'inspiration ; — la clinique confirme absolument ces données expérimentales.

Diagnostic de l'insuffisance respiratoire.

Nous dirons qu'il y a insuffisance respiratoire absolue, quand un enfant n'atteint pas au moins l'amplitude moyenne correspondante à son âge, quand un adulte a une amplitude inférieure à 5 centimètres ; mais, tout en atteignant ces moyennes, l'amplitude est encore insuffisante toutes les fois que l'exercice est capable de l'augmenter.

L'insuffisance peut être générale, portant également sur les divers territoires costaux, atteignant les deux poumons ; elle peut être partielle ou du moins prépondérante dans la région costale supérieure ou inférieure ; elle peut, enfin, atteindre un côté du poumon plus que l'autre, ce qui est fréquent dans les affections pleuro-pulmonaires. L'inspection du thorax, la mensuration avec le centimètre symétrique permettront de reconnaître ces détails importants. L'auscultation est indispensable pour établir la topographie de l'insuffisance et pour suivre les progrès du traitement dans ces cas.

L'*insuffisance diaphragmatique* attire moins l'attention, elle doit être recherchée et combattue et M. Rosenthal insiste avec raison sur cette question ; le syndrome insuffisance du diaphragme se présente ainsi, d'après Rosenthal : « Les dernières côtes, immobiles, paraissent privées de leur jeu physiologique, l'espace intercostal est invariable. Si le sujet est examiné dans le décubitus dorsal, on constate une immobilité presque complète de la paroi abdominale ; la main, posée à plat sur le ventre, ne sent aucune impulsion inspiratoire appréciable ; les vibrations thoraciques sont atténuées à la base du thorax. A la percussion des bases, on trouve le son obscur, presque submat ; à l'auscultation, le murmure vésiculaire est difficile à percevoir. Ces signes forment parfois un syndrome pseudo-pleurétique ; à l'examen aux rayons Röntgen les deux poumons donnent des tons clairs, la voûte du diaphragme se détache nettement avec sa surélévation physiologique à droite, mais la course est restreinte, et ne rappelle plus l'étendue physiologique, qui peut dépasser la sixième côte en haut et la neuvième en bas. Lorsqu'elle est aidée par le décubitus dorsal, l'insuffisance diaphragmatique laisse souvent s'établir la congestion des bases, d'où bronchopneumonie hypostatique. »

Le diaphragme fonctionne de deux manières : 1° en prenant point d'appui sur les côtes et en abaissant les viscères, 2° en prenant point d'appui sur les viscères et en soulevant les côtes.

Dans le premier cas, il allonge le diamètre vertical de la cage thoracique ; c'est la respiration diaphragmatique proprement dite, celle qui fait le ventre bomber dans l'inspiration et se creuser dans l'expiration ; c'est la respiration des petits enfants, des enfants à gros ventre, de ceux dont la cage thoracique est déformée, rachitique, rétrécie, en entonnoir ; c'est aussi celle des sujets dont le thorax est immobilisé dans un corset inextensible. Sayre l'avait fort bien vu en appliquant le corset plâtré. Le diaphragme s'abaisse alors au maximum, le bas-ventre, le périnée et l'anus sont animés de mouvements d'expansion correspondant à l'abaissement du diaphragme pendant l'inspiration ; ce mode respiratoire est tellement essentiel dans ces cas que la suffocation peut survenir quand on y met obstacle en refoulant le périnée avec la main.

Cette respiration *diaphragmatique-abdominale* est aussi très nette dans la station assise chez les enfants qui travaillent les bras appuyés, les épaules immobilisées, le thorax suspendu en quelque sorte à la table ; le diaphragme a alors un bon point d'appui sur les côtes inférieures.

Au contraire quand, dans la station assise, le corps est redressé et le dos appuyé à un dossier, le ventre est plat et la respiration diaphragmatique-abdominale est à peine possible ; de même dans la station debout, car les viscères sont aussi bas que possible et le diaphragme ne peut pas les abaisser davantage.

La respiration *diaphragmatique-costale* a lieu quand les viscères sont immobilisés ; le diaphragme prend dans ce cas point d'appui par le centre phrénique sur la masse viscérale qui est immobilisée par la contraction des muscles de l'abdomen ; il soulève les côtes en les écartant ; le thorax alors se dilate par l'élévation des fausses côtes ; il y a augmentation du diamètre transversal et du diamètre antéro-postérieur. À l'état normal, dans la respiration calme, le diaphragme agit de ces deux manières simultanément ; de convexe, il tend à devenir plan ; sa partie centrale s'abaisse, tandis que sa partie périphérique remonte en élevant les côtes.

L'étude des mensurations et les autres modes d'investigation que nous venons d'exposer conduisent à cette conclusion que l'amplitude respiratoire est artificiellement réduite, chez un très grand nombre d'enfants et d'adultes, par l'attitude défectueuse et l'immobilité conservées pendant l'étude, les travaux d'aiguille, divers métiers, les professions sédentaires. Il ne faudrait pas croire que nous demandons l'exagération de la fonction respiratoire dans un but thérapeutique, il ne s'agit que d'arriver à l'amplitude normale. La respiration habituelle de l'individu au repos sera toujours inférieure aux chiffres que nous avons établis, mais il faut que le jeu ample de la cage thoracique soit possible, qu'il se produise aussitôt qu'il est utile.

La preuve de l'insuffisance habituelle est en ceci, que ceux qui respirent superficiellement poussent de temps en temps de profonds soupirs pour se désasphyxier ; elle est en ceci, que les enfants et les adultes actifs et solides ont une amplitude considérable, quel que soit leur périmètre ; en ceci enfin, que l'amplitude respiratoire peut doubler en peu de jours et, en l'absence de tout autre traitement, animer le teint et changer l'état général. Qu'est-ce à dire, sinon que la respiration est revenue à ce qu'elle aurait dû être, que la cage thoracique a donné, sitôt sollicitée, le travail qu'elle était destinée à fournir.

Indications thérapeutiques.

L'insuffisance respiratoire est donc un défaut extrèmement répandu, presque général, et il faut le combattre énergiquement, donner à la gymnastique respiratoire la première place dans l'éducation physique des enfants, des jeunes gens, des soldats, dans l'hygiène habituelle de tout le monde.

Mais, en dehors de cette règle générale, pour un grand nombre d'individus ce n'est plus simplement de l'hygiène raisonnable, mais bien un traitement urgent.

Insuffisance par obstruction nasale, respiration buccale. — En premier lieu sont ceux qui ont de l'obstruction nasale et qui vivent la bouche ouverte; il faut évidemment commencer par enlever l'obstacle, quand il y en a un. Mais ceci fait, qu'il s'agisse de végétations adénoïdes, de polypes, de grosses amygdales, la cause de la respiration nasale n'est pas encore gagnée; beaucoup d'opérés gardent la respiration buccale ou bien ils ouvrent la bouche au moindre effort. Rosenthal recommande, pour se rendre compte de la perméabilité du nez, l'épreuve suivante que je résume : « faire respirer le sujet exclusivement par le nez une vingtaine de fois ; les premières respirations semblent normales, vers la quatrième le facies se trouble, la congestion de la face se montre, bientôt suivie d'une légère cyanose ; à ce moment le sujet entr'ouvre involontairement et imperceptiblement la bouche et continue à respirer selon le *type mixte bucco-nasal*, qui n'a pas attiré l'attention des auteurs ».

Tous ces sujets ont une respiration extrèmement réduite et qui reste telle après l'opération fort longtemps, si on ne s'en occupe pas, ce qui est encore le cas trop souvent. On est trompé par le fait que ces sujets n'ouvrent pas forcément la bouche de nuit, ni de jour quand ils sont au repos; ils le font seulement à l'occasion d'un effort ; ils ont de la dyspnée d'effort. Les exercices dans ces cas agissent avec une rapidité remarquable, l'amplitude augmente de plusieurs centimètres dans l'espace d'une huitaine de jours; la respiration devient nasale complètement ; c'est alors seulement qu'apparaît tout le bénéfice de l'opération.

Insuffisance avec respiration nasale. — Un autre type est constitué par les sujets qui s'asphyxient sans résister, sans ouvrir la bouche comme le font, avec raison, les précédents. Ce sont souvent des enfants intelligents qui ferment la bouche soit par sens esthétique, soit par obéissance, au lieu de se laisser aller à l'instinct de la conservation. Leur respiration est toujours nasale, aussi bien de jour que de nuit, et ce n'est pas la respiration qui attire l'attention, c'est la tenue défectueuse, la cyphose, la poitrine en creux, ou bien quelques troubles de la santé générale; on constate alors, mètre en main, que ces sujets ont une amplitude *maximale* de 1 à 2 centimètres.

Avant d'aller plus loin dans la thérapeutique, c'est cette asphyxie chronique qu'il faut supprimer du tableau clinique, et bien souvent cela suffira pour réparer tout le mal. Il s'agit dans ces cas d'*anciens adénoïdiens*, ou de sujets atteints de *raideur juvénile* (1), ou en général d'enfants affaiblis.

Anémie. — L'insuffisance respiratoire est fréquente chez les fillettes anémiques et le bon effet des exercices respiratoires nous a semblé indéniable, à condition de veiller à ce que l'enfant ne fasse que modérément les exercices du tronc et des membres ; ce n'est pas un traitement suffisant, c'est un adjuvant du traitement médical de l'anémie.

Impaludisme. — De tous les groupes de jeunes gens étudiés par le Dʳ Lemoine au Val-de-Grâce, ce sont les impaludiques qui ont l'amplitude respiratoire moyenne la plus faible ; elle est au-dessous de celle des pleurétiques, et n'atteint que 2 centimètres et demi.

Les alités, les convalescents. — L'insuffisance respiratoire est un danger pour les alités atteints d'affections prolongées, comme la tuberculose osseuse ou l'ostéomyélite ; pour ceux dont la convalescence de quelque maladie aiguë exige un séjour prolongé au lit. J'ai parlé ailleurs de l'hygiène des alités au point de vue des exercices (2) ; j'insiste seulement sur la gymnastique respiratoire que tous les convalescents devraient faire car, ne bougeant pas, ils se laissent aller à consommer un minimum d'air ; ils se déshabituent de mouvoir leur cage thoracique, dont les muscles s'affaiblissent, et cette insuffisance respiratoire devient à son tour une des causes qui prolongent la convalescence, en plaçant ainsi le malade dans un cercle vicieux.

Affections pleuro-pulmonaires. — Les enfants et les adultes qui ont eu des affections pulmonaires ou pleurales appartiennent encore au type des résignés ; leur respiration est nasale et l'insuffisance respiratoire demande à être recherchée ; elle ne fait presque jamais défaut, qu'il y ait eu bronchite, pneumonie, coqueluche, adénopathie et, avant tout, pleurésie. Même la plus légère pleurésie sèche guérie laisse une diminution d'amplitude de plusieurs centimètres et cette diminution peut être constatée plusieurs mois plus tard, si on n'a pas lutté contre elle. Au Val-de-Grâce, c'est chez des pleurétiques guéris que le Dʳ Lemoine a trouvé les chiffres les plus faibles, souvent 1 centimètre et demi ou 2 centimètres. Quant à la pleurésie avec épanchement séreux et surtout purulent, elle entraîne la rétraction plus ou moins grave de la plèvre et souvent une déformation de la cage thoracique ; les exercices respiratoires doivent lutter, plus ou moins victorieusement suivant les cas, contre les suites toujours sérieuses de cette diminution de la fonction

(1) Voy. p. 345.
(2) M. NAGEOTTE. Atlas de gymnastique. p. 312.

respiratoire. C'est dans ces cas surtout que le centimètre symétrique aidera à suivre les effets du traitement.

Tuberculose pulmonaire au début. — Elle est justiciable du traitement par la gymnastique respiratoire prudemment appliquée. M. Rosenthal a particulièrement étudié cette question et a posé les règles du traitement chez ces malades. La respiration sera faite au repos, non accompagnée d'exercices actifs, les exercices passifs même étant introduits graduellement. L'exercice doit s'adresser d'abord aux parties saines du poumon, en respectant les régions malades ; c'est-à-dire que, dans la tuberculose d'un sommet, on éduquera d'abord la respiration diaphragmatique, en ayant soin de maintenir immobile le bras du côté malade afin de restreindre au possible l'ampliation de ce côté. On pourra plus tard faire des mouvements passifs du bras du côté sain ; au bout de quelques mois on les étendra au bras du côté atteint. C'est surtout comme méthode corroborant la cure du sanatorium qu'il faut considérer la rééducation respiratoire chez les tuberculeux (1).

Asthme. — Les asthmatiques bénéficient souvent, sinon toujours, de la rééducation respiratoire. Chez eux, il ne s'agit plus d'amplifier la respiration, mais de rendre le jeu thoracique plus facile en mobilisant toutes les articulations vertébrales et costales, et d'éduquer les mouvements et les muscles de l'*expiration*, qui est toujours incomplète. Les enfants asthmatiques se trouvent admirablement des exercices spéciaux, au point que quelques-uns semblent presque guéris sous l'influence de la discipline respiratoire.

Pseudo-hypertrophie du cœur de croissance. — Les travaux de Potain et Vaquez ont montré que ce syndrome clinique était dû à la disproportion entre le cœur de volume normal et le thorax anormalement étroit ; c'est le développement du thorax par son fonctionnement régulier, par la gymnastique respiratoire, qui constitue le traitement logique de cette maladie de croissance. J'ai constaté plus d'une fois une amélioration considérable des phénomènes morbides, des palpitations, de la dyspnée, surtout dans les cas où la raideur juvénile ne venait pas apporter un obstacle sérieux au traitement.

Porteurs de corsets orthopédiques. — Ils ne peuvent se passer de la gymnastique respiratoire, c'est ce qu'on oublie malheureusement trop ; un corset n'est admissible que si ses mauvais effets, au point de vue de l'insuffisance respiratoire, sont réparés par des exercices appropriés. J'ai maintes fois mesuré des enfants qui portent un

(1) ROSENTHAL, *Presse médicale*, 1907, n° 64.

corset d'attitude en coutil baleiné, plein devant, muni de bandes
élastiques destinées à permettre l'expansion respiratoire; mais la
respiration ne lutte pas contre les élastiques, l'*amplitude maximale*
axillaire et xiphoïdienne descend à un centimètre et au-dessous. Les
enfants qui sortent d'un corset plâtré inamovible sont dans le même
état avec un demi-centimètre à 1 centimètre d'amplitude; quand ils
ont porté des corsets pendant plusieurs mois, il faut d'autres mois pour
leur rendre 3 à 4 centimètres d'amplitude. Tous ces enfants respirent
à l'aide du diaphragme, juste assez pour vivre. Même chez les enfants
pourvus d'un corset orthopédique à tuteurs, laissant la poitrine
complètement libre, l'immobilisation du dos, les plaques de pression
latérales tendent à diminuer l'amplitude respiratoire. Aussitôt qu'on
néglige de s'occuper de leur respiration, on voit des enfants de douze
à quinze ans se réduire à une excursion de 2 à 3 centimètres, tandis
qu'il faut qu'ils en aient 5 à 6. C'est là une question capitale;
c'est pour cela qu'il faut être avare de corsets inamovibles, surtout dans les villes, où le peu d'air que l'enfant prend est vicié.
C'est pour cela aussi qu'un corset amovible, même lorsqu'il laisse la
poitrine sans compression directe, n'est inoffensif au point de vue
de la santé générale que s'il est enlevé régulièrement pour permettre
les exercices respiratoires : on verra, en persévérant ainsi, la respiration se maintenir pendant des années à une amplitude de 4 à
6 centimètres, dans les cas fréquents où il n'est pas possible de
redresser un enfant sans corset.

Malformations du thorax. — Pour les sujets dont la poitrine
est déformée, il n'y a pas de question plus importante que celle
de la respiration; elle est toujours et forcément défectueuse, qu'il
s'agisse du mal de Pott et de la scoliose grave, ou bien des déformations rachitiques auxquelles on prête trop peu d'attention, à ce
point de vue spécial : la poitrine de poulet, le thorax aplati et
infundibuliforme, le thorax ceinturé au niveau de l'appendice
xiphoïde. C'est de très bonne heure, aussitôt que les enfants commencent à comprendre, à dix-huit mois, deux ans, qu'il faut s'occuper
de l'éducation respiratoire dans ces cas. Tous les enfants ont la
respiration diaphragmatique dominante, ce qui est physiologique;
mais si l'on attend, chez les difformes, que la respiration costale s'éta-
blisse naturellement, il sera trop tard. On arrive fort bien à ses fins,
à condition qu'une personne de l'entourage de l'enfant soit patiente
et fasse elle-même les mouvements respiratoires en même temps
que l'enfant; on se fait facilement imiter, « singer » par les petits.
Chez des enfants ainsi exercés dès le premier âge, je ne vois pas se
développer ces thorax informes, bilobés, dans lesquels le sternum est

presque au contact du rachis, les fausses côtes retroussées, supportées par un abdomen énorme. Le thorax rachitique, sur lequel on voit l'amorce de ces déformations, est mobile et malléable chez le jeune enfant et j'ai maintenant la conviction, basée sur l'expérience, qu'on peut l'empêcher de se déformer si gravement, sinon arriver à lui donner une conformation normale; loin d'être une déformation fatale à laquelle il faut se résigner, elle doit être traitée avec énergie et persévérance par la gymnastique générale et, dès le début, par la gymnastique respiratoire (1).

Chez les sujets irrémédiablement déformés, on obtiendra le plus de mobilité possible et la meilleure aération pulmonaire en exerçant les muscles auxiliaires de la respiration.

Traitement par les exercices respiratoires.

La première chose à enseigner est la respiration nasale. L'inspiration et l'expiration seront faites par le nez, d'une façon lente, continue et complète. L'inspiration nasale est toujours possible, même quand le nez est étroit, ou quand il y a un peu de coryza; mais dans ces conditions l'expiration peut être pénible, demandant un effort, amenant une certaine congestion, pour le moins inutile. Dans ces cas on exigera l'inspiration nasale, l'expiration se fera par la bouche. Quand il s'agit d'enfants, on est amené à procéder de même au début parce que, l'expiration étant aussi silencieuse que l'inspiration, on ne se rend pas compte de la quantité d'air prise par l'enfant et il ne s'en rend pas compte par lui-même : l'expiration sonore est d'un grand secours pour l'enfant même : il est ensuite très facile de faire faire les deux temps par le nez, ce qui est seul normal.

L'inspiration doit être lente ; quand on fait une inspiration brusque, les ailes du nez sont aspirées et les narines rétrécies s'opposent à l'entrée libre de l'air, tandis que dans l'inspiration lente les narines se dilatent ; l'expiration sera naturelle, sans effort au début, forcée ensuite afin de chasser le plus d'air possible, d'aérer le poumon plus profondément, pour ainsi dire ; beaucoup de gens ont une expiration insuffisante.

La respiration doit être complète, mettant en mouvement les côtes supérieures et inférieures, les muscles du thorax et le diaphragme ; mais quand tous ces modes respiratoires se produisent simultanément, l'excursion ne peut atteindre son maximum nulle part : ce serait anatomiquement impossible. Aussi, pour développer l'amplitude

_____
(1) M. Nobécourt, _Archives des maladies des enfants_, juillet 1908.

insuffisante, faut-il dissocier les types respiratoires, apprendre au sujet à se servir à volonté de ses côtes supérieures ou inférieures, de la respiration diaphragmatique costale et abdominale; on exercera surtout le type respiratoire qui est particulièrement insuffisant chez chaque sujet donné. C'est ainsi qu'on arrive le plus sûrement et le plus rapidement à la respiration totale la plus ample. Cette dissociation est utile encore parce que dans les diverses attitudes du corps et dans diverses circonstances, tous les modes respiratoires ne sont pas possibles; ainsi au cours de la grossesse la dyspnée est extrême chez les femmes qui ont la respiration abdominale prépondérante avec un thorax insuffisant et raide; il en est de même communément chez les hommes hydropiques. Par contre, les femmes qui ne savent respirer que par leurs côtes supérieures et possèdent un diaphragme insuffisant suffoquent au moindre point de côté; elles ne sont pas capables d'un effort physique, d'un travail manuel, qui gène la respiration thoracique, les muscles des membres supérieurs prenant point d'appui sur le thorax dans ce cas.

Les exercices respiratoires peuvent être faits seuls, soit dans le décubitus, soit dans la station assise, le tronc et les membres restant au repos. C'est ce qu'il faut faire quand on veut éviter toute fatigue, tout essoufflement, toute « soif d'air », toute congestion du poumon; c'est donc ainsi que l'on procédera dans le traitement des affections pulmonaires aiguës, dans la tuberculose encore en évolution, chez un certain nombre d'asthmatiques, au début des exercices chez tous les sujets affaiblis.

Mais en dehors de ces contre-indications, la gymnastique respiratoire sera associée à la gymnastique rationnelle des membres et du tronc; quand la respiration est insuffisante, les muscles du cou, du thorax, du ventre le sont aussi, il y a de la lordose, de la cyphose, un gros ventre et on ne peut arriver au développement respiratoire autrement que par l'intermédiaire du développement musculaire et de la correction de l'attitude. La « soif d'air » est ici un stimulant puissant et indispensable de la respiration; l'effort musculaire la provoque, tant chimiquement que mécaniquement, en gênant l'expansion thoracique pendant qu'il se produit. Dans ces conditions, les inspirations profondes, alternant avec des mouvements musculaires, se succèdent un grand nombre de fois, sans fatigue, naturellement, sans provoquer les phénomènes d'hyperoxygénation, qui ne sont utiles à aucun point de vue; quand au contraire la respiration profonde est pratiquée seule, au repos, on ne peut faire que deux ou trois inspirations profondes consécutives; les suivantes deviennent de plus en plus superficielles, ce qu'il est facile de constater au mètre et l'effort respiratoire amène quelques légers vertiges, de la griserie d'oxygène, car la respiration profonde n'est plus alors un besoin, mais du luxe, une chose artificielle.

Un certain nombre de mouvements favorisent directement soit l'inspiration, tels les mouvements d'abduction et d'élévation des bras, soit l'expiration, tels les mouvements de flexion des membres inférieurs et du tronc; on les associera donc à ces temps respiratoires au lieu de placer la respiration dans l'intervalle de repos entre deux mouvements.

Enfin, chez les sujets raides, chez les enfants faibles, chez ceux qui comprennent mal, chez les difformes, la *respiration artificielle* sera souvent utile, ou même indispensable.

Exercices respiratoires dans le décubitus. — *Respiration diaphragmatique*. — C'est le premier exercice respiratoire à enseigner; voici comment il se pratique en Suède d'après la description de Desfosses et Santos (1) : « Les mains seront placées en arrière de la tête, de telle façon que les extrémités des doigts se touchent à peine au niveau de la nuque ; la main sera en extension sur l'avant-bras, les coudes reposeront sur le plan de la table; les jambes seront allongées, les talons joints, les pointes des pieds écartées à 45°. Le médecin, debout près de l'enfant, lui explique, lui montre en quoi consiste la respiration nasale, puis lui ordonne d'exécuter cinq ou six respirations, l'inspiration et l'expiration se faisant par le nez. Les parois abdominales doivent se soulever d'une manière synchrone à chaque dilatation inspiratrice du thorax et se creuser lors de l'expiration : le médecin l'expliquera avec soin à son patient. Il réglera le rythme respiratoire en levant la main pendant l'inspiration, en l'abaissant pendant l'expiration; ces mouvements doivent être assez lents. Ces mouvements de respiration dans la position dorsale devront être exécutés cinq fois au début, puis on augmentera progressivement jusqu'à quinze ou vingt fois. »

Respiration accompagnée de mouvements passifs. — 1. Le sujet étant dans le décubitus dorsal, les mains d'un aide attirent les épaules en haut pendant l'inspiration (fig. 265) et les abaissent au maximum pendant l'expiration (fig. 266) pour amplifier les mouvements des côtes supérieures; il y a allongement du diamètre vertical du thorax.

2. Laisser le thorax libre pendant l'inspiration profonde et aider à l'expiration en appuyant la paume des mains sur les régions sous-claviculaires et thoracique antérieure (fig. 267 et 268).

(1) Desfosses et Santos. *Presse méd.*, 1905, n° 69, p. 545.

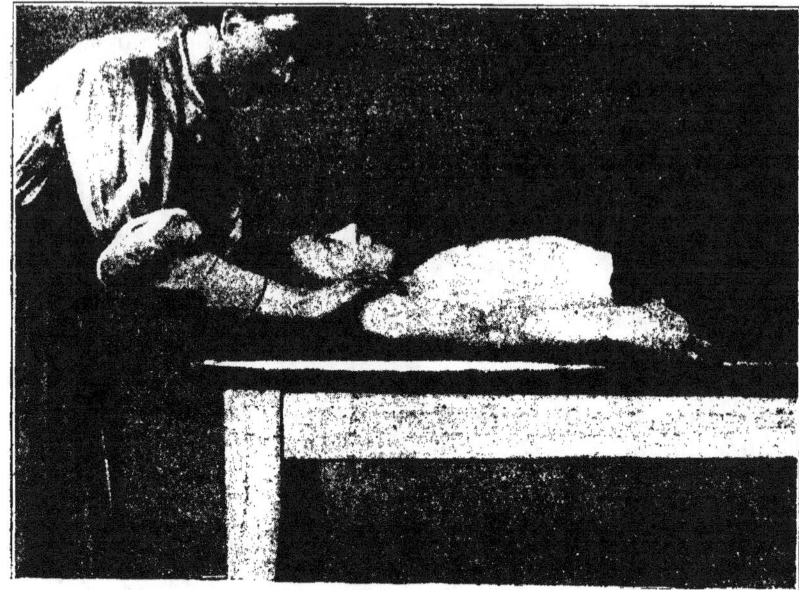

Fig. 265. — Inspiration pendant que les épaules sont entraînées en haut. Poitrine bombée.

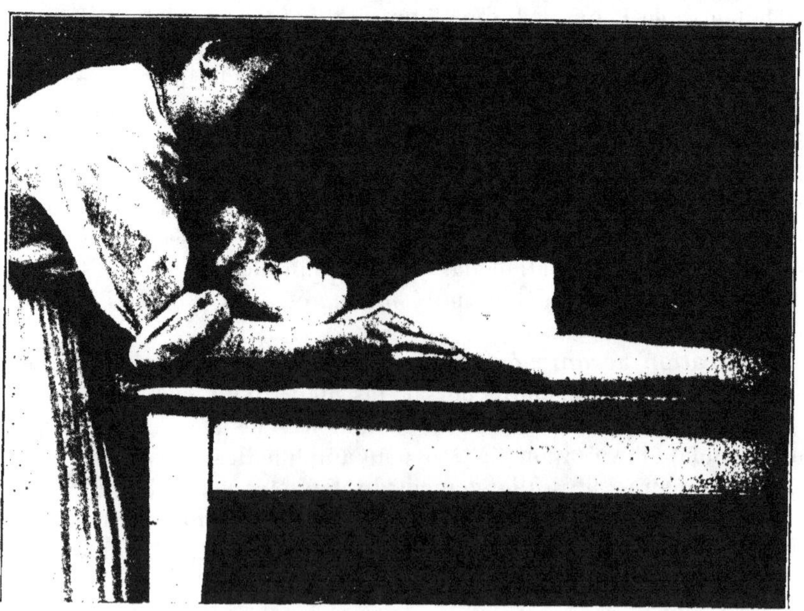

Fig. 266. — Expiration pendant que les mains repoussent les épaules au maximum.
Poitrine affaissée.

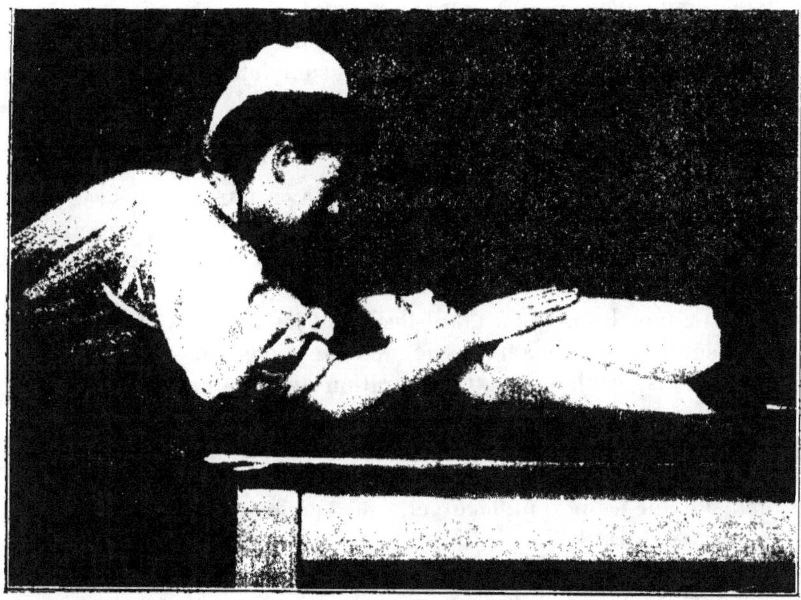

Fig. 267. — Respiration costale supérieure ; les mains attendent la fin de l'inspiration sans appuyer.

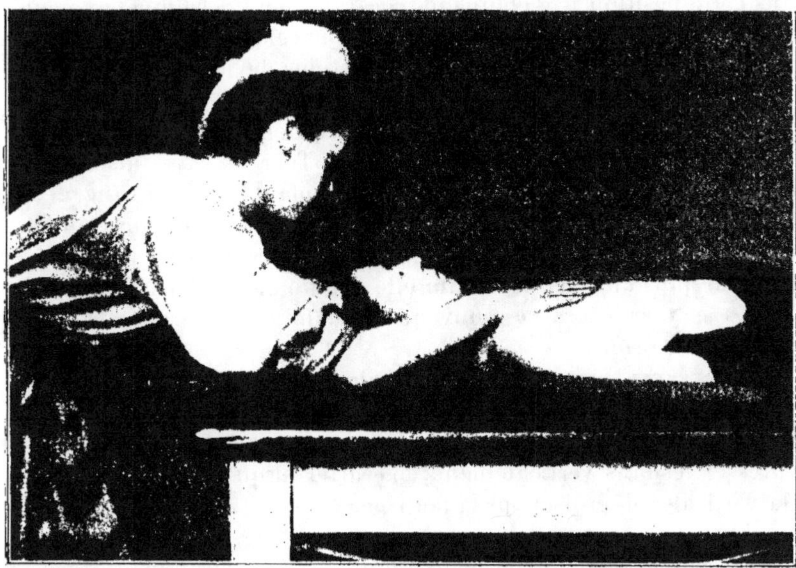

Fig. 268. — Expiration correspondant à l'inspiration de la figure 267 ; les mains ont suivi cette expiration et restent appuyées sur la poitrine un moment.

3. Pendant l'expiration APPUYER LATÉRALEMENT SUR LES FAUSSES CÔTES à l'aide des deux mains qui embrassent la partie inférieure et latérale du thorax. L'expiration ainsi rendue très complète est toujours suivie d'une très profonde inspiration. C'est le procédé le meilleur pour arriver à mobiliser le thorax des adolescents atteints de raideur (fig. 269 et 270).

Quand il s'agit d'un thorax en entonnoir avec fausses côtes retroussées, on se trouvera souvent bien de l'application d'une large ceinture sur la région des fausses côtes tandis qu'on exerce la respiration supérieure.

4. INSPIRATION, les genoux étant fléchis et les pieds par terre ; expiration, pendant qu'on fléchit les genoux sur la poitrine (fig. 220). Dans ces conditions on obtient une respiration diaphragmatique-abdominale ample.

5. RESPIRATION AVEC PRÉDOMINANCE UNILATÉRALE : le sujet se met dans la position de la figure 224 (le côté à développer étant libre) tandis que la main du médecin remplace celle de l'enfant, en comprimant le côté concave durant l'inspiration.

6. DÉCUBITUS VENTRAL : inspiration profonde ; pendant l'expiration, on appuie sur le dos et sur la région lombaire à l'aide des deux mains afin d'aplatir en quelque sorte le tronc contre le plan résistant. Une inspiration très profonde suit cette expiration et la respiration est dans cette position très complète, contrairement à ce que l'on pourrait croire *a priori* ; il est vrai d'ajouter que cela ne dure pas et qu'au bout de trois ou quatre fois les respirations deviennent de plus en plus superficielles.

Respiration accompagnée de mouvements actifs. — Exercices dans le décubitus dorsal. — 1. TOUR DE BRAS : inspiration pendant l'ascension des bras ; expiration pendant la descente (fig. 217). L'inspiration commence au début assez près de la fin du mouvement, quand les bras ont dépassé le niveau des épaules, plus tard elle commence de plus en plus bas, enfin elle débute dès le départ des bras.

2. UN SEUL BRAS fera ce mouvement quand on voudra favoriser la respiration de son côté.

3. ÉCARTEMENT DES BRAS dans un plan perpendiculaire au corps (fig. 238) pendant l'inspiration ; rapprochement pendant l'expiration et la flexion des bras ; le mouvement se fait en quatre temps : *a*) dresser les bras verticalement ; *b*) écarter jusqu'à terre ; *c*) revenir à la verticale ; *d*) croiser sur la poitrine.

4. LEVER ET ABAISSER LES ÉPAULES, comme fig. 265 et 266, mais volontairement, pendant les deux temps de la respiration.

5. S'ASSEOIR LES JAMBES TENDUES et faire une inspiration, se coucher

sur les jambes pendant l'expiration (fig. 209 : ces attitudes favorisent l'action costale du diaphragme.

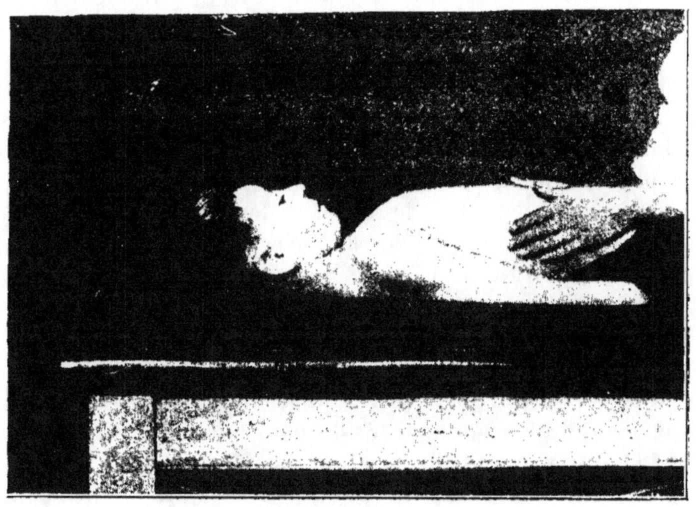

Fig. 269. — Inspiration avec élargissement de la base du thorax ; respiration diaphragmatique-costale.

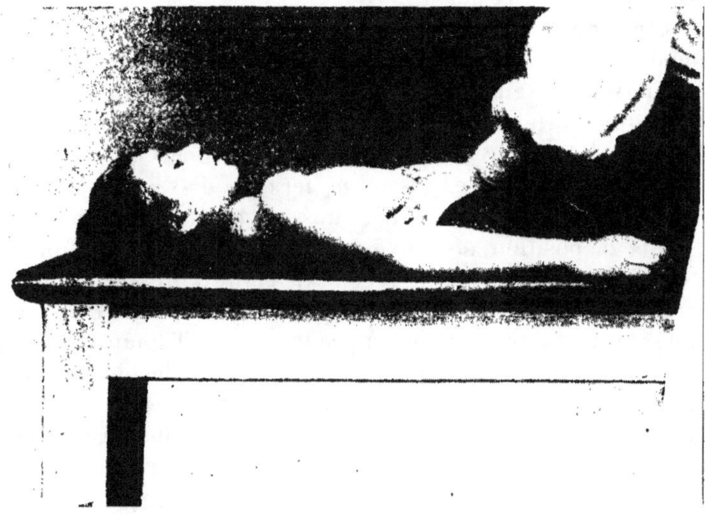

Fig. 270. — Expiration avec compression latérale des côtes inférieures.

Exercices dans la station assise. — 1. Appuyer l'occiput contre la main du médecin, qui résiste légèrement au mouvement d'extension forcée de la tête, et faire une inspiration profonde pendant ce mouvement; l'expiration accompagne la flexion de la tête.

2. Redresser la tête sans la résistance d'un aide, allonger le cou en se rengorgeant pendant l'inspiration, relâcher le cou pendant l'expiration. L'action des scalènes sur les premières côtes est ainsi très puissante, et l'exercice s'adresse plus particulièrement aux sommets des poumons, comme l'exercice précédent.

3. Mouvements des bras en avant en quatre temps : 1) Lever les coudes pliés jusqu'au niveau des épaules dans le plan du corps — inspiration; 2) rapprocher les coudes devant la poitrine — expiration ; 3 revenir dans le plan du corps — inspiration ; 4) abaisser les coudes — expiration.

4. Mouvements des bras en arrière en quatre temps : L'exercice est semblable au précédent, mais les coudes sont portés en arrière dans le deuxième temps ; il faut pour cela que le sujet soit assis sur une chaise à dossier étroit (fig. 231), le médecin étant derrière la chaise.

5. Les coudes pliés sont portés du plan horizontal jusqu'au voisinage de la tête pendant l'inspiration, abaissés pendant l'expiration.

Tous ces exercices, faits au début avec le secours du médecin, sont plus tard exécutés par le patient lui-même.

Dans la station assise on fera de plus tous les exercices qui ont été faits dans le décubitus dorsal.

Exercices dans la station debout. — 1. Redressement du tronc, position de « fixe ». Le sujet se tient le plus droit possible, les épaules effacées, le ventre rentré et la tête haute ; cette position est pénible pour les enfants atteints de lordose et de cyphose, ils n'arrivent même pas du tout à la prendre correctement et les efforts qu'ils font exagèrent la lordose ; dans ces cas on ne fera pas d'exercices respiratoires debout avant d'avoir corrigé la lordose par d'autres exercices appropriés. Dans la position de « fixe » le sujet exécute de profondes et lentes respirations ; la colonne vertébrale étant redressée, la poitrine est élargie, les côtes ont leurs mouvements libres et le diaphragme agit puissamment sur les côtes en prenant point d'appui sur les viscères qui se trouvent fixés par la tension des muscles de l'abdomen.

2. Exercice de respiration costale supérieure, analogue à celui que l'on fait dans la station assise : les mains jointes derrière la nuque, le sujet redresse la tête et allonge le cou pendant l'inspiration et baisse la tête pendant l'expiration.

3. Respiration avec mouvements des bras : *a) Tour de bras* décrit dans le décubitus dorsal.

b) Tour de bras avec élévation sur les pointes ; les bras montent au-devant du tronc, les mains au contact par les pouces, cette ascension étant accompagnée de l'élévation sur la pointe des pieds et d'une grande inspiration; puis, arrivés sur le prolongement du tronc, les bras se séparent et descendent latéralement dans le plan du corps pendant que se fait l'expiration.

c) *Natation à sec*, comme fig. 221, l'inspiration répondant à l'abduction des bras, c'est-à-dire au deuxième temps, l'expiration répondant au troisième temps, lorsque les coudes reviennent à la ceinture.

d) *Abduction des bras*, comme fig. 238, mêmes mouvements que dans le décubitus dorsal.

Mouvement de respiration en quatre temps : Premier temps (fig. 271) : l'enfant, en station debout, élève les

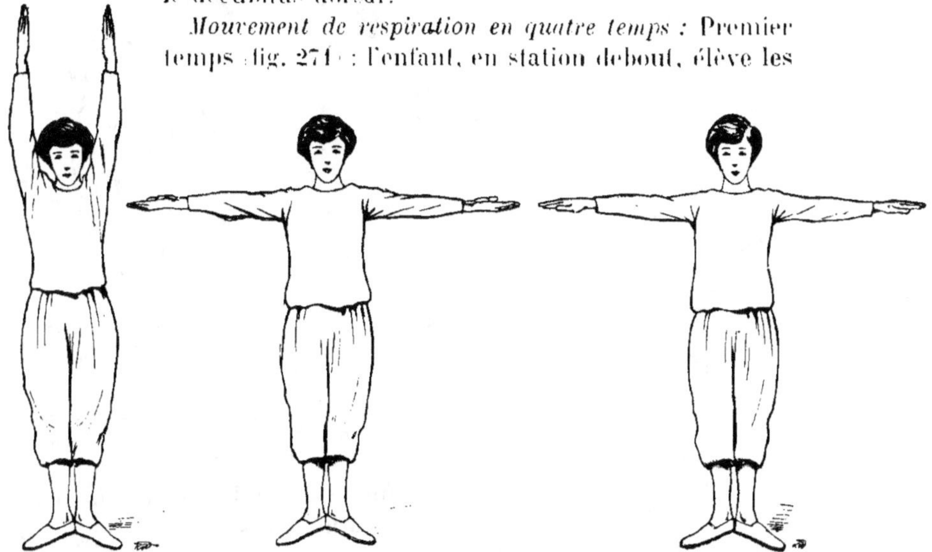

Fig. 271 à 273. — Respiration en quatre temps.

Premier temps.   Deuxième temps.   Troisième temps.

bras parallèlement en avant et en haut, tendus, la face palmaire des mains tournée en dedans; deuxième temps (fig. 272) : l'enfant abaisse les bras latéralement jusqu'à la hauteur des épaules en conservant les mains en supination; troisième temps (fig. 273) : passage des mains de la supination à la pronation; quatrième temps : les bras reviennent à la position du « fixe ». L'inspiration est faite pendant l'élévation des bras, puis l'enfant garde son souffle pendant le deuxième et le troisième temps et fait une forte expiration pendant le quatrième temps.

4. RESPIRATION AVEC MOUVEMENTS DU TRONC : a) Le *plongeon* (fig. 229, pag. 359) : la première inspiration pendant l'ascension des bras, expiration pendant la flexion du tronc; deuxième inspiration pendant le

redressement du tronc, expiration pendant le retour des bras à la position de repos.

b) Flexion du tronc : Les mains placées à la taille ou bien derrière la nuque, les jambes restant droites, le tronc est fléchi en avant (fig. 274), en arrière (fig. 275) et sur chaque côté (fig. 276), le mouvement se produisant non plus dans la colonne vertébrale comme

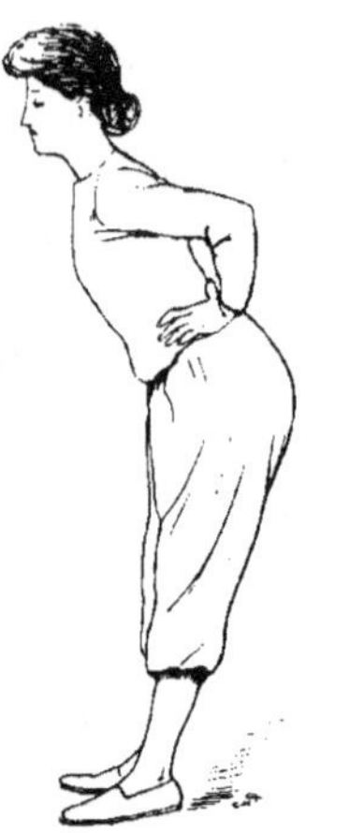
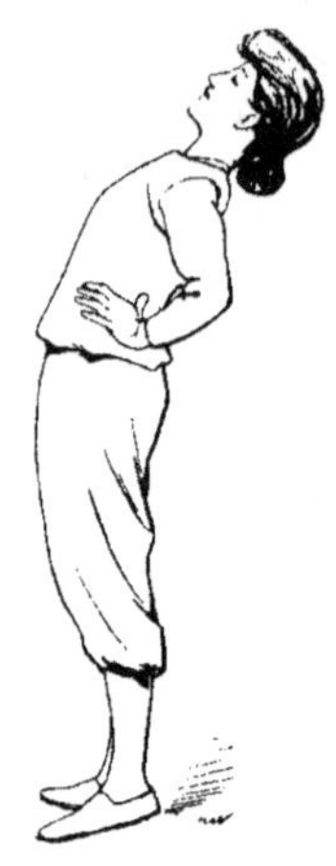
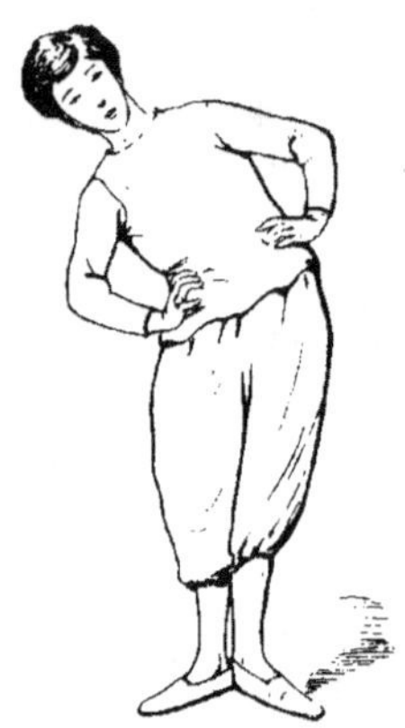

Fig. 274. — Flexion du tronc en avant.

Fig. 275. — Flexion du tronc en arrière.

Fig. 276. — Flexion du tronc sur le côté.

dans l'exercice précédent, mais dans les articulations des hanches ; 1) inspiration dans la rectitude, expiration dans la flexion en avant ; 2) inspiration dans la flexion en arrière (modérée), expiration en revenant à l'attitude de repos ; 3) inspiration au repos, expiration pendant la flexion sur un côté.

Dans ces exercices, l'inspiration et l'expiration sont favorisées par les mouvements du tronc et des membres; mais il y a aussi intérêt à faire faire l'inspiration dans des conditions qui l'entravent, afin de provoquer l'effort des muscles auxiliaires et des mouvements moins usuels des côtes ; ainsi l'inspiration faite au moment de la flexion du tronc, ou pendant que les bras sont fortement croisés sur la poitrine, met en mouvement tous les muscles du dos et développe l'amplitude de l'excursion costale en arrière. Quand le sujet assis immobilise ses bras sur la table, et la tête entre ses mains, la respiration diaphragmatique devient ample, tandis que l'inspiration costale supérieure est gênée. Il est d'ailleurs facile de varier beaucoup les exercices en s'adaptant à l'âge, aux forces, à l'intelligence du sujet, pourvu qu'on songe à développer tous les muscles et tous les modes respiratoires, toujours dans le but d'obtenir en définitive non pas tel type respiratoire, mais une respiration générale ample.

Asthme. — Dans la plupart des cas on n'est préoccupé que de l'inspiration et de son ampleur, l'expiration se faisant normalement sans effort musculaire, et si nous la surveillons, si nous la forçons, c'est pour obtenir par ce moyen une inspiration consécutive plus complète.

La situation est différente chez les asthmatiques ; ils ont une inspiration forcée, convulsive, leur poitrine est déjà dilatée au maximum, ils se servent, même en dehors des accès, des muscles auxiliaires de l'inspiration. Mais l'expiration est incomplète ; ils gardent un grand volume d'air résiduel dans la poitrine et c'est en éduquant l'expiration qu'on leur rend service.

1. On aura recours à l'expression manuelle du thorax telle qu'elle est décrite et figurée plus haut (fig. 268 et 270).

2. Les divers exercices décrits seront faits avec beaucoup de prudence, l'inspiration étant *toujours modérée*, l'expiration seule forcée, aidée par un mouvement des membres supérieurs, par la flexion du tronc ou des genoux ; l'amplitude respiratoire augmentera dans le sens de l'expiration presque exclusivement.

3. Le mouvement de torsion passive du tronc est particulièrement recommandé par les Suédois chez les asthmatiques, dans le but de rendre et de conserver mobiles les articulations vertébrales et costales, dont la raideur semble être l'une des causes des troubles respiratoires.

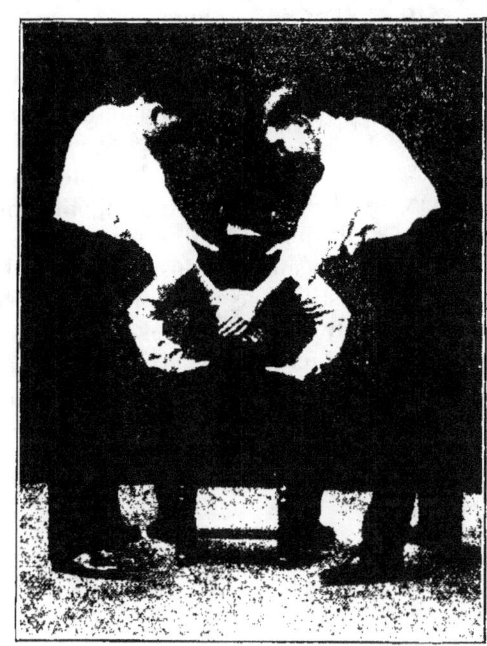

Fig. 277. — Mouvement de rotation (d'après Wide).

Les Suédois font exécuter cet exercice par deux aides, comme le montre la figure 277, en imprimant au tronc des mouvements de demi-rotation alternativement à droite et à gauche, rapidement, avec l'appui dorsal des mains pris comme charnière.

Quand il s'agit d'enfants, l'exercice se fait plus simplement (fig. 278); une personne placée derrière l'enfant suffit pour tordre le tronc en appuyant la main droite sur la région scapulaire droite, tandis que la main gauche tire en arrière l'épaule gauche. L'inspiration se fait au repos, l'expiration pendant la torsion.

4. Un autre procédé pour forcer l'expiration consiste à faire compter l'asthmatique pendant la durée d'une expiration, en essayant graduellement d'aller de plus en plus loin; il ne s'agit pas de retenir son souffle, de le débiter lentement comme font les chanteurs, il s'agit d'utiliser la plus grande quantité de l'air inspiré.

5. Le spiromètre est utilisé chez les asthmatiques avec le même objectif. Comme tous les exercices chez les asthmatiques, celui-ci sera fait avec beaucoup de ménagements, c'est-à-dire en ne demandant aux patients que de très lents progrès. Ils se trouvent alors extrêmement bien des exercices, leur existence dans l'intervalle des accès est infiniment moins pénible, la parole plus facile et la dyspnée fort diminuée. Chez les enfants l'influence des exercices est beaucoup plus frappante que chez les adultes, surtout quand on institue ce mode d'existence (car chez eux, c'est cela et non pas un traitement) après qu'ils ont été maintenus pendant des années dans l'immobilité, par crainte des accès d'oppression ou des séries de bronchites. Il semble bien qu'en dehors de l'effet sur la santé générale, les accès d'asthme se fassent rares chez les enfants ainsi traités.

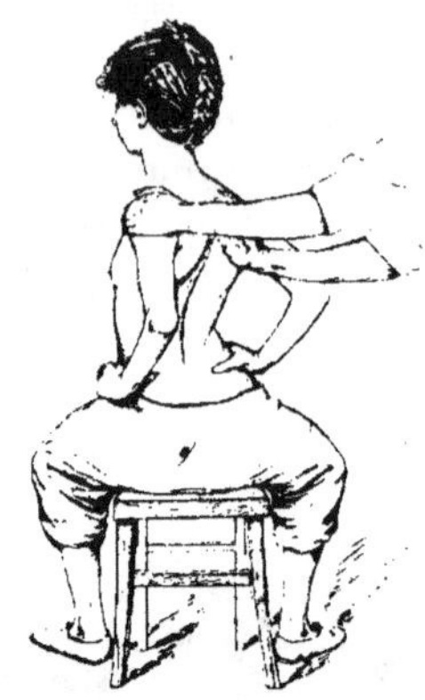

Fig. 278. — Torsion exécutée par une seule personne.

KINESITHÉRAPIE ABDOMINALE

par

le D' F. CAUTRU.

Ancien interne des Hôpitaux de Paris

CONSIDÉRATIONS GÉNÉRALES

Le massage abdominal mériterait d'avoir, dans la thérapeutique d'un grand nombre de maladies chroniques, une place d'honneur qu'il est encore loin d'occuper, tant sont grandes la routine et la foi dans une polypharmacie souvent plus nuisible qu'utile. Et pourtant quelle puissance d'action il a sur la nutrition, sur la circulation générale, facilitant les sécrétions, l'assimilation, et activant l'élimination des produits toxiques !

Il n'est pas né d'hier, cependant, et sans vouloir faire l'historique de la question, rappelons que chez les Chinois, un nommé Tamo disait déjà, trois cents ans avant l'ère chrétienne, « qu'il fallait de temps en temps réveiller le *petit cœur du nombril* par des frictions et des tapotements, flageller le corps de haut en bas avec des sacs remplis de grains de plomb et faire faire aux membres des mouvements dans tous les sens », indiquant ainsi du même coup l'importance du massage abdominal, du massage général et de la gymnastique, faisant même du ventre le centre de la vie.

Depuis, des siècles ont passé, sans que la question ait fait un pas, le massage du ventre demeurant l'apanage de charlatans et de sorcières, qui, à l'aide de passes magnétiques, guérissent le carreau quand il ne s'agit que de la dyspepsie flatulente des jeunes enfants, les coliques et entre autres les coliques de miserere quand il n'est question que de constipations opiniâtres, etc.

Il faut arriver à notre époque pour voir éclore les premières expériences qui démontrent l'action de ce puissant agent. Successivement Chpoliansky, puis Rubens Hirsberg démontrent son action sur le muscle stomacal, prouvant par des sondages que le séjour des aliments est toujours abrégé par un massage abdominal de dix à quinze minutes. Stapfer inspire à son élève Romano une thèse fort intéressante, publiée en 1895 et dans laquelle sont relatées des expériences ayant porté sur un certain nombre de femmes et sur plus de 120 animaux et dont les conclusions aboutissent à prouver que le massage abdominal est un *régulateur de la pression sanguine*, abaissant la pression chez les hypertendus, la relevant chez les hypotendus.

J'arrivais aux mêmes conclusions à la même époque, sans avoir eu connaissance des travaux de ces distingués auteurs, ne différant avec eux que sur un point (1). Stapfer a toujours remarqué chez les hypertendus une phase d'élévation de la pression, précédant la phase d'abaissement. Ce phénomène ne m'a frappé que bien rarement et je pense qu'il s'agit d'une question de manuel opératoire, les manipulations douces (vibrations légères, foulements, etc.) produisant de suite de l'hypotension, comme nous le verrons plus loin, les manipulations fortes d'emblée (malaxations, pétrissage, hachures, etc.) produisant toujours de l'hypertension au début et souvent même pendant toute la séance de massage.

Quoi qu'il en soit, et fermant cette parenthèse, disons que de nombreux auteurs actuels se sont occupés de la question, tels que Huchard, Colombo, Lagrange, Berne, Bourcart (de Genève), Norström, Salignat, Saquet (de Nantes), etc. et que l'heureuse action du massage du ventre est aujourd'hui scientifiquement démontrée.

Nous allons étudier successivement : *le manuel opératoire et l'action physiologique du massage abdominal, les indications et contre-indications du massage dans les affections de l'appareil digestif et de ses annexes, et dans celles des organes de la circulation.*

Nous dirons ensuite quelques mots de méthodes adjuvantes du massage abdominal.

(1) Mourier. Rapport présenté au 1er Congrès de Physiothérapie, Liége, 1906 : Le traitement de l'hypertension artérielle par les agents physiques.

CHAPITRE PREMIER

MANUEL OPÉRATOIRE ET PHYSIOLOGIE
DU MASSAGE ABDOMINAL

Le malade sera placé sur un lit dur, abordable des deux côtés ; il aura le siège un peu élevé, les cuisses en demi-flexion sur le bassin et dans une légère abduction, il respirera librement ; en un mot, il devra mettre et maintenir sa paroi abdominale en état de relâchement complet.

Le médecin se placera de préférence à droite du malade, debout ou assis, mais en tout cas de façon à être légèrement penché en avant pendant le massage, afin de pouvoir donner, sans trop de fatigue, la force nécessaire. Il se servira de poudre de talc qui facilite le glissement des mains, en faisant disparaître la moiteur de la peau.

On recommandera au malade d'uriner avant la séance de massage. Le massage abdominal comprend : 1° Le massage total du ventre ; 2° Le massage de l'intestin ; 3° Le massage de l'estomac.

Massage total du ventre.

Même dans les affections très nettement limitées à l'estomac ou au gros intestin, il est bon de commencer par un massage du ventre, et ceci pour plusieurs raisons :

D'abord, il faut agir sur la circulation abdominale et sur les plexus nerveux, si l'on veut modifier l'état anatomique de tel ou tel organe du ventre ; ensuite, l'estomac, si c'est lui que l'on masse, étant en grande partie caché sous les côtes, ne pourra être atteint complètement que par l'intermédiaire de la masse intestinale ; de plus, les affections de l'estomac s'accompagnent presque toujours d'un trouble du côté de l'intestin grêle (dyspepsie duodénale, défaut d'absorption et d'assimilation), du gros intestin (constipation, diarrhées, entérites chroniques) ; enfin le massage du ventre aura souvent pour grande utilité de tonifier les muscles, dans certains cas très affaiblis, de la paroi, devenue impropre à son rôle de sangle abdominale.

Le massage du ventre agit en outre sur le foie et le pancréas, dont il active le fonctionnement.

Il peut être *superficiel* ou *profond*.

1° Massage abdominal superficiel. — On doit pratiquer un massage *calmant* ou *excitant*, selon l'effet que l'on désire obtenir.

Massage superficiel calmant. — Il comprend l'*effleurage* et les *vibrations superficielles*.

Effleurage. — C'est une sorte de frôlement pratiqué avec la face palmaire des deux mains qui agissent simultanément, de telle façon qu'une main recommence son mouvement avant que l'autre n'ait terminé le sien. Cette manœuvre s'emploie dans les cas où il y a sensibilité de l'abdomen, douleur et crises gastriques et doit toujours précéder un massage profond.

Voici, par exemple, en cas de douleur vive au creux épigastrique, douleur, comme on le sait, si fréquente chez les dyspeptiques, ce que je conseille de faire : le médecin placé à la droite du malade pose à plat sa main droite sur le creux de l'estomac, les doigts dirigés vers le sein gauche et servant en quelque sorte de pivot autour duquel tourne la paume de la main. Celle-ci se dirige alors de la fourchette du sternum en bas et à gauche, en suivant le bord inférieur des fausses côtes. Pendant que la main droite descend vers la gauche, la main gauche fait un mouvement semblable, mais avec la pulpe des doigts et en descendant vers la droite.

Cette manœuvre doit être faite très rapidement de façon que la région douloureuse soit toujours en contact avec la paume de la main ou la pulpe des doigts. L'anesthésie se produit assez vite et j'ai vu maintes fois, par ce procédé, cesser des crises gastriques d'une extrême violence au bout de dix à quinze minutes. Ce massage *sédatif* ou *calmant* est en quelque sorte instinctif et il s'est pratiqué de tous temps. Que de fois le médecin arrivant auprès d'un malade atteint de gastralgie, nerveuse ou symptomatique, le trouve, se frictionnant avec les mains la région douloureuse. La pratique médicale qui consiste à frictionner doucement l'abdomen des jeunes enfants atteints de coliques, avec des huiles plus ou moins médicamenteuses, agit autant par ce massage léger que par l'absorption douteuse du médicament.

Vibrations superficielles. — A côté de l'effleurage, je fais jouer un rôle très important et dans certains cas prépondérant, aux *vibrations superficielles*. Rien n'est sédatif comme ce massage qui se pratique en imprimant à la main, posée à plat sur la région douloureuse, une sorte de tremblement excessivement fin et pénétrant, exécuté dans tout le bras, de l'épaule à la main (1). Ce mouvement « fibrillaire » doit être senti profondément par le patient, la main

(1) CAUTRU et BOURCART. *Le Ventre*, IIe vol. : Estomac et Intestin. Paris. Alcan. 1908.

de l'opérateur paraissant immobile. Il semble se produire après quelques instants une détente nerveuse générale qui amène, selon les cas, la sédation locale d'une névralgie, la disparition de vomissements tenaces, même parfois des vomissements de la grossesse, d'un hoquet incoercible ou de certaines contractures douloureuses de fibres musculaires lisses telles, par exemple, que la contracture du pylore ou un spasme du gros intestin.

Massage superficiel excitant. — Ce massage consiste en une

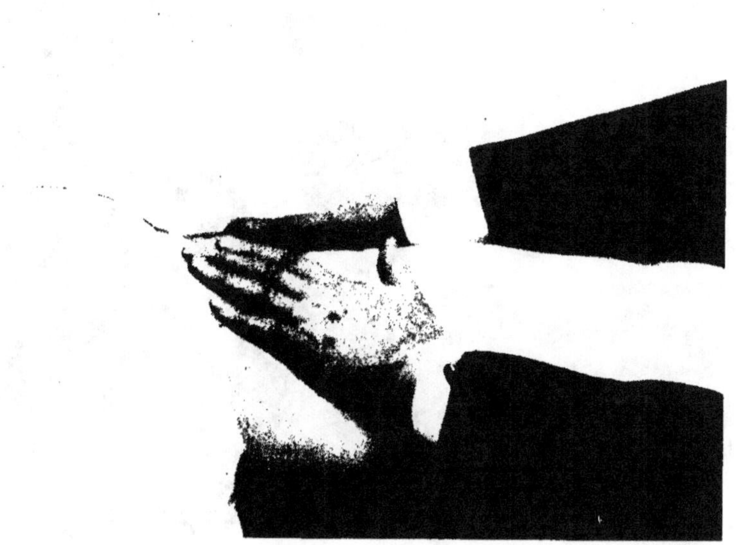

Fig. 279. — Pression sur la masse intestinale alternativement avec la main gauche et la main droite.

série de percussions digitales, de *hachures*, de tapotements légers, ayant pour but, produites sur les différentes régions de l'abdomen, de réveiller l'action glandulo-musculaire endormie des organes du ventre.

Voici comment j'ai procédé pour démontrer l'action de ce mode de massage sur les glandes de l'estomac :

Après avoir fait aux malades un tubage en série, c'est-à-dire après leur avoir extrait et analysé une certaine quantité de suc gastrique, plusieurs fois en une heure et demie après l'ingestion du repas d'épreuve ordinaire (pain et thé), j'ai fait, pendant la présence de ce repas dans l'estomac, un massage excitant, interrompu seulement par les diverses extractions du suc gastrique. Or, j'ai toujours constaté une extraction plus facile du liquide, arrivant à flots par la sonde, et une accélération de la digestion, tous les chiffres se rapprochant des chiffres normaux de l'analyse.

J'ai, en outre, maintes fois répété cette expérience de laboratoire qui montre que la moindre excitation produite sur la paroi abdomi-

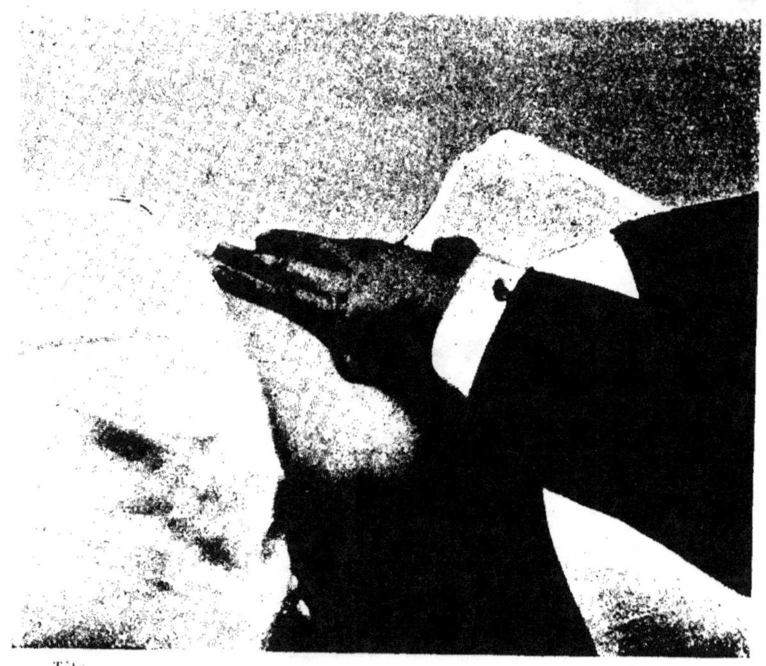

Fig. 280. — Mouvement de rotation des mains posées à plat sur le ventre.

nale d'un chien à fistule gastrique, fait sortir abondamment le liquide sécrété.

On doit admettre que les sucs intestinaux, biliaire et pancréatique participent à cette suractivité de sécrétion, le massage excitant ne pouvant agir sur une région de l'abdomen sans agir sur l'autre, puisque toutes sont solidarisées par la circulation et l'innervation.

2° **Massage abdominal profond**. — Ce massage comprend : les *foulements ou pressions*, le *pétrissage*, les *hachures fortes*, les *vibrations profondes*.

Foulements ou pressions. — Ces mouvements se font en appuyant les mains à plat sur l'abdomen, dont on déprime la paroi profondément, mais doucement, pour ne provoquer ni surprise ni douleur ; on laisse alors la paroi revenir sur elle-même et l'on recommence ainsi plusieurs fois. On peut n'employer qu'une seule main ou les deux mains placées l'une près de l'autre et agissant alternativement. Celles-ci changent de place et opèrent successivement au niveau de l'estomac et des différentes parties de l'intestin (fig. 279).

A ce simple *foulement* peut s'adjoindre, soit un mouvement de

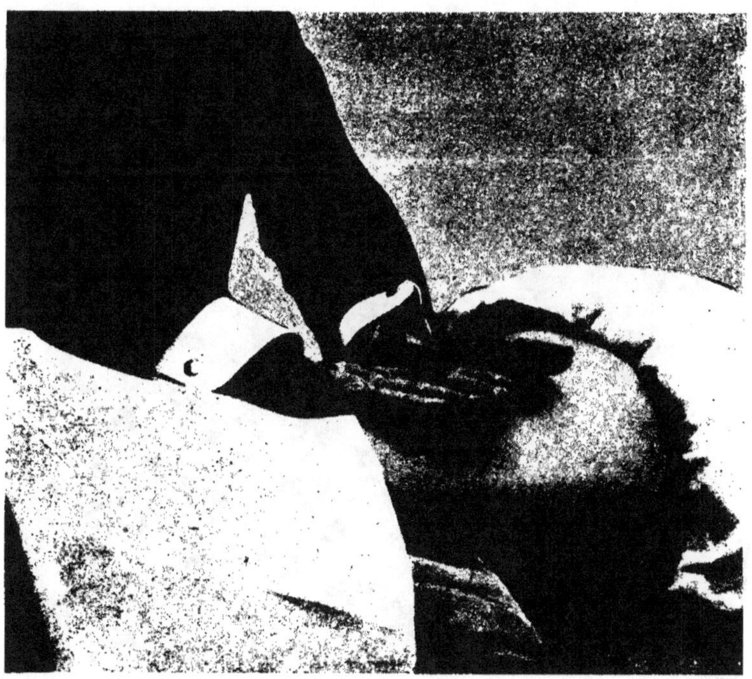

Fig. 281. — Propulsion de la masse intestinale de droite à gauche avec le talon des mains.

rotation de la main, dont la face palmaire ne faisant qu'un avec la peau de l'abdomen, déprime la masse intestinale dans le sens des aiguilles d'une montre, c'est-à-dire de la droite à la gauche du malade, soit un mouvement de propulsion alternative de cette masse, de droite à gauche et de gauche à droite (fig. 280, 281, 282).

Ce mouvement a une double action, locale et générale : il remplace le brassage des aliments insuffisamment fait par le muscle stomacal chez les dyspeptiques ; il supplée aux contractions péristaltiques de l'intestin, et, agissant sur la circulation abdominale, amène un retentissement très net sur la circulation générale.

J'ai fait dans le laboratoire du professeur François-Franck, à la Sorbonne, avec mon collègue et ami le docteur Hallion, une série d'expériences sur l'homme et les animaux, enregistrant la tension artérielle, les modifications du pouls et de la respiration, avant, pendant et après les séances de massage abdominal profond, par foulements.

Nous avons remarqué qu'il se fait, à ces différentes phases, un changement très appréciable. Pendant ce massage, le pouls devient plus petit, plus lent, la respiration est moins ample ; cet état dure,

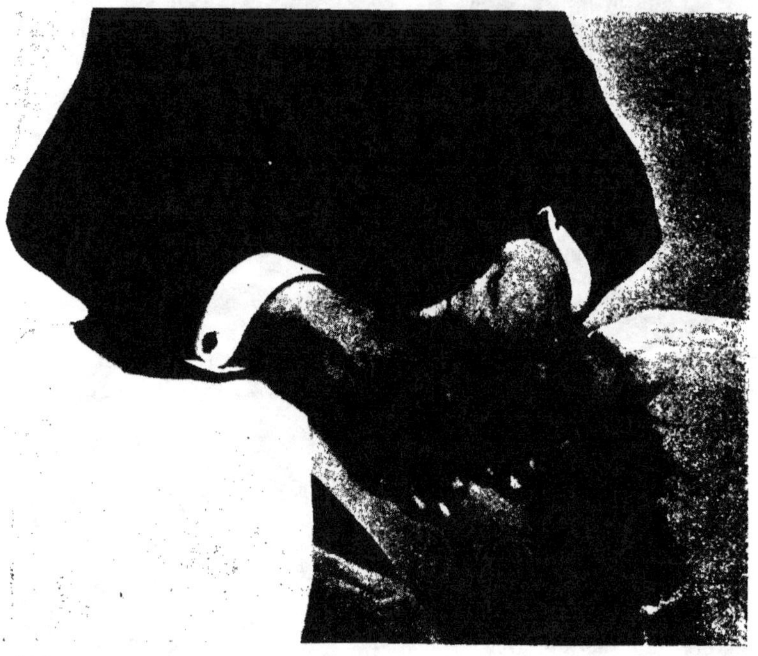

Fig. 282. — Propulsion de gauche à droite avec la face palmaire des doigts.

après le massage, de quelques minutes à trente au plus ; alors la respiration devient plus ample ; le pouls, chez un sujet normal, redevient ce qu'il était avant le massage, se rapprochant, chez un sujet pathologique, du pouls normal, pour un certain temps, variable selon les malades.

J'ai continué depuis, à l'aide du sphygmomanomètre de Bloch, l'étude de la pression du pouls dans ses rapports avec le massage. On sait que, d'après la table de Chéron, la pression normale du pouls oscille entre 14 et 16 centimètres cubes de mercure, correspondant un poids de 730 et 750 grammes de mercure. Or, j'ai toujours remarqué qu'après un massage abdominal de dix à quinze minutes, la pression artérielle chez un individu normal ou pathologique, baisse de 2 à 3 centimètres cubes ; en même temps, le pouls est moins rapide ; il diminue de 8 à 10 pulsations : ce n'est qu'après un temps qui varie selon les sujets, ordinairement après quinze minutes, que tout rentre dans l'ordre.

On verra plus loin quels avantages il est possible de tirer de ces manipulations, pour la régularisation de la pression sanguine dans

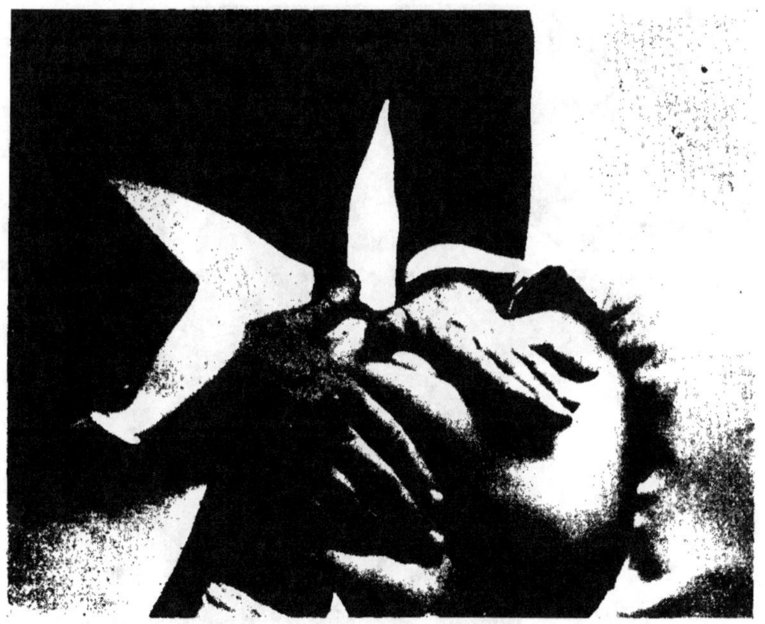

Fig. 283. — Pétrissage du ventre.

les vaisseaux et quel bon remède elles deviennent dans le traitement de l'hypertension artérielle.

La diurèse abondante qui se produit ramène bien vite à la normale l'équilibre rompu, ainsi que nous l'avons démontré, M. Huchard et moi, dans une communication à l'Académie de médecine, en mai 1898.

A côté des foulements, je placerai le *pétrissage* qui n'en est qu'une variété d'ailleurs et dont l'action physiologique est la même.

Il s'agit dans ce mouvement, de malaxations, soit à l'aide des poings fermés et promenés alternativement sur les différentes parties du ventre, soit à l'aide des mains successivement ouvertes et fermées et qui saisissent et relâchent perpétuellement les régions avec lesquelles elle se trouvent en contact. Il faut faire ces différents mouvements avec une grande souplesse de toutes les articulations des doigts et du poignet, afin d'éviter la brusquerie qui rendrait ce traitement désagréable au malade (fig. 283, 284).

Les *hachures* (fig. 298) se font avec le bord cubital des mains qui, mues par les articulations très souples des poignets et placées parallèlement, frappent l'une après l'autre d'un coup plus ou moins

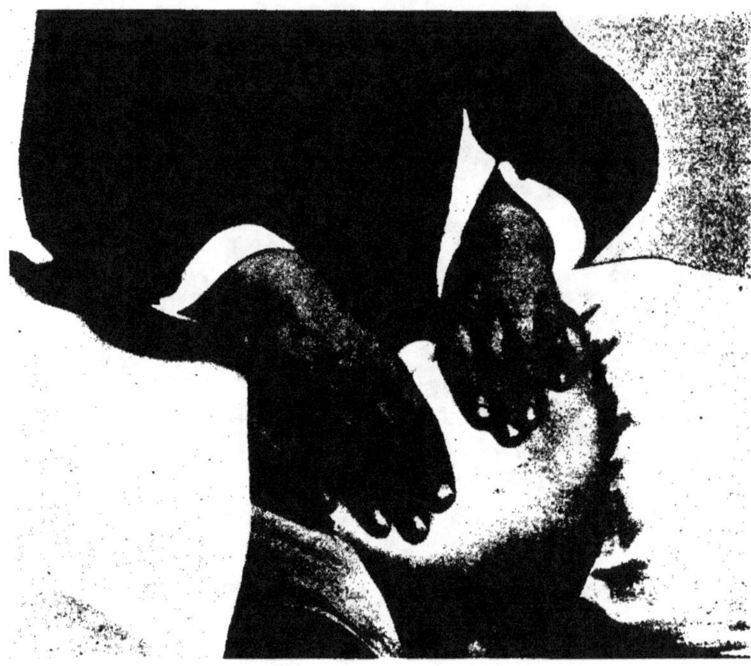

Fig. 284. — Pétrissage du ventre.

fort la paroi abdominale. Pour rendre les hachures moins désagréables, il est bon de tenir les doigts écartés, et de les laisser retomber sur le petit doigt, au moment du choc, qui se trouve ainsi très amorti. C'est que les hachures sont très douloureuses et d'ailleurs contre-indiquées chez les sujets atteints soit de dyspepsie avec gastralgie, soit d'entérite ou de névralgie simple de la paroi abdominale. Elles sont tout à fait mal supportées par les sujets nerveux. Aussi ne les emploie-t-on jamais d'emblée sans avoir fait un diagnostic abdominal complet, et, lorsqu'on les croit indiquées, sans les avoir fait précéder d'un massage calmant superficiel, ou profond et doux.

Leur action locale, cela est facile à comprendre, se manifeste surtout sur les muscles de la paroi abdominale, mais aussi, directement et par action réflexe, sur les mouvements péristaltiques et antipéristaltiques de l'intestin, mouvements très nettement visibles chez les sujets maigres.

Leur action physiologique générale est diamétralement opposée à celle du massage profond par foulements, pressions et pétrissages. Il accélère le pouls et augmente momentanément la pression artérielle.

Les *vibrations* profondes diffèrent des vibrations superficielles en ce qu'elles s'accompagnent d'un mouvement de foulement, d'une pression plus ou moins forte de la région abdominale en contact avec la main. Cette manœuvre n'est autre qu'un tremblement plus ou moins rapide communiqué par le bras et l'épaule à la paume de la main ou à l'extrémité des doigts servant de conducteurs. Une excellente manœuvre consiste, lorsqu'on veut faire participer aux bénéfices du massage le diaphragme et les organes placés sous sa voûte, à faire faire au malade de fortes inspirations et des expirations prolongées, les mains du médecin étant posées à plat sur le creux épigastrique. Elles suivent les mouvements d'expansion et de dépression de la paroi, et font pendant ce temps-là des vibrations aussi rapides que possible.

On a préconisé pour ce genre de massage d'ingénieux instruments appelés *vibrateurs*. Ils sont commodes, utiles même dans certains cas, mais, à mon avis et au dire des malades, ne peuvent remplacer les vibrations manuelles, plus souples, plus douces, plus intelligentes.

L'action physiologique des vibrations profondes est une action sédative. Elle tend à abaisser la pression artérielle et à diminuer le nombre des pulsations chez les tachycardiques.

La durée d'un massage abdominal total ne doit pas excéder cinq à six minutes chez les sujets faibles, quinze à vingt chez un sujet encore solide.

Massage de l'Intestin.

Le massage de l'intestin grêle ne présente rien de spécial à signaler. Ce n'est autre chose que ce que je viens de décrire en parlant du massage total du ventre.

Quant au massage du *gros intestin*, qu'il s'agisse de constipation ou de diarrhée, voici quelles sont les manœuvres que je préconise :

Me plaçant à droite du malade, je commence par le massage de l'S iliaque que je fais de haut en bas à l'aide de la main droite, pendant que la main gauche, fortement appuyée sur le côté droit de l'abdomen, immobilise en la refoulant vers la gauche du malade, la région intestinale que je masse. Ce massage se compose de pressions, de foulements, de secousses imprimées à l'intestin par l'extrémité des doigts qui descendent du coude gauche du côlon, sur le trajet de l'S iliaque, et a pour but de déplacer les gaz et les matières contenues dans cette partie de l'intestin, en les dirigeant vers le rectum.

Puis je passe au massage du cæcum et du côlon transverse. Chez

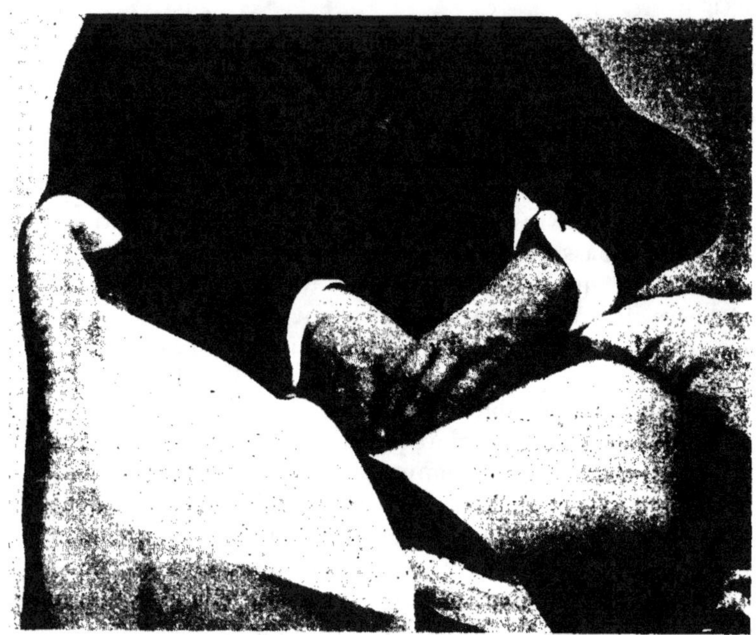

Fig. 285. — Palper-massage du cæcum.

la plupart des dyspeptiques, en dehors même des malades atteints de diarrhée chronique ou de constipation avec ou sans entérite muco-membraneuse, le cæcum est douloureux à la pression. Aussi doit-on commencer doucement le massage de cette région délicate par une sorte de palper à l'aide de l'extrémité des doigts et du bord cubital de la main (fig. 285 : on sent alors des matières dures, cause de la douleur, et, plus particulièrement chez les diarrhéiques, un bruit de gargouillement dû à la présence de gaz et de liquide dans une poche atone. Il faut joindre à ce palper quelques vibrations dont l'effet anesthésique ne tarde pas à se produire. Puis on passe à des manœuvres plus profondes et plus énergiques, soit avec l'extré-

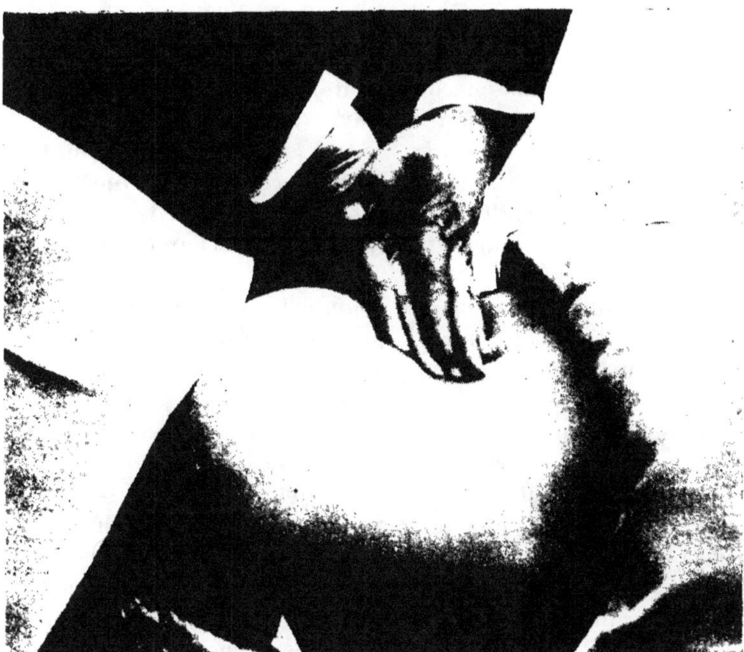

Fig. 286. — Massage du côlon transverse de droite à gauche. Mouvement de reptation avec l'extrémité des doigts.

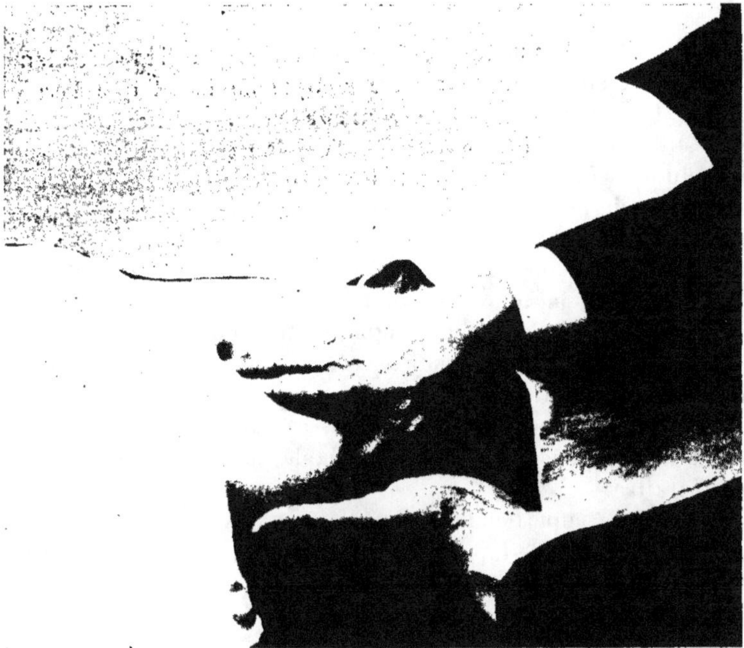

Fig. 287. — Massage de l'angle droit du côlon.

mité des doigts réunis en cône et animés d'un double mouvement de foulement et de rotation, soit avec les poings fermés que l'on enfonce doucement l'un après l'autre, en suivant pas à pas tout le trajet du gros intestin, du cul-de-sac cæcal à l'S iliaque (fig. 286).

Le Dr Berne conseille de masser le fond de la vésicule biliaire à l'aide de pressions douces qui auront pour but l'excrétion de la bile dans l'intestin.

Les angles droit et gauche du côlon échappent à nos manœuvres. Pour essayer de les atteindre, je place les mains comme si je voulais rechercher un rein flottant et j'imprime aux deux mains ainsi placées, l'une en avant, au niveau du flanc, l'autre en arrière, un (mouvement de rotation et de vibration qui pénètre jusqu'à la région cachée sous les côtes, près du foie à droite, de la rate à gauche (fig. 287).

On peut aussi faire sur tout le trajet du gros intestin, des hachures, des tapotages plus ou moins profonds qui ont plus spécialement pour but d'exciter la contractilité musculaire de la paroi et de l'intestin, les manœuvres précédemment décrites, foulement, pétrissage, etc., s'adressant surtout à la circulation profonde des vaisseaux de l'abdomen et à la marche des matières et des gaz vers le rectum, les vibrations à l'élément nerveux et musculaire également.

Massage de l'estomac.

Lorsque dans le massage abdominal on visera plus spécialement l'estomac, il suffira de se rendre compte de l'effet que l'on veut obtenir. On se rappellera que le massage *superficiel calmant*, décrit ci-dessus, agit dans les gastralgies d'origine nerveuse, les contractures du pylore, les crises gastriques symptomatiques, les sensations de brûlure, de pesanteur, de gonflements pénibles accompagnant les digestions, qu'on peut faire ce massage dans tous les types chimiques, avant ou après les repas, et qu'il n'a aucune contre-indication. Il se compose, je le répète, d'un effleurage léger, de vibrations superficielles du creux épigastrique, de frictions douces de toute la région de l'estomac, même sur les côtes et les fausses côtes au niveau de l'espace de Traube.

Cette friction de la peau amène assez rapidement une sensation de détente nerveuse, de chaleur agréable, et la douleur ne tarde pas à disparaître.

Le massage superficiel *excitant*, fait au niveau de la région gastrique sous forme de tapotements légers, de hachures, etc., pourrait être appelé « apéritif » ou « digestif », selon qu'on le pratique avant ou après les repas.

On l'emploie dans les cas d'atonie gastro-intestinale, dans l'hypo-pepsie et surtout chaque fois qu'il y a ralentissement de l'évolution digestive. Il est contre-indiqué dans l'ulcère en évolution, le cancer, dans les dyspepsies douloureuses, et chaque fois que l'évacuation est trop rapide ou la sécrétion glandulaire exagérée (maladie de Reichmann).

Le massage *profond* de l'estomac comprend les manipulations que j'ai décrites, faites plus spécialement au niveau de la grande courbure et du creux épigastrique ; mais, je le répète encore, c'est par le massage du ventre que l'on agit surtout, quelle que soit la dyspepsie. Celui-ci amène des changements continuels de pression sanguine abdominale et générale, ainsi qu'en témoignent les recherches de Stapfer et les miennes. Il active la circulation qui finit par se régulariser. Les stases veineuses sont supprimées et la bonne nutrition des parois gastro-intestinales assure un fonctionnement glandulaire régulier. Chez les pléthoriques dont les digestions pénibles (pesanteurs, gaz, brûlures, rougeur de la face, etc.) ne sont dues en somme qu'à un trouble dans l'osmose au niveau des capillaires de la muqueuse gastro-intestinale, j'ai souvent remarqué que tout rentre dans l'ordre après 4 ou 5 massages et dès que la poussée diurétique s'est produite.

Toutefois, dans les grandes dilatations de l'estomac, en dehors naturellement des cas de sténoses pyloriques permanentes plus ou moins complètes et qui sont du ressort de la chirurgie, il y a intérêt à pratiquer quelques manœuvres un peu spéciales ayant pour but de *tonifier* la tunique musculaire de l'estomac et d'aider l'*évacuation* gastrique.

Le massage *tonique* se fait à l'aide de frictions, de foulements, de pressions avec tremblements, de malaxations, de hachures, de vibrations profondes, etc. Un excellent mode de malaxation, d'après Norström, est le suivant : on se place à la gauche du malade que l'on prie de se pencher légèrement sur le côté droit, afin de permettre à la grande courbure de se dégager un peu de l'espace de Traube pour se rapprocher de la ligne médiane. Plaçant alors les deux mains à plat et parallèlement au niveau de l'hypocondre gauche du malade, le médecin, la pulpe des doigts en avant et les pouces en arrière, cherche en quelque sorte à saisir à pleines mains l'organe dilaté.

Le massage *évacuateur* se fait à l'aide de pressions profondes avec mouvements de tremble, exécutés de gauche à droite (fig. 288). Rubens Hirsberg conseille d'écarter les doigts d'une des deux mains, de placer les doigts de l'autre main dans les espaces interdigitaux et de former ainsi une sorte de peigne que l'on promène profondément de la grande courbure vers le pylore.

J'emploie le plus souvent avec succès les vibrations profondes, ma main droite étant placée aussi haut et aussi profondément que possible sous les fausses côtes droites, de façon à exciter la contraction des fibres musculaires lisses de l'estomac.

L'action tonique du massage profond est démontrée par la diminution progressive de la dilatation qui disparaît à la longue, les

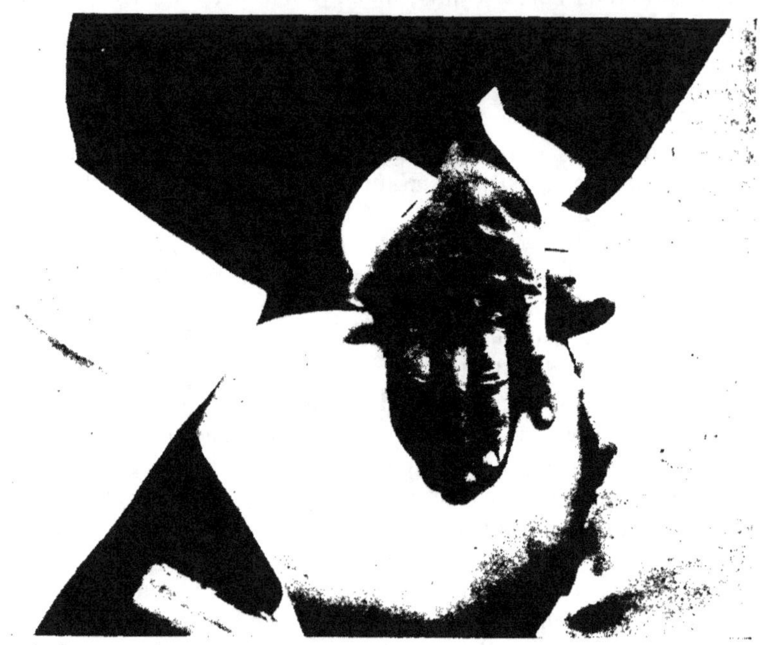

Fig. 288. — Massage de la grande courbure de l'estomac, de gauche à droite avec mouvement de tremble et reptation.

analyses successives du suc gastrique indiquant en même temps une amélioration parallèle dans le travail glandulaire.

J'ai fait de ce sujet l'objet de ma thèse et de diverses communications. Je ne vais donc pas y insister ici.

Quant à l'action évacuatrice du massage profond, je l'ai démontrée en me servant d'un procédé fort ingénieux imaginé par le Dr Mathieu, médecin des hôpitaux de Paris et communiqué par lui au Congrès de médecine interne de Lyon, en 1894.

Mathieu fait incorporer, au repas d'épreuve, 20 grammes d'huile en émulsion parfaitement stable. Après l'extraction du repas d'épreuve, il retire par l'éther l'huile que renferme un échantillon du liquide gastrique et la pèse ; connaissant, grâce au procédé de Mathieu et Rémond de Metz, le volume total du liquide que contenait l'estomac au moment de l'extraction, il est facile de déterminer la proportion d'huile disparue et par conséquent la proportion du liquide primitif qui a quitté l'estomac :

Massant l'abdomen pendant la présence du repas d'épreuve dans l'estomac, j'ai obtenu des résultats constants : toujours il y a eu évacuation plus grande d'une certaine quantité d'huile et par conséquent de suc gastrique dans l'intestin. Tandis, par exemple, que, sans massage, j'ai constaté dans une de mes expériences, qu'il restait au bout d'une heure 543 centimètres cubes de liquide avec 8^{gr},882 d'huile, avec massage de l'abdomen pendant la présence du repas d'épreuve dans l'estomac il ne restait plus, au bout d'une heure, que 320 centimètres cubes de liquide et 6^{gr},470 d'huile, et même une autre fois où je fis le massage plus longtemps, 285 centimètres cubes de liquide et 5^{gr},683 d'huile.

Cette action du massage sur le muscle stomacal avait d'ailleurs été démontrée par de nombreuses expériences, entre autres, celles de Chpoliansky répétées par Rubens Hirschberg, à savoir que :

Deux œufs séjournent dans l'estomac............ 4 h. 15
Après un massage de dix minutes.............. 2 h. 47
300 grammes de viande rôtie séjournent......... 5 h. 35
Après un massage de dix minutes.............. 3 h. 30

Ce même auteur a démontré que, s'il fallait deux heures et demie pour constater l'élimination du salol sous forme d'acide salicylique dans les urines, il ne fallait plus qu'une heure et demie environ pour constater les mêmes résultats après un massage de quinze minutes.

« Il y a longtemps, dit Hayem (1), que les gros mangeurs de l'antiquité qui éprouvaient du gonflement après leurs repas, avaient imaginé de se frapper l'estomac à coups de poing pour en provoquer l'évacuation. »

Je viens d'étudier le manuel opératoire et, d'une façon générale, l'action physiologique du massage abdominal ; voyons maintenant quelles en sont les indications et les contre-indications. Nous passerons en revue les dyspepsies gastro-intestinales, les différentes affections locales (estomac, intestin, foie, etc.) et les maladies générales dépendant du mauvais fonctionnement du cœur et des vaisseaux.

(1) HAYEM, Leçons de thérapeutique. t. IV.

INDICATIONS DE LA KINÉSITHÉRAPIE ABDOMINALE DANS LES AFFECTIONS DU TUBE DIGESTIF ET DE SES ANNEXES.

Dyspepsies gastriques.

Il est bon d'établir, avant de masser un dyspeptique, le diagnostic chimique de son affection, diagnostic souvent impossible à faire sans le secours de l'analyse. En effet, il existe des cas où, ne trouvant pas dans les organes dont le fonctionnement est troublé, la cause de cette anomalie, on est en droit de soupçonner l'estomac d'être la cause de ces phénomènes réflexes, tels que : palpitations, fausse angine de poitrine, intermittences cardiaques, céphalées, vertiges, insomnies, crises nerveuses, neurasthénie aiguë, etc., ou encore de troubles organiques de voisinage : diarrhée, constipation, entérite muco-membraneuse, hypertrophie du foie, etc., symptômes pouvant s'observer en dehors de toute manifestation gastrique apparente, et aussi bien chez les hyper que chez les hypochlorhydriques. Ce sont les dyspepsies latentes d'Hayem, ou mieux des dyspepsies méconnues.

Lorsqu'au contraire, on se trouve en présence de symptômes gastriques fonctionnels des plus nets : troubles de l'appétit, gonflements, renvois, aigreurs, douleurs au creux épigastrique, diarrhée, etc., le diagnostic est également impossible à faire entre l'hyper et l'hypochlorhydrie, car, ainsi que je le disais tout à l'heure, ces signes sont communs à tous les types cliniques.

Dans certains cas où un type clinique paraît être des plus nets, on peut même avoir des surprises. Combien de fois n'ai-je pas trouvé une apepsie absolue chez des malades où tous les symptômes auraient fait croire à l'hyperchlorhydrie la plus intense (brûlures deux heures après les repas, fringales, etc.), et *vice-versa*.

Enfin, le type chimique change à mesure qu'évolue la gastrite. Tel malade qui était atteint d'hyperchlorhydrie peut passer par toutes les phases de l'hypochlorhydrie pour aboutir à l'apepsie, en conservant souvent le même cortège de symptômes.

Ces quelques considérations feraient, en les développant, l'objet à elles seules d'un long travail, aussi je ne veux pas y insister plus longtemps ; je tenais à attirer l'attention sur cette nécessité de faire l'analyse, lorsqu'on veut avoir un diagnostic ferme.

En face d'un type chimique bien établi, quelle est la conduite à tenir au point de vue du massage abdominal ?

La formule est bien simple. Chaque fois que le rapport entre le chiffre de l'acide chlorhydrique libre et celui du chlore combiné organique est de 4 et au-dessus, il faut masser. On se rappelle que dans la méthode d'analyse de Winter, le chiffre de l'acide chlorhydrique libre est de 44,44 milligrammes d'HCl pour 100 centimètres cubes de liquide, et celui du chlore combiné organique de 170. Eh bien, chaque fois que le rapport de ces deux valeurs n'est plus celui de 1 à 4, le massage donne d'excellents résultats si le rapport est supérieur. Il est à surveiller, quelquefois à éviter, si ce rapport leur est inférieur, parce qu'alors il s'agit d'hyperchlorhydrie relative ou absolue, et que, seul, le massage doux et calmant en cas de douleur, le massage évacuateur en cas de grande dilatation sont à employer. Quand le rapport H : C est très supérieur à la normale et que la valeur C dépasse 170, on se trouve en présence d'une variété de dyspepsie, la forme chloro-organique d'Hayem (gastrite parenchymateuse).

Cette forme, niée par beaucoup d'auteurs, me semble cependant avoir une importance capitale (1). Elle est liée, au moins dans ses premières phases, à une congestion plus ou moins intense de la muqueuse gastrique, ce qui explique les bons effets que le massage produit très rapidement chez elle, par son action régulatrice de la circulation abdominale.

Donc, dans l'*hypochlorhydrie*, avec ou sans hyperpepsie chloro-organique, le massage est indiqué. Pour les manœuvres à employer, il faudra s'inspirer des différents cas et choisir entre le massage superficiel et le massage profond les mouvements les plus aptes à remplir l'indication basée sur les symptômes fonctionnels.

Dans la forme grave de l'hypopepsie, *dans l'apepsie*, le chimisme stomacal est caractérisé par une absence, la plupart du temps complète, de l'acide chlorhydrique libre, une notable diminution de l'acidité totale (le chiffre normal est de 190, chez l'apeptique il tombe au-dessous de 100 ; tous les autres chiffres suivent la même tendance à la disparition.

Souvent le travail stomacal est nul et les aliments passent rapidement dans l'intestin si bien qu'au bout d'une heure après le repas d'épreuve, il est déjà impossible de retirer du suc gastrique. Au point de vue du massage, il faut être prudent en face d'un cas d'apepsie et considérer quelle peut en être la cause. Je crois qu'on pourrait admettre 3 cas principaux :

____

(1) BOURCART et GAUTIER, *Le Ventre*. Paris, Alcan, IIe vol., pages 109 et suivantes.

L'*apepsie nerveuse* se voit chez les neurasthéniques épuisés et les hystériques dont le chimisme est dévié et revient quelquefois rapidement à son type primitif qui est souvent l'hyperchlorhydrie. Le massage employé seul serait plus nuisible qu'utile, par la fatigue qu'il cause à cette catégorie de malades. Si on juge bon de l'employer, il faut absolument le combiner au repos absolu et dans certains cas à l'isolement. Naturellement, chez les hystériques, il faudra surveiller le chimisme de temps en temps, afin de cesser le massage au cas où l'hyperchlorhydrie aurait reparu.

L'*apepsie tabagique* bénéficie du massage qui ramène la sécrétion glandulaire stomacale endormie et trouve encore son indication dans l'hypertension dont les malades sont la plupart du temps atteints. Elle s'accompagne souvent de fausse angine de poitrine, symptôme contre lequel le massage abdominal agit merveilleusement. J'en ai rapporté un grand nombre d'exemples dans un travail antérieur.

L'*apepsie par atrophie glandulaire* peut accompagner un cancer. Alors dans le chimisme la valeur $\alpha\left(\dfrac{A-H}{C}\right)$ est très supérieure à la normale ; on trouve souvent la réaction lactique, et, parfois, les symptômes généraux aident à faire le diagnostic ou au moins à le soupçonner. Alors le massage est contre-indiqué.

Quand l'atrophie est l'aboutissant d'une gastrite (alcoolisme, tuberculose, dernière phase de la gastrite parenchymateuse, gastrite simple chez les héréditaires, gastrite médicamenteuse, etc.), le massage peut rendre de grands services, mais là aussi il faut le combiner au repos du malade et surtout au régime sévère. Sachez aussi qu'il n'agira qu'à la longue et que le chimisme, s'il s'améliore, ne revient jamais à l'état normal. L'action du massage se porte alors surtout sur les éléments musculaire et nerveux, sur l'intestin dont les fonctions troublées (diarrhée le plus souvent) se rétablissent, et le malade obtient du traitement une survie plus ou moins longue.

Quand on se trouve en face d'une analyse qui révèle une *hyperchlorhydrie* bien nette, doit-on masser l'abdomen ?

S'il y a douleur, on peut toujours faire du massage calmant superficiel.

Quant au massage profond, il est absolument contre-indiqué dans l'hyperchlorhydrie des nerveux qui sont la plupart du temps des excités cérébraux, des sujets maigres qui dépensent au-dessus de leurs forces et ne sont justiciables que d'un traitement général ; le mal est aux centres nerveux, il n'est pas à l'estomac.

Au contraire, si l'hyperchlorhydrie se rencontre chez des sujets congestifs, dont la circulation abdominale se fait mal, des pléthoriques hypertendus dont la muqueuse stomacale est en somme en hyperactivité par congestion anormale, le massage profond donne les meilleurs résultats et fait rapidement baisser le chiffre de l'acide chlorhydrique libre en même temps que se produit une diurèse abondante.

Nous venons de voir l'utilité du chimisme stomacal pour faire un diagnostic thérapeutique et un pronostic de la gastrite.

Quand l'analyse est impossible, quelle est la conduite à tenir?

Il faudra d'abord essayer de faire un diagnostic en se basant sur les signes classiques des différents types cliniques.

L'*hypochlorhydrie* est caractérisée par un appétit capricieux, le plus souvent diminué, avec dégoût des aliments. Quand il est conservé, l'ingestion de quelques bouchées le fait disparaître. L'envie de vomir, au réveil surtout, est plus spéciale à la forme chloro-organique, ainsi que les crises gastriques et l'entérite muco-membraneuse, comme nous le verrons en étudiant les entérites. Les digestions s'accompagnent de pesanteur au creux épigastrique, de gonflements, de renvois, quelquefois d'éructations si abondantes et si répétées qu'elles peuvent aller jusqu'à l'aérophagie, affection sur laquelle Mathieu et Soupault ont insisté dans ces derniers temps, d'engourdissements, pesanteur de tête, somnolence, fatigue générale et courbature.

Lorsque ces malades, de flatulents sont devenus de grands dilatés, les fermentations anormales se produisent et s'accompagnent de sensations de brûlures qui peuvent simuler l'hyperchlorhydrie. On peut en faire le diagnostic différentiel à l'aide de petites doses de bicarbonate de soude, prises une heure avant le repas. S'il s'agit d'hypochlorhydrie, le bicarbonate, excitant la sécrétion chlorhydrique, diminue les fermentations et par conséquent les brûlures. Elles sont augmentées par ce procédé en cas d'hyperchlorhydrie.

Les troubles intestinaux sont de règle : dans les formes peu avancées il y a constipation ; dans l'apepsie, souvent diarrhée.

L'état général reste bon au début. Plus tard, la nutrition se faisant d'une façon insuffisante, l'amaigrissement survient avec la neurasthénie par hypoacidité sanguine avec phosphaturie, puis avec hypophosphatie.

On comprend de suite quels services peut rendre le massage abdominal dans cette forme de gastrite. Fait à jeun, il sera tonique, excitera l'appétit en provoquant la sécrétion gastrique ; fait de suite après le repas, *superficiel et calmant*, il apaisera les sensations si pénibles de pesanteur, de tension de l'épigastre ; *excitant*, il provoquera les contractions du muscle stomacal et facilitera le brassage des aliments; fait à la fin de la digestion, il aidera par des manœuvres que j'ai décrites plus haut, l'évacuation de l'estomac et, par conséquent, diminuera les fermentations et leurs conséquences.

L'*hyperchlorhydrie*, d'après Mathieu, comprend un certain nombre de types cliniques sur lesquels je ne puis m'étendre ici.

D'une manière générale les malades de cette catégorie souffrent de la faim (fringales) ou à la suite de l'ingestion des aliments (brûlures), surtout d'aliments excitants. On observe des vomissements par contracture du pylore. Souvent il y a de la diarrhée à jeun. La dilatation d'estomac est fréquente et est la conséquence de cette contraction spasmodique du pylore. Parfois il y a stase du liquide que l'on retrouve à jeun si on passe une sonde.

Je pense que dans tous ces cas, il est, comme nous l'avons vu plus haut, préférable de s'abstenir du massage abdominal. Cependant, en ayant soin d'éviter les manœuvres excitantes, le massage évacuateur et tonique peut rendre quelques services dans les cas de grande dilatation sans obstacle organique, bien entendu, au niveau du pylore. Il faut distinguer en effet l'hyperchlorhydrie nerveuse causée par une excitation centrale telle qu'on la voit chez certains névropathes auxquels il est préférable de ne pas toucher et l'hyperchlorhydrie avec hyperpepsie générale dont tous les symptômes, même les brûlures, sont dus aux fermentations acides secondaires d'une digestion ralentie. Cette forme est l'apanage des arthritiques, congestifs d'abord, puis pléthoriques, avec hypertension. Alors il n'y a pas à tenir compte du chimisme, et il faut avant tout régulariser cette pression sanguine. J'ai rapporté plusieurs exemples de ces cas-là à la Société de thérapeutique, avec analyse successive de suc gastrique, amélioré en même temps que le malade.

Dyspepsies intestinales.

La plupart du temps, elles sont la conséquence des dyspepsies gastriques et se manifestent de différentes façons : constipation, diarrhée, entérite muco-membraneuse, typhlo-appendicite.

Constipation. — Inutile, je pense, de vanter les bons effets du massage abdominal dans la *constipation*. Ils sont aujourd'hui reconnus de tous. Rappelons seulement qu'il faudra toujours s'enquérir de la cause et de la forme clinique de cette infirmité. Des indications et contre-indications en découlent, l'explication de l'action du massage également. C'est ainsi que chez les *pléthoriques*, le plus souvent en état d'hypertension portale, le massage, composé de manipulations, pétrissage, vibrations fortes, agira par *action locale sur la circu=*

lation abdominale en améliorant les phénomènes d'osmose et de sécrétion, par *action générale* en facilitant la diurèse et l'élimination des toxines vaso-constrictives. Chez les constipés *atoniques*, il faudra distinguer ceux qui rentrent dans la catégorie précédente, et les nerveux, les neurasthéniques déprimés. Chez ces derniers, en général des hypotendus, il faudra être prudent, faire des massages doux et courts, laisser reposer le malade après les séances et le mettre, s'il le faut, complètement au lit pour quelque temps. Alors seulement on obtiendra de bons résultats. *Chez les spasmodiques*, le massage sera sédatif. On emploiera de préférence les vibrations, puis les foulements doux et profonds.

Les résultats sont extrêmement variables. Dans certains cas ils étonnent par leur rapidité, et j'ai vu des malades, constipés depuis un certain nombre d'années, avoir des selles régulières après 5 ou 6 massages, quelquefois après un seul. Le plus souvent il faut plusieurs séries de 15 à 20 massages, séparées par un intervalle égal de repos, pour obtenir un effet durable. Dans certains cas, le résultat ne peut être obtenu que par la combinaison d'autres agents physiques, l'électricité par exemple, ou par l'emploi d'eaux minérales telles que Châtel-Guyon, Brides, Miers, etc.

Le massage n'agit pas seulement sur le gros intestin dans la constipation. Il agit aussi en facilitant la digestion duodénale (sécrétine et suc intestinal sur le pancréas, sur l'excrétion biliaire, et réduit les ptoses en améliorant la sangle abdominale. Par les mouvements de gymnastique qu'il est toujours bon d'y associer, les muscles pelviens, lombaires, tous ceux en un mot qui président à la défécation, retrouvent leur énergie et concourent pour leur part au résultat demandé. Le massage, fait pendant quelque temps avant une de ces cures d'eau, en facilite beaucoup les effets, ainsi que je l'ai souvent observé.

Enfin il ne faudra pas oublier de soigner la cause en même temps que l'effet, et on devra s'occuper de la gastropathie ou de la maladie générale dont la constipation n'est qu'une conséquence, si on veut obtenir les effets complets du massage.

Diarrhées chroniques. — Dans les *diarrhées chroniques*, les résultats sont souvent rapides et surprenants. Il agit surtout dans les diarrhées d'origine gastrique en améliorant la première digestion. Cette variété est assez fréquente. Si, en effet, l'hypochlorhydrie et l'hyperpepsie chloro-organique (Hayem) s'accompagnent plutôt de constipation, l'hyperchlorhydrie et l'apepsie, souvent méconnues d'ailleurs (dyspepsies latentes), se compliquent souvent de diarrhée, causée par deux mécanismes différents. Dans *l'hyperchlorhydrie*, le chyme passe dans l'intestin, surchargé d'acide irritant qui augmente les sécrétions, mais, surtout dans l'hyperpepsie générale, de fermentations acides secondaires, qui amènent des diarrhées fétides d'infection. Ces derniers cas bénéficient particulièrement du massage abdominal. Il s'agit alors, comme je l'ai dit plus haut, de pléthoriques (arthritiques congestifs). Le massage décongestionne les organes du ventre, achève la digestion gastrique, fait disparaître la distension si fréquente après les repas, les fermentations secondaires et établit une diurèse de dérivation. Dans *l'apepsie*, dont nous avons vu plus haut les variétés, les aliments passent rapidement dans l'intestin où ils arrivent mal digérés, et, si le foie et le pancréas ne sont pas en état de remplacer par leurs sucs le suc gastrique absent ou insuffisant, les débris alimentaires font l'effet d'un corps étranger et sont expulsés peu de temps après les repas. Le massage régularisera le chimisme stomacal, ainsi que je l'ai prouvé par l'examen du suc gastrique avant et après le traitement (1), activera les sécrétions biliaire et pancréatique qui compléteront et remplaceront même quelquefois la digestion gastrique insuffisante.

En outre des diarrhées d'origine gastrique, le massage améliore aussi les diarrhées des constipés, celles qui sont dues à l'insuffisance hépatique, par atonie ou par congestion, les diarrhées des cardiaques, en activant la circulation et diminuant leur pléthore abdominale.

Entérites muco-membraneuses. — Dans certaines *entérites muco-membraneuses* chroniques, le massage pourra être employé avec succès pourvu que l'on choisisse les cas favorables et que l'on soit prudent. Si l'entérite est d'origine nerveuse pure avec ou sans hyperchlorhydrie, il vaut mieux s'abstenir, quoique j'aie vu certains malades très soulagés par des vibrations légères, superficielles et assez prolongées, vibrations sédatives qui agissent sur le système nerveux des plexus abdominaux et, par leur intermédiaire, sur le système nerveux central. Mais ces vibrations ne sont pas du massage tel qu'on le comprend généralement. Elles agissent comme un courant galvanique faible.

Si l'entérite est due à une constipation chronique, il suffira de faire disparaître la cause, en employant, au début, des manipulations douces qui n'occasionnent aucune réaction inflammatoire.

Quelquefois les fausses membranes sont la conséquence d'une acholie plus ou moins complète, précédée ou non d'ictère et que le massage vaincra rapidement. Les vibrations fortes sur la région hépatique aideront l'action du massage abdominal.

(1) Cautru. Traitement de la diarrhée chronique (*Société de thérapeutique*, 26 mars 1902). — Bourcart et Cautru. *Le ventre*, t. II. Paris, Alcan.

Mais il est une autre forme d'entérite muco-membraneuse qui me
paraît des plus intéressantes au point de vue qui nous occupe, car le
traitement massothérapique fait merveille. Les malades qui en sont
atteints appartiennent le plus souvent à la branche « congestive »
de cette grande diathèse appelée « arthritisme ». Ils ont des troubles
circulatoires abdominaux, des phénomènes congestifs à distance.
Leur entérite est la conséquence d'un trouble vaso-moteur intestinal
avec irritation de la muqueuse, causée soit par l'abus de purgatifs, de
grands lavages caustiques, d'une lithiase intestinale, d'une infection
chronique des voies digestives avec ou sans troubles de la sécrétion
biliaire, avec ou sans hyperacidité du chyme, etc. On retrouve dans
les antécédents personnels de ces malades : des migraines, des
névralgies diverses, des hémorragies (métrorragies, hémorroïdes),
des congestions à *bascule*, quelques malades voyant alterner leur
entérite avec de la métrite membraneuse ou non, des poussées
hémorroïdaires, même des phénomènes rhino-pharyngés, les voyant
disparaître dans certains cas pendant leurs règles, etc. Il se passe au
niveau de la muqueuse intestinale ce qui se passe au niveau de
toutes les muqueuses, celle de l'estomac en particulier. En effet, ces
malades sont pour la plupart atteints de dyspepsie chloro-organique
(gastrite parenchymateuse d'Hayem) dans laquelle, au point de vue
circulatoire abdominal, se voient des troubles profonds des phénomènes osmotiques (Winter). La congestion de la muqueuse gastrique
est encore prouvée par ce fait que si on lave l'estomac de ces malades on retire des quantités de glaires en telle abondance et si épaisses
qu'elles bouchent le tube et rendent l'opération souvent difficile. La
muqueuse de l'appendice participe souvent à cette congestion soit primitivement, soit par propagation de l'inflammation plus ou moins sep-
tique du cæcum, donnant lieu à ces appendicites rarement aiguës, le
plus souvent chroniques et sans fièvre qui alternent avec des congestions ovariennes, qui se calment après la saignée mensuelle chez la
femme et que j'appelle « *appendicites médicales* » par opposition aux
« appendicites chirurgicales » aiguës, suppurées d'emblée, gan-
gréneuses. Les premières, qu'il est quelquefois prudent d'opérer
lorsqu'elles résistent au traitement médical et altèrent la santé
générale du malade, peuvent, dans un grand nombre de cas, guérir
par le régime et l'hygiène, les secondes sont toujours tributaires
du bistouri.

Le massage donne dans cette forme d'entérite d'excellents résultats,
mais il faut être prudent dans la manœuvre opératoire, surtout
lorsque la région cæcale est douloureuse, et elle l'est souvent, puisque j'ai remarqué que chez 50 p. 100 des constipés et des dyspeptiques

cette région est douloureuse à la pression, qu'il y ait ou non des glaires dans les selles.

Il ne faudra faire sur la région cæcale et appendiculaire que des vibrations, des palpations légères, surveiller la réaction au massage, calmer une inflammation possible par des applications très chaudes et le repos au lit. J'ai l'habitude de faire précéder la cure de massage d'un régime spécial dont sont exclues les causes d'infection habituelle du tube digestif, et de le nettoyer au maximum.

Dyspepsie gastro-intestinale congestive. — C'est dans cette variété de dyspepsie gastro-intestinale congestive « glaireuse » que le chirurgien, lorsqu'il a cru devoir débarrasser le malade de son appendice congestionné, n'obtient pas toujours par la suite un résultat aussi brillant qu'il l'espérait. Le danger a disparu, mais la cause persiste. L'entérite continue et le malade digère souvent aussi mal après qu'avant l'opération si le médecin ne continue pas le traitement commencé. Il faut, en outre du régime, faire du massage que l'on pourra commencer trois semaines environ après l'opération. J'ai déjà émis ces idées dans une communication à la Société de thérapeutique où les Drs Bouloumié, au point de vue de ma conception de la diathèse congestive, et Bardet, en ce qui concerne le massage dans les dyspepsies de cet ordre avec ou sans « *appendicite médicale* », ont pris la parole et ont été de mon avis. J'ai repris cette question au Congrès de Physiothérapie de Rome en citant quelques exemples des plus typiques que je vais rappeler ici en quelques lignes.

Une de mes malades, jeune fille de vingt-quatre ans, que je vis en janvier 1902, avait le chimisme suivant (dyspepsie chloro-organique) :

$$A = 199 - H = 15 - C = 175 - H + C = 190 - T = 317 - F = 127 -$$
$$\alpha = 105 - \frac{T}{F} = 2,50 \ (\text{Winter, 16 janvier 1902}).$$

avec des crises gastriques terribles, de l'entérite membraneuse, le cæcum et l'appendice douloureux. En deux mois de massages, tout disparut. En 1903, elle eut une *hypertrophie congestive du foie* avec ictère léger ; le massage la guérit encore ; six mois après, série d'*angines*, puis *phlébite* de la jambe gauche qui guérit à Bagnoles. De temps en temps, nouvelles poussées d'entérite. Le *point douloureux appendiculaire* reparaît ; en février 1904, ablation de l'appendice que l'on trouva congestionné, adhérent au cæcum. La malade eut une guérison apparente. Quelques crises de dyspepsie gastro-intestinale reparurent. Le traitement en a eu raison. Aujourd'hui elle est atteinte d'énormes varices.

En voici une autre : Il s'agit d'une dame de quarante et un ans qui a eu la fièvre typhoïde à dix-huit ans, fut curettée pour *métrite hémorragique* à trente-cinq ans, fut sujette à partir de ce moment à des alternatives de constipation et de diarrhée, eut une grippe infectieuse en 1900, de l'entérite muco-membraneuse ensuite, de l'*appendicite* trois mois après, fut opérée en avril 1902, et que je vis en novembre 1903 en proie à une entérite muco-membraneuse chronique, avec des digestions lentes et pénibles, des nausées et des indigestions fréquentes; elle n'allait à la selle que grâce à des lavages quotidiens. Son chimisme gastrique était celui de la *dyspepsie congestive* chloro-organique d'Hayem :

$$A = 208 - H = 26 - C = 182 - H + C = 208 - T = 383 - F = 175 -$$

$$\alpha = 100 - \frac{T}{F} = 2.18 \text{ (Winter, 18 novembre 1903).}$$

Je lui fis quelques lavages d'estomac qui ramenèrent des glaires abondantes, et des massages abdominaux par séries de 8 à 10; j'obtins rapidement un excellent résultat : disparition des muco-membranes, de la constipation et des nausées. La malade, que je n'ai pas soignée d'ailleurs depuis juin dernier, est aujourd'hui complètement guérie.

Une troisième malade, jeune fille de vingt-deux ans, sujette aux migraines, atteinte de *dyspepsie congestive* (C = 250 — T = 400) subit successivement une ablation de *tumeurs adénoïdes*, une dilatation anale pour *hémorroïdes*, enfin une *appendicectomie*, le tout accompagné, par crises, d'entérite membraneuse. Quatre cures à Châtel-Guyon, les massages, l'avaient tour à tour beaucoup améliorée. Elle conservait une douleur cæcale qui augmentait pendant les périodes de constipation; l'*ablation de son appendice* qui fut trouvé congestionné, adhérent en tire-bouchon autour du cæcum et qu'il fallut sculpter en quelque sorte, amena une grande amélioration. Il fallut à plusieurs reprises recourir au massage pour obtenir la guérison.

Je viens d'observer encore une malade atteinte de la même dyspepsie. Il s'agit d'une femme de trente-cinq ans, ayant eu, vers l'âge de quinze ans de la chlorose avec crises gastriques (Hayem a bien insisté sur la fréquence, chez les chlorotiques, de la dyspepsie, avec, dans le chimisme, élévation de la valeur C, chlore combiné organique. A vingt ans, elle eut des hémorroïdes. Mariée à vingt-quatre ans, elle eut plusieurs grossesses compliquées de varices énormes, de la dysménorrhée membraneuse avec métrite hémorragique et rétroversion qui nécessitèrent un curettage. Ayant depuis l'âge de vingt-huit ans des digestions pénibles avec anorexie, nausées, gaz et ballonnements, aigreurs après les repas, on trouve il y a cinq ans, une grande dilatation d'estomac ; les selles sont par périodes remplies de glaires et de pseudo-membranes, il y a alternatives de constipation et de diarrhées fétides, le cæcum devient douloureux, puis la région de l'appendice, la malade maigrit ; on attribue le mauvais état général à de l'appendicite chronique et on l'opère en octobre 1906. L'appendice est congestionné, il y a une ulcération de la muqueuse et le microscope révèle que l'opération était pleinement justifiée. Les suites en furent excellentes. Mais les phénomènes dyspeptiques persistèrent, la malade n'engraissant pas malgré le régime et le repos. Je la vis pour la première fois en février 1907 ; je trouvai un estomac très distendu ; le gros intestin était douloureux sur tout son parcours, surtout aux angles droit et gauche ; la constipation opiniâtre, et les selles glaireuses. L'analyse du suc gastrique nous donna les résultats suivants :

$$A = 291 - HCl = 37 - C = 226 - T = 438 - F = 175 - \alpha = 112 -$$
$$\frac{T}{F} = 2,50 \text{ (Winter, 14 février 1907).}$$

L'élévation de la valeur C (chlore combiné organique), 226 au lieu de 170, indique la variété de la dyspepsie ; l'élévation de la valeur T (chlore total) 438, au lieu de 321, indique une forte congestion de la muqueuse gastrique.

Je fis six lavages de l'estomac qui ramenèrent tellement de glaires que je dus plusieurs fois retirer le tube bouché et recommencer l'opération.

Les massages furent faits en même temps et continués pendant six semaines, d'abord tous les deux jours, puis tous les jours. L'appétit reparut, les selles redevinrent normales, sans glaires et le poids augmenta progressivement, la malade reprit son activité et sa gaîté perdues. Après un repos de traitement je recommençai en mai-juin quelques lavages et massages qui amenèrent la guérison de la malade, en même temps que celle-ci regagnait 5 kilogrammes.

Je ne saurais trop le répéter en terminant, cette dyspepsie n'est qu'une manifestation locale d'une diathèse générale à tendance congestive, manifestation déterminée et fixée, évidemment, soit par une hygiène alimentaire défectueuse, soit par l'abus de médicaments irritants pour la muqueuse gastrique.

Le Dr Bourcart (de Genève) a publié un travail très documenté (1)

---

(1) BOURCART. *Revue Médicale de la Suisse Romande*, décembre 1904 et octobre 1906.

sur le « Massage vibratoire manuel dans les appendicites » et où il conclut que les vibrations bien appliquées peuvent, dans certains cas, raccourcir la période d'attente avant l'opération, abaisser rapidement la température en facilitant l'élimination des toxines produites par des microbes anaérobies qui meurent dans un sang mieux oxygéné, remonter l'état général du sujet et quelquefois rendre inutile l'opération (1).

Il faut rapprocher ces idées jeunes encore et peu admises, de celles de Stapfer qui a déjà préconisé les vibrations dans certaines affections pelviennes, graves, fébriles et jusqu'alors justiciables uniquement de la chirurgie. Le défi porté par lui à un de nos grands maîtres de la gynécologie Française est encore présent à la mémoire de ceux qui s'intéressent à ces questions kinésithérapiques.

Entre les mains prudentes, exercées, habiles de ses auteurs, la méthode semble incontestablement avoir donné de bons résultats, mais la difficulté du diagnostic, la grave responsabilité d'une intervention intempestive rendraient les manœuvres dangereuses entre des mains inexpérimentées.

Affections hépatiques.

Par son action puissante sur la circulation, le massage abdominal est souvent indiqué dans la plupart des *affections hépatiques* caractérisées par la congestion de cet organe, de capacité vasculaire si grande.

La grosse indication est la congestion du foie :

Elle est fréquente chez les dyspeptiques. Boix, dans sa thèse, rapporte que sur 652 gros foies, 240 coïncidaient avec de la dilatation d'estomac, 69 avec des troubles dyspeptiques, selon l'observation faite par Bouchard.

Nous avions déjà signalé en 1897, au Congrès de Moscou, les heureux effets du massage abdominal sur l'hypertrophie congestive du foie (2), et cité le cas d'un banquier venu en France, de Constantinople, soigner une dyspepsie gastro-intestinale avec poussée d'ictère. Son foie débordait de 10 centimètres. *En vingt massages il redevint normal.*

Dans un autre cas, en 12 séances, un foie débordant de 5 centimètres revint à son volume primitif. Le teint jaune terreux de la malade disparut en même temps et les selles décolorées reprenaient leur teinte olive.

(1) Cathie et Bourcart, *Le Ventre*, t. II, *Estomac et intestin*, Paris, Alcan.
(2) Congrès de Moscou, 1897.

L'action du massage serait, d'après de Frumerie (1), une action sur la cellule hépatique dont l'activité se réveillerait. Cette hypothèse serait vérifiée par la modification des urines qui reprennent un type normal et l'amélioration de l'état général, que l'auteur a constatée chez les malades du service du professeur Gilbert.

Nous croyons plutôt, avec Dagron, à une action sur la circulation, par les vaso-moteurs, dont le résultat final est un meilleur fonctionnement de la cellule hépatique, dont la nutrition et l'activité dépendent évidemment des qualités et de la quantité du sang en circulation dans le foie.

Cette action sur la circulation est démontrée nettement par les accidents même qu'elle peut provoquer.

On voit, en effet, quelquefois, dans les congestions passives par stase veineuse, se produire de l'asystolie par dilatation du cœur droit.

La grande capacité vasculaire du foie explique en effet comment cet organe sert de dérivation à une circulation générale paresseuse, et laisse le sang s'accumuler dans ses vaisseaux.

Le massage, en faisant rentrer brusquement dans la circulation, c'est-à-dire dans le cœur droit qui est tout proche, cette masse de sang, en détermine la dilatation avec asystolie, lorsque le cœur est déjà touché. De Frumerie en cite deux cas, et en donne une explication autre que la théorie mécanique que nous venons d'exposer.

Il l'explique par un réflexe provoquant un spasme de l'artère pulmonaire, et dont le point de départ serait l'excitation des nerfs sensitifs du ventre.

On a encore tenté l'hypothèse suivante. Le massage, en activant la circulation hépatique, déverse dans la circulation générale les toxines accumulées dans le foie malade.

Cette dernière hypothèse est passible d'objections; il n'est pas vraisemblable que le foie soit un réservoir à toxines; lorsqu'il est malade, il ne les arrête pas, il ne les brûle pas, il n'est pas certain qu'il les emmagasine.

Nous nous rangerons donc à la théorie mécanique circulatoire, en admettant que, dans certains cas, le réflexe de l'artère pulmonaire puisse entrer en jeu, et en employant la plus grande douceur pour l'éviter.

Krikortz recommande dans le même but la compression du thorax à la base à la fin de l'expiration, c'est-à-dire au moment où l'aspiration thoracique n'agit plus pour provoquer l'arrivée du sang veineux au cœur droit, et où par conséquent ce dernier craint moins la surcharge.

(1) De Frumerie, Thèse de Paris, 1901.

Grâce à son action décongestionnante, le massage est vraiment utile dans la *cirrhose hypertrophique, au début*.

Dans la *goutte*, le massage du foie serait utile en contribuant à la combustion de l'acide urique pourvu qu'il n'y ait pas de sclérose hépatique, celle-ci constituant une contre-indication. J'ai vu en effet un malade dans ces conditions, chez lequel le massage abdominal provoquait de la diarrhée et des épistaxis.

Le *massage de l'appareil biliaire* est en train de conquérir sa place dans la pratique courante : Jusqu'ici le *contenu calculeux de la vésicule* et les dangers de son expulsion l'avaient fait respecter. Mais cependant le massage en dehors des crises peut, à mon avis, rendre des services.

Salignat (de Vichy) pense avec Krikortz que le massage pendant la crise est capable de favoriser la migration du calcul et de hâter la fin de l'accès, précisément en empêchant le spasme qui produit l'arrêt du calcul biliaire. Par suite, il préviendra l'inflammation, à laquelle est exposé l'appareil biliaire irrité. Il va sans dire que l'on n'emploiera que le massage doux vibratoire qui est très sédatif.

Chez les enfants de tout âge, les dyspepsies gastro-intestinales avec congestion du foie sont, on le sait, très fréquentes et s'accompagnent souvent de troubles profonds de la nutrition générale. Le massage, en facilitant l'absorption, améliore rapidement ces petits malades, mais il faut savoir que les premiers massages fatiguent quelquefois les enfants et qu'il se produit chez quelques uns, au début du traitement, des phénomènes d'infection générale : poussée de fièvre, herpès, éruptions diverses, etc. dus à l'absorption de toxines depuis longtemps dans l'intestin ; il suffit alors de donner du calomel et de reprendre le traitement après quelques jours de repos. Il serait même plus prudent de faire cette désinfection avant de commencer le traitement.

La *glycosurie alimentaire* si fréquente chez les dyspeptiques à foie torpide est, on le comprendra, très heureusement influencée par le massage.

Affections diverses.

Chez un certain nombre d'enfants, de même que chez un grand nombre d'adultes, la dyspepsie chronique se complique encore d'*albuminurie intermittente*. Celle-ci, loin d'être une contre-indication au massage, disparaît assez rapidement dans la plupart des cas, en même temps que les phénomènes gastro-intestinaux. Cette albuminurie disparaît-elle pour toujours après la guérison de la dyspepsie ? C'est là un point qu'il n'est pas possible d'élucider encore aujourd'hui (1).

(1) Talamon. Congrès de médecine de Nancy. 1896.

Je ne parlerai pas ici du massage abdominal dans les troubles de la *ménopause*, dans les *affections gynécologiques*, dans les cas de rétrocession difficile de l'utérus après les couches, sujets traités de main de maîtres par Stapfer et Boureart. Mais je me permets d'attirer l'attention sur ce fait qu'à la suite de l'hystérectomie ou de l'ovariotomie, les dyspepsies congestives dont j'ai parlé plus haut sont assez fréquentes; ce sont en quelque sorte des *dyspepsies supplémentaires* qui peuvent s'accompagner d'hématémèses, de même que les congestions passives de la muqueuse pulmonaire et de la muqueuse nasale se compliquent d'hémoptysies et d'épistaxis dites supplémentaires. La dyspepsie prend le type chloro-organique à moins qu'il n'existe déjà une gastrite antérieure. J'ai soigné depuis quelques années un certain nombre de ces malades qui ont toutes bénéficié du massage, ce qui s'explique d'ailleurs par la régularisation apportée dans la circulation, ainsi que nous l'avons vu plus haut ; mais, chez quelques-unes de ces malades, jeunes encore, il m'a fallu, pour faire cesser des crises gastriques d'une extrême violence, ou des phénomènes congestifs trop prononcés, joindre au massage l'emploi des sangsues ou même de la saignée.

Les *migraines* d'origine abdominale sont fréquentes et le massage m'a toujours donné d'excellents résultats. J'ai pu guérir à la longue par ce traitement trois cas de *migraine ophtalmique*. Norström a fait un intéressant travail sur ce sujet.

Les effets du massage abdominal sur l'état général se manifestent, en outre de l'action sur la circulation, par une *régularisation du poids du malade*. A la suite des premiers massages, le malade maigrit à cause de la diminution de la graisse de la paroi abdominale et à cause de la diurèse; il reste un certain temps stationnaire, puis, après un temps variant de cinq jours à plusieurs mois, il augmente de poids d'une façon régulière, alors que, l'intestin grêle reprenant ses fonctions, l'absorption se fait mieux. Ses forces reviennent.

Les *urines* augmentent de quantité (1) pendant les huit ou dix premiers massages, puis elles deviennent régulièrement normales. En même temps, leur qualité s'améliore jusqu'à devenir physiologique. J'en ai recueilli un grand nombre d'exemples qu'il serait trop long de rapporter ici. Rappelons qu'en outre de la disparition de l'albumine et du sucre dyspeptiques, on voit des décharges de chlorures quelquefois extraordinaires.

En effet, chez un cardiaque œdémateux dont les analyses furent faites le 14 janvier 1898, avant le traitement par le massage abdo-

<hr>

(1) CAUTRU, Action diurétique du massage abdominal (Académie de médecine, séance du 10 mai 1898. Rapport de H. HUCHARD, 12 juillet 1898).

minal, et le 26 janvier, après ce traitement, j'observai une différence
considérable dans la quantité des chlorures éliminés, différence qui
ne me frappa pas, alors que les travaux d'Achard et de Widal sur
la rétention des chlorures, d'Ambard et Beaujard sur l'hypertension
artérielle par rétention des chlorures, ne nous étaient pas encore
connus. Voici les analyses faites alors par l'interne en pharmacie
du service de M. Huchard à l'hopital Necker.

	14 janvier 1898			26 janvier 1898	
Volume..............	350 cc.			1.000 cc.	
Réaction............	peu acide			acide	
Densité.............	1.030			1.009	
Extrait sec.........	66 gr. par litre	33.10 en 24 h.	17 par litre	34 en 24 h.	
Cendres...........	22 —	— 11,03	— 5	— 10	—
Matières organiques.	44 —	— 22,06	— 12	— 24	—
Urée.............	39 —	— 13,65	— 8,96	— 17,92	—
Acide urique........	0,23 —	— 00,85	— 0,18	— 0,36	—
Chlorures.........	**1,80** —	— **0,63**	— **2,40**	— **4,80**	—
Acide phosphorique.	4,97 —	— 1,73	— 2,02	— 4,04	—
Albumine..........	0				
Sucre.............	0				
Pigments biliaires..	0				
Indican...........	faibles proportions.				

Comme on le voit, en même temps que l'amélioration de la
malade se fait sentir, que les œdèmes diminuent, il y a une *énorme
élimination de chlorures qui passent*, après un traitement ayant consisté
uniquement *en dix massages abdominaux, du chiffre de 1 gr. 80 par
litre, à 2 gr. 40 et de 0 gr. 63 à 4 gr. 80 en vingt-quatre heures*.

Un autre malade de cinquante-sept ans, artérioscléreux, dyspeptique
flatulent, goutteux, avait une pression de 23 le jour du premier massage
(26 janvier 1904), qui tomba à 19 après douze massages. Les urines
augmentèrent peu, car le malade, nerveux et maigre, n'avait aucune
trace apparente d'œdème. Mais l'analyse comparative est intéressante
à plusieurs points de vue. Elle nous montre, entre le 13 janvier et le
18 février 1904, une augmentation de volume (1.250 au lieu
de 1.100) ; une légère hypoacidité au lieu d'une énorme hyperacidité
d'origine gastro-intestinale, tous les autres éléments tendant à se
rapprocher de la normale. Une troisième analyse 7 mars 1904
montre une acidité normale, mais *une décharge considérable de chlorures* et d'acide urique (*17 gr. 33 de chlorure de sodium au lieu de
9 gr. 33 et 11 grammes dans les deux précédentes analyses*) ; les phénomènes dyspeptiques avaient disparu.

De tels effets produits par le massage du ventre expliquent l'heureux
résultat de cet agent physique dans les affections de l'appareil circulatoire, dont nous allons dire quelques mots maintenant.

CHAPITRE III

ACTION DU MASSAGE ABDOMINAL SUR L'APPAREIL CIRCULATOIRE

En étudiant la médication hypotensive (1) Huchard énumérait récemment la série des agents hygiéniques, physiques et médicamenteux propres à combattre l'hypertension.

Dans cet arsenal, une place importante était réservée au massage abdominal. Déjà dans ma thèse de doctorat, en 1894, j'avais fait remarquer que le massage abdominal influence heureusement la circulation chez les dyspeptiques cardiaques et soulage le myocarde altéré qui, avec moins d'efforts, fait plus de besogne.

D'après les observations de Romano, un léger massage du ventre produit une vaso-constriction des capillaires des doigts, tandis qu'un énergique massage abdominal a pour effet une dilatation des vaisseaux.

Stapfer admet l'existence d'un réflexe dynamogénique à point de départ abdominal et aboutissant au cœur.

« Lorsqu'on masse les viscères d'un animal par frictions circulaires, dit Stapfer, brèves, légères, entrecoupées de pauses, on excite le cœur et les vaisseaux ; on constate la contraction de tout l'appareil circulatoire pendant le massage, la dilatation pendant les pauses, avec accélération du courant sanguin.

Lorsqu'à ce massage léger on substitue un massage continu, fort, on détermine la parésie et par conséquent la vaso-dilatation des vaisseaux mésentériques. Le cœur se contracte avec une énergie d'abord réelle, puis apparente. A une cardio-constriction, ou même à une cardio-tétanisation, succède une cardio-rétraction permanente. Les vaisseaux de la périphérie en font autant. La cardio-rétraction est proportionnée au degré de paralysie de la circulation abdominale. Dès qu'elle se manifeste, la pression décroît. »

Stapfer distingue donc : 1º une action directe sur le cœur, qu'il appelle *action dynamogénique*, avec augmentation de la pression ; 2º une action secondaire à l'abaissement de la pression artérielle par paralysie des vaisseaux mésentériques.

Sans rechercher si ces actions sur le cœur sont directes ou indirectes, disons que *le massage abdominal met en jeu un mécanisme nerveux préétabli dans l'organisme, et qui aboutit à une régularisation des fonctions circulatoires.*

(1) Académie de médecine, 30 juin 1903.

C'est ainsi que certaines manœuvres douces et profondes : pressions, pétrissage, malaxations, vibrations, etc., agissent d'une façon sédative en abaissant la pression, et en soulageant le cœur.

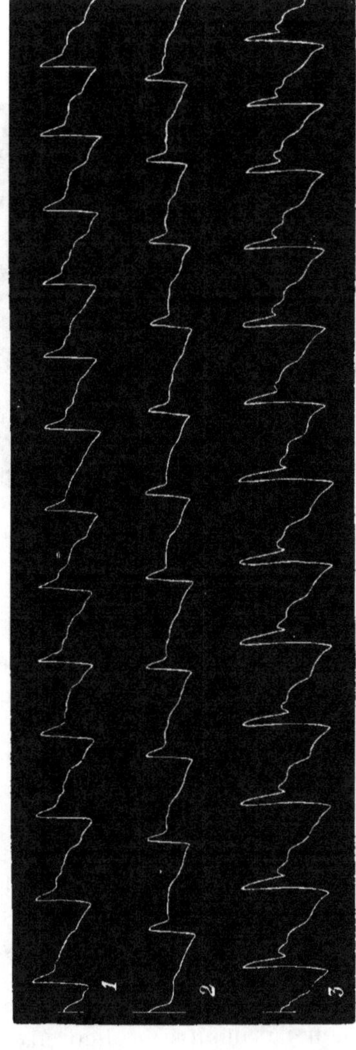

Fig. 289. — Chlorotique, femme de 29 ans.

Tracé 1. Avant le massage : Pr. : 20 ; Pls : 100. — Tr. 2. Après le massage de 10 minutes : Pr. : 16 ; Pls : 88. — Tr. 3. Une heure après le massage (2 décembre).

D'autres manœuvres excitantes, telles que les hachures, agissent d'une façon inverse, en élevant la pression et en augmentant le travail du cœur. Et cependant chez certains hypotendus, la pression seule de la main à plat sur le ventre augmente déjà la tension vasculaire et fait l'office de régulateur de la circulation (le port de la sangle abdominale agit peut-être dans le même sens).

Le massage abdominal, régulateur de la circulation générale, constitue donc une arme puissante qu'il faut manier scientifiquement, et dont tous les bons effets ne peuvent être obtenus que par un médecin sachant observer de près l'évolution des symptômes qu'il combat, et la guider dans un sens favorable. C'est ainsi que l'on en

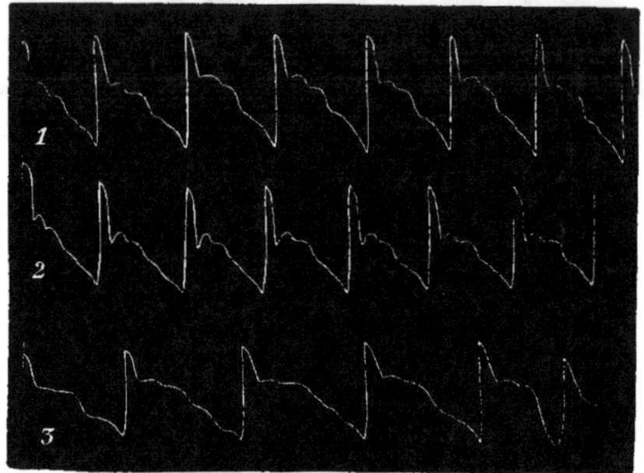

Fig. 290. — Même malade, même jour.

Tracé 1. Avant le massage. — Tr. 2. Après massage de 5 minutes. — Tr. 3. Après massage de 10 minutes.

obtiendra les meilleurs résultats tant dans les *cardiopathies artérielles* que dans les *cardiopathies valvulaires.*

Voici, d'ailleurs, quelques tracés sphygmographiques (1) qui montreront mieux que tout ce que je pourrais dire, l'action rapide et importante du massage abdominal sur le système vasculaire. On verra surtout qu'il n'est pas nécessaire de faire des massages longs et forts pour obtenir des effets appréciables, et qu'on pourrait nuire au malade en ne dosant pas cet agent thérapeutique avec autant de soin qu'un médicament très actif.

On peut juger, d'après ces tracés, de l'action du massage abdominal sur l'appareil vaso-moteur, action plus ou moins accentuée, mais toujours rapidement manifeste, ce qui permet de le considérer, grâce à la gymnastique vasculaire qu'il produit, comme un des *meilleurs remèdes préventifs de l'artério sclérose.*

Dans un travail antérieur j'ai montré les heureux effets du massage abdominal dans l'*angine de poitrine.* Je me permets d'en rappeler quelques cas ici :

(1) Ces tracés ont été pris dans le service du Dr Huchard, à l'hôpital Necker, avec l'aide de M. Daviau, externe du service.

M. de X..., soixante ans, depuis l'âge de quinze ans, a abusé du tabac. Très bien portant jusqu'en septembre 1895, il ressentit à cette époque les premières crises de son mal ; en octobre, il consulta

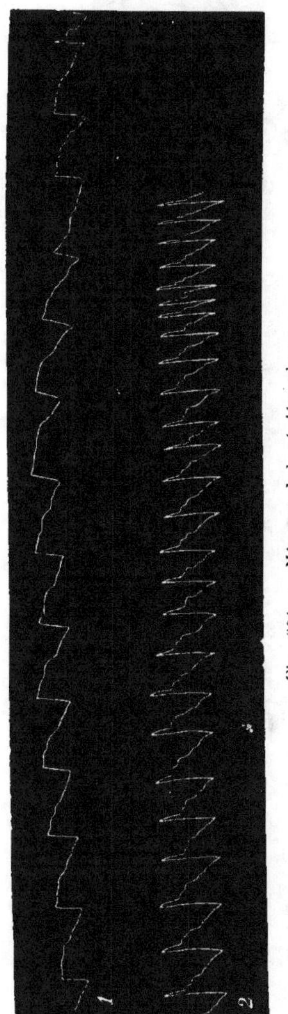

Fig. 291. — Même malade, 4 décembre.

Tracé 1. Avant le massage : Pr. : 13. — Tr. 2. Après le massage de 5 minutes (massage excitant, hachures) : Pr. : 18.

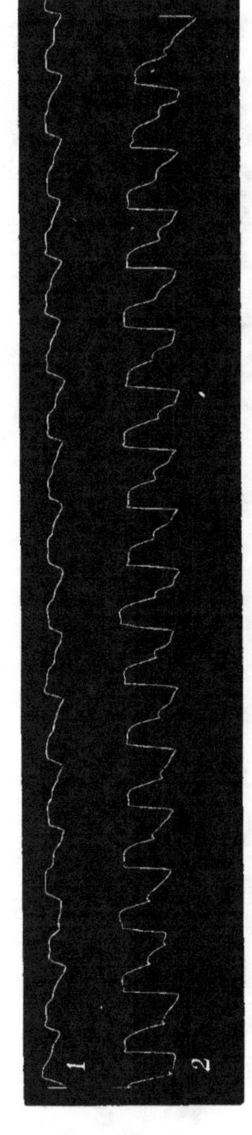

Fig. 292. — Néphrite interstitielle, cardio-sclérose, femme de 60 ans.

Tracé 1. Avant le massage. — Tr. 2. Après le massage abdominal de 10 minutes.

le Dr Huchard dont le traitement amena rapidement une diminution dans la fréquence et l'intensité des crises. Comme celles-ci ne disparaissaient pas tout à fait, qu'elles se produisaient encore, à la suite d'une marche, par exemple, et laissaient après elles une gêne précordiale constante, augmentée par le moindre effort, le Dr Huchard m'adressa le malade, en juillet 1898, avec le diagnostic d'angine de poitrine tabagique chez un artérioscléreux.

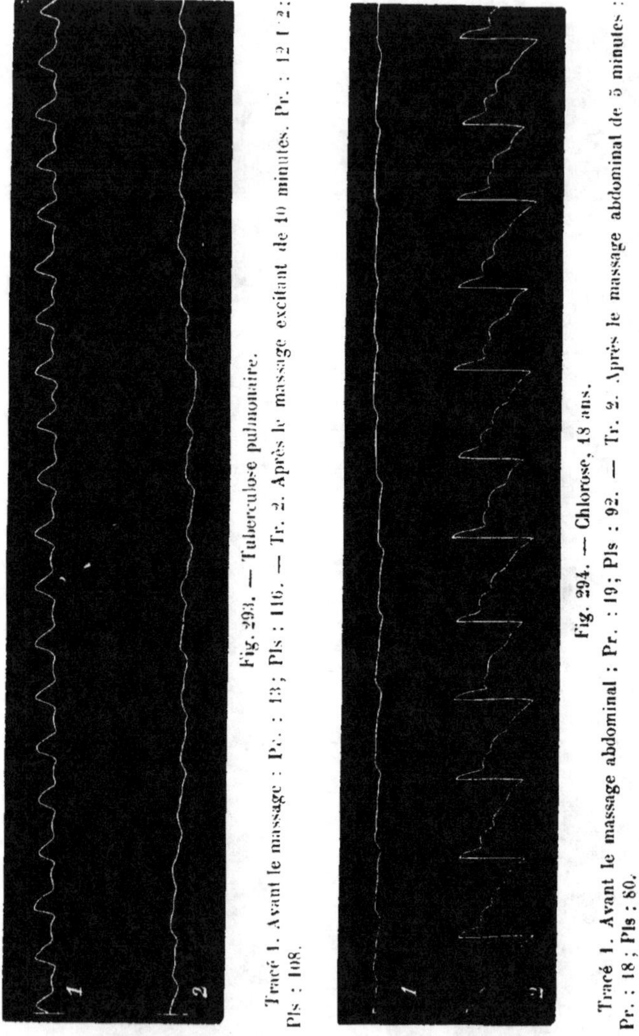

Fig. 293. — Tuberculose pulmonaire.

Tracé 1. Avant le massage : Pr. : 13 ; Pls : 116. — Tr. 2. Après le massage excitant de 10 minutes. Pr. : 12 1/2 ; Pls : 108.

Fig. 294. — Chlorose, 18 ans.

Tracé 1. Avant le massage abdominal : Pr. : 19 ; Pls : 92. — Tr. 2. Après le massage abdominal de 5 minutes : Pr. : 18 ; Pls : 80.

La pression artérielle était de 23 au sphygmomanomètre de Potain, le pouls battait 104. Je commençai une série de massages abdominaux et j'obtins les modifications suivantes qui se produisirent parallèlement à une amélioration notable de la santé du malade :

5 juillet 1898.

1er massage.	Pouls...............	avant	104	après	96
	Pression..........	—	23	—	21
2e	—	Pouls............	—	104	—	96
	Pression..........	—	22	—	19
3e	—	Pouls............	—	100	—	92
	Pression..........	—	21	—	17 1/2
4e	—	—	....	—	19	—	18
5e	—	—	....	—	20	—	17
20e	—	—	....	—	18	—	17 1/2

Fig. 295. — Ictère catarrhal. Homme de 48 ans.

Tracé 1. Avant le massage : Pr. : 16 ; Pls : 52, avec intermittences. — Tr. 2. Après 5 minutes de massage excitant : Pr. : 18 1/2; Pls : 60, intermittences nulles.

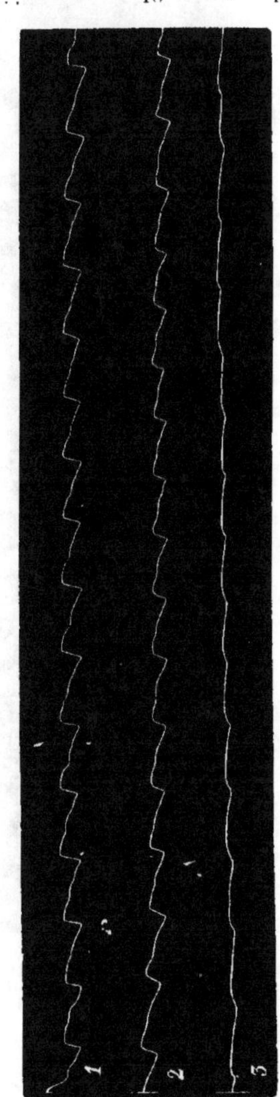

Fig. 296. — Femme.

Tracé 1. Avant le massage : Pr. : 21; Pls : 88. — Tr. 2. Après 5 minutes de massage abdominal : Pr. : 16 ; Pls : 80. — Tr. 3. Après 10 minutes de massage abdominal.

Le malade nous quitta alors très amélioré. Depuis le troisième massage, il n'a pas eu de vraie crise et la gêne précordiale a presque complètement disparu.

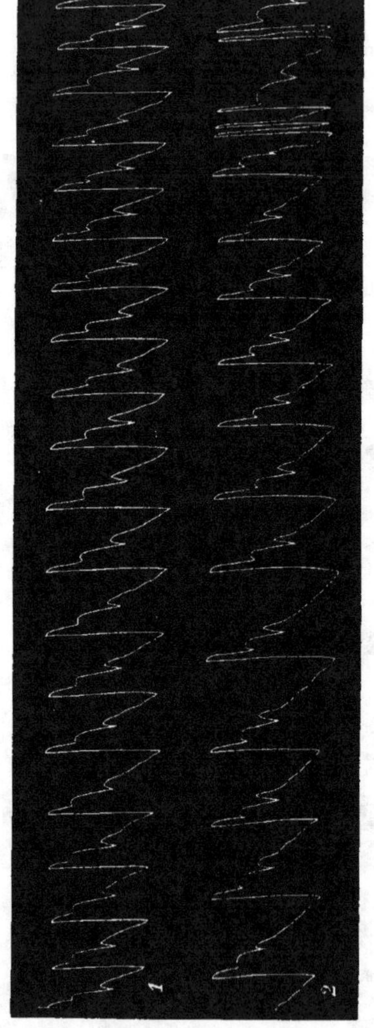

Fig. 297. — Double lésion mitrale.

Tracé 1. Avant le massage : Pr. : 21. — Tr. 2. Après 5 minutes de massage abdominal Pr. : 19.

Le 12 mars 1898, le Dr Huchard me confie un tabagique coronarien âgé de soixante ans qui, selon sa propre expression, se sent « toujours sur le point d'avoir une crise », crise qui éclate au moindre effort et le plus souvent après les repas. Le malade, fils d'arthritique, est un type de congestif à pléthore abdominale. Fumant depuis l'âge de quinze ans presque sans discontinuer, il avait eu à cinquante-huit ans sa première crise d'angine de poitrine.

Lorsque je vis le malade, sa pression artérielle était de 30. Son pouls battait 96. Après le premier massage, ces chiffres tombèrent à 28 et 86. Une amélioration rapide se produisit pendant le traitement. Le 21 mars, l'oppression avait disparu, la marche devenait facile. Le 30 mars, le malade peut faire plusieurs kilomètres à pied sans la moindre difficulté; la pression est tombée à 24 et le pouls à 80. Le 11 avril, la pression est à 21, et le 28 avril, dernier massage de la première série, la pression est tombée à 19 1/2.

Deux mois plus tard, je revois le malade qui n'a pas eu une seule crise depuis, mais la pression étant remontée à 24, je lui fais dix massages qui la font tomber à 20, et améliorent encore le malade.

En juin 1899, le Dr Huchard le revoit et déclare que son état est absolument normal.

Je vais résumer rapidement deux observations publiées dans la thèse de mon collègue et ami Pialot, sur *le traitement des maladies du cœur par les agents physiques*, observations recueillies dans le service du Dr Huchard à l'époque où je faisais mes recherches sur l'action diurétique du massage abdominal.

Entré à l'hôpital Necker, salle Chauffard, le 5 avril 1898, un des malades, âgé de soixante ans, raconte qu'il a été toute sa vie un grand fumeur et un gros mangeur de viande.

Depuis un an, il a de fréquentes crises d'angor des plus caractéristiques qui se répètent au moindre effort.

Devant l'échec complet du régime lacté et de la trinitrine, on soumet le malade au massage abominal. Les crises diminuent d'abord, puis disparaissent ; les urines augmentent en même temps que la capacité respiratoire. La tension artérielle se rapproche de la normale.

Voici d'ailleurs les chiffres, assez éloquents par eux-mêmes :

14 *avril.* — Avant le premier massage :

Pression artérielle............................	23
Pouls......................................	63
Capacité respiratoire.........................	2.600
Urine des 24 heures..........................	1 litre.

15 *avril.* — Après massage d'une demi-heure :

Pression artérielle............................	21
Pouls......................................	60
Capacité respiratoire.........................	2.800
Urine.......................................	3 litres,

18 *avril*. — Avant le massage :

Pression artérielle	23
Pouls	64
Capacité respiratoire	2.400
Urine	2lit,500

19 *avril*. — Après le massage :

Pression artérielle	21
Pouls	60
Capacité respiratoire	2.800
Urine	3 litres.

21 *avril*. — Avant le massage :

Pression artérielle	18
Pouls	64
Capacité respiratoire	2.600
Urine	2 litres.

22 *avril*. — Après le massage :

Pression artérielle	16
Pouls	60
Capacité respiratoire	2.700
Urine	3 litres.

23 *avril*.

	Avant.	Après.
Pression artérielle	24	22
Pouls	66	64
Capacité respiratoire	2.700	2.700

25 *avril*.

	Avant.	Après.
Pression artérielle	16	15
Pouls	66	62
Capacité respiratoire	2.600	2.700

27 *avril*. — Le malade quitte l'hôpital sur sa demande, n'ayant pas eu d'accès depuis le début du massage et se sentant très amélioré.

L'observation suivante démontre que l'on peut avec succès régulariser la pression sanguine et les battements cardiaques en joignant au massage les différentes pratiques de la gymnastique suédoise passive.

Le malade semble d'après les chiffres de sa pression artérielle être en hypotension, mais peut-être que chez lui cette hypotension n'est que relative puisqu'il ne se trouve vraiment bien que lorsque sa pression artérielle, de 16, est tombée à 15, puis à 13 1/2.

Il s'agit d'un homme âgé de cinquante ans, chauffeur, entré à Necker le 21 juin 1897 pour une dyspnée d'effort et des douleurs précordiales s'irradiant dans le bras gauche. Ancien syphilitique, colonial, il a toujours fait abus du tabac et de l'alcool. Depuis quatorze mois environ, il est sujet à des crises d'angine de poitrine.

Après l'avoir examiné, le Dr Huchard porte le diagnostic suivant : Aortite chronique avec ectasie et insuffisance aortique et accès d'angine coronarienne; râles sous-crépitants aux deux bases, foie douloureux à la pression. Après quelques semaines de repos, le malade sort de l'hôpital, y rentre le 4 janvier 1898. Même état que ci-dessus, foie douloureux et crises très fréquentes d'angine.

Krikortz, élève du service, soumet le malade au traitement suivant : Pétrissage de l'abdomen, des membres et des parties superficielles du tronc, associé à des mouvements passifs des quatre membres et au tapotement du thorax et du dos.

Les deux premiers massages sont suivis d'une assez forte dyspnée et d'une sensation de barre épigastrique extrêmement douloureuse.

8 décembre. — Massage et gymnastique :

	Avant.	Après.
Pression artérielle	16	17
Pouls	80	68

10 décembre. — Le creux épigastrique est moins sensible :

	Avant.	Après.
Pression artérielle	16	16 1/2
Pouls	76	76

11 décembre.

	Avant.	Après.
Pression artérielle	16 1/2	16 1/2
Pouls	68	80

En dehors du massage général et local, on pratique un très léger tapotage avec vibrations de la région précordiale. Cette région est devenue moins sensible à la pression et la dyspnée diminue.

12 décembre.

	Avant.	Après.
Pression artérielle	16 1/2	17
Pouls	76	80

16 décembre. — Le malade peut, sans dyspnée et sans crises, monter et descendre le deuxième étage de l'hôpital pour se rendre au jardin.

	Avant.	Après.
Pression artérielle	15	13 1/2
Pouls	64	64

Il quitte l'hôpital n'ayant pas eu une seule vraie crise d'angor depuis le début du massage ; la barre épigastrique a presque disparu.

Ces différentes observations m'ont paru intéressantes à rappeler, car elles prouvent que le traitement de l'angine de poitrine par les agents physiques et en particulier par le massage abdominal constitue un moyen de traitement que l'on aurait tort de négliger, d'autant plus que dirigé comme il doit l'être, il n'offre aucun danger. On aura seulement soin d'être prudent, en ce qui concerne les mouvements de gymnastique suédoise, chez les artérioscléreux avancés et surtout quand il y a sclérose veineuse. On s'en tiendra alors au massage abdominal seul.

Son action diurétique est la conséquence de son action sur la pression sanguine. En la régularisant en effet, il amène la décongestion veineuse de tous les organes du ventre et par conséquent du rein dans lequel la circulation sera plus facile et mécaniquement augmentée ; il détermine en outre une excitation des centres nerveux intra-abdominaux et par conséquent du plexus rénal, d'où phénomènes de dilatation et de constriction des vaisseaux du rein capables de faciliter la filtration de l'urine ; enfin il se produit encore un *réflexe cutané* local lorsqu'on fait un massage excitant au niveau de la région rénale et un *réflexe central* par le massage excitant de la peau de l'abdomen, réflexe qui amène au niveau du rein des phénomènes de vaso-constriction et de vaso-dilatation aboutissant à la diurèse, phénomènes analogues à ceux que produit l'action du froid, par exemple, sur la surface cutanée.

Le massage abdominal semble donc agir sur la diurèse par le même mécanisme que la digitale, puisque l'augmentation des urines coïncide, par l'emploi de ces deux moyens, avec la vaso-dilatation et la diminution de la tension artérielle, succédant promptement à un état de vaso-constriction et d'hypertension artérielle.

La réaction vaso-dilatatrice obtenue par le massage de l'abdomen comporte en réalité deux éléments :

1° *Une vaso-dilatation périphérique, vrai phénomène de balancement entre la circulation viscérale et la circulation périphérique ;*

2° *Une vaso-dilatation viscérale,* locale, intéressant les viscères abdominaux et les reins qui sont du domaine des nerfs splanchniques, et s'accompagnant d'une augmentation de la diurèse.

Dans les *cardiopathies valvulaires,* même lorsqu'il y a hypotension, hyposystolie, le massage bien conduit donne d'excellents résultats. Il augmente l'activité du myocarde en le soulageant dans son travail, régularise la pression, fait disparaître les œdèmes par son action diurétique et éloigne l'asystolie menaçante en maintenant l'écart entre la pression artérielle et la pression artério-capillaire, surtout quand on le combine avec le massage de la région précordiale, comme nous allons le voir.

Je voudrais, en effet, dire quelques mots du massage de la région précordiale qui devient dans certaines cardiopathies un utile adjudant du massage abdominal.

Massage précordial.

Manuel opératoire. — Au point de vue du *manuel opératoire*, disons que, comme pour le massage du ventre, il y a deux sortes de manipulations bien distinctes, excitantes ou calmantes, selon l'effet local et général que l'on veut obtenir. Le médecin placé à droite du malade, dont la poitrine est découverte, fait des hachures sur la région précordiale (fig. 298 s'il veut obtenir un relèvement de la pression cardio-artérielle ou, au contraire, des vibrations douces, les mains à plat sur la région s'il veut obtenir un effet sédatif (abaissement de la pression, diminution des pulsations, etc. (fig. 299).

Lorsque la région précordiale est douloureuse névralgies intercostales), ce qui est très fréquent, il est bon de faire précéder le massage de frictions de toute la région, analogues à celles que j'ai décrites en parlant du massage calmant de l'abdomen (fig. 300) et de malaxations du tissu cellulaire sous-cutané qui se font avec l'extrémité les pulpes des trois ou quatre derniers doigts de la main droite appuyés et ne faisant qu'un avec elle, sur la peau de la région et lui imprimant des mouvements circulaires sur les plans profonds. Les pulpes des doigts masseurs se déplacent sur toute la région précordiale, amenant une sorte de révulsion superficielle avec sédation profonde.

Dans un travail antérieur (1 j'ai démontré l'action puissante de ce massage précordial sur la *pression artérielle, sur le pouls*, sur la *matité cardiaque*. Je vais reprendre ici et mettre au point certains passages de ce travail fait à Necker dans le service du Dr Huchard.

Mode d'action. — *Action sur la pression sanguine*. — Disons de suite que le massage du cœur est un *régulateur de la pression sanguine* ; il l'élève lorsqu'elle est trop basse et maintient l'écart nécessaire entre la pression artérielle et la pression artério-capillaire ; il l'abaisse lorsqu'elle est trop élevée. Ce résultat, rapidement obtenu en cinq à dix minutes, se maintient d'abord quelques heures,

---

(1) Cautru, Contribution à l'étude du « Massage précordial » dans les affections du cœur. 1er Congrès international de Physiothérapie, Liége, 1905.

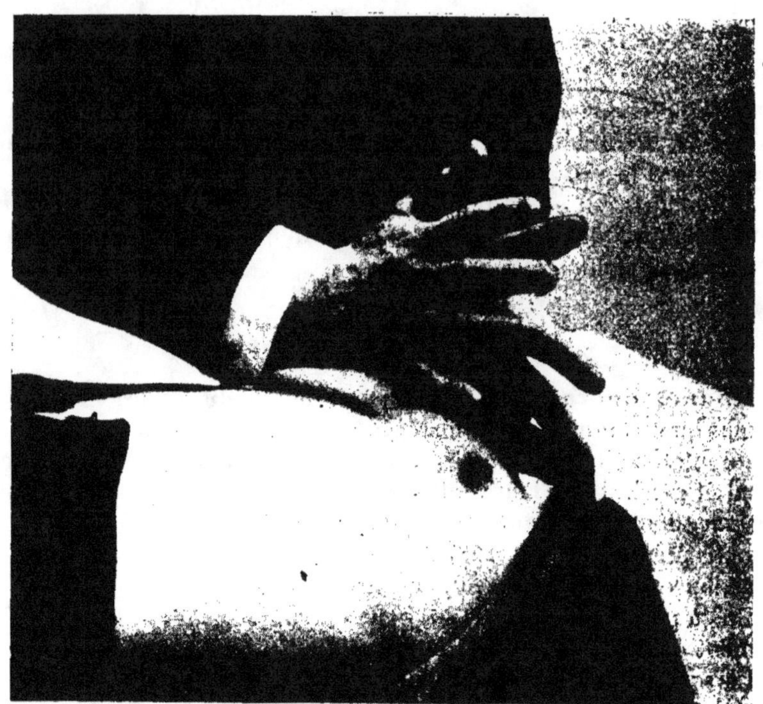

Fig. 298. — Hachures de la région précordiale.

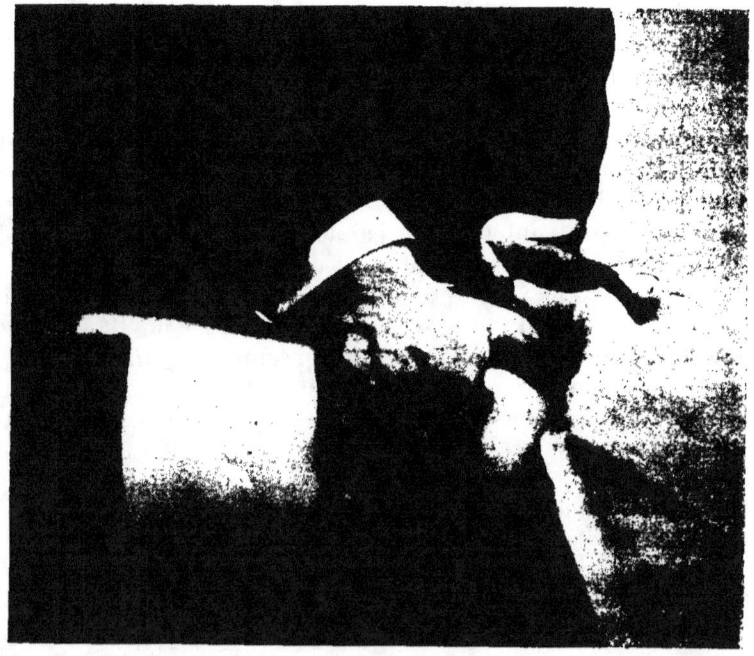

Fig. 299. — Vibrations sur la région précordiale

puis, après une série de massages dont le nombre varie selon les cas, reste aussi permanent que le permet la lésion causale.

Parmi les nombreux exemples que j'aurais à citer de cette action sur la circulation, j'en choisis quelques-uns qui me semblent tout à fait typiques.

Chez un malade de la salle Trousseau, à Necker, atteint de sclérose rénale avec asystolie chronique, la pression artérielle, le 8 avril, était de 11, et la pression artério-capillaire de 10, signe incontestable

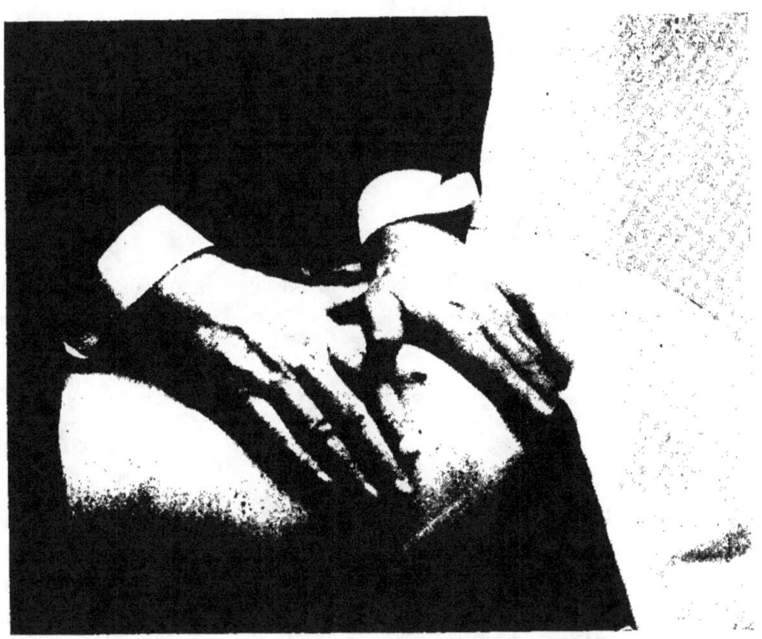

Fig. 300. — Frictions de la région précordiale.

d'une stase avancée ; après cinq minutes d'un massage précordial excitant, par hachures et vibrations fortes, la pression artérielle était remontée à 17 et la pression capillaire descendue à 4, chiffres presque normaux. A la suite d'une autre séance de massage, les pressions, qui étaient toutes les deux de 10, furent respectivement de 12, 5 et 7.

Chez une malade de la salle Monneret, hypertendue, au contraire, le massage calmant et doux, par de légères malaxations et des vibrations faibles, amena rapidement une baisse de la pression artérielle, mais agit moins nettement sur la pression capillaire ;

voici les chiffres que nous a donnés l'étude de cette malade, atteinte
de lésions mitrales et d'insuffisance aortique :

Le 5 avril 1905 :

Pres. art. avant le massage.............................	22
Pres. cap. — —	15
Pres. art. après —	20
Pres. cap. — —	10

Le 7 avril :

P. A. avant le massage.................................	22
P. C. — —	11
P. A. après —	20
P. C. — —	10

Le 8 avril :

P. A. avant le massage.................................	21
P. C. — —	13
P. A. après —	18
P. C. — —	11

Un autre sujet, atteint d'hypertension avec stase très nette, nous
a donné les chiffres suivants :

P. A. avant le massage.................................	20
P. C. — —	20
P. A. après —	17
P. C. — —	15

Ici encore l'écart entre les deux pressions tend à se produire.

Le 25 mai 1905, nous avons donné nos soins en ville, pour la
première fois, à un malade du Dr Huchard dont la pression artérielle
était de 28. Ce malade, âgé de soixante-treize ans, était atteint de
cardiopathie artérielle avec dyspnée toxi-alimentaire ; il avait eu
deux mois avant une crise très grave d'œdème aigu du poumon.

Après le premier massage, la pression tomba à 24. Quinze jours
après elle était normale, elle s'y est maintenue depuis ; la dyspnée
a disparu. le malade marche et monte facilement les escaliers, et
peut s'écarter légèrement du régime sévère auquel il était soumis
depuis sa crise d'œdème aigu du poumon.

Le 23 juin nous voyons avec le Dr Huchard un homme de quarante-
cinq ans, en proie depuis plusieurs mois à une dyspnée toxi-alimentaire méconnue des plus pénibles. La pression artérielle est de 22.
Après le massage elle tombe à 19 ; le nombre des pulsations tombe
de 96 à 88. Le 30 juin, la pression est de 18 avant, de 14 après le
massage ; le pouls, de 84, tombe à 76. Le 5 juillet. la pression est
normale et oscille entre 15 et 16. le pouls entre 80 et 74. Le 23 juillet,

nous revoyons le malade après une absence de dix jours pendant laquelle il s'est un peu surmené, sa pression est à 17, son pouls à 88. Après trois massages, de dix minutes chacun, la pression est à 15,5 et le pouls à 76. Toute trace de dyspnée a depuis longtemps disparu.

Nous pourrions multiplier les exemples, mais cela nous semble inutile ; voyons maintenant l'action du massage sur les pulsations plus spécialement.

Action sur le pouls. — Déjà, nous venons de le voir par l'exemple ci-dessus, le nombre des pulsations se régularise en même temps que la pression artérielle, quelle que soit celle-ci.

La distinction que l'on doit faire ici entre le massage doux, sédatif, ou au contraire excitant, ne repose pas en effet, comme on pourrait le croire, sur la plus ou moins grande rapidité du pouls ; la pression artérielle, seule, vient nous fixer sur la variété de massage à employer. Cela est tellement vrai, que chez des sujets à pouls très rapide j'ai pu souvent, par un massage excitant, faire baisser considérablement le nombre des pulsations ; ceci s'observe surtout dans les cas d'hyposystolie ou même d'asystolie confirmée, alors que la différence entre la pression artérielle et la pression capillaire est très faible, quelquefois même nulle, signe certain d'une stase due soit à la faiblesse du myocarde, soit à une trop grande résistance périphérique ; le cœur, excité par un massage un peu violent, reprend de la tonicité et on observe alors un ralentissement marqué du rythme en même temps qu'une plus grande amplitude des pulsations, mise en évidence par des tracés sphygmographiques, et coïncidant avec un écart redevenu presque normal entre la pression artérielle et la pression capillaire.

Chez un malade âgé de soixante ans, atteint de sclérose rénale, en état d'asystolie irréductible, avant le massage, le pouls est à 104, la pression artérielle à 11 et la pression artério-capillaire à 10 (ces deux derniers chiffres établissent avec une grande netteté l'état de la circulation). Après un massage excitant de la région précordiale, à l'aide de hachures et de tapotements, d'une durée de cinq minutes, le pouls tombe à 96 et son amplitude est augmentée ; la pression, mesurée avec le sphygmotonomètre de Bouloumié, nous donne 17 comme pression artérielle et 4 comme pression artério-capillaire.

Deux autres séances de massage nous donnent des résultats analogues, rapprochant nettement de la normale des chiffres qui s'en éloignaient manifestement.

J'ai déjà fait remarquer dans un travail antérieur (1), à propos du

<hr>

(1) Mode d'action du massage abdominal sur l'hypertension artérielle (*Archives gén. de méd.*, 17 mai 1904, *loc. cit.*).

massage abdominal, que l'amplitude des pulsations artérielles n'est pas forcément proportionnelle à la pression artérielle ; j'irai même plus loin, j'ai démontré par des tracés que l'on peut, en faisant monter la pression artérielle, diminuer l'amplitude du pouls. Chez un malade âgé de soixante-quatorze ans, atteint de dilatation du cœur avec arythmie, chez lequel le pouls était à 56, la pression artérielle à 17 et la pression capillaire à 14 centimètres de mercure avant le massage, après un massage excitant de la région précordiale, le pouls monte à 60, tout en présentant une impulsion moins marquée, la pression étant néanmoins montée à 18,5, pression capillaire 10, par conséquent rapport devenu presque normal entre les pressions artérielle et capillaire.

Un troisième malade va nous donner un exemple frappant de décroissance parallèle de la pression et de l'impulsion du pouls.

Ce malade, atteint d'emphysème avec œdème pulmonaire, avait comme pressions artérielle et capillaire le même chiffre 20 ; le tracé pris avant le massage nous montra une impulsion systolique énorme, le pouls étant à 76 ; après cinq minutes de massage précordial doux et calmant, le pouls tombe à 68 et son impulsion s'atténue, les chiffres indiquant les pressions artérielle et capillaire ne coïncident plus, 17 et 15.

Voyons maintenant ce qui se passe chez les malades atteints de cardiopathies valvulaires et chez lesquels la pression demeure normale, c'est-à-dire aux environs de 18 centimètres cubes de mercure.

Chez les malades présentant de l'*arythmie*, celle-ci est souvent diminuée dans une assez large mesure ; l'état du pouls chez un sujet arythmique ayant une pression moyenne de 17 se modifia après massage, de telle sorte que le tracé nous montra un pouls beaucoup plus régulier, bien que l'impulsion parût sensiblement la même, la pression étant montée à 18.

Dans le rétrécissement mitral, l'amplitude de la pulsation radiale reste à peu près la même ; quelquefois le dicrotisme est un peu plus marqué après qu'avant le massage.

Il ne s'agit pas ici de phénomènes transitoires et fugaces ne durant pas plus que le massage lui-même, mais bien d'une action régulatrice durable, parfaitement d'accord d'ailleurs avec le bien-être éprouvé par le malade et se manifestant, dans le cas qui nous occupe, par la disparition de la dyspnée et d'une névralgie précordiale pénible.

Nous attirons encore l'attention sur le cas suivant, bien intéressant à notre avis. Il s'agit d'un malade atteint de cardiopathie artérielle avec double souffle à l'aorte, hypertension 22, pouls rapide 96) et dont le dicrotisme était, le 30 juin 1905, très nettement marqué dans la *ligne ascendante* avant le massage, un peu moins après.

Le 5 juillet, il n'y a pas de dicrotisme avant le massage; après la séance, le dicrotisme apparaît en plateau *au sommet de la courbe*. Le 12 juillet, le dicrotisme, encore peu marqué avant le massage, est très *nettement descendant* après; en même temps le pouls est tombé de 96 à 76 et la pression artérielle de 22 à 16 ; le volume du cœur, nous en parlerons plus loin, a diminué de 2 centimètres et demi dans tous ses diamètres.

En résumé, le massage de la région précordiale, doux et calmant, ou, au contraire, excitant, suivant l'état de la pression artérielle, paraît agir sur l'impulsion artérielle comme une sorte de régulateur, l'amplifiant lorsqu'elle est faible, la diminuant au contraire lorsqu'elle est plus accentuée qu'à l'état normal.

Il se passe, somme toute, ici, la même chose qu'en ce qui concerne la pression artérielle elle-même.

Le *nombre des pulsations*, d'autre part, si souvent influencé, ne l'est pas toujours d'une façon très régulière cependant par le massage : si, dans certains cas, le pouls devient rapide, il en est d'autres où le changement n'est pas sensible, mais ceci ne doit pas trop nous surprendre car nous savons qu'il n'y a pas un rapport constant entre ces trois éléments : la pression artérielle, l'amplitude des pulsations et le nombre de celles-ci.

Voyons maintenant l'action du massage sur l'aire de matité cardiaque.

Action sur la matité cardiaque (réflexe cardiaque d'Abrams). — Depuis qu'Abrams signala, en 1901, la réduction de la matité cardiaque que provoque l'excitation de cette zone, un certain nombre d'auteurs ont repris cette étude en substituant au procédé d'Abrams, qui frictionnait simplement la région avec un morceau de caoutchouc, d'autres agents physiques, tels que le tapotement (Heitler, Merklen), les bains salins ou carbo-gazeux (Th. Schott de Nauheim) Heitz, Mougeot, de Royat), les bains hydro-électriques (Hornung). Nous parlerons ici de l'action que produit sur la matité du cœur le massage excitant et vibratoire.

Les résultats que nous avons obtenus sont analogues à ceux des différents auteurs qui ont étudié le réflexe d'Abrams à l'état de santé et à l'état de maladie.

Afin de faciliter la compréhension des quelques figures qui suivent, rappelons qu'il faut considérer deux sortes de matités cardiaques :

la matité absolue représentant aussi exactement que possible la partie de l'aire cardiaque en rapport direct avec la paroi costale, et *la matité relative* représentant l'aire cardiaque et les lames pulmonaires qui recouvrent une partie du cœur. Nous avons recherché cette dernière, pour plus de précision, avec le phonendoscope de Bianchi.

L'un de nos sujets est âgé de soixante-quatorze ans, atteint de dilatation du cœur avec arythmie, œdème des membres inférieurs et albuminurie. A l'auscultation on perçoit un souffle systolique fonc-

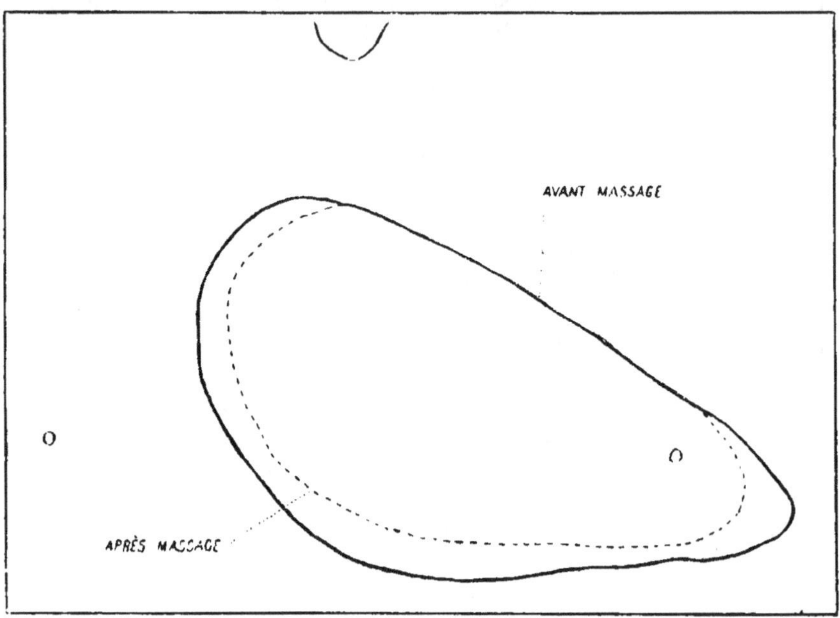

Fig. 301. — Matité cardiaque relative (trait plein) et absolue (trait pointillé).

tionnel ; le pouls bat à 56, arythmique. La matité cardiaque relative est représentée par le trait plein (fig. 301).

Après un massage précordial de cinq minutes la matité cardiaque diminuée est marquée par la ligne ponctuée fig. 301. La diminution, bien que réelle, n'est pas considérable. Mais, ce qui est plus important, c'est qu'après six séances de massage, la matité, prise avant le dernier massage, s'est notablement réduite (fig. 302, trait plein) et le cœur réagit plus vivement encore après le dernier massage (fig. 302, trait ponctué).

En même temps que se produisait ce changement dans l'aire de matité du cœur, l'état général du malade s'améliorait, les pressions artérielle et artéro-capillaire se rapprochaient de la normale.

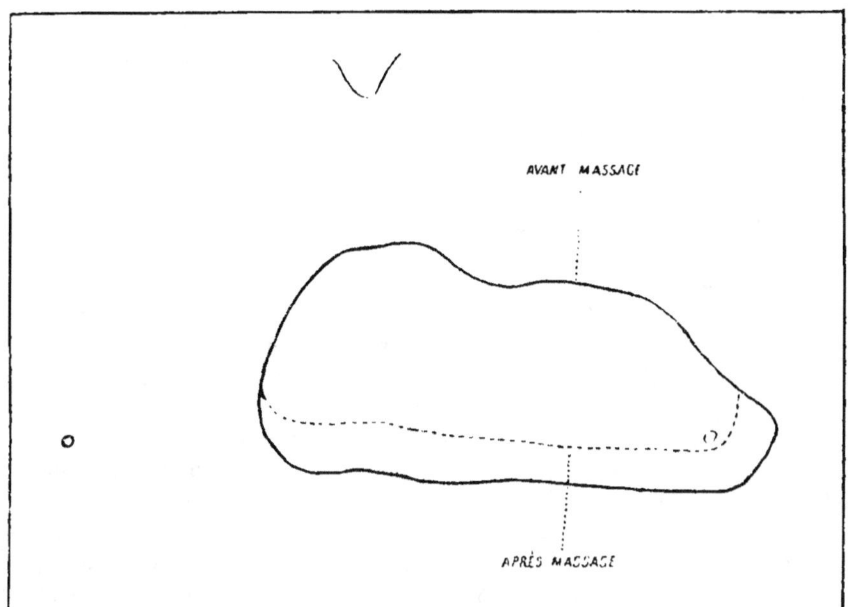

Fig. 302. — Matité cardiaque relative (trait plein) et absolue (trait pointillé).

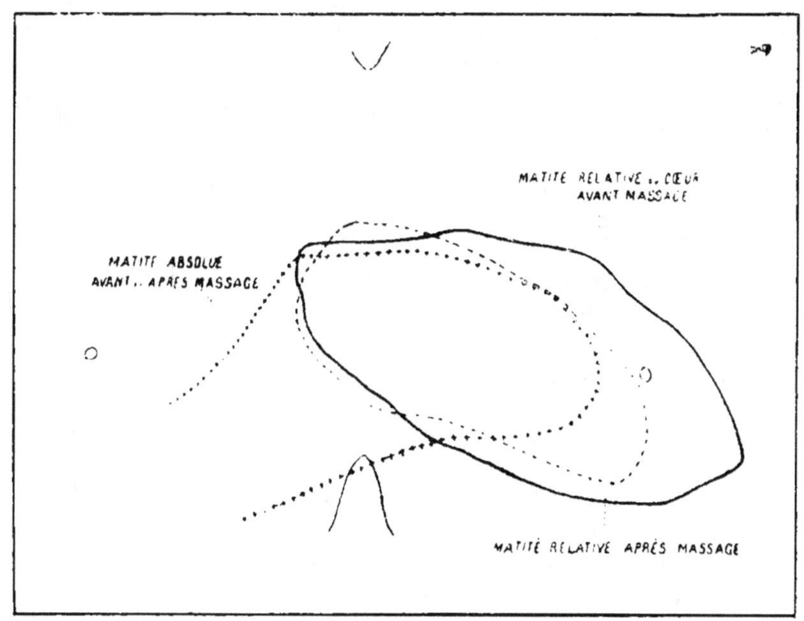

Fig. 303. — Matité cardiaque relative (trait plein) et absolue (trait pointillé).

Notre second malade nous a donné des résultats analogues et même peut-être plus instructifs ; il s'agit d'un homme jeune atteint de maladie mitrale et de symphyse péricardique (fig. 303).

La ligne en trait plein représente la matité relative du cœur avant le massage et la ligne en croix la matité absolue ; après le massage, la matité relative s'est notablement rétrécie (ligne ponctuée), mais *la matité absolue n'a pas changé*.

Déjà Abrams avait insisté sur ce fait que, dans la péricardite avec épanchement, la matité cardiaque n'était pas influencée par l'excitation de la région. Notre regretté maître Merklen faisait également, de l'absence habituelle du réflexe cardiaque, un signe qui peut aider au diagnostic de la symphyse péricardique ; aussi il ne nous a pas paru sans intérêt de signaler cette discordance entre la réaction de la matité absolue et celle de la matité relative dans un cas de symphyse péricardique.

Chez un homme de quarante-cinq ans, atteint de cardiopathie artérielle avec hypertrophie cardiaque, la matité absolue diminua, après le premier massage (28 juin 1905), de 3 centimètres au niveau de la pointe (fig. 304).

Le 5 juillet, après 14 massages, car nous en faisions deux par jour, la matité, qui était avant le massage de 2 centimètres et demi moins étendue que le 28 juin, diminua encore de 2 centimètres après (fig. 305), pour devenir bientôt normale.

Nous nous réservons de compléter ultérieurement cette étude, mais il nous paraît dès aujourd'hui bien démontré que le *massage du cœur* possède, en dehors de son action sur la zone de matité de cet organe, un pouvoir sédatif et *régulateur considérable sur les symptômes tant subjectifs qu'objectifs que l'on observe dans les cardiopathies*, et on conçoit de quelle importance est cette notion, qui permet au médecin d'agir, sans fatiguer le rein par des poisons, souvent mal éliminés par des reins insuffisants.

Disons, pour terminer, quelques mots de l'*action générale du massage précordial*.

C'est surtout chez les cardiaques en état d'hyposystolie que ce traitement donne des résultats intéressants, mais, en dehors de ces cas spéciaux, chez tous les cardiaques nous avons noté une amélioration très nette, portant à la fois sur les signes objectifs et sur les symptômes subjectifs ; parmi ces derniers, il en est un qui mérite d'être signalé, nous voulons parler de la névralgie intercostale, si fréquente chez ces malades et qui force souvent le masseur à agir avec précaution, au début, pour ne pas réveiller de douleurs trop vives ;

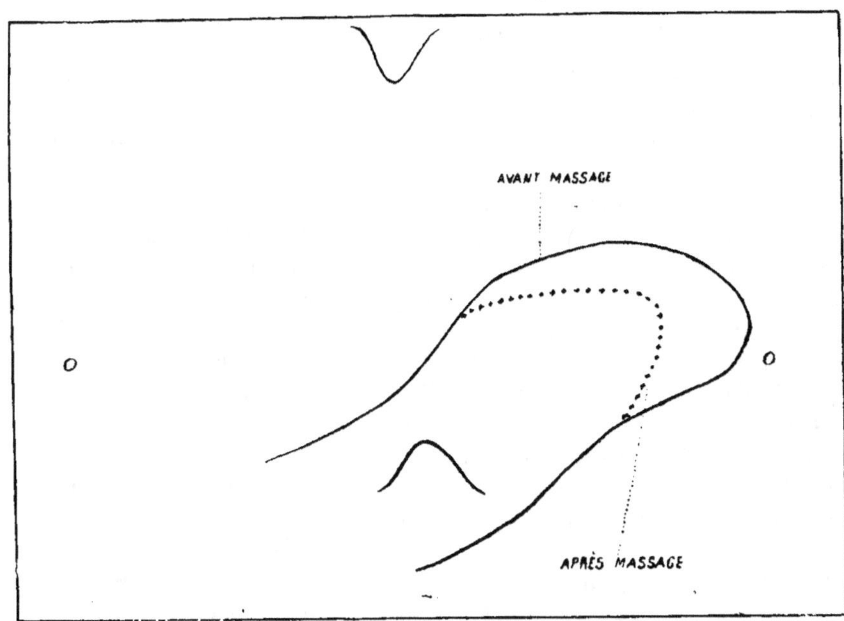

Fig. 304. — Matité cardiaque relative (trait plein) et absolue (trait pointillé).

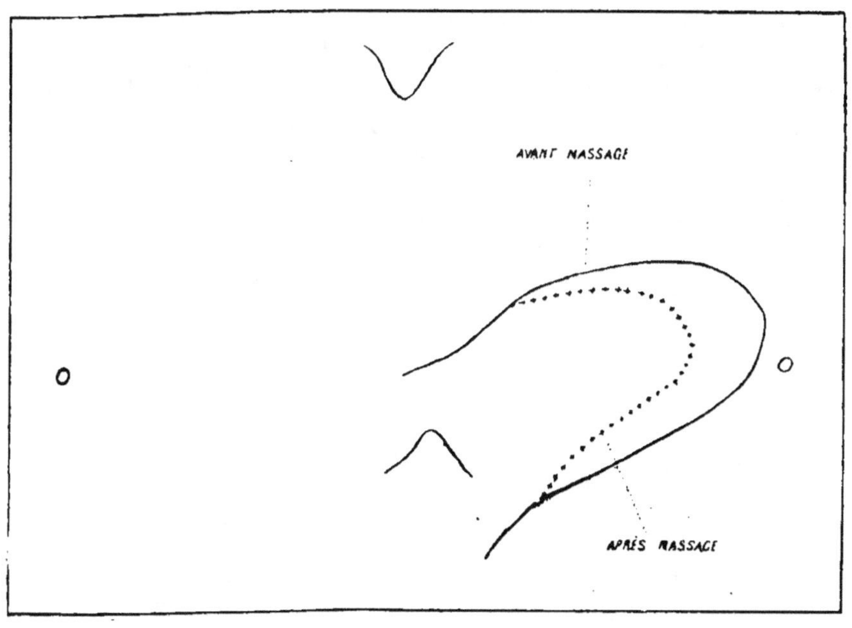

Fig. 305. — Matité cardiaque relative (trait plein) et absolue (trait pointillé).

au bout d'un nombre de séances qui a varié de six à douze, nous avons trouvé une grande diminution de la sensibilité de la région précordiale, et ce n'est pas là un des moindres soulagements qu'accuse le patient.

Il est peut-être mieux de guérir, mais, lorsque la guérison est impossible, il est bien de soulager ; et ce résultat seul suffirait à nous engager à conseiller le massage dans les cardiopathies. Mais, en dehors de cette action, le massage précordial, ainsi que nous le montrent les résultats énumérés précédemment, possède un pouvoir très marqué tant sur la pression artérielle que sur les troubles du rythme cardiaque ; il agit en réveillant l'activité du myocarde, ce qui l'a fait comparer par certains malades à la digitale (Merklen), en augmentant la diurèse, en régularisant la pression artérielle, et, point important qui n'est qu'une conséquence de ces actions diverses, en favorisant la résorption des œdèmes.

Si l'on ajoute à ces avantages, celui inestimable d'être absolument sans danger, quand il est bien appliqué, on voit qu'en somme le traitement des cardiopathies par le massage précordial peut et doit toujours être tenté, soit seul, soit associé à d'autres médications, car il n'est incompatible avec aucune (1).

(1) J'étudie en ce moment avec le plus grand intérêt, dans le service du Dr Huchard à Necker, l'action toujours régulatrice du massage cardio-abdominal sur le *Travail relatif du cœur* avec le Dr André Lagrange et ses appareils (Pulsocardioscope et sphygmomano-métrographe). Ce travail est calculé à l'aide de la formule : Tens. Max. — Tens. Min. × Pls. + Tens. Min. = Tr. rel. Cœur. — Il correspondrait donc théoriquement à une colonne de mercure dont la hauteur totale comprendrait deux parties distinctes :

1° De 0 à Tens. Min. (une seule fois) la colonne de Hg ne redescend pas à 0 ;

2° Des oscillations entre les tensions maxima et minima que l'on multiplie par le nombre de pulsations.

Ex. : Tens. Max. 150 — Tens. Min. 120 × Pls 60 + T. Min. 120 = 19.2 Tr. relat. Cœur, la normale oscillant entre 18 et 22.

MÉDICATIONS ADJUVANTES DU MASSAGE ABDOMINAL

Gymnastique abdominale. — En dehors des règles de l'hygiène et de la diététique appliquées aux différentes affections soignées par le massage du ventre, nous avons un agent puissant, la gymnastique (1). Celle-ci peut être passive et faite par le médecin, ou active, et faite par le malade. Chacune d'elles a ses indications et tel sujet, un cardiaque par exemple, ne devra avoir recours qu'à la première, tandis qu'un pléthorique aura recours à la seconde.

Cette gymnastique comprend un ensemble de mouvements qui ont pour but d'activer la circulation abdominale et de fortifier les muscles de la paroi. Ce sont des mouvements de flexion, d'extension et de rotation, du tronc sur le bassin et de la cuisse sur l'abdomen. Ils sont à faire concurremment avec le massage et donnent d'excellents résultats dans la constipation, dans les cas de ptoses viscérales dues au relâchement de la paroi, dans les cardiopathies avec pléthore abdominale, etc.

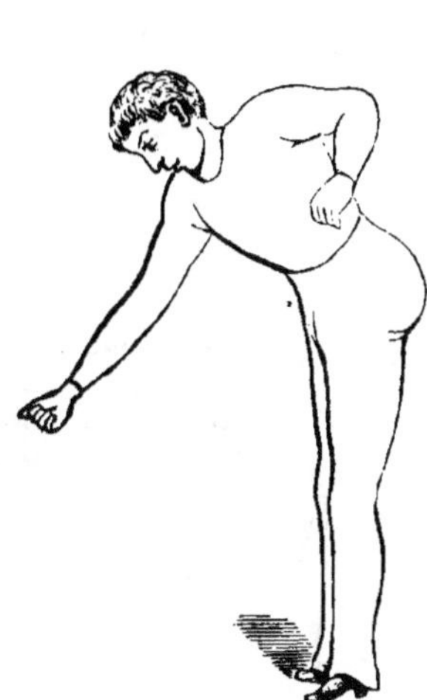

Fig. 306. — Mouvement de scie.

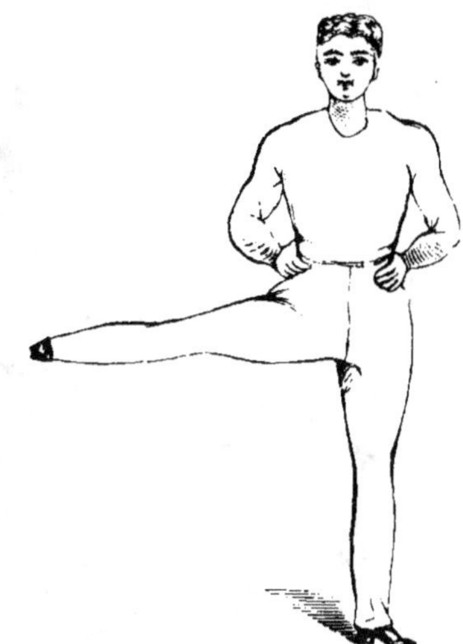

Fig. 307. — Élévation latérale de la jambe.

Les mouvements actifs sont faits par le malade.

Les figures indiqueront mieux qu'une longue explication les différents mouvements de gymnastique abdominale et leurs indications.

(1) Voy. en outre l'article de Decroquet sur la Gymnastique et l'article de Mme Nageotte-Wilbouchewitch sur la Kinésithérapie vertébrale.

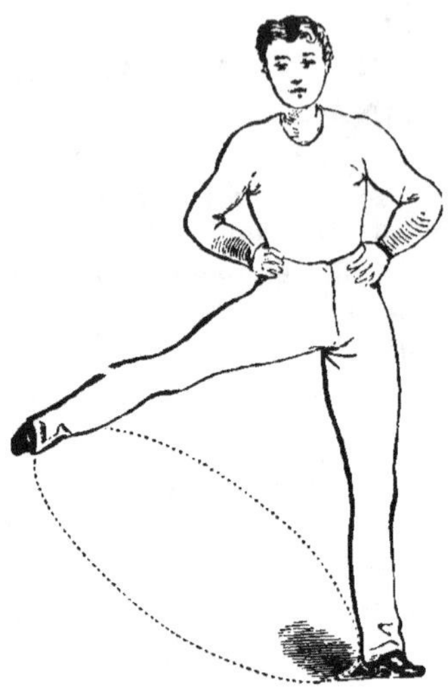

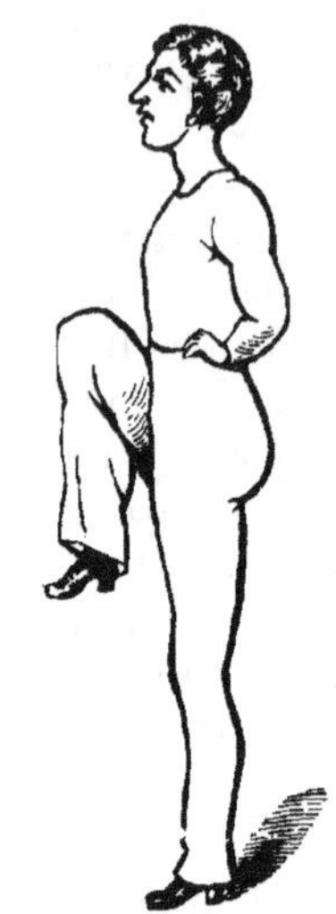

Fig. 308. — Circumduction de la jambe.   Fig. 309. — Élévation du genou.

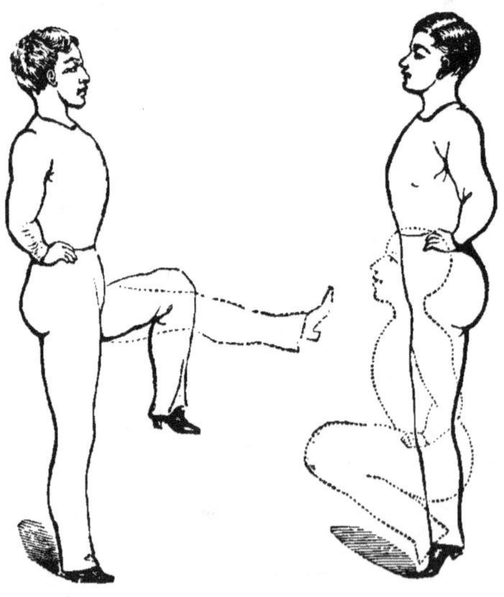

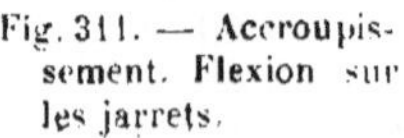

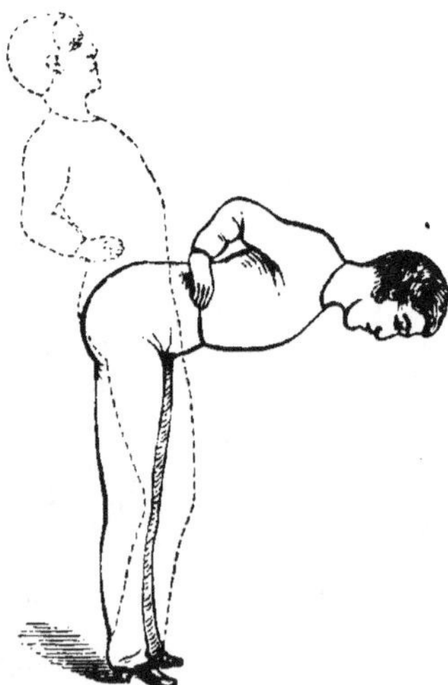

Fig. 310. — Extension et flexion du genou en avant.   Fig. 311. — Accroupissement. Flexion sur les jarrets.   Fig. 312. — Flexion du tronc en avant et en arrière.

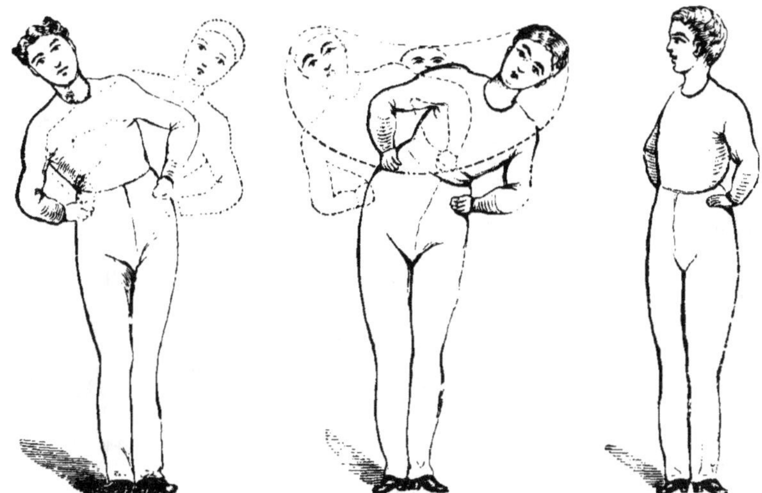

Fig. 313. — Flexion latérale du tronc.

Fig. 314. — Mouvement circulaire du tronc à droite et à gauche.

Fig. 315. — Mouvement semi-circulaire du tronc.

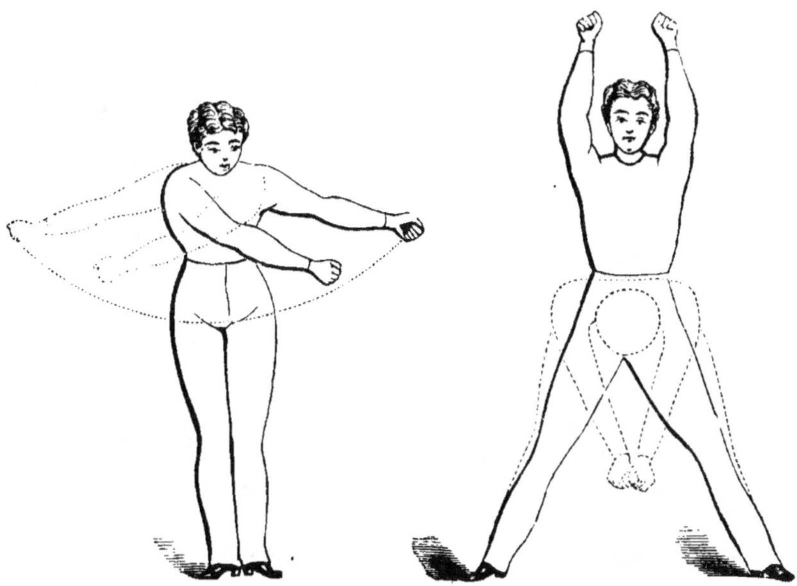

Fig. 316. — Mouvement de faux.

Fig. 317. — Mouvement de hanche.

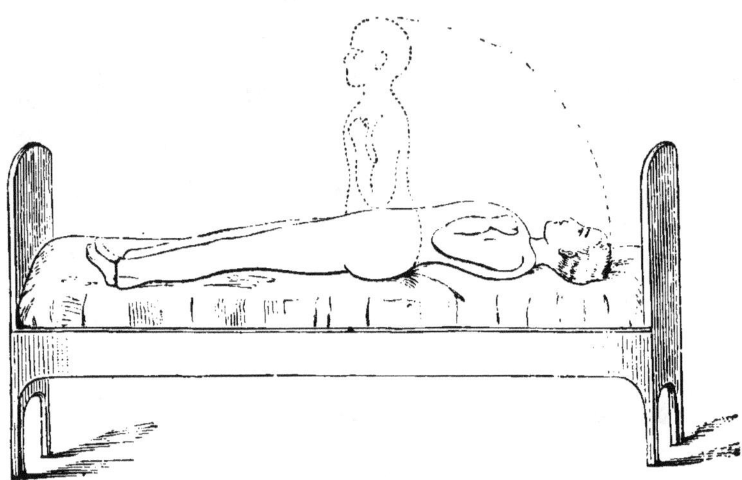

Fig. 318. — Redressement du tronc.

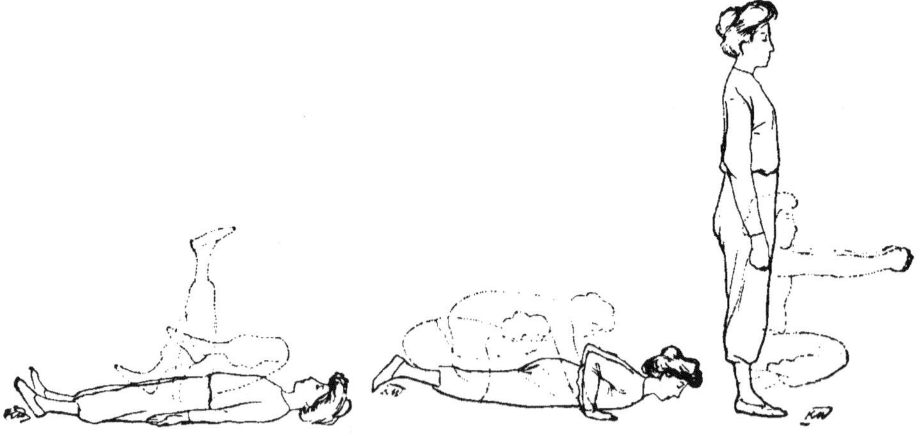

Fig. 319. — Flexion et extension des jambes, position dorso-horizontale.

Fig. 320. — Flexion et extension du bassin, position à plat ventre.

Fig. 321. — Flexion et extension des membres inférieurs, position verticale.

La figure 306 qui représente
les mouvements de la scie et
que l'on fait successivement
avec les deux bras, fortifie les
muscles obliques et droits de
l'abdomen, les muscles du dos
dont le rôle n'est pas indifférent
quoique indirect dans le traitement des dyspepsies. Les
figures 307 à 310 indiquent plus
particulièrement l'action de la
gymnastique sur les muscles
psoas-iliaques et sur ceux du
périnée dont les fonctions sont
si précieuses dans l'acte de la
défécation ; les figures 311 à
315 nous montrent l'effet de la
gymnastique sur la masse viscérale abdominale, malaxée,
broyée en quelque sorte par ces
mouvements de flexion, de circumduction du tronc sur le
bassin, mouvements qui, en
outre de l'action musculaire,
expriment, comme une éponge,
une énorme masse sanguine et
activent ainsi la circulation
abdominale.

Les exercices représentés
par les figures 316 à 321 ont,
comme celui de la figure 306,
pour but principal l'augmentation de la tonicité musculaire, les figures 319 à 321,
empruntées au travail de
Mme Nageotte, s'adressant plus
particulièrement au rétablissement du bon équilibre de
la musculature dorso-lom-
baire, à la respiration et à la
circulation générale.

Les trois dernières figures,

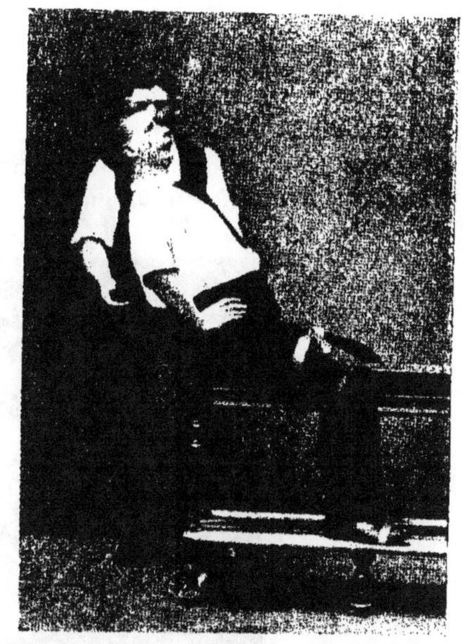

Fig. 322. — Station assise à cheval, mains hanches.
Renversement du tronc en arrière.

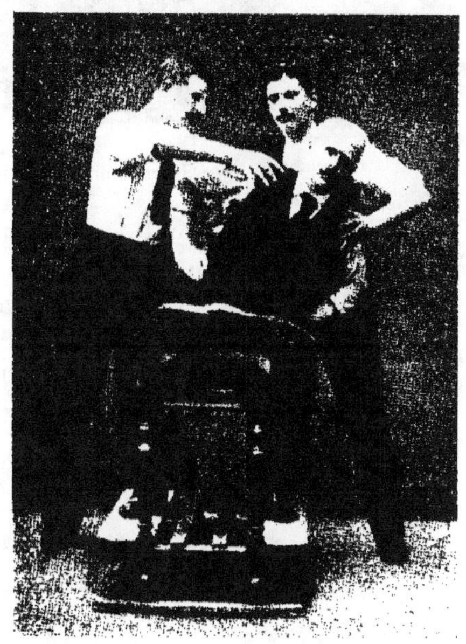

Fig. 323. — Station assise, jambes étendues, mains
hanches. Balancement en avant et en arrière.

exécutées d'après l'ouvrage de Wide et Bourcart, montrent le parti que l'on peut tirer d'un aide gymnaste qui, lorsque le malade ne doit faire aucun effort, l'aide à faire des mouvements dits *passifs* et peut, au contraire, en luttant d'une façon plus ou moins sérieuse contre un mouvement actif du malade, en augmenter la difficulté par la résistance opposée. Ces mouvements, ainsi que l'indiquent les figures,

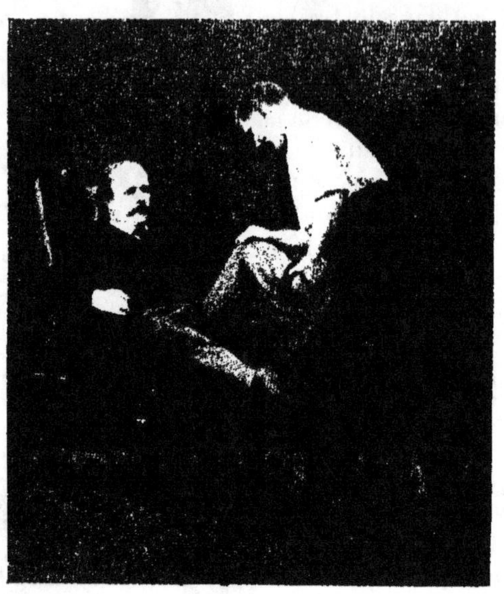

Fig. 324. — Station demi-couchée. Circumduction de la jambe.

ont pour résultat, comme les précédents, de fortifier la musculature externe, d'activer la circulation abdominale et de faire fonctionner les muscles psoas et périnéaux, en vertu de ce principe qu'un muscle en mouvement, comme un muscle massé, reçoit dans un même espace de temps environ neuf fois plus de sang qu'un muscle au repos (Chauveau) (1).

(1) CHAUVEAU, Le travail musculaire et l'énergie qu'il représente. 1891.

KINÉSITHÉRAPIE GYNÉCOLOGIQUE

PAR

le Dr M. BOURCART
Privat-Docent à l'Université de Genève.

CHAPITRE PREMIER

CONSIDÉRATIONS GÉNÉRALES

Entré largement dans la pratique médicale actuelle, le « massage », dans les affections gynécologiques, a eu dans ses débuts de terribles luttes à soutenir. Les premiers pionniers de cette méthode étaient franchement traités d'utopistes ou de masturbateurs. Nous ne ferons point l'historique de ces tristes discussions ; premiers apôtres de Thure-Brandt, mon maître, feu le professeur Jentzer et moi, avions rapporté de Stockholm une profonde impression, et nous sommes efforcés, tout en exposant telle quelle la méthode de Brandt, de la mettre au point plus scientifiquement que ne l'avait fait le maître lui-même, auquel manquait l'éducation médicale première. Au même moment, Stapfer reprenait de son côté tout l'énorme travail original de Brandt, et tâchait de le débarrasser des branches touffues et inutiles qui en masquaient la valeur. En Allemagne, le Suédois avait aussi de grands adeptes, même parmi les plus célèbres professeurs, tels que l'illustre Schultze et toute son école.

Thure-Brandt est mort ; mais s'il revenait, il pourrait être heureux du chemin parcouru et du travail accompli ; cependant, si nous relisons ses travaux, nous voyons combien le côté scientifique lui faisait défaut ; sa méthode, fondée uniquement sur des observations trop superficielles, manquait d'une base solide ; il cherchait trop le côté mécanique, le refoulement dans le torrent lymphatique des exsudats, des produits inflammatoires, ignorant l'action locale des éléments sanguins par la destruction des agents infectieux et l'élimination de leurs produits par l'organisme.

Actuellement on demande beaucoup moins au massage une *action mécanique* qu'une *action sur la circulation sanguine*, action qui doit chercher à amener la suppression des causes provoquant l'inflammation, la destruction et la résorption des produits inflammatoires et le rétablissement des fonctions aussi normales que possible des organes atteints.

Aussi le massage direct des exsudats, la libération des adhérences, la réduction des déviations ne sont plus que le corollaire du rétablissement de l'équilibre abdomino-pelvien.

C'est grâce à un toucher particulièrement adroit, à une patience longue et prudente que Brandt était arrivé à donner à sa méthode le développement que l'on sait : la patience et la prudence sont les deux qualités nécessaires à celui qui veut employer cette méthode, si fertile en heureux résultats et qui, si elle ne *guérit* pas toujours, est un puissant adjuvant du chirurgien et du médecin.

Le massothérapeute devra avoir une connaissance approfondie de l'anatomie normale et pathologique, non seulement des organes pelviens, mais encore de toute la cavité abdominale, il devra être plus abdominaliste que gynécologue et connaître à fond toutes les lois qui régissent le fonctionnement du Ventre, aussi bien au point de vue de la statique de ses organes que de sa circulation.

La circulation abdomino-pelvienne et les lois de l'équilibre abdominal.

La circulation sanguine du ventre joue un rôle des plus importants sur l'état des viscères ; elle est soumise d'une part à de grandes variations, suivant les phénomènes de pression intérieurs ou extérieurs des vaisseaux et, d'autre part, elle agit physiologiquement par son essence même sur les phénomènes de nutrition, de résorption, de destruction.

Les variations dans la circulation dépendent non seulement de la force d'expansion du cœur, de l'état des valvules ou des vaisseaux, du jeu des poumons, de l'innervation, mais encore ici de l'état de l'équilibre abdominal, c'est-à-dire de l'état des parois du sac abdominal et des viscères qui y sont contenus.

Nulle part ailleurs dans l'organisme la « situation » n'est aussi compliquée par la « variété » des combinaisons qui peuvent se produire ; c'est aussi ce qui explique pourquoi les manipulations du massage peuvent avoir une action aussi vaste et une variété aussi étendue dans leurs applications.

La cavité abdominale, avec les organes si importants pour la vie qu'elle renferme, n'est protégée qu'en haut, en bas et en partie aussi en arrière, par des parois fixes et peu élastiques (osseuses).

Sa partie inférieure, qui va en se rétrécissant, est formée par le cercle osseux du bassin.

Le foie, la rate, l'estomac ne sont défendus contre les événements extérieurs que grâce à leur situation en arrière des côtes, dans l'ouverture inférieure du thorax et sous la voûte du diaphragme, ils échappent ainsi plus ou moins à l'action de la presse abdominale ; les reins, les capsules surrénales et le pancréas sont cachés profondément en arrière sous l'ouverture du thorax : par contre, la plus grande partie du paquet intestinal, uniquement entourée des parties molles des parois abdominales, se trouve exposée à tous les effets de compressions et de lésions venant de l'extérieur.

Si l'on ajoute à la musculature antérieure du ventre le carré des lombes, le psoas iliaque, les muscles du bassin et du plancher pelvien, on obtiendra un ballon unique hermétiquement fermé, dont la cavité contiendra la totalité des organes situés dans la cavité abdominale.

Ce ballon musculaire, protecteur insuffisant contre des forces externes, a une importance physiologique considérable, car il a pour devoir de surveiller le changement continuel de volume et de position des organes abdominaux si mobiles et de régler et même quelquefois de contrebalancer les troubles survenus dans l'*équilibre intra-abdominal*.

Pour se rendre un compte exact de cet équilibre, il faut observer que la cavité abdominale renferme à côté des différentes parties du tube digestif : des organes glandulaires, avec des canaux excréteurs et un réseau très riche de vaisseaux sanguins et lymphatiques, l'aorte abdominale et la veine cave, ces deux dernières étant situées au-devant de la colonne vertébrale.

Tout changement dans l'état de réplétion de la cavité abdominale devrait amener des troubles inévitables dans la circulation sanguine ou dans la sécrétion glandulaire, s'il n'existait un *système régulateur de compensation*. Cet appareil musculaire a en outre une grande importance pour le maintien de l'*équilibre corporel* et il joue un rôle principal dans les *fonctions respiratoires*.

Dans cette première enveloppe musculaire se trouve un *deuxième sac*, formé par le feuillet pariétal du péritoine : sa capacité est moindre que celle du premier, et une certaine partie des organes abdominaux n'y est plus contenue (les reins, par exemple), ce qui n'est pas sans avoir une signification. La paroi de ce deuxième sac est en rapport, soit avec la paroi du premier, soit avec les organes abdominaux situés en dehors de lui ; ce sac péritonéal contient en outre des organes, dont la surface externe est recouverte également d'une enveloppe séreuse feuillet viscéral du péritoine, ce qui donne une nouvelle particularité à ce deuxième ballon.

Le *tractus intestinal*, renfermé dans la cavité péritonéale, forme de son côté une cavité, un tuyau, qui peut se transformer en plusieurs cavités (segments), par ses coudures et ses contractions. Le volume de cette cavité varie d'une façon considérable, car il est susceptible de dilatations très étendues ; il peut contenir des gaz, des liquides et des matières plus ou moins solides ; sa paroi est musculaire. Le tube intestinal forme donc un *troisième sac* (*interne*), qui peut naturellement, grâce à sa musculature, agir comme régulateur sur son état de réplétion, comme le ballonnet d'air joue le rôle de régulateur dans les ballons gonflés à l'hydrogène.

On peut donc, d'après ce schéma, se représenter la cavité abdominale, comme composée de trois cavités, enfermées les unes dans les autres, à savoir : 1° *la cavité du canal intestinal* ; 2° *celle du péritoine*, renfermant, outre le tube intestinal, les organes sous-diaphragmatiques, tels que le foie, la rate, etc. ; 3° *la cavité générale musculaire*, contenant les viscères intrapéritonéaux et les viscères extrapéritonéaux (reins, pancréas, gros vaisseaux).

<table>
<tr><td rowspan="2">Ballon musculaire limitant la cavité abdominale générale (A) ....</td><td rowspan="2">I. Sac péritonéal.</td><td>1. Ballon musculaire interne, formant la paroi du tube stomaco-intestinal.</td></tr>
<tr><td>2. Organes extra-intestinaux contenus dans l'intérieur du péritoine (foie, rate, etc.).</td></tr>
<tr><td></td><td colspan="2">II. Organes extrapéritonéaux.</td></tr>
</table>

La circonférence de la première cavité (I) varie beaucoup sous l'influence de son contenu, la circonférence de la deuxième (I) varie suivant les changements de volume de la première ou suivant des influences pathologiques (tumeurs des organes péritonéaux, accumulation de liquides dans l'espace péritonéal) ; la circonférence de la troisième cavité (A) varie : 1° en suite des variations des deux premières, 2° sous l'influence des variations physiologiques des organes extrapéritonéaux, 3° d'après les contractions du ballon musculaire extérieur.

Les première et troisième cavités sont entourées par un appareil musculaire, celui-ci doit être considéré comme un appareil régulateur interne et externe de l'état de réplétion de la cavité abdominale (muscles constricteurs internes et externes de l'abdomen), car c'est dans ce but que la paroi intestinale et la paroi abdominale possèdent la faculté de se relâcher ou de se contracter ; la résultante de ces divers facteurs produit un état défini d'*équilibre du contenu abdominal*.

Cet équilibre peut avoir lieu sous une certaine *pression* qui peut être *positive*, *nulle* ou *négative*.

Pratiquement, les *conditions* de l'équilibre intra-abdominal peuvent être résumées dans la formule suivante :

$$(i) + ei! + ep) = CE$$

i représentant l'intestin, *ei* les organes extra-intestinaux, *ep* les organes extra-péritonéaux, CE les conditions d'équilibre. La cavité du tractus intestinal occupe le centre ; sa circonférence se modifie suivant la contraction ou le relâchement de la couche musculaire comprise dans sa paroi *muscle constricteur abdominal interne*).

Le canal intestinal et les organes extra-intestinaux étant hermétiquement inclus dans le sac péritonéal peuvent être considérés comme une seule unité (paquet péritonéal).

La fermeture complète (hermétisme) du sac péritonéal est, d'une part, un obstacle aux déplacements trop étendus des divers organes contenus dans sa cavité ; d'autre part, grâce au contact si intime du péritoine avec la paroi abdominale antérieure, il conserve à la presse abdominale la possibilité de s'adapter d'une façon active et passive, mais en tout cas très exacte au contenu de la cavité abdominale pendant ses contractions totales ou partielles ; nous avons vu que le deuxième ballon formé par le feuillet pariétal du péritoine est enfermé en même temps que les organes extra-péritonéaux, dans un ballon musculaire externe que nous avons *appelé le constricteur abdominal externe*. On comprendra que, d'après ces dispositions, les *variations dans l'état de la paroi abdominale* (ballon externe), devront influer plus profondément sur la situation des organes *extra-péritonéaux*, que sur celle de quelques organes spéciaux contenus dans le sac péritonéal. Ainsi, un trouble de l'intégrité de la paroi abdominale aura pour conséquence un déplacement plus considérable du rein que du foie ou de la rate — tandis qu'un trouble de l'intégrité du *sac péritonéal* produira fatalement un dérangement plus considérable dans la situation des organes intra-péritonéaux (foie, rate, utérus, etc.). Ces principes de l'équilibre intra-abdominal peuvent s'appliquer aux règles générales des déplacements des organes dans la cavité abdominale, mais ces déplacements dépendent aussi des *moyens de fixation propres à chaque organe, à chaque cas particulier* ; ainsi certains organes sont, il est vrai, soumis à des déplacements dépendant des règles énumérées ci-dessus au sujet de l'équilibre intra-abdominal — mais ils ne se déplaceront effectivement que dans certaines limites, qui, dans chaque cas particulier, sont déterminées par les moyens de fixation qui leur sont propres.

Si l'on peut considérer la paroi abdominale externe, grâce à son élasticité et à sa contractilité, comme un régulateur effectif des rapports des organes extra et intrapéritonéaux, on peut se demander si elle exerce une pression constante sur le contenu de la cavité abdominale, ou si, en d'autres termes, on peut compter la constance de cette pression au nombre des facteurs de l'équilibre intra-abdominal.

La pression intra-abdominale peut être comparée à celle qu'exerce la paroi d'un vaisseau sanguin sur son contenu : supposons cette paroi extensible et pouvant varier de forme, la pression et la forme de la colonne liquide entourée par la paroi du vaisseau varieront aussitôt proportionnellement aux variations du vaisseau lui-même.

La musculature abdominale prend une grande part à l'acte de la respiration, ainsi qu'au maintien de l'équilibre du corps pendant la station verticale, sans parler encore de ses rôles spéciaux. Dans les positions forcées, pendant l'exécution d'un effort, etc., les contractions musculaires exercent une pression plus ou moins forte sur le contenu de la cavité abdominale ; il n'y a que dans certaines positions normales où son action paraît être réglée de telle façon que le contenu de la cavité abdominale n'éprouve aucune compression. Le mécanisme régulateur actif est particulièrement compliqué et l'on peut considérer la somme algébrique des forces de compression développées dans les trois ballons du schéma ci-dessus, comme la résultante de son activité, on ne décrira par conséquent la pression intrarectale, intravésicale, intrastomacale que comme faisant partie d'une seule et même unité.

Si maintenant nous supposons que la colonne liquide n'est plus immobile, mais qu'elle est soumise à des variations de forme et de volume, le contenu des vaisseaux exerçant sur les parois une pression particulièrement irrégulière, celles-ci devraient, en cas d'une certaine extensibilité, présenter une modification de forme visible et effective.

La cavité abdominale devrait être soumise aux mêmes conditions et cependant c'est exactement le contraire qui arrive. Il résulte de la combinaison, un peu compliquée, il est vrai, de trois cavités concentriques dont l'interne et l'externe sont formées par des appareils musculaires et la moyenne par un sac virtuellement clos, que des *mouvements aussi étendus que possible peuvent se produire dans l'intérieur de la cavité abdominale normale* sans que sa configuration externe perde de sa tranquillité, — ce qui est du reste regrettable car on ne peut malheureusement que rarement se représenter depuis l'extérieur les tempêtes et les désordres qui se passent dans l'intérieur.

Trois systèmes circulatoires sanguins régissent la cavité abdominale : le *système artériel*, le *système veineux cave* et le *système veineux portal*.

Le système artériel provient directement du cœur, le système cave y retourne de même, après avoir reçu le sang artériel après sa traversée des capillaires ; le système porte, en partant des capillaires artériels, rejoint les systèmes veineux caves par les veines sus-hépatiques, en se subdivisant dans le foie dans un nouveau réseau de capillaires.

Le grand développement des vaisseaux dans les viscères et les mésentères de la cavité abdominale au retour du sang vers le cœur — favorisant le ralentissement de la circulation — soumet d'autant plus celle-ci aux variations de l'équilibre abdominal et aux influences extérieures.

L'augmentation dans l'activité de la circulation abdominale provoquée par le massage direct du ventre et le rétablissement de l'équilibre agiront donc d'une façon très active sur l'état des viscères ; c'est ce qui nous explique pourquoi le massage du ventre seul a une influence souvent bien plus considérable que les massages locaux, tels que les exécutaient Brandt et ses élèves. Le massage gynécologique cherchait une action générale sur la circulation par les mouvements de gymnastique, dite congestionnante ou décongestionnante, actuellement par le massage « du ventre » on a une action bien plus puissante et bien plus rapide, et dont les effets sont bien plus certains.

En résumé, le massage gynécologique devra chercher à agir surtout par son action sur la circulation ; cette action peut être variée dans une étendue très considérable, aller du plus fort au plus faible, sans grandes difficultés.

Cette conception facilitera les manœuvres qui seront de plus en plus simples et écarteront le danger des manipulations directes souvent plus nuisibles qu'utiles.

L'*action des nerfs vaso-moteurs* est aussi sous la dépendance des lois de l'équilibre abdominal, par le fait que les ganglions des nerfs lymphatiques sont situés dans la cavité même du ventre, irrigués et nourris par les mêmes vaisseaux que les viscères ; le massage abdominal peut avoir aussi sur eux une action directe et indirecte.

La circulation lymphatique abdominale est aussi régie par le massage du ventre, mais nous avons vu que l'action directe en vue de la résorption des produits inflammatoires devra se borner surtout aux cas anciens, déjà sclérosés, tandis que le rôle local des globules sanguins est actuellement bien plus important,

Nous ne pouvons nous étendre longuement sur les progrès réalisés dans ce domaine de la physiologie de la circulation, phénomènes qui paraissent expliquer des résultats semblant au premier abord invraisemblables : tels les chutes rapides de température dans le traitement par le massage vibratoire des appendicites ou de certains phlegmons aigus du tissu cellulaire pelvien ; cette action peut être locale, empêchant le développement de l'infection, hâtant l'enkystement d'un abcès déjà formé, ou générale en favorisant la neutralisation et l'élimination par le foie, les reins ou la peau, des produits intoxiquant l'organisme.

La gymnastique, dont le massage n'est en somme qu'un chapitre, agira plutôt sur l'état général, sur le cœur et le poumon ; la spécialisation des mouvements en exercices congestionnants ou décongestionnants, comme l'avait ordonné Brandt, pourra être abandonnée, en partie tout au moins, le *massage du ventre* permettant de diriger l'action de la circulation d'une façon beaucoup plus certaine et plus scientifique.

CHAPITRE II

EXPLORATION

C'est grâce à une méthode de toucher spéciale et à un diagnostic particulièrement précis, que Brandt était arrivé à donner à sa méthode le développement que l'on sait.

On ne peut pas toujours poser un diagnostic absolument précis d'emblée, non point sur la nature, mais souvent sur l'étendue des lésions, celles-ci étant masquées par d'autres phénomènes, tels le ballonnement du ventre, l'infiltration ou la contraction des parois abdominales. L'exploration se combinera donc souvent au début avec le traitement ; l'examen se fera en massant. Le massothérapeute devra posséder beaucoup de patience, et surtout une grande douceur dans le toucher, tout en sachant prendre des positions qui ne seront fatigantes ni pour lui, ni pour sa malade.

L'*exploration* se divise en *inspection, percussion, palpation externe* et *interne* (ou *toucher*) ; elle devra naturellement être précédée de l'établissement d'une enquête complète sur les causes des troubles dont la malade est atteinte.

Nous n'insisterons pas sur ces divers points, qui appartiennent aussi aux autres branches de la médecine ; nous ne nous étendrons pas non plus sur les divers modes d'exploration gynécologique, soit au moyen d'instruments, soit par la narcose quand celle-ci pourra être nécessaire.

Palpation externe du ventre.

Le *toucher gynécologique* sera toujours précédé d'une *palpation externe du ventre très détaillée.*

Quand cela se peut, celle-ci se pratique, la malade étant étendue sur un canapé un peu spécial, sorte de banc de massage, appelé *plint*, large de 50 centimètres et long de 1ᵐ.80 centimètres environ. Il est peu élevé au-dessus du sol ; ses pieds ont une hauteur de 30 à 40 centimètres.

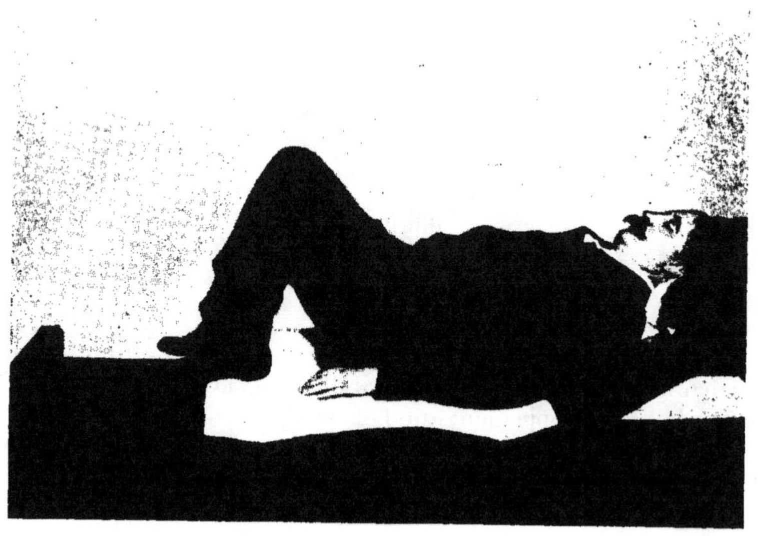

Fig. 325. — Station couchée. genoux fléchis, genoux légèrement écartés. Les jambes peuvent être allongées, la position des épaules et de la tête doit rester la même.

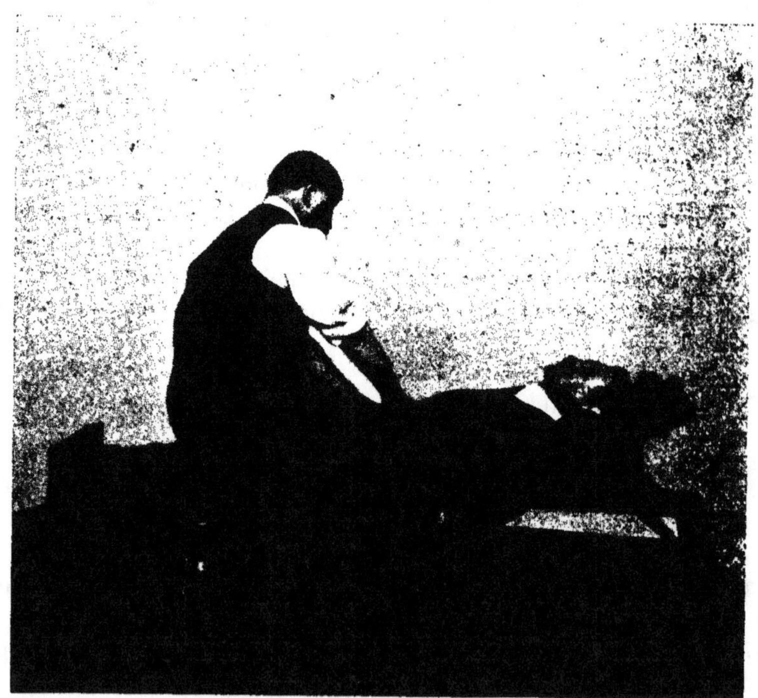

Fig. 326. — Massage du ventre. Position du medecin à la *gauche* du malade. le genou gauche appuyé au canapé, la jambe droite allongée de côté, les bras tendus, position élevée du siège

Le dessus du banc est divisé en deux parties mobiles, pouvant se relever sur une crémaillère. La tablette antérieure sur laquelle viendront reposer la tête et les épaules a 45 centimètres de long, la tablette inférieure a 1ᵐ,35 à 1ᵐ,50. Les deux tablettes sont recouvertes de coussins mobiles, plats, en velours et capitonnés (fig. 325, 326, 327).

Il est évident qu'il n'est pas nécessaire pour bien examiner une malade de posséder un plint, et que cet examen peut aussi bien se

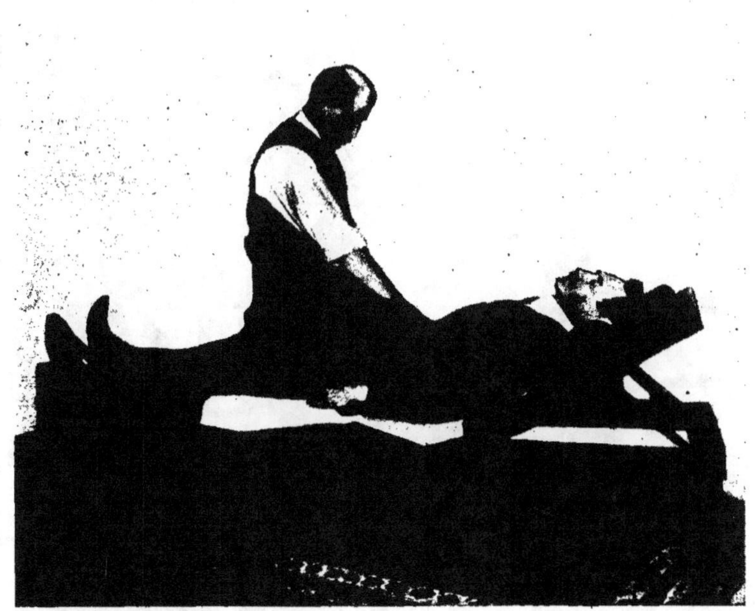

Fig. 327. — Massage et palpation du ventre. Position du médecin à la *droite* du malade. Position élevée du siège. Bras tendus. Face tournée en avant, jambes parallèles au canapé.

faire dans un lit ou sur un canapé; il est cependant de toute importance pour le médecin que les ressorts du lit ou du canapé, en cédant devant la pression de la main, ne diminuent pas la finesse de l'exploration.

L'exploration se pratique dans la station *demi-couchée, genoux relevés* (fig. 325, 326), ou *couchée, jambes allongées*. Le dos doit reposer à plat (fig. 326), seules les épaules et la tête sont légèrement relevées; on peut placer un petit rouleau sous la nuque.

Les bras sont étendus le long du corps. La malade, qui aura auparavant vidé sa vessie et autant que possible son intestin, doit être

dans une position passive, les robes défaites, le corset enlevé ;
l'examen se fait de préférence sur la peau, le contact de la main
étant ainsi plus précis.

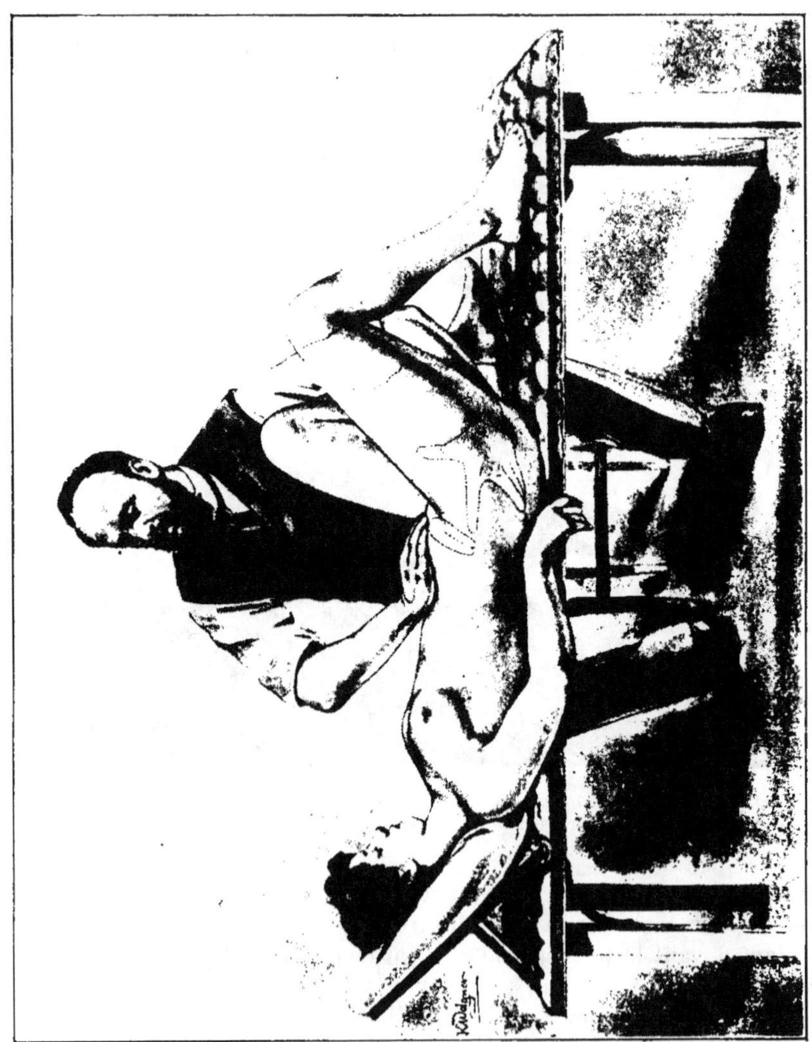

Fig. 283. — Position de la malade et du médecin dans l'examen bimanuel-vagino-abdominal.

Pour la *palpation du ventre*. le médecin se place, comme il le sera
du reste pour le *massage*, assis sur un tabouret à vis, à droite ou à
gauche de la malade, suivant les nécessités, mais en tout cas dans
une situation légèrement élevée, afin de se servir du poids du corps

ou des muscles du dos pour déprimer les parois abdominales, et ne point faire d'effort avec les muscles des bras dans les manœuvres d'exploration, c'est la seule manière de ne pas se fatiguer, de laisser toute liberté aux mouvements des avant-bras, de la main, des doigts et de pouvoir conserver ainsi une sensibilité tactile parfaite, car on ne peut avec les muscles de l'avant-bras déprimer en même temps les parois abdominales et palper ou masser sans se fatiguer rapidement.

Le médecin est tourné du côté du visage de la malade, les bras généralement allongés en avant ; la palpation se fait surtout de la main droite, ou par les deux mains alternativement ou ensemble, comme dans les manœuvres de massage que nous décrirons plus bas (fig. 326, 327).

Palpation interne du ventre.

Pour l'examen interne, Brandt prenait place au côté gauche de la malade, sur le tabouret à vis, lui permettant de s'élever plus ou moins, suivant la résistance du ventre (fig. 328) ; il introduisait la main gauche sous la cuisse gauche de la malade et introduisait l'index seul dans le vagin et fixait le pied gauche de la malade sous son genou gauche ; cette position de la main n'est pas nécessaire si l'on a soin de faire glisser sa malade suffisamment en bas du plint, on peut alors introduire la main directement en avant *entre* les jambes de la patiente. Quand la malade est dans un lit, on procède de même ; on fait relever légèrement les jambes, les pieds posés bien à plat sur le matelas, pour faciliter le relâchement de la musculature abdominale.

Quand la main est introduite, on peut quelquefois la soutenir en passant son genou gauche sous les jambes de la malade ; le médecin a ainsi tous les organes du bassin entre les mains.

C'est donc la main gauche et spécialement l'index seul qui est l'explorateur interne : celui-ci est introduit dans le vagin (fig. 329) après avoir écarté les grandes lèvres soit avec la main droite, soit avec le pouce et l'index de la main gauche.

L'index déprime graduellement la fourchette, se rendant compte des divers états de la vulve et du périnée, le pouce est en arrière en extension complète, les trois autres doigts, médius, annulaire et auriculaire, séparés au maximum de l'index et maintenus étendus, viennent se placer dans le sillon fessier, au-devant du périnée et de l'anus, et, s'infléchissant légèrement, ils viennent s'appliquer sur le rebord anal de la fesse gauche par leur face palmaire : le périnée vient ainsi butter contre la membrane interdigitale, il se laisse déprimer jusqu'au coccyx et même en dehors de cet os dans l'échancrure sacro-sciatique. On évite ainsi la compression souvent fort douloureuse du périnée par l'articulation phalangienne des doigts fléchis.

Par ce toucher on dilate moins le vagin qu'avec l'exploration bidigitale et l'on gagne en profondeur et en hauteur d'exploration, surtout si la jambe gauche du médecin aide au mouvement de progres-

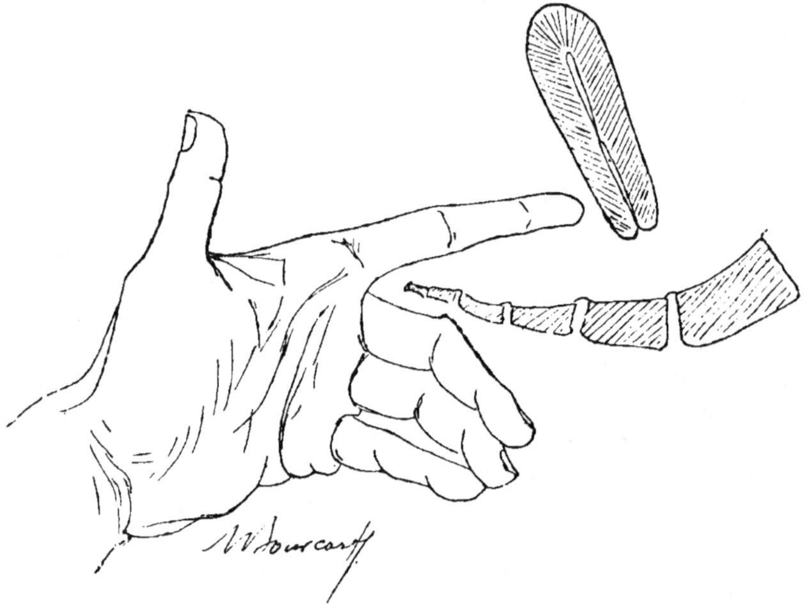

Fig. 329. — Position de la main gauche dans le toucher.

sion en poussant sur le coude ou sur le dos de la main, c'est un soutien qui n'est pas à négliger dans les examens prolongés.

Le doigt introduit explore lentement le vagin de l'entrée jusqu'à la profondeur, il se rend compte de l'état des culs-de-sac, antérieurs, postérieurs, latéraux, des tissus péri-utérins; il évalue par la palpation la forme et la situation de l'utérus et des annexes, les lésions qui ont pu se produire soit dans ceux-ci, soit dans les tissus cellulaires du bassin, soit à la surface du péritoine; nous n'insisterons pas sur les détails de l'exploration gynécologique, ni sur les précautions antiseptiques à prendre, bien connues des praticiens.

La *main droite*, qui combine son exploration à celle de la main gauche, est appliquée à plat sur le ventre, elle déprime très doucement et graduellement les parois, en exécutant de légers mouvements de massage (frictions demi-circulaires , des trépidations ou des vibrations, destinées à chasser les intestins interposés entre les organes à masser et la paroi abdominale.

Il est quelquefois avantageux de placer un coussin triangulaire sous le bassin de la malade pour rendre la profondeur plus accessible ou même de mettre la patiente dans la position de Trendelenburg plus ou moins accentuée.

Les doigts ne doivent jamais attaquer *perpendiculairement* mais *tangentiellement* les parois abdominales, — l'extrémité des doigts doit être en extension complète, — même être légèrement relevée, ceux-ci étant appliqués par leur face palmaire, l'auriculaire accolé à l'annulaire.

Dans l'examen en *station verticale* (quelquefois nécessaire), la malade se place debout en avant et légèrement à la droite du médecin assis sur son tabouret ; l'index gauche est introduit dans le vagin ou le rectum d'après les principes décrits ci-dessus, le bras fléchi est soutenu par le genou gauche du médecin, qui peut aussi, au besoin, aider à la pénétration en soulevant la jambe sur l'extrémité du pied. La main droite du médecin soutient la malade en appuyant sur le bassin ou la région lombaire, la malade elle-même peut s'appuyer en avant ou à l'épaule du médecin.

On peut encore examiner les malades dans la position *genu-pectorale*, mais nous n'y insisterons pas.

En résumé, ces différentes méthodes peuvent se diviser en :

1° *Palpation externe du ventre.*

2° *Exploration interne :*

a) vagino-abdominale,

b) recto-abdominale,

c) vagino-rectale.

Ce dernier procédé sera décrit avec les procédés de redressement des rétroversions.

Nous n'insisterons pas ici sur l'utilité plus ou moins grande de tel ou tel mode d'exploration, l'un permettant de reconnaître plus facilement les déviations de l'utérus, l'autre celui des annexes ou l'état des diverses loges du tissu conjonctif pelvien, etc.

L'exploration, comme nous le verrons, se combine souvent au traitement lui-même et ne fait des progrès qu'au fur et à mesure que l'horizon pathologique s'éclaircit.

En massage une chose étonnera parfois l'opérateur: c'est l'*amélioration de l'état général du malade* (retour du sommeil, appétit, disparition des douleurs, et surtout chute de la température dans certains cas aigus *avant que l'état local ne paraisse à première vue notable-ment amélioré.*

Ces phénomènes sont dus à l'influence du massage abdominal sur la circulation générale ou locale, à la phagocytose et à la destruction des germes qui ne peuvent vivre dans un milieu irrigué par un sang plus oxygéné (anaérobies).

CHAPITRE III

DESCRIPTION DES DIFFÉRENTES MANŒUVRES DE MASSAGE ET DE GYMNASTIQUE

Ces manipulations peuvent avoir pour but une *action générale seulement, ou une action spéciale.*

Par *action générale*, nous entendrons l'action sur la circulation générale du corps, soit par le massage de certaines parties du corps, le ventre en particulier, soit par des mouvements de gymnastique médicale. Ces manipulations agissent non seulement sur l'état de l'individu en entier, mais favorisent aussi le travail de résorption et d'élimination, sans lequel les manipulations spéciales n'ont qu'un effet limité.

Par *action spéciale*, nous entendrons l'action locale sur les lésions constatées, dans le but de la suppression des causes de ces lésions et du rétablissement d'un état normal, soit *directement* par le massage, soit comme *préparation* à une intervention chirurgicale, quand celle-ci est nécessaire. Ainsi, le massage pourra favoriser la résorption d'un exsudat ou aidera à mobiliser un utérus adhérent ou simplement déplacé, utérus qui pourra, si ses moyens propres ne suffisent pas, être maintenu en bonne situation par un appareil orthopédique (pessaire) ou par une intervention chirurgicale. Le massage remplacera, dans bien des cas, soit aigus, soit chroniques, des moyens médicaux d'une application plus longue et plus compliquée et donnera souvent des résultats définitifs bien plus rapides.

Le massage est fréquemment utilisé comme moyen de diagnostic ; il permet de faire disparaître peu à peu les œdèmes récents ou anciens, les infiltrations, les contractures, les épanchements qui obscurcissent le tableau ; grâce à lui, certains phénomènes se révèlent, l'augmentation de la circulation favorise les combustions et entraîne les produits à éliminer.

Toutes les manipulations devront toujours être exécutées au début avec beaucoup de prudence, elles dépendront de la précision du diagnostic et ne seront même parfois qu'une palpation très délicate ; il sera généralement bon de contrôler ses effets par le thermomètre, et l'observation des phénomènes d'élimination rénale et cutanée.

Manipulations générales.

Les manipulations que nous allons décrire agissent sur la circulation générale et spécialement sur celle du ventre ; elles activent le rétablissement de l'équilibre abdominal, en fortifiant la musculature. Ces manipulations devront toujours précéder les manipulations spéciales quand celles-ci seront nécessaires (1).

I. Manipulations générales destinées à assouplir la paroi abdominale et à activer la circulation. — Tous ces mouvements sont exécutés dans la station demi-couchée, genoux fléchis ou jambes allongées, selon la résistance des parois abdominales.

1° Pétrissage superficiel de la paroi abdominale antérieure. — L'opérateur placé assis — élevé à la droite du patient, face au banc. Le mouvement s'exécute les deux mains travaillant alternativement, en prenant très doucement le ventre par les dernières phalanges des doigts et le ramenant contre le talon de la main, puis en refoulant doucement avec le talon contre l'extrémité de la main, les doigts s'ouvrant et s'écartant les uns des autres — le pouce toujours écarté en dehors — les mains dans une position analogue à la figure 330. Le mouvement imprimé au ventre est transversal et tournant, il doit être très doux, aussi bien l'attraction à soi par l'extrémité des doigts que le refoulement par le talon de la main en avant, — le pouce exécute en même temps une sorte de « refoulement effleurage » qui suit le mouvement du talon de la main.

Les bras sont tendus : il doit y avoir beaucoup de souplesse dans la charnière du poignet. Les coudes sont tournés en dehors.

Quand la main droite ramène dans le haut, la main gauche peut refouler dans le bas.

2° Pétrissage profond. — Même genre de mouvement, mais plus énergique, surtout par le talon de la main. La direction du massage doit toujours être *vers le haut.* c'est-à-dire doit remonter la partie abdominale et le paquet intestinal vers le diaphragme ; ce mouvement vers le haut soulage l'intestin, corrige les ptoses, et surtout favorise la circulation porte.

Le pétrissage doit chercher aussi à assouplir la région costale inférieure, antérieure ; cela facilite le retrait de la peau du ventre vers le haut ; plus le ventre est en besace, plus la peau et les tissus cellulaires sous-jacents prennent des attaches fermes avec les dernières côtes et le sternum et empêchent le refoulement vers le haut. On remar-

(1) Description et figures extraites de l'ouvrage *Le Ventre. Étude anatomique et clinique de la cavité abdominale au point de vue du massage,* par M. Bourcart et F. Carne, 2 vol. in-8. 1904-1908. Genève, Kündig, édit.; Paris, Alcan, édit.

quera que dans un ventre normal et surtout bien assoupli, les attaches des parois abdominales inférieures au rebord costal sont très souples, glissent sur la profondeur presque jusqu'à la hauteur des seins. Plus cette liberté sera grande, plus le ventre pourra prêter aux manipulations profondes.

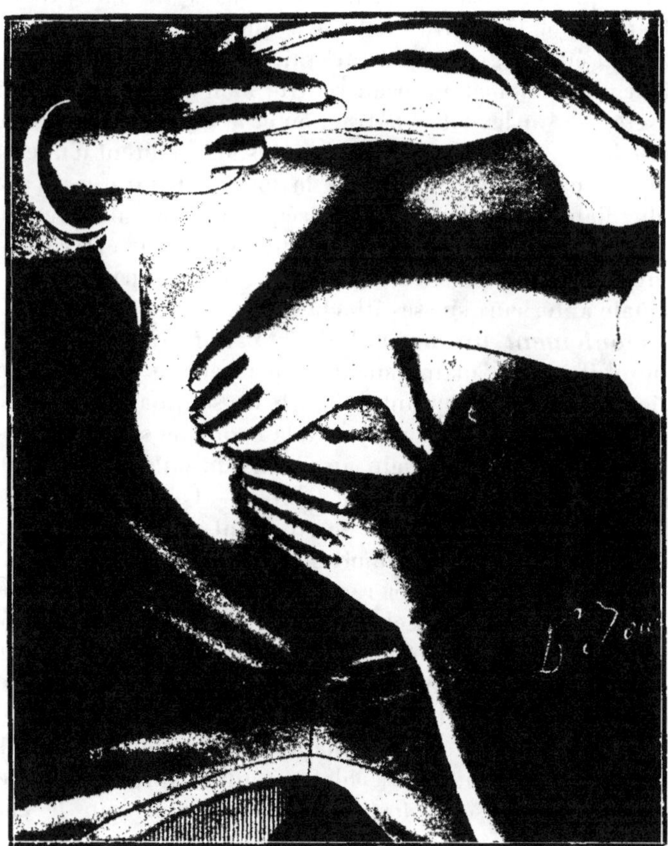

Fig. 330. — Pétrissage superficiel de la paroi abdominale.

Dans certains pétrissages de la paroi on pourra avoir à s'attaquer à des plis transversaux au niveau de la ceinture, formant chez certains individus des sillons profonds, adhérents à la profondeur comme les plis de la figure et du front, constitués par des attaches de tissu conjonctif, dont les mailles sont débarrassées de tout panniculus adipeux.

On rencontre aussi des noyaux d'induration dans les régions abdominales inférieures, suites de panniculites de la paroi antérieure en relation avec des inflammations chroniques de la profondeur du bassin (travaux de Stapfer).

La ptose de la paroi abdominale antérieure est la cause la plus directe de la ptose des *seins* et de la *déformation* de la base du thorax; en avant, la peau, qui n'est fixée qu'au niveau des épaules, du sternum et de la nuque, entraîne les seins vers le bas et les fait « tomber »; c'est bien plutôt le ventre en besace que l'allaitement qui est la cause de cet état disgracieux et que craignent bien des jeunes mères; nous leur dirons donc : « à beau ventre, bien soigné, répondront de beaux seins ». Sur les côtés, la traction et la déformation des régions hypogastriques abaissent les fausses côtes, et facilitent d'une part la ptose rénale par l'élargissement de la loge et d'autre part l'abaissement du diaphragme, avec ses conséquences pulmonaires et cardiaques. La douleur de nuque que ressentent certains entéroptosiques provient uniquement des tractions exercées par la peau de la paroi abdominale antérieure sur ses attaches supérieures, fixes à ce niveau.

3º **Refoulement unimanuel de la paroi** (fig. 331 et 332). — Il s'exécute soit avec la main gauche, l'opérateur se plaçant à gauche du patient, de côté, regardant la figure de son malade, soit avec la main droite, l'opérateur se plaçant à la droite de son malade.

On pose le talon de la main au-dessus du pubis, les doigts « entourent » d'un côté, le pouce de l'autre — l'opérateur recule son tabouret vers les pieds, se penche en avant — le bras étendu. Puis fléchissant dans le poignet et mettant la main en surextension, c'est-à-dire en exécutant un léger renversement de main en arrière, il enfonce le talon de la main en déprimant le bas-ventre, il repousse vers le haut la paroi abdominale antérieure, en entraînant avec elle la masse intestinale. Ce mouvement s'exécute plus ou moins légèrement ou profondément, suivant l'état du ventre et le résultat à obtenir. La main, dans toutes ces manipulations, doit en même temps exécuter un mouvement de trépidation, qui facilite le massage et le déplacement des anses intestinales (voyez plus loin le chapitre « Vibrations »).

Il ne faut pas « faire du biceps », mais travailler *des épaules et du dos*, si l'on veut être doux dans ses mouvements, garder la sensibilité du toucher et ne pas se fatiguer, — il faut aussi savoir jouer du poids de son corps, mais avec délicatesse.

Un opérateur adroit n'a pas de biceps, il développe les muscles de ses épaules et de son dos, ceux de la main, un peu ceux des avant-bras.

On peut faciliter le mouvement de refoulement, en plaçant un coussin triangulaire sous le siège du patient, de façon à *relever le bassin*.

4º **Refoulement dans la station debout.** — C'est le *soulèvement*

du ventre. Le médecin, assis à côté de son malade debout, placé,
jambes légèrement écartées, haut du corps incliné légèrement en

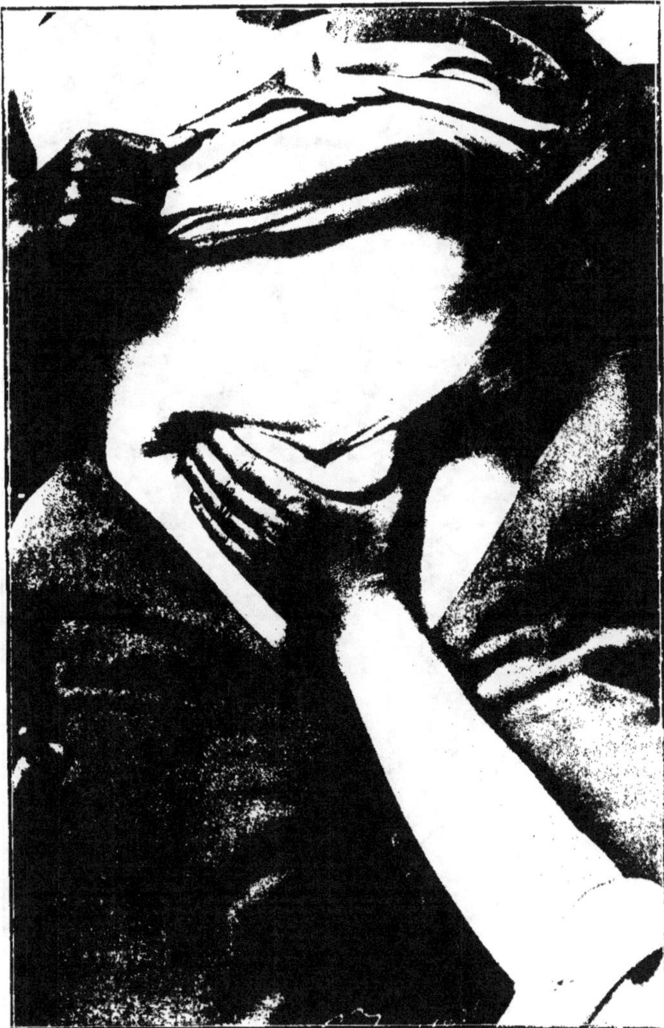

Fig. 331. — Refoulement vers le haut et massage du paquet de l'intestin grêle et de l'estomac
par la main gauche dans la station demi-couchée « bassin élevé »; trépidations latérales
de toute la masse (Mouvement indiqué dans l'entéroptose).

avant, la main gauche sur la région lombaire pour soutenir le mouvement et de la droite entourant le bas-ventre, soulève vers le haut
toute la masse en lui imprimant une légère trépidation. Pour aider

au mouvement, il peut appuyer le coude droit sur son genou droit le genou gauche soutient les jambes par derrière, et en relevant

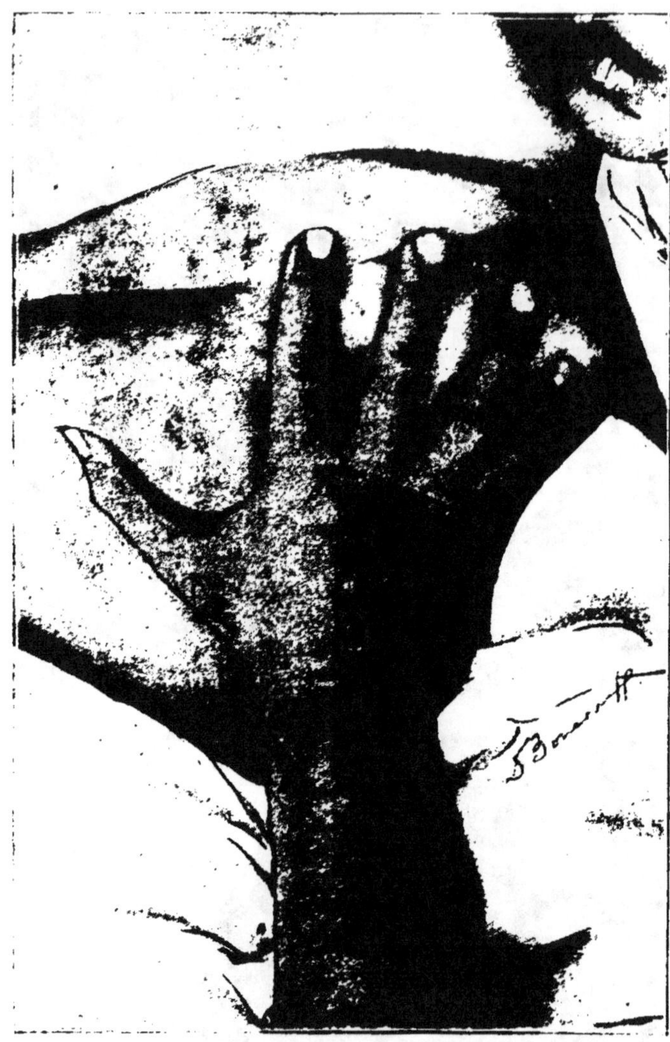

Fig. 452. — Refoulement de tout le paquet intestinal dans la direction du diaphragme. Ce mouvement remonte le foie et l'estomac, et a relevé le bord inférieur de la paroi thoracique. Position de la main dans le mouvement de trépidation.

légèrement le genou il soutiendra l'appui de la main quand le ventre sera gros et lourd. C'est un bon mouvement « dépléthorisant ».

5° *Relèvement et refoulement bimanuel*. — Ce mouvement peut s'exécuter dans la situation demi-couchée, l'opérateur se plaçant

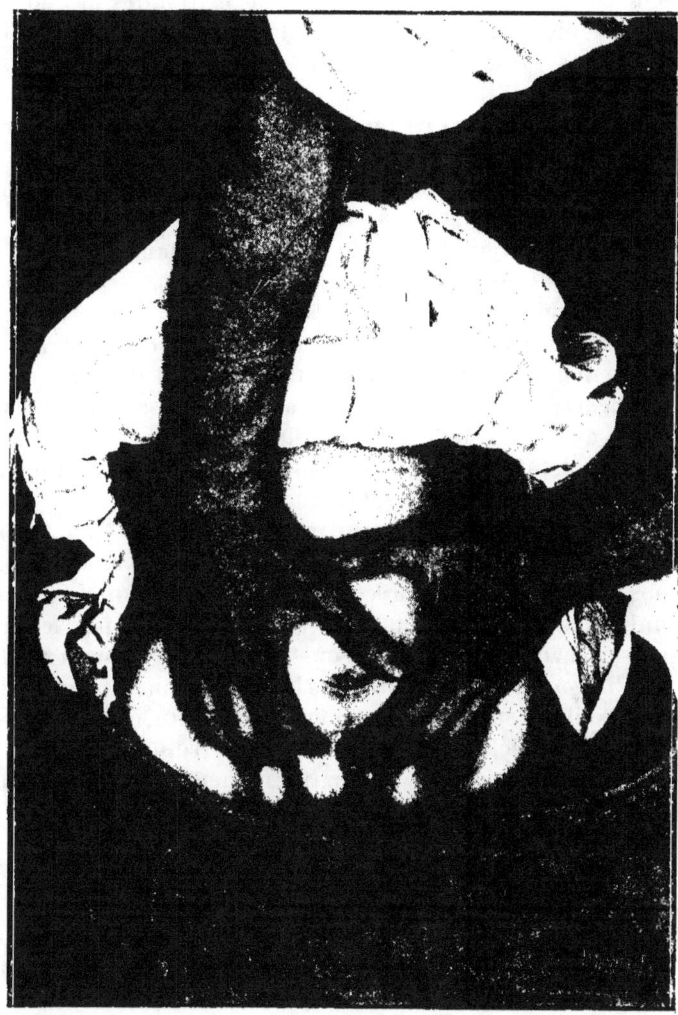

Fig. 333. — Relèvement de la masse intestinale et de l'estomac vers le haut. Trépidation du paquet intestinal. Exercices de tension des fascias profonds du bassin. — Palpation dans la profondeur du bassin. La malade est en station demi-couchée, genoux relevés. — Ce mouvement peut s'exécuter aussi dans la position de « Trendelenburg ». — Le médecin est placé debout, incliné en avant et regardant du côté des pieds de la malade.

vers la tête du malade, à côté et lui tournant le dos. Se penchant en avant, il saisit de ses deux mains, dont il entoure le bas-ventre, toute la masse intestinale, qu'il attire vers le diaphragme (fig. 333).

Pour commencer le mouvement, on enfonce les mains par la tranche sous les arcades pubiennes, les extrémités des doigts légèrement fléchies. Les mains suivent le mouvement en entraînant le globe par ses bords (tandis que le relèvement unimanuel était un refoulement central).

L'opérateur, pendant ce temps, se relève peu à peu ; arrivé à son but, il laisse aller la masse en ouvrant les doigts.

Ce mouvement est très employé pour la palpation externe des organes contenus dans le bassin.

Il s'exécute souvent, la malade étant placée dans la position élevée du bassin (position de Trendelenburg).

Il faut surveiller attentivement la respiration.

6° Relèvement bimanuel en station debout ou assise. — Ce mouvement s'exécute, l'opérateur se plaçant *derrière* sa malade, celle-ci légèrement inclinée en avant, en passant les bras et les mains en avant, en soulevant ainsi la masse intestinale et la ramenant vers le haut. Les mains sont placées en forme de sangle.

Ne pas enfoncer les doigts dans le ventre.

II. Trépidation unimanuelle générale. — La *trépidation* et la *vibration* ne sont pas deux manœuvres analogues. Nous verrons ci-dessous les préceptes de la vibration, la trépidation est une sorte de « secouement » rapide imprimé par le bras à la partie saisie ou aux parties sous-jacentes à la main appliquée ; il y a de la *contraction du bras* dans la trépidation ; elle est nettement visible à l'œil qui suit les mouvements de la main, elle ne peut se continuer plus de quelques secondes sans interruption. C'est un mouvement relativement dur, qui naturellement peut être gradué. La trépidation peut s'exécuter par les deux mains à la fois (trépidation avec soulèvement lombaire).

La *trépidation* est en général exécutée au moyen de la partie même sur laquelle on l'exerce (bras, jambe, poitrine), tandis que, comme nous le verrons, la *vibration* est un mouvement plus fin, plus délicat, exécuté sur une partie du corps (tête, cœur, estomac, foie, etc.) restant apparemment en parfaite tranquillité, sans être, à proprement dire, mise en mouvement.

Il existe entre ces deux manipulations des formes transitoires, avec des noms différents, ainsi : *pression vibrante* ou *trémulante, trépidation ponctuée*, etc., qui ont toutes la même origine, nous n'y insisterons pas spécialement.

Trépidation unimanuelle. — Elle s'exécute habituellement de la main droite posée à plat sur l'organe, ou bien avec l'extrémité des doigts amenés en contact avec l'organe ou la région de l'organe à trépider.

III. Technique des vibrations. — Le massage vibratoire manuel est un mouvement très spécial, difficile au début à bien « attraper », mais qui en lui-même n'a rien de très compliqué et devient presque automatique pour qui en a l'habitude ; on pourrait le comparer au mouvement produit dans la jambe, lorsqu'étant assis, on la fait trembler en appuyant le pied sur les orteils seulement ; on sait que ce mouvement qu'exécutent parfois des personnes assises depuis longtemps au théâtre, par exemple, est très désagréable pour les voisins, ce qui veut dire que ce tremblement se communique par le plancher aux autres sièges ou au banc sur lequel ils sont assis, sans qu'il y ait pour cela un effort considérable ni une fatigue chez celui qui le produit, souvent par distraction et pendant un temps assez prolongé.

Il faut évidemment, pour bien savoir vibrer, un certain entraînement, une certaine disposition d'esprit. Ce mouvement a été très cultivé par les Suédois, principalement par Kellgren, Lewin, Wide et leurs élèves ; il présente de grandes variétés dans son exécution et son application.

Pour en faciliter l'emploi, et pour le rendre plus « commercial », nombreux sont les médecins et les constructeurs qui ont cherché à remplacer la *vibration manuelle* par la *vibration mécanique*. Les instruments les plus ingénieux ont été construits dans ce but, depuis les appareils destinés à faire vibrer les osselets de l'oreille jusqu'aux grands appareils de Zander mus par des machines à vapeur. Liedbek, de Stockholm, a été un des premiers à construire et à employer son vibrateur mécanique transportable, avec arbre souple et « contacts » ou extrémités aussi ingénieuses que variées, pouvant s'adapter sur tous les points du corps, et faire vibrer les organes les plus divers. Nous-même l'avons perfectionné, rendu plus rapide en l'adaptant à un petit moteur électrique et plus doux en transformant les contacts (1).

Mais aucun vibrateur n'a jamais pu atteindre les mêmes effets que la vibration manuelle, nous avons complètement abandonné l'emploi de ces instruments pour les affections qui nous intéressent ici ; la vibration manuelle est plus souple, plus douce, plus puissante ; elle est intelligente, *elle est vivante, elle n'est pas mécanique !*

On lui reproche d'être extrêmement fatigante pour l'opérateur, et d'être ainsi d'une application difficile et limitée. Nous ne répondrons

____

(1) WIDE et BOURCART, *Traité de gymnastique suédoise*.

que ceci : quand elle est bien faite, elle n'est pas fatigante, tandis que la vibration mal faite, dite « par contracture », par tétanisation des muscles, paralyse le bras au bout de quelques instants.

Nous voyons les violonistes « donner du sentiment » à leurs cordes, en faisant très légèrement vibrer leurs doigts, au moment où ils appuient sur le point où se trouve la note et n'en éprouver aucune fatigue spéciale, à condition il est vrai que les doigts et la main restent souples, sans quoi la sensibilité tactile s'émousse et le jeu devient dur ; pourquoi ne pourrions-nous pas faire vibrer aussi bien et aussi long-temps notre main qu'un bon violoniste fait vibrer la sienne, alors que cette main, qui s'appuie doucement sur le ventre, est dans une position moins défectueuse que celle qui tient le manche du violon ?

Le mouvement de vibration est une sorte de tremblement très régulier, à direction antéro-postérieure, ou à direction bilatérale, ou une combinaison des deux directions, exécuté dans tous les muscles du bras, sans contraction énergique, ni tétanisation des muscles. Le bras, tout en vibrant, doit conserver sa souplesse, la délicatesse de son toucher et pouvoir faire certains mouvements.

Il est un point intéressant et dont on pourra se rendre compte par les tracés ci-joints, obtenus par la transmission des vibrations trans-mises à un manomètre à mercure enregistreur ; les vibrations bien exécutées peuvent avoir une amplitude en hauteur plus ou moins grande, suivant la pression donnée, mais la vitesse des ondes *est toujours la même et est absolument indépendante de la volonté de l'opé-rateur.* Elle est pour nous de 10 vibrations à la seconde. Cela prouve que ce mouvement est une transmission à l'avant-bras d'une contraction spéciale des groupes musculaires du bras et de l'épaule.

La *pression*, exécutée pendant la vibration sur un point donné, peut être due à la musculature du bras dans une faible mesure, mais appartient surtout à la réglementation du poids du corps sur ce bras par les muscles du dos ; du reste, en massage nous n'appuyons jamais ou presque jamais sur les parties sous-jacentes à la main par l'effort des muscles de notre bras, mais par pression transmise à notre bas par les muscles du tronc et le poids de celui-ci... ; c'est là tout le secret nécessaire à connaître pour ne point se fatiguer. Cette pression ne dépasse jamais, dans le traitement de l'appendicite par la vibration, *un demi-centimètre* de mercure.

La pression générale la plus forte n'excède pas 2 à 3 *centimètres* de mercure ; la pression du sang étant de 13 à 17 *centimètres*, on voit le peu de danger de cette manipulation.

La vibration est donc une sorte de tremblement excessivement fin et pénétrant, exécuté dans tout le bras, de l'épaule à la main, sorte de mouvement « fibrillaire ».

La « bonne vibration » doit être sentie profondément par le patient et la main doit paraître immobile.

Un exemple de bonne vibration sera le suivant. Si l'on pose sur un guéridon une coupe de cristal, pleine d'eau jusqu'aux bords, la main placée à plat sur la table, à une certaine distance de la coupe, devra produire à la surface de l'eau des ondes concentriques partant des parois du verre et allant vers le centre, la masse liquide tout entière subissant un mouvement de vibration, pas une goutte ne débordera du vase, tandis que la vibration « mal faite », par tétanisation du bras, répandra rapidement l'eau sur la table, en provoquant des ondulations tumultueuses, des « secousses » en un mot.

Le meilleur exercice vibratoire est l'exercice sur un tambour à transmission, garni de caoutchouc plus ou moins épais et réuni au manomètre enregistreur de Ch. Verdin (fig. 334).

Pour bien exécuter les vibrations sur une malade, il faut plusieurs conditions :

1° Être dans un état d'esprit calme, ne pas être nerveux ni excité, ni avoir produit auparavant un effort considérable, ou fait une marche un peu longue avec les bras pendants et congestionnés. Il faut être reposé.

2° Le médecin doit se placer autant que possible dans une position commode par rapport à son sujet, par exemple, pour les vibrations abdominales, être assis à côté de lui, dans une situation peu élevée, le buste légèrement penché en avant, pour régler la pression par l'effort de retenue des muscles du dos et n'avoir pas à supporter le poids de son bras, ce qui nécessiterait une contraction des muscles brachiaux.

3° Observer le silence, se concentrer dans son acte pour bien suivre la sensation tactile, car le bras vibrant doit pouvoir sentir, masser, diagnostiquer ; pour ne pas être distrait, il est bon, sans forfanterie, de fermer les yeux, la vue est au bout des doigts.

4° La malade doit observer le silence, ne répondre qu'aux questions qu'on lui pose et se prêter autant que possible aux mouvements qu'on exécute sur elle, c'est-à-dire ne point se contracter, mais respirer calmement et librement quand elle le peut.

À ce moment il se produit une sorte d'excitation, de frémissement dans tout le bras et surtout dans l'avant-bras, frémissement qui se transmet à la main ou à l'extrémité des doigts, si ceux-ci sont seuls en contact. De temps en temps il y a de très légers mouvements de

flexion et d'extension dans le poignet ou de petits mouvements
d'enfoncement de la main poussée en avant par le bras ; c'est une
sorte de mouvement de reprise et de détente, mais le mouvement
vibratoire se continue toujours à peine visible. La malade, quand la

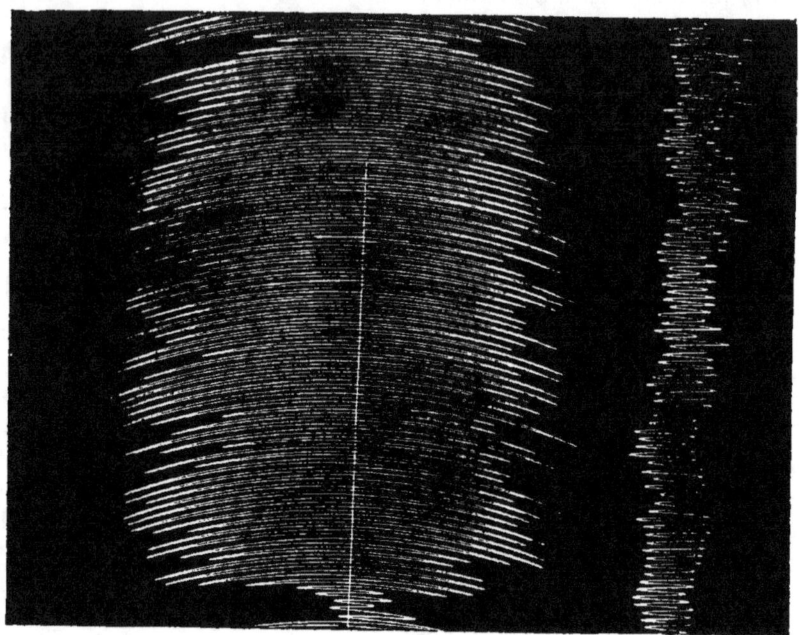

Fig. 334. — Courbes de *vibration manuelle* enregistrées au moyen de tambours de Marey-Ch.
Verdin. Les courbes larges sont inscrites par le tambour extra-sensible ; elles sont produites sur un tambour en verre recouvert d'une membrane épaisse de caoutchouc (chambre
à air d'automobile). La pression manométrique est de 1 2 à 1 1 2 centim. de Hg., par
conséquent très minime et bien inférieure à la pression sanguine. Les vraies vibrations
doivent toujours être aussi régulières que ci-dessus : que la pression soit *forte* ou *faible*,
elles restent les mêmes, 10 à 12 à la seconde ; leur vitesse (nombre) **est indépendante
de la volonté**, c'est un mouvement *automatique* qui peut durer de une minute à une
heure, seule la *pression* peut varier (Bourcart).

vibration est fine et pénétrante, ressent comme une « sensation de
courant électrique ».

Quand le mouvement devient plus fort, plus intense, les vibrations sont alors facilement visibles sur la main ; en s'accentuant
encore, elles peuvent devenir des *trépidations*.

Le mouvement de vibration, combiné à celui de massage, facilite
celui-ci, en détendant les muscles et en assouplissant les tissus.

Le massage vibratoire doit toujours être commencé très doucement ;
il peut être de plus en plus accentué, si cela est nécessaire, et il doit
être terminé comme il a été commencé.

La vibration est toujours indépendante des mouvements exécutés par la main ou le bras, elle est une sorte de réflexe et peut durer indéfiniment.

La vibration peut être exécutée sur la peau; dans bien des cas, la chose est préférable, la main prenant un contact plus intime, mais

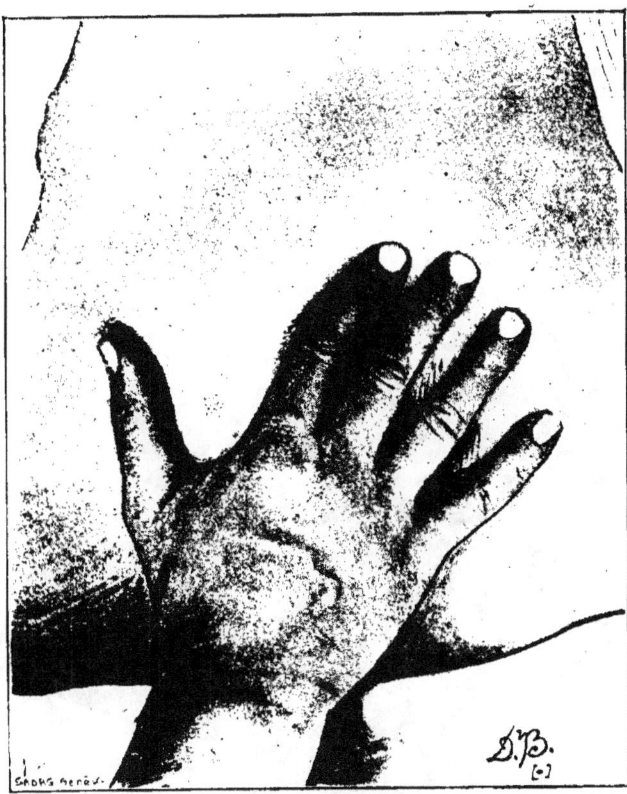

Fig. 335. — Vibration générale superficielle du ventre. Mouvement doux. — La main, très légèrement posée à plat, n'appuie guère que par le bout des doigts. Le bras est tendu, la vibration est générale et très fine.

elle peut aussi avoir lieu à travers des habits et même un épais pansement.

La vibration est une véritable « onde » qui pénètre à volonté dans la profondeur, se transmet à tout le corps, souvent même, alors qu'elle est très fine, mais très intense, au lit du malade, aux objets voisins et jusqu'au plancher de la chambre.

La vibration exécutée sur le devant de la poitrine ou sur le ventre doit être perçue sous le dos en y appliquant la main.

Son action est mécanique et réflexe, générale et spéciale ; elle agit comme le massage dans certains cas, mais d'une façon plus énergique, plus complète ; elle n'en est du reste qu'une variété ; elle peut

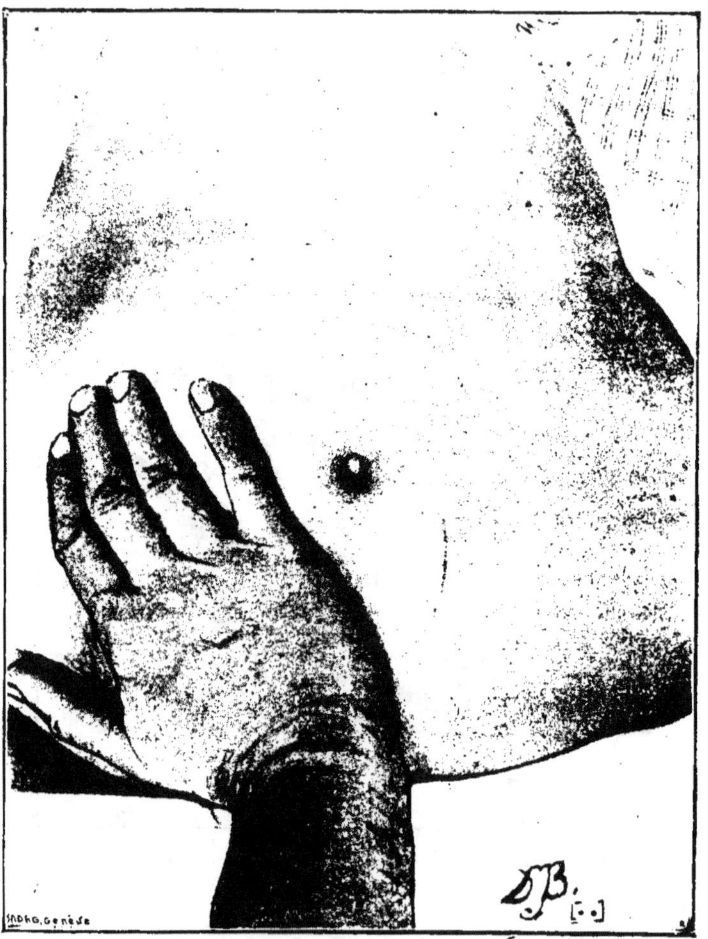

Fig. 336. — Vibration de la fosse iliaque droite, par la paume de la main droite, très légèrement appliquée sur le ventre. Le bras est renversé, le coude en dehors ; la vibration est antéro-postérieure.

être employée dans bien des cas où le massage, tel qu'on entend habituellement ce mot, ne pourrait être appliqué ; son champ d'application est extrêmement vaste, étant données la variété et l'intensité de ses effets.

Manipulations spéciales de vibration. — Elles peuvent être
aussi variées que complexes, la main n'étant qu'un *contact* destiné

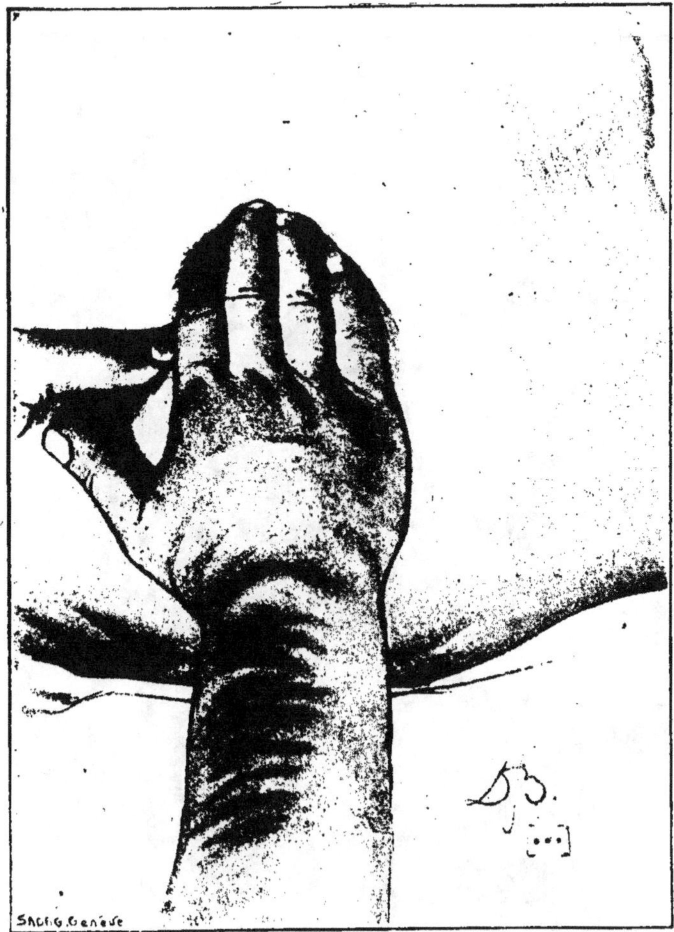

Fig. 337. — Vibration pyloro-sous-hépatique. La main gauche soulève les fausses côtes
depuis la région lombaire. La main droite est introduite légèrement sous le rebord costal, les
doigts sont assemblés, le pouce en dehors, le bras tendu ; la vibration est allongée et
pénétrante. Pour exécuter la vibration sous-hépatique, la main regarde plus obliquement à
droite ; elle agit sur la circulation portale.

à être appliqué sur le malade, pour transmettre la vibration à l'organe
qui nécessite cette manipulation.

La vibration peut être large ou ramenée sur un seul point, être
profonde ou superficielle.

On exécutera des vibrations du *ventre*, de la *poitrine*, de la *tête*, comme des vibrations *sous-costales gauches*, *épigastriques*, *sous-costales droites*, *stomacales*, *pyloriques*, *coliques*, *hépatiques*, *rénales*, *vésicales*,

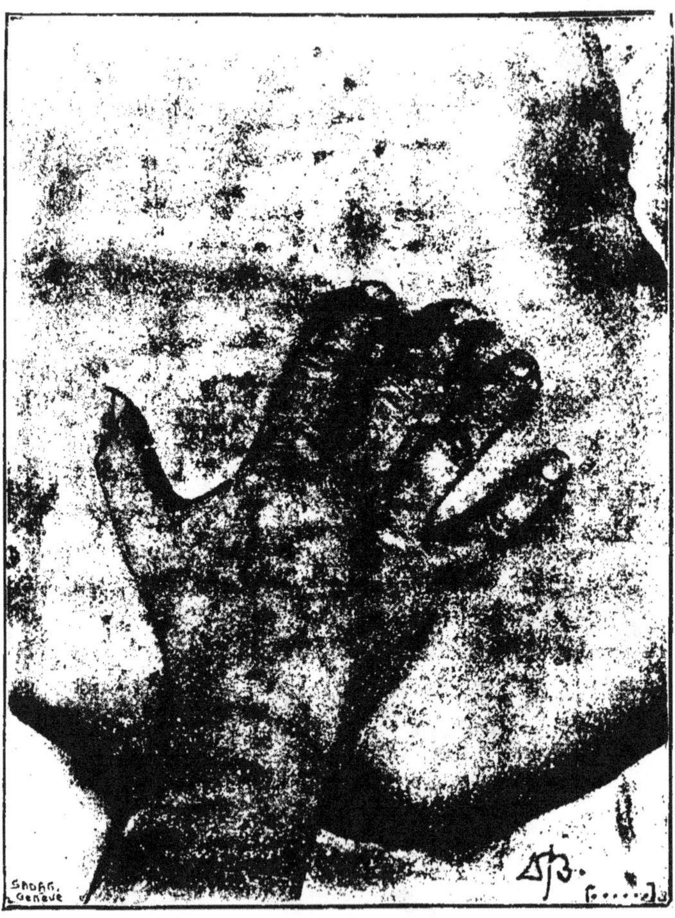

Fig. 338. — Vibration profonde. Toute la surface palmaire prend contact, l'appui est graduel, il s'effectue une légère saisie de la masse intestinale. Le bras est tendu. La vibration est antéro-postérieure et transversale.

cardiaques, etc., pour ne citer que quelques variétés. Il est inutile de les décrire ici en détail, chaque opérateur les exécutera de la manière qui lui est le plus convenable et qui répond au but à atteindre. Le bras peut varier dans sa position : il peut être souple, arrondi, ne subissant aucun effort, ou au contraire être tendu, allongé.

La position de la main est aussi variable : elle peut être posée à plat, les doigts arrondis ou écartés, agir par sa surface tout entière ou seulement par le talon, ou ne s'appliquer sur la peau que par l'extrémité des doigts ou d'un seul doigt, ou bien avec les doigts placés parallèlement ou bien en opposition (le pouce d'un côté, l'index et le médius de l'autre) (fig. 335, 336, 337, 338).

En un mot, la main vibrante peut agir seule ou se combiner à toutes les variétés du « massage » généralement employées.

La durée des séances peut être très courte, comme elle peut être très étendue selon le but à obtenir; elle peut être de *cinq minutes ou d'une heure et plus*, si cela est nécessaire, sans grande fatigue, et quand le bras est fatigué, c'est plutôt par épuisement général que local, tout étant naturellement relatif; l'homme, si entraîné soit-il, n'est pas une machine, mais un opérateur peut donner autant de séances de vibration que de séances de massage ordinaire, ce qui n'a rien d'excessif.

Effleurages, tapotements, frictions, hachures, pressions. — Nous n'avons pas insisté sur ces différents mouvements qui font partie du massage.

Ce ne sont, en somme, que des variétés de mouvements gymnastiques, décrits dans de nombreux traités et se comprenant d'euxmêmes; du reste ils ne sont employés que d'une manière très accessoire et dans un but plutôt général et sur d'autres parties du corps que la cavité abdominale.

Le *massage* se fait autant que possible sur la peau, pour avoir un contact plus intime avec son malade, mais la main ne frictionnant pas et ne risquant pas de léser l'épiderme, nous condamnons tout corps gras et même toute poudre; nous entraînons la peau et les parois sous-jacentes avec notre main. Les vibrations, nous l'avons dit plus haut, peuvent s'exécuter à travers des habits, d'épais pansements, et les frictions demi-circulaires, les refoulements sur la chemise, mais la sensation vers la profondeur est alors émoussée, distraite. Bien savoir disposer son malade est une question de tact et surtout de naturel; la chose ne doit pas faire de difficulté.

Nous ne donnerons pas une description complète des *mouvements de gymnastique à action générale*, leur énumération suffisant pour les faire comprendre; ces mouvements activent la circulation et fortifient la musculature abdominale; ils doivent être exécutés sans effort.

La liste suivante est établie en graduant les mouvements des plus faibles aux plus forts.

I. — STATION ASSISE OU DEMI-COUCHÉE :

1° *Rotation des pieds.*
2° *Flexion et extension des jambes.* } Par le gymnaste ou le médecin.
3° *Circumduction des cuisses.*
4° *Flexion et extension des cuisses.*

II. — STATION ASSISE A CHEVAL :

Circumduction du tronc.

Relèvement du tronc (le malade légèrement incliné en arrière, le gymnaste fait résistance).

III. — STATION VERTICALE APPUYÉE EN AVANT :

Traction de la jambe en arrière et ramenée en avant (Id.).

IV. — STATION ETENDUE, TÊTE RELEVÉE :

Élévation active des jambes étendues, sans flexion des genoux, avec grandes inspirations.

L'exercice de gymnastique consistant à faire se relever un malade de la *station couchée* à la *station assise* est un mouvement *défectueux*; il fixe les côtes et le diaphragme et a une action de refoulement sur le contenu de la cavité abdominale (rein, foie, estomac).

V. — CIRCUMDUCTIONS PASSIVES DES BRAS. — Elles constituent un bon mouvement décongestionnant.

VI. — POUR TONIFIER LA MUSCULATURE DU DOS nous recommandons :

1° Les exercices de *relèvement* du dos en arrière en station assise ;
2° Les exercices d'*équilibre* sur les pieds (barre, etc.);
3° Les exercices d'*extension* du corps en *station ventrale étendue,* le corps dépassant plus ou moins le point d'appui (Station « en sirène »).

VII. — TAPOTEMENTS DU SACRUM ET DU COCCYX. — Les tapotements soit par la main « en tranche », soit par le coccyx « en coup de poing », sont d'excellents antihémorroïdaires.

VIII. — Les TRÉPIDATIONS DE LA RÉGION LOMBAIRE sont essentiellement diurétiques.

Manipulations spéciales.

Les manipulations spéciales ne doivent être employées que lorsque tout état inflammatoire aigu aura été supprimé; elles devront surtout compléter l'effet du massage général du ventre; nous avons déjà dit que nous entendions par *massage général du ventre* aussi bien les effleurages les plus légers, les vibrations les plus douces, que les pétrissages profonds ou superficiels de la paroi abdominale.

La nature — quand elle y est incitée par un réveil de son activité — répare bien plus facilement les désordres amenés par la maladie, par son action générale, que la main de l'homme par une action spéciale directe ; on arrivera ainsi bien plus rapidement et plus sûrement à faire résorber un exsudat par le massage externe du ventre seul que par le massage bimanuel d'une infiltration plastique.

Nous avons peu à peu abandonné le massage abdomino-vaginal pour nous cantonner dans les manipulations extérieures agissant sur la circulation abdomino-pelvienne, les résultats sont plus rapides. *Les massages directs sur les processus inflammatoires ne doivent être employés que comme agents mécaniques de mobilisation, de débridement et non comme agents de résorption* ; nous différons en ce sens de Brandt et des élèves qui sont restés fidèles à sa méthode.

L'action indirecte nous permet d'intervenir, avec la prudence nécessaire, dans les cas les plus aigus et d'arrêter ainsi le développement d'affections qui, avec d'autres traitements, auraient amené des lésions plus considérables.

Les principales manœuvres du massage spécial, dit *interne* ou *bimanuel* sont les suivantes :

1° PALPATION BIMANUELLE AVEC MASSAGE A FRICTION :

a) Vagino-abdominal.

b) Recto-abdominal.

2° L'EFFLEURAGE (interne ou externe .

3° L'ÉCRASEMENT, L'ÉLONGATION, L'ÉLÉVATION.

4° LES VIBRATIONS.

Le *massage à friction circulaire ou demi-circulaire* est une des manipulations directes les plus employées.

Les positions du médecin et du malade sont les mêmes que celles décrites dans le chapitre de l'*exploration*.

Cette manipulation s'exécute toujours *activement*, uniquement par la main externe, libre, *à travers* et *au moyen* des parois abdominales relâchées et déprimées. Comme dans la palpation bimanuelle, dont il n'est que le complément, ce massage se pratique avec la pulpe de l'extrémité des doigts renversés légèrement en arrière, de façon à éviter le contact des ongles avec la peau ; ce sont généralement l'index, le médius et l'annulaire et l'auriculaire groupés — ou le médius, l'annulaire et l'auriculaire groupés — le pouce étant en extension ou en contre-appui sous l'index — qui pratiquent la friction.

L'étendue des cercles décrits par les doigts est plus ou moins considérable, elle est généralement de très peu d'étendue et dépend de la partie sous-jacente soumise au massage : la paroi abdominale doit *faire corps* avec l'extrémité des doigts, car c'est elle en somme qui, bien assouplie et bien entraînée, produit des frictions à la surface des organes intra-abdominaux ; c'est toute une science de savoir bien préparer cette paroi abdominale, elle demande un travail plus ou moins long et une habitude de la part du malade, nécessitant avant tout la disparition des états inflammatoires ou de contracture des muscles et du tissu cellulaire de la paroi extérieure du ventre, coïncidant généralement avec les affections pelvi-génitales ; c'est pour cette raison et celles mentionnées plus haut, que nous n'intervenons jamais de prime abord par le massage vagino-abdominal.

Il se fait entre chaque série de frictions de petites pauses, nécessaires à la régularisation de la circulation et au repos du malade.

Pour être mieux supportée, et pour permettre à la main externe de pénétrer plus profondément, la pression doit toujours être doublée d'une sorte de *ribration*, faisant fuir devant elle les anses intestinales interposées, et favorisant la décontraction musculaire.

La *main externe* ne doit pas faire de mouvements appréciables dans ses articulations, ce sont les groupes musculaires du bras et de l'épaule qui exécutent le travail et le transmettent à l'avant-bras et à la main, la contraction des muscles de l'avant-bras entraînerait rapidement une diminution dans la sensibilité tactile de la pulpe des doigts, qui doivent en réalité porter à leur extrémité les *yeux* de l'opérateur.

Les degrés de *force*, de *pression* sont donnés par l'action du poids du corps du médecin sur son bras, et réglés par la contraction des muscles du dos et de la hauteur à laquelle il est placé **au-dessus** de sa malade.

Le *doigt intérieur* (vaginal, rectal) n'effectue aucune manœuvre de massage à proprement parler, en tout cas aucune friction ; il se déplace lentement pour soutenir et soulever les organes à l'encontre de la main extérieure, exercer certaines pressions, reconnaître le terrain ; c'est ce doigt interne qui permet de séparer un organe d'un autre et de le masser pour son compte, ce doigt peut néanmoins, comme nous le verrons plus bas, exécuter quelques manœuvres d'effleurage, spécialement par la voie rectale.

Pendant le massage circulaire, la pression exécutée est plus prononcée au moment où la main revient en arrière, qu'au moment où elle s'avance en avant, de façon à faciliter le cours du sang veineux ou du liquide dans les espaces et les vaisseaux lymphatiques ; c'est pourquoi Brandt voulait toujours lui donner une direction centripète ; mais ce sont là des détails que la nature accomplit mieux que nous-mêmes.

Effleurage. — L'effleurage, comme manœuvre spéciale de massage gynécologique, s'exerce généralement comme manœuvre interne par la voie *vaginale* ou surtout la voie *rectale*.

Ce mouvement exécuté par l'extrémité de l'index gauche est une sorte de friction légère un peu circulaire ; elle suit en général les ligaments ou surtout le trajet des canaux lymphatiques des fascias du tissu conjonctif pelvien.

L'effleurage peut quelquefois se pratiquer par le vagin, mais très légèrement, soit sur les parois latérales, soit dans le Douglas, lorsqu'il y a de l'œdème périvaginal ; il est aussi employé comme moyen de *refoulement* dans les prolapsus de la paroi vaginale antérieure, ou dans ceux du rectum ; il a une action favorable sur les hémorroïdes internes en le combinant aux vibrations.

Élongation, extension, élévation. — Ces manipulations s'exécutent comme mouvements actifs destinés soit à allonger des ligaments rétractés, soit à rompre des adhérences, mais aussi comme mouvements destinés à réveiller la contractilité des fibres musculaires lisses faisant partie de l'appareil ligamentaire péri-utérin.

Ces manipulations tombent néanmoins en légère désuétude, car lorsque les lésions inflammatoires sont supprimées ou lorsque la nutrition des tissus conjonctifs est redevenue normale, les fibres musculaires lisses, si elles existent encore, reprennent leur activité normale.

En général le massage produit un allongement, un ramollissement et une *résorption* des brides et des exsudats et la *rupture* par extension n'aura lieu que dans certains cas tout à fait spéciaux.

Ces manœuvres devront toujours être exécutées avec beaucoup de prudence et combinées au massage à friction demi-circulaire.

Les adhérences, comme nous le verrons plus loin, peuvent cependant être rompues dans leur trajet ou décollées sans trop de danger et d'après leur nature ancienne ou récente ; il ne faut jamais se laisser entraîner par l'emploi de force ou vouloir faire trop à la fois, c'est ici que le médecin devra faire preuve de prudence et de sagesse.

L'extension s'exécute soit unimanuellement depuis l'intérieur, soit bimanuellement en contrecarrant les effets d'une main par l'autre ; pour la rupture, elle s'exécute en « pointe », entre le doigt interne et la main externe par un léger refoulement en avant.

Les manœuvres d'élévation, fort employées par Brandt, sont tombées en partie en désuétude : il sera grandement préférable quand tout phénomène d'inflammation aura disparu, et que l'état sera redevenu à peu près normal, de rétablir par une *opération plastique* peu dangereuse la position normale des organes, en se basant sur les règles de l'équilibre intra-abdominal, et en particulier de ne pas fixer d'une manière immuable des organes voués à une certaine mobilité, comme l'utérus, par exemple : ainsi on préférera, quand les cas s'y prêtent, l'opération d'Alexander, telle que nous la pratiquons actuellement, à la ventro-fixation, chez des femmes jeunes et qui ont des annexes capables de fonctionner encore.

La restauration du périnée, l'hystéropexie donneront des résultats plus favorables, et bien plus définitifs que les manœuvres d'élévation, si ces opérations ont été bien préparées.

Comme nous l'avons dit ailleurs, la salle de massage doit généralement précéder la salle d'opération, mais l'une ne doit à aucun prix exclure l'autre, ce qui n'arriverait pas si le massage était *toujours* pratiqué par le chirurgien et non par des mains non médicales, ou « para-médicales ! »

L'élévation de Brandt consistait en un soulèvement de l'utérus, vers et au-dessus du promontoire, par les deux mains d'une aide. Le médecin fixait avec le doigt interne l'utérus en avant en appuyant sur la partie antérieure du col, vivement refoulée en arrière et en haut ; la main droite, externe, déprimait le ventre et maintenait l'antéflexion, tandis que l'*aide*, à genoux entre les deux jambes du malade, enfonçait les deux mains par leur extrémité, face palmaire dirigée en avant, des deux côtés et en avant de l'utérus ; cet organe une fois bien saisi, ils se relevaient et entraînaient en haut l'utérus, qui quitte les mains quand l'extension des ligaments est complète (fig. 339, 340).

Cette sorte de tiraillement de l'appareil ligamentaire devait en réveiller la tonicité ; nous croyons que ce mouvement de relèvement de l'utérus agit plutôt sur la masse intestinale et l'état de la cavité abdominale, comme le mouvement de refoulement décrit plus haut dans les manipulations générales ; cet exercice favorise le maintien de l'utérus, dans le même ordre d'idées que le maintien du rein, et des autres viscères enfermés dans le sac abdominal.

Mouvements de gymnastique ayant un but spécial. — Les mouvements de gymnastique avec un but spécial, peuvent être en grande partie abandonnés, malgré les efforts que font encore pour les conserver certains élèves de Thure-Brandt.

Les mouvements dits congestionnants ou décongestionnants sont avantageusement remplacés par les manipulations de massage agissant sur la circulation abdominale, ou directement sur l'utérus ; la chirurgie devra rapidement reprendre sa place quand ils feront défaut et il serait dangereux de vouloir en faire une panacée, prolongeant inutilement un état souvent dangereux, c'est la négligence dans l'application de ces principes élémentaires, qui a fait si souvent décrier le massage par de nombreux chirurgiens,

Les exercices gymnastiques, agissant spécialement sur la musculature abdominale ou le périnée, pourront contribuer à la fortifier ou compléter l'action d'une opération plastique. Nous citerons dans ce nombre :

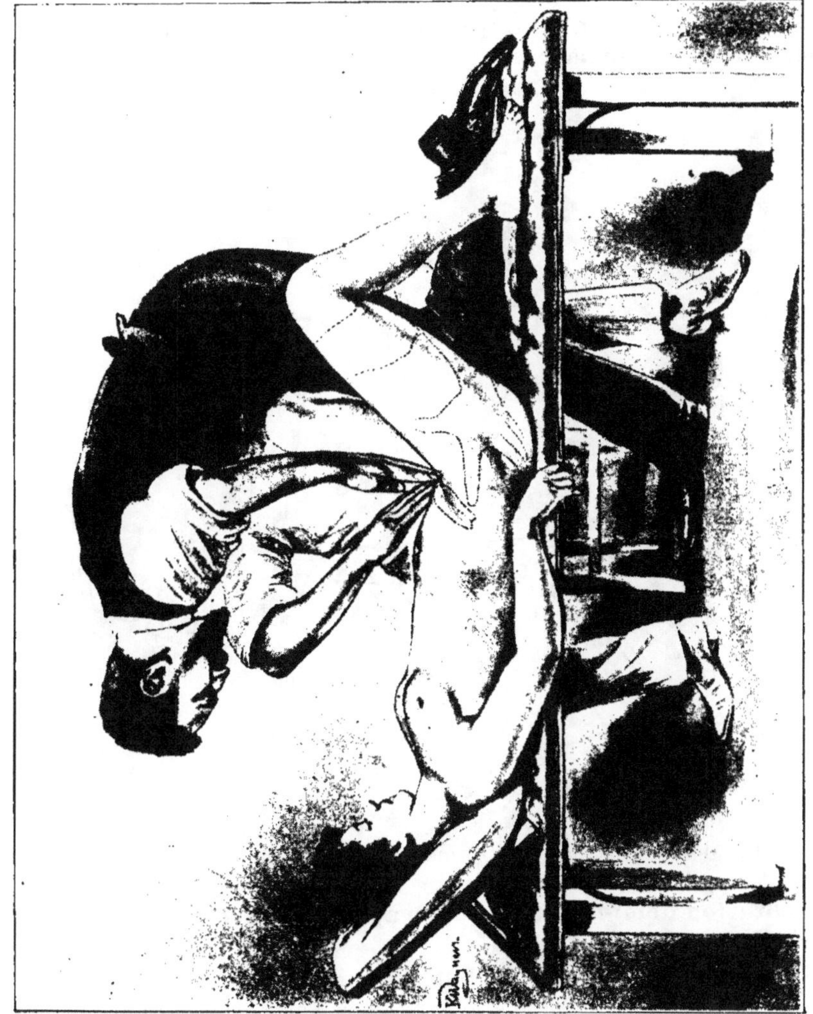

Fig. 339. — Figure schématique représentant la position respective du médecin, de l'aide et de la malade au premier temps de l'« élévation de Brandt ».

a) **Station demi-couchée : Adduction active des jambes** (con-
centrique et excentrique) avec résistance. Le malade, appuyé uniquement sur les pieds et les épaules, écarte les genoux tandis que
l'opérateur résiste au mouvement, ou concentriquement cherche
à les rapprocher) tandis que l'opérateur résiste à ce mouvement.

Cet exercice, outre son action sur la circulation pelvienne, met en action la musculature du plancher pelvien, on peut très bien s'en rendre compte en maintenant un doigt dans le vagin pendant l'exécution du mouvement.

b) **Station verticale. Appui antérieur des mains : Tapotement de la région sacrée.**

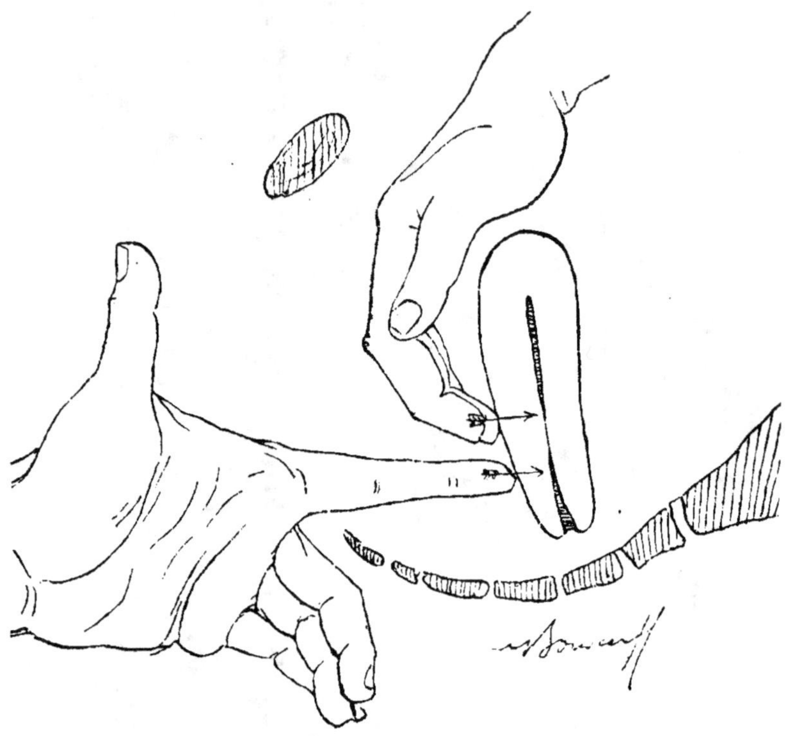

Fig. 340. — Position des mains externe et interne pendant l'« élévation ».

c) **Station demi-couchée : contractions actives du sphincter anal.**

Ce dernier exercice est pratiqué par la malade elle-même, en s'exerçant à faire fonctionner son sphincter anal, c'est-à-dire à faire des mouvements de contraction et surtout de rétraction, tels qu'on les exécute après le passage d'une selle.

Ces exercices fortifient la musculature du plancher du bassin.

APPLICATION DU TRAITEMENT

Les différentes affections gynécologiques passibles d'un traitement par le massage, se pénètrent généralement les unes les autres, ainsi les déviations utérines, les troubles de la circulation abdomino-pelvienne, les exsudats inflammatoires, etc. : nous diviserons cependant notre sujet en différents chapitres, pour la nécessité de sa compréhension, sans vouloir en faire un traité de gynécologie.

Traitement des troubles de la circulation utéro-annexielle.

Ces troubles peuvent exister sans cause apparente spéciale du côté des organes génitaux, ou coïncider avec un état pathologique.

Ils se révèlent sous forme :

a) De congestions actives ou passives de l'utérus et des annexes, avec ou sans hémorragies ;

b) D'anomalies dans la circulation ou la nutrition des organes ;

c) D'infiltrations plastiques ou d'œdèmes des tissus para ou péri-utérins, des tissus cellulaires pelviens et même des tissus des parois abdominales. Il faudra toujours tenir compte de l'origine de ces différents troubles circulatoires. Nous pourrons avoir affaire :

1° A des hémorragies ou des œdèmes par congestion réflexe dus à des troubles de la circulation abdominale, stases affections du cœur, du poumon, du foie, des reins, etc. ;

2° A des hémorragies ou à des œdèmes dus soit à des lésions de l'utérus, *directes* atonies obstétricales, infections, métrites, endométrites, tumeurs, ou *indirectes*, par lésions des annexes, avec ou sans altération des tissus utérins, soit à des déviations utérines ou annexielles ;

3° A des troubles de circulation se manifestant au contraire par de l'aménorrhée, ou de la dysménorrhée, par congestion simple ou réflexe, ou par cause secondaire atrophie utérine ou des ovaires, tuberculose, anémie, etc.

Le traitement de ces différents troubles de la circulation dépendra avant tout de la cause du mal et le diagnostic devra en être solidement établi ainsi que ses indications ou contre-indications.

Dans les **hémorragies ou œdèmes dus à des lésions cardia-**

ques, hépatiques ou autres, il faudra agir sur les causes de la stase abdominale, en facilitant la circulation en retour et en cherchant à améliorer l'état des organes atteints.

Nous n'emploierons ici que le *massage général du ventre* (refoulements, vibrations et trépidations sous-hépatiques) et peut-être les *mouvements de gymnastique* faisant appel sur les extrémités et soulageant le cœur, le massage local, interne, n'aura aucune utilité et pourra même être défectueux, car il produit un appel local sans « ouvrir » la voie supérieure en retour.

Ces troubles de circulation n'engendrent généralement pas dès le début des lésions permanentes, mais produisent des symptômes dont la forme est éminemment variable ; ces lésions peuvent rapidement disparaître quand leur cause est supprimée.

Ainsi, il est une erreur de croire que certaines pertes utérines proviennent chez les femmes constipées d'une endométrite et qu'il soit nécessaire de pratiquer un curettage bien inutile, alors que le rétablissement de l'équilibre abdominal supprime et la constipation et les hémorragies utérines.

Le massage direct est bien connu dans les **hémorragies obstétricales par atonie utérine** ; il faut naturellement être assuré que l'atonie seule est en jeu, et qu'il n'y a dans l'utérus aucune autre cause d'hémorragie, — même dans ces cas, le massage du ventre seul, par le réveil de la tonicité abdominale, luttera plus avantageusement contre la stase sanguine et l'atonie utérine résultant du déséquilibre abdominal brutal provoqué par le départ de l'enfant, que le massage direct de l'utérus ; le massage direct réveille les contractions, le massage général du ventre agit sur la nutrition des centres nerveux vaso-moteurs.

Le *massage direct* devra toujours se faire sur l'utérus placé en antéversion ; si l'organe n'est pas réduit en situation normale, on devra se borner au massage de voisinage et aux manœuvres de redressement.

En résumé, les manipulations devront chercher à supprimer la stase veineuse, soit de l'utérus soit du voisinage, à réveiller les contractions de l'utérus et à mettre cet organe dans une situation aussi voisine que possible de la normale. Le massage sera très doux et de courte durée, on évitera les pressions intempestives.

Il consiste en :

Frictions demi-circulaires, effleurages sur les plexus veineux pelviens latéraux, vibrations : cette dernière manipulation sera surtout employée.

Les *frictions* se pratiquent sur le fond utérin en partant de l'orifice interne, on peut les combiner avec des compressions du ganglion de Frankenhaüser, situé dans la partie postéro-inférieure du col.

Le massage des annexes a lieu *séparément* pour la trompe et les ovaires, mais au début du traitement il faudra éviter la préhension individuelle de ces organes.

L'*effleurage* sur les plexus veineux se pratique soit par le vagin, soit par le rectum.

Les *vibrations directes* s'exécutent, soit uniquement sur le bas-ventre par la main posée à plat, soit directement sur le fond de l'utérus sous une légère pression, en enfonçant doucement l'extrémité des doigts de la main droite et en soutenant l'utérus avec le doigt interne.

L'**aménorrhée** et la **dysménorrhée** sont généralement aussi des symptômes dépendant des troubles de la circulation abdomino-pelvienne.

L'*aménorrhée* peut être physiologique (grossesse) ou pathologique ; cette dernière seule nous intéresse.

Elle peut avoir pour cause un développement imparfait des organes génitaux ou un état infantile de tout l'organisme, être consécutive à des maladies générales ou être provoquée par des affections de l'appareil sexuel lui-même.

Pour le premier cas, l'apparition des règles est très irrégulière ; il s'agit généralement de jeunes filles ou de jeunes femmes chlorotiques, chez lesquelles un traitement général bien approprié régularise le flux mensuel. Il est peu de procédés pour ramener les règles chez les anémiques qui réussisse aussi bien que le massage abdominal et donne des résultats aussi rapides. Nous ne pourrons parler ici des vices de développement des organes génitaux qui sont passibles d'un tout autre genre de traitement (absence des ovaires, atrésie utérine, etc.). L'aménorrhée des obèses est naturellement très favorablement influencée par le massage. L'action des manipulations directes sur la glande génitale semble mettre en circulation le suc ovarien et agir sur l'organisme en entier, comme au moyen de l'organothérapie ; le massage direct des ovaires doit être ici assez intense, l'épaississement des parois abdominales gênant, il est vrai, dans une certaine mesure ces manipulations ; les mouvements gymnastiques activant la circulation abdominale *circumduction et rotation des jambes* sont naturellement tout indiqués.

La *dysménorrhée* est caractérisée par des coliques utérines plus ou moins violentes, se produisant quelquefois avant l'écoulement sanguin, pour disparaître lorsqu'il se montre, ou qui continuent dans certains cas pendant toute la période menstruelle.

Les douleurs ne sont pas uniquement localisées à l'utérus, mais peuvent s'étendre dans les côtés du ventre (ovaires), à la vessie, aux lombes.

Les douleurs peuvent aussi survenir dans le milieu d'une période intercalaire.

La dysménorrhée peut avoir pour cause des lésions de l'utérus ou de ses annexes; elle peut provenir d'une atrésie du col ou d'un développement imparfait, ou simplement d'une inflammation de l'organe, ou encore être due à une congestion de voisinage; qu'il y ait spasme, atrésie ou congestion, les douleurs sont vives et l'état est très pénible. Les inflammations des trompes et des ovaires peuvent provoquer de la dysménorrhée, mais généralement ce sont des douleurs mal localisées qui font attribuer ces symptômes à l'utérus, alors que la douleur cesse, quand la congestion ovarienne est supprimée.

La dysménorrhée peut avoir pour cause les déviations utérines.

Le traitement sera général et local et dépendra de la lésion d'origine; le médecin par des vibrations, du massage très doux, calmera d'abord la douleur; supprimera les spasmes, puis en étendant les manipulations, décongestionnera les organes du bassin en activant la circulation abdomino-pelvienne; nous recommandons peu les interventions directes, qui du reste dans la plupart des cas sont souvent impossibles; le traitement sera surtout préventif et devra être appliqué dans les périodes intercalaires. Il faudra surtout rechercher la cause de la maladie, redresser l'utérus s'il est dévié, et se rendre compte des lésions annexielles. Les vibrations manuelles, longues et pénétrantes, permettront quelquefois, dans la dysménorrhée membraneuse, de ramener un état plus normal de l'utérus et de guérir une affection souvent rebelle à tout traitement.

Traitement des infiltrations plastiques du tissu pelvien et des exsudats péritonéaux.

Nous entrons ici dans un des chapitres les plus discutés de la gynécologie, mais où le massage a rendu dès le début aussi le plus de services.

Autrefois, il n'était permis au médecin de ne s'attaquer qu'aux lésions absolument refroidies; il ne devait assister aux évolutions de la maladie que le cataplasme ou la vessie de glace à la main, les procédés opératoires étant généralement malheureux dans les périodes aiguës.

Actuellement, il se fait et se fera surtout une évolution dans l'application du traitement kinésique, *surtout si ce traitement reste dans des mains purement gynécologiques*. L'expérience a montré que l'application des *vibrations abdominales manuelles*, employées avec science et prudence, pouvait permettre d'agir sur la circulation et les phénomènes d'infection des organes et du tissu cellulaire du bassin, de façon à arrêter l'infection, à la localiser, à la faire disparaître même et supprimer ainsi la cause de l'inflammation et de ses effets sur les organes pelviens ; nous y reviendrons plus bas.

Les inflammations pelvi-génitales peuvent artificiellement se diviser en deux grandes catégories, qui néanmoins pénètrent l'une dans l'autre, les *infiltrations plastiques des différentes couches de tissu cellulaire para et péri-utérins, et les exsudats formés à la surface du péritoine*, autour de l'utérus et des annexes, et dans les culs-de-sac de la séreuse.

L'œdème ou l'infiltration du tissu interstitiel pelvien, c'est-à-dire celui qui se produit au pourtour de l'utérus, le long des parois pelviennes et entre les différents feuillets du péritoine qui constituent l'appareil suspenseur de l'utérus, peut se diviser comme suit :

1° *Exsudat latéral*, se formant horizontalement dans les sections basales des ligaments : tendance à diffuser dans les régions postérolatérales du bassin et dans le tissu cellulaire rétro-cervical.

2° *Exsudat à développement intraligamentaire*, à situation élevée : tendance à se développer du côté des fosses iliaques, en relations avec le corps de l'utérus. Formation d'une tumeur arrondie, n'envahissant pas les zones de délimitation.

3° *Exsudat situé dans le tissu cellulaire rétro-cervical* : tendance à diffuser vers le haut sous forme de brides dans le Douglas et vers le bas dans la cloison recto-vaginale.

4° *Exsudat situé dans le tissu cellulaire précervical* : tendance à diffuser dans les côtés vers les fosses paravésicales.

5° *Exsudat situé dans le tissu cellulaire paravésical* (phlegmon de la cavité de Retzius). Tendance à diffuser du côté des fascia sousséreux de la paroi abdominale antérieure.

L'infiltration des tissus peut *suppurer, rester infiltration plastique ou se rétracter*, devenir sclérosante, atrophiante, former des nodosités ; nous ne nous attarderons pas à son anatomie pathologique bien connue.

L'inflammation et l'infiltration ont toujours pour cause *une infection* ; les soi-disant noyaux d'infiltration survenus à la suite de simples traumatismes ou de poussées congestives, ont toujours été provoquées par une lésion ayant servi de porte d'entrée à un germe infectieux.

Si nous insistons avec quelques détails sur ces différents phénomènes, c'est qu'ils doivent être connus dans toute leur étendue par le chirurgien qui veut pratiquer le massage.

Les *exsudats* proprement dits, se produisant à la surface du péritoine, proviennent d'une infection organique, principalement de la trompe utérine, ou sont les résultats d'une infection des tissus sous-jacents au péritoine (cellulites) ; ils sont donc une sorte de péritonite plus ou moins localisée, c'est donc généralement la combinaison d'une tumeur annexielle avec une affection du péritoine.

Les exsudats provoquent la formation d'adhérences, de cavités, de cloisonnements du péritoine et peuvent englober dans leur masse l'utérus, les annexes ou les viscères situés dans le bassin.

L'inflammation peut donc d'un côté s'étendre, soit au-dessus du diaphragme pelvien, envahir les différentes loges ménagées par les replis du péritoine, soit autour des organes contenus dans le bassin, et de l'autre atteindre la surface entière du péritoine pelvien (inflammation généralisée, péritonite exsudative) ou se localiser (adhérences).

Au milieu des organes pelviens réunis par les fausses membranes il peut se produire aussi une collection, qui tantôt restera stationnaire et se résorbera au bout d'un certain temps, tantôt suppurera et aboutira à la production d'un abcès ou fistule.

Ces deux grands genres d'inflammation peuvent se combiner entre eux, c'est du reste ce qui arrive généralement, dans des proportions et des degrés divers.

Leur diagnostic doit en être bien établi et la part de chacun bien déterminée ; il est quelquefois difficile d'appliquer ce principe et nous citerons comme exemple le diagnostic différentiel entre un exsudat *paramétritique latéral* (1) et *un pyosalpinx compliqué*.

Exsudat paramétritique latéral.	**Pyosalpinx compliqué.**
	SIÈGE.
Profond ; latéral au col de l'utérus.	Plus élevé ; latéral au col de l'utérus, étendu en général en arrière contre le plancher de la cavité de Douglas.
	FORME.
Plat, diffus, mal délimité ; intimement lié à la paroi du bassin et au col de l'utérus.	En forme de saucisse (forme spéciale des tumeurs tubaires), augmentant de volume en s'écartant de l'utérus ; limites assez nettes.
	CONSISTANCE.
Dur, tendu, dès le début, sans fluctuation.	Assez tendu, mais généralement nettement fluctuant.

(1) D'après V. Rosthorn, *Affections des tissus cellulaires pelviens.*

SÈNSIBILITÉ.

Généralement peu accentuée.	Sensibilité spontanée ou douleur à la pression généralement très intense.

MOBILITÉ.

Tumeur généralement immobile.	Tumeur douée d'un certain degré de mobilité, même quand il y a des adhérences étendues et de l'infiltration des tissus sous-séreux.

RAPPORTS AVEC LES CULS-DE-SAC VAGINAUX.

Les culs-de-sac sont effacés, la tunique vaginale est adhérente à la tumeur.	Les culs-de-sac vaginaux sont généralement libres, sauf dans les cas où la tumeur est profondément refoulée dans la cavité de Douglas, de forme plutôt convexe. La tunique vaginale plutôt mobile.
Tumeur généralement unilatérale.	Tumeur généralement bilatérale.

La conduite du chirurgien masseur en face des affections aiguës, n'est plus, comme nous l'avons dit, uniquement, celle de l'expectative avec les moyens médicaux. Le massage vibratoire du ventre appliqué avec beaucoup de douceur calme l'inflammation et peut arrêter la marche de l'infection, comme nous l'avons démontré d'autre part pour l'appendicite.

Il ne faut pas vouloir s'opposer à l'application de ce procédé à cause des soi-disant dangers de la méthode, nous en avons donné la raison, et nous n'y reviendrons pas.

L'action du massage vibratoire est essentiellement antitoxique ; elle lutte par l'amélioration de la circulation abdominale, contre les méfaits généraux et spéciaux des microbes infectieux aérobies ou anaérobies, en amenant leur destruction sur place, en facilitant l'élimination de leurs produits et en favorisant le travail de réparation des lésions dont ils ont été la cause.

Cette action si puissante du massage vibratoire sur la circulation abdominale (et l'on sait *de visu* quelle stase sanguine existe dans la circulation intestino-péritonéo-pelvienne pendant les inflammations abdominales (appendicites, typhlites ou pelviennes phlegmons, exsudats aigus), se traduit par les phénomènes suivants :

1° Augmentation de l'ampleur du pouls, qui est d'abord légèrement plus fréquent, puis considérablement ralenti.

2° Augmentation de la diurèse et de la perspiration cutanée.

3° Sensation de soif, apparaissant au bout de cinq à dix minutes environ.

4° Diminution des douleurs abdominales.

5° Chute rapide de la température, quand il n'y a pas formation de collection purulente.

6° La courbe de température se relève au bout du deuxième jour quand il y a formation de pus.

7° Le traitement arrête l'infection et favorise l'enkystement du pus.

Les vibrations, en augmentant l'intensité de la circulation artérielle dans les tissus, les rendent plus résistants et leur permettent d'opposer une barrière plus solide au progrès du mal, ils mettent en jeu l'action phagocytaire et éliminatoire soit du sang, soit des viscères chargés de cette fonction.

L'état général du sujet devenant meilleur, il se remet plus rapidement et ne subit plus le contre-coup de son affection ; il *peut aussi être opéré beaucoup plus tôt à froid* quand cette intervention est nécessaire. Si la situation l'exige, il est évident que l'intervention chirurgicale devra avoir lieu sans tarder, mais si la temporisation est décidée, il sera, comme nous l'avons démontré pour l'appendicite (1), préférable de recourir à la vibration, qui relèvera les forces du malade, que d'attendre les bras croisés ou de ne prescrire que des moyens parfois défectueux, comme les cataplasmes, l'opium ou la glace.

Ces procédés sont encore très discutés, ils demandent à être appliqués avec une très grande prudence, mais leur emploi est tout aussi justifié que celui de la méthode de Bier, actuellement si largement employée et décrite dans une autre partie de cet ouvrage (2).

Les manipulations employées dans les états aigüs sont uniquement les *vibrations manuelles douces, longues et fines*, d'une durée d'un quart d'heure à une heure, exécutées *sur le bas-rentre* ou *sous-hépatiques*, pour exciter la circulation en retour. Les séances peuvent être biquotidiennes.

La règle principale est l'intervention aussi précoce que possible, combinée au « *nihil nocere* », c'est-à-dire qu'en intervenant directement, il faut le faire avec toutes les précautions nécessaires, et seulement si l'on est rompu à ces sortes de manipulations.

Le thermomètre indiquera par ses variations, s'il y a oui ou non une collection enkystée ; dans certains cas même, de petits foyers disséminés dans les infiltrations se sont stérilisés et résorbés d'eux-mêmes.

(1) Bourcart et Cautru, Le Ventre, *loc. cit.*

(2) Voy. Delagénière, article *Méthode de Bier*, in Physiothérapie, IV. Mécanothérapie, sports, méthode de Bier, hydrothérapie (Bibliothèque de Thérapeutique Gilbert et Carnot).

Le traitement des *cas chroniques* se fera avec les mêmes précautions que pour les cas aigus, avec la différence qu'il pourra être composé *soit des manipulations générales sur le ventre*, au sujet desquelles nous nous sommes déjà longuement étendu, soit des *manipulations directes, internes* vagino-abdominales, vagino-rectales ou recto-abdominales, suivant les cas.

Les manipulations directes sont : *les frictions demi-circulaires* sur

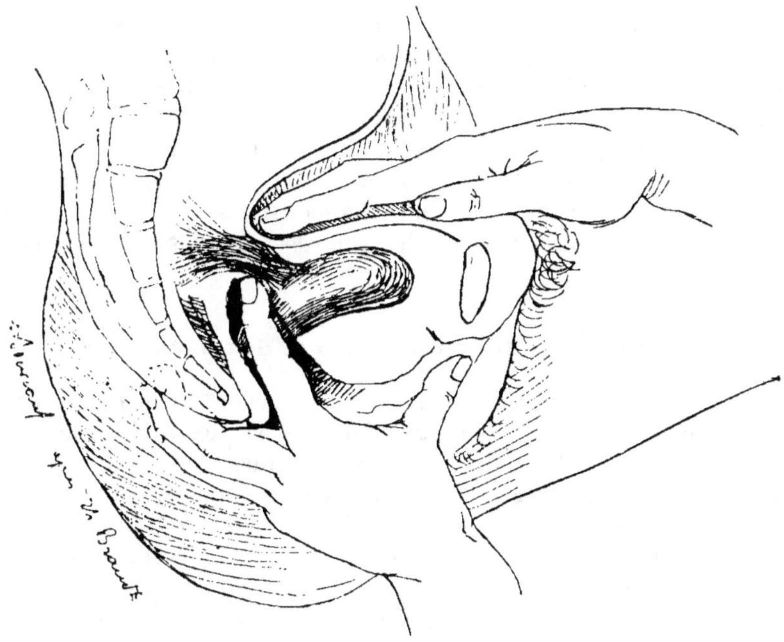

Fig. 341. — Massage bimanuel d'un exsudat rétro-utérin.

les infiltrations plastiques pelviennes *complètement refroidies*, les *effleurages internes* et les *vibrations locales*.

De *légers soulèvements* exercés par le doigt interne sur des masses qui semblent immobilisées produisent souvent peu à peu de la mobilisation et favorisent la circulation profonde. L'*effleurage* peut se pratiquer dans le Douglas, mais principalement par la voie rectale.

Le massage direct d'exsudats anciens peut s'exécuter pendant les règles sans inconvénients, si l'on y met la prudence nécessaire : la fluxion qui se produit à ce moment favorise la résorption.

Grâce à ces différentes manipulations et à celles qui vont suivre, la résorption de l'exsudat se fera rapidement, l'horizon s'éclaircira, l'utérus et les annexes sortiront de la gangue qui les enveloppait, le rectum entouré d'infiltrations plastiques, immobilisé, laissant à peine un passage douloureux aux matières fécales, reprendra peu à peu sa souplesse et son élasticité et si, malgré un traitement patient, suivi d'une amélioration souvent considérable, les fausses membranes persistent, si l'état reste absolument stationnaire, rien n'empêchera le chirurgien d'intervenir et de sectionner les brides réfractaires et de dégager des organes fixés dans des régions anormales, mais alors son travail sera généralement plus facile que s'il était intervenu plus hâtivement; il pourra peut-être *conserver* des organes qu'il aurait nécessairement *enlevés* quelques semaines ou quelques mois plus tôt.

Dans les **hématocèles rétro-utérines**, le massage sera généralement contre-indiqué et la parole laissée au bistouri ; l'intervention manuelle pourra se comprendre comme complément de l'opération, la guérison se fera plus vite, on évitera ainsi les fixations en arrière de l'utérus et l'immobilisation des annexes (si celles-ci ont été conservées).

Traitement des adhérences et des fixations.

Ce chapitre n'est que le corollaire du précédent ; il y a cependant deux genres de fixations : les unes formées par des brides solides et des adhérences, suites d'exsudats péritonitiques, les autres uniquement par la *contracture* des fibres musculaires lisses, situées dans l'appareil suspenseur utérin, c'est-à-dire par la rétraction active d'un ou plusieurs ligaments ; cette rétraction, niée par certains auteurs, peut bien être quelquefois secondaire à l'infiltration plastique du tissu cellulaire pelvien, par sclérose et rétraction cicatricielle, comme nous le voyons dans d'autres parties du corps humain, dans les cicatrices de brûlures par exemple ; mais ces contractures peuvent aussi se produire sans lésions proprement dites, par l'activité des fibres lisses, irritées par un agent infectieux ou uniquement par voie nerveuse réflexe ; elles cèdent, en général facilement aux manœuvres de massage.

Les rétractions cicatricielles seront plus longues à faire disparaître, mais elles céderont cependant peu à peu avec de la patience ; avec l'amélioration de la circulation pelvienne ; la souplesse de l'appareil suspenseur pourra se rétablir ; malheureusement l'infiltration cellulaire et l'infection sont les ennemis jurés de la fibre musculaire lisse et quand la maladie est de date ancienne, il est difficile de ramener les ligaments à leur tonicité normale ; une opération sera peut-être alors nécessaire, elle sera seulement utile si elle se base sur les règles de l'équilibre abdominal et laisse aux organes la possibilité de leurs fonctions et leur mobilité relative.

Le traitement kinésique des **brides** et **adhérences intrapéritonéales** consiste en *massage, élongation, décollement* et quelquefois *rupture* ; ce traitement se confond avec celui des exsudats qui leur ont donné lieu : chaque adhérence devra être massée pour son compte.

Les adhérences peuvent se produire en surface, ou en un point localisé, entre deux organes ou avec les parois pelviennes ; elles peuvent être de date récente, peu organisées, ou de date ancienne, contenir même des vaisseaux sanguins.

Le massage des adhérences par *friction circulaire* est bimanuel et s'exécute d'après les préceptes énoncés plus haut ; comme nous l'avons vu, il y a quelquefois avantage à l'exécuter pendant les règles, pour gagner du temps et profiter de la fluxion qui a lieu à ce moment.

Il faut toujours masser d'abord les extrémités, les « insertions » de l'adhérence, pour arriver peu à peu à son centre.

L'*élongation* de l'adhérence se fait par des *élévations* ou des *refoulements* des organes, nous avons déjà décrit plus haut ces manipulations.

Le *décollement* se pratique bimanuellement, en saisissant l'adhérence à sa base, entre l'extrémité de l'index interne et des doigts externes, et en exerçant un léger mouvement de levier sur l'extrémité des doigts comme charnière ; il faut décoller, non pas arracher.

On peut aussi décoller un utérus rétroversé, maintenu par des adhérences molles en suivant la même méthode que pour le décollement du placenta, ou procéder comme si le ventre était ouvert, c'est-à-dire en fauchant avec l'extrémité des doigts externes, tout en refoulant l'organe en avant avec l'index interne.

Les adhérences entre deux organes seront détachées de celui qui risque le moins de subir des déchirures, ainsi une adhérence entre le fond utérin et le rectum sera décollée au niveau du fond utérin lui-même.

Le massage peut arriver, en se combinant avec des étirements prudents, à allonger des brides fibreuses en apparence très solides, à les amincir et enfin à les rompre ou les détacher facilement : toutes ces manœuvres devront être exécutées avec beaucoup de prudence et de circonspection. Lorsqu'une adhérence n'est qu'allongée, la mobilité peut redevenir complète pour l'organe dévié, mais la malade une fois rendue à sa vie ordinaire, les brides, grâce à la rétraction cicatricielle consécutive, reprendront leur ancienne longueur et tout sera à recommencer ; dans ces cas, l'intervention opératoire, aussi conservatrice que possible, pourra entrer en jeu.

Les adhérences qui donnent le plus de peine au massothérapeute sont les *adhérences en nappe* ou en *surface*, ainsi celles situées entre le fond utérin et les insertions vaginales postérieures ou entre le fond et l'isthme ; ces dernières amènent des flexions et la formation dans le tissu utérin de « plis » cicatriciels difficiles à faire disparaître, il faut favoriser leur résorption par un massage direct très suivi.

Les adhérences entre l'ovaire et les *parois pelviennes* ou le gros intestin se massent par la voie *recto-abdominale* ; pour les adhérences tubaires, les plus grandes précautions sont nécessaires afin d'éviter la rupture de la trompe, leur massage ne sera entrepris qu'à la fin du traitement, quand les parois abdominales seront tout à fait assouplies, mais en général l'intervention chirurgicale sera alors plutôt indiquée et pourra s'exécuter dans de bonnes conditions.

Traitement des affections des trompes et des ovaires.

Trompes. — Le traitement des affections aiguës se combine avec celui des infiltrations et des exsudats aigus pelviens ; seul le massage vibratoire abdominal peut, comme nous l'avons vu, avoir une puissante action sur le développement de l'infection ; action bactéricide (anaérobies détruites par un sang plus oxygéné), excitation phagocytaire, etc., nous n'y reviendrons pas.

On peut quelquefois, par le massage vibratoire appliqué sur les trompes, provoquer l'expression de leur contenu dans la cavité utérine, mais on comprend combien ce point est délicat et combien on peut s'exposer au danger de la pénétration du pus dans la cavité péritonéale ; les manipulations *directes* ne devront être employées qu'une fois l'utérus rendu à sa place normale et tout phénomène aigu supprimé ; mais dans ces cas encore, l'intervention opératoire bien préparée sera plus favorable ; nous avons cependant pu arriver plus d'une fois à vider dans l'utérus et le vagin des collections tubaires, séreuses ou purulentes, et à obtenir une guérison définitive, suivies même de grossesses normales ; le contenu tubaire se vide du reste quelquefois de lui-même, l'utérus étant replacé et les exsudats *para* et *péri*-salpingiques absorbés.

Ovaires. — Nous avons vu plus haut les effets du massage direct des ovaires, dans leur *atrophie* et dans l'*obésité*, le massage dans l'**ovarite parenchymateuse** n'a pas toujours donné des résultats favorables, le traitement doit être palliatif et agir par ses effets généraux sur les troubles réflexes de l'innervation et sur la circulation pelvienne ; cette affection est souvent en rapport avec la constipation.

Le traitement des **adhérences** et de la **périovarite** appartient aux chapitres précédents ; il en est de même des **congestions réflexes** de ces organes dues aux affections de l'utérus, la constipation la masturbation, etc. ; nous en avons parlé à propos des troubles de la circulation pelvi-abdominale.

Traitement des affections de la muqueuse et du parenchyme utérin.

Le traitement kinésique peut très bien arriver à guérir une **endométrite** et faire disparaître une **métrite** ancienne ou récente, pour les mêmes raisons que nous avons déjà mentionnées ; la puissance du massage est bien supérieure à celle de l'emploi des moyens médicaux et même chirurgicaux ; il est fort rare d'être obligé de recourir à un curettage, à des scarifications, à des excisions d'ulcérations du col, tous ces états disparaissent quand leur cause première est supprimée.

Le traitement cherchera à agir principalement sur la circulation abdomino-pelvienne et sera rarement direct, encore moins là qu'ailleurs.

Le massage direct agira plutôt sur l'**atonie utérine** et le **manque d'involution** (suite d'accouchement), en favorisant la régression de l'hypertrophie et de l'hyperplasie des éléments utérins.

Traitement des déviations utérines.

Les différentes manipulations qui vont suivre, ont pour but de ramener l'utérus à sa place normale, c'est-à-dire *en légère antéversion, en arrière et un peu au-dessus de la vessie* vide ; cela ne veut pas dire que toutes les déviations postérieures ou latérales amènent des phénomènes douloureux ou des troubles dans la génitalité, nous ne reprendrons pas toutes les discussions parues à ce sujet ; il est bien des femmes qui ont des déviations et qui n'en souffrent pas, chez d'autres, la rétroversion fait partie de tout le syndrome de l'entéroptose et du déséquilibre abdominal et devra être traitée suivant les idées déjà émises à ce sujet. Le traitement kinésique ne devra pas être acharné, car si celui-ci ne réussit pas au bout d'un temps relativement court, il faudra y renoncer pour ne pas énerver sa malade, et recourir à l'intervention chirurgicale nécessitée par l'état du sujet, et exécutée selon les lois établies par Schultze, sur lesquelles nous ne reviendrons pas.

Les manipulations que *Thure-Brandt* employait à la réduction des déviations peuvent servir de types généraux de traitement ; elles s'appliquent aux différents cas qui peuvent se présenter ; cependant elles se combinent rapidement entre elles ; il faut généralement suivre dans les essais de réduction la méthode la plus simple et arriver par progression à la plus compliquée, si les autres n'ont pas donné de résultats ; le médecin bien au courant de la méthode saura l'appliquer comme il convient à chaque cas particulier.

Avant de tenter la réduction, le ventre doit être en bonnes conditions, les parois abdominales assouplies, l'utérus être mobile et réductible, c'est-à-dire les adhérences rompues, ou allongées à l'extrême et les contractures vaincues, les annexes libérées ; en un mot, tout état inflammatoire aigu est une contre-indication aux manœuvres directes.

Le port du pessaire entre les séances de massage peut être indiqué, afin de conserver les positions acquises.

Déviations postérieures. — I. — *Réduction dans la station verticale* (unimanuelle).

a) **Réduction vaginale**.

b) **Réduction recto-vaginale**.

II. — *Réduction dans la station demi-couchée* (bimanuelle).

a) **Réduction vaginale** :

1º Par bascule.

2º Par refoulement.

3º Par accrochement.

4º Par soulèvement.

b) **Réduction recto-vaginale** :

1º Par soulèvement et bascule.

I. — *Réduction dans la station verticale* (unimanuelle).

a) **Réduction vaginale**.— *Exemple :* Femme obèse, parois abdominales peu dépressibles, utérus mobile, basculant facilement en avant, attaches utérines antérieures ayant conservé leur tonicité.

La malade se tient debout en avant et à droite du médecin, elle s'appuie de sa main gauche sur l'épaule droite du médecin, de l'autre elle retient ses robes.

Le médecin, assis devant elle, introduit l'index gauche dans le vagin et plaçant la pulpe du doigt dans le cul-de-sac antérieur contre le col, refoule l'utérus en arrière et en haut vers le promontoire. Le fond bascule alors en avant par la tension des attaches antérieures de l'utérus et vient s'étendre sur la vessie. (Comparer fig. 344, page 526.)

b) **Réduction recto-vaginale**. — Même exemple que ci-dessus, utérus plus mou, plus gros, attaches antérieures relâchées.

Même position.

Le médecin introduit l'index aussi haut que possible dans le rectum, au-dessus du sphincter supérieur, de manière à arriver au niveau du fond utérin, il refoule alors l'organe vers la symphyse,

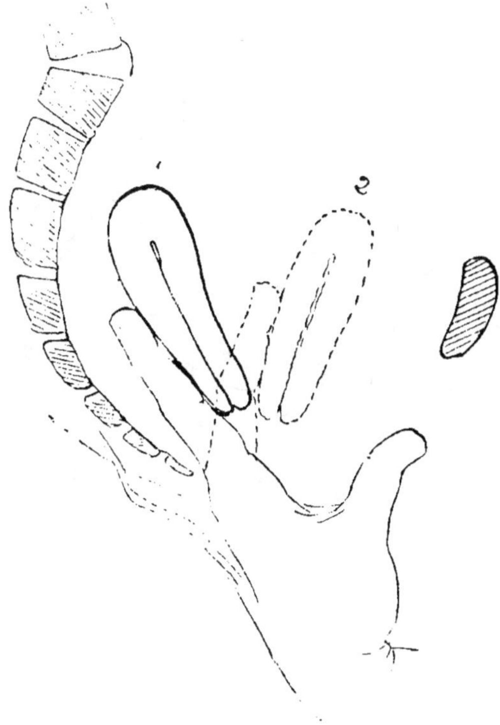

Fig. 342. — Réduction recto-vaginale : 1er temps.

doucement et graduellement, en fléchissant peu à peu le doigt en avant (fig. 342 ; pendant cette manœuvre le pouce, introduit dans le cul-de-sac antérieur du vagin, refoule le col en arrière (fig. 343) et complète ainsi la bascule de l'utérus.

Pendant ces deux manœuvres, l'opérateur appuie son coude gauche sur son genou de la main droite il maintient la malade : il peut aider à la pénétration de l'index et soulager l'effort du bras, en relevant légèrement son genou par une extension du pied.

Brandt, pendant ces manœuvres, faisait exceptionnellement prendre aux malades la position genu-pectorale, pour faciliter la réduction rectale de l'utérus.

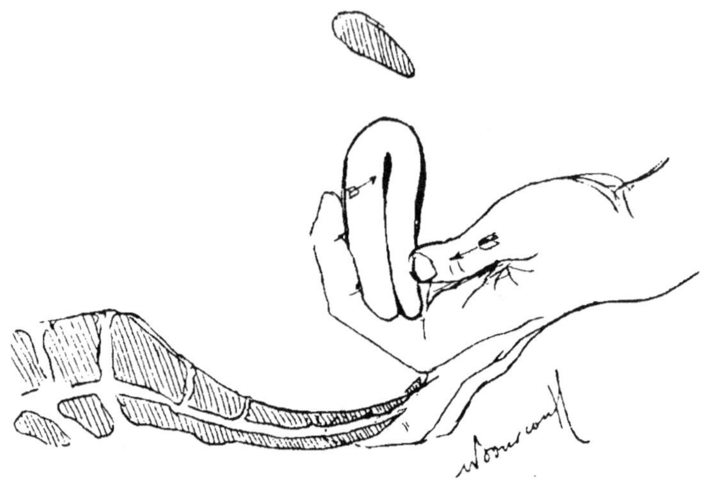

Fig. 343. — Réduction recto-vaginale : 2ᵉ temps.

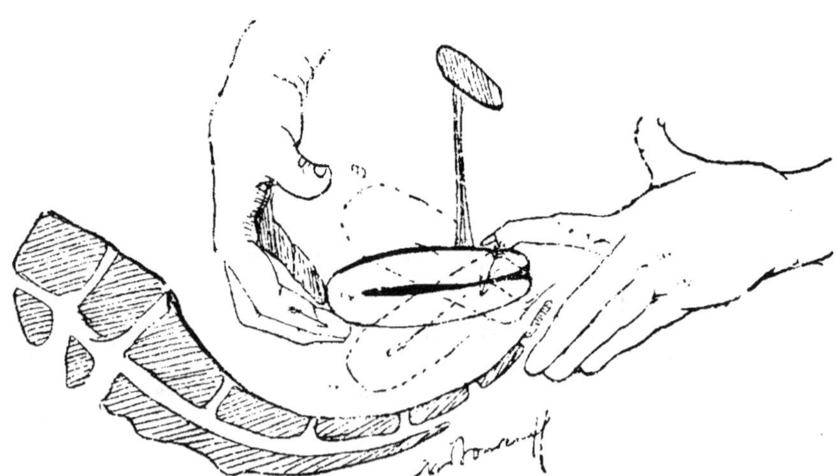

Fig. 344. — Réduction abdomino-vaginale : par bascule

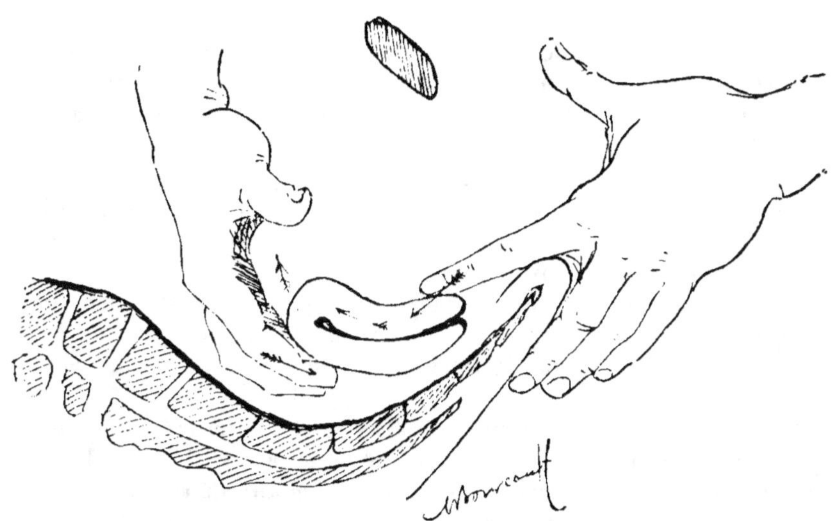

Fig. 345. — Réduction abdomino-vaginale par refoulement.

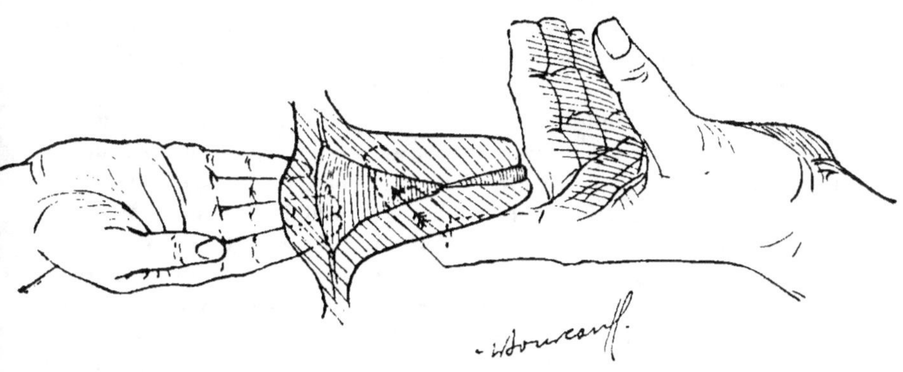

Fig. 346. — Réduction abdomino-vaginale : par accrochement.

II. — *Réduction dans la station demi-couchée* (bimanuelle).

a) **Réduction vaginale.** — 1° PAR BASCULE :

Utérus plutôt petit et dur, attaches vaginales antérieures ayant conservé leur tonicité.

Même manœuvre que ci-dessus (*a*), avec cette différence que la réduction étant bimanuelle, la main droite complète la réduction, en amenant le fond utérin en avant aussitôt qu'elle peut le saisir (fig. 344).

Cette manœuvre, comme aussi les suivantes, peut se commencer en station verticale et se terminer en station demi-couchée, sans que le médecin retire sa main gauche de sa place ; il suit simplement la malade dans son mouvement.

Dans la station demi-couchée, la malade peut aider aux manœuvres de réduction en soulevant son bassin ; elle place pour cela ses deux poings fermés sous les fesses ; on peut y glisser aussi un petit coussin conique.

2° PAR REFOULEMENT. — La main droite cherche l'utérus et s'applique près du fond aussi haut et aussi en arrière que possible, les doigts entourant le fond très exactement, médius et annulaire en arrière, index et auriculaire sur les côtés, de façon à empêcher un échappement latéral ; l'index gauche placé alors dans le cul-de-sac antérieur refoule le col en arrière et en haut ; cette manœuvre fait généralement glisser le fond utérin dans la main droite, celle-ci l'amène en avant et complète la réduction (fig. 345).

3° PAR ACCROCHEMENT. — Le médecin introduit l'index gauche par le cul-de-sac latéral droit derrière le fond utérin, vers la corne gauche, en englobant ainsi obliquement l'organe, il le soulève à l'encontre de la main droite qui complète le mouvement en avant (fig. 346).

4° PAR SOULÈVEMENT. — Le médecin place l'index gauche dans le cul-de-sac postérieur, aussi haut que possible derrière le fond utérin (fig. 347), à ce moment il glisse sa main droite, face palmaire dirigée en haut, en avant de l'utérus, derrière la symphyse et cherche, en déprimant fortement les parois abdominales, à arriver en dessous de l'isthme utérin (fig. 348) ; tandis que le doigt postérieur cherche à refouler le corps en avant, la main extérieure refoule le col en arrière ; l'utérus commence alors à se *soulever* ; à ce moment, l'index gauche quitte le cul-de-sac postérieur pour venir dans l'antérieur et, combinant son mouvement avec celui de la main droite, il refoule le col en arrière et en haut (fig. 349) ; le fond tend à basculer toujours plus avant, la main droite pivote à ce moment autour du corps utérin, et, se plaçant derrière lui, achève la réduction (fig. 350).

b **Réduction recto-vaginale**. — 1° Par *soulèvement et bascule*. —
(Cette manœuvre s'applique aux utérus longs, gros et mous, qui
n'ont pu être basculés par les méthodes précédentes.)

La position élevée du bassin facilite cette manœuvre (Voyez plus
haut).

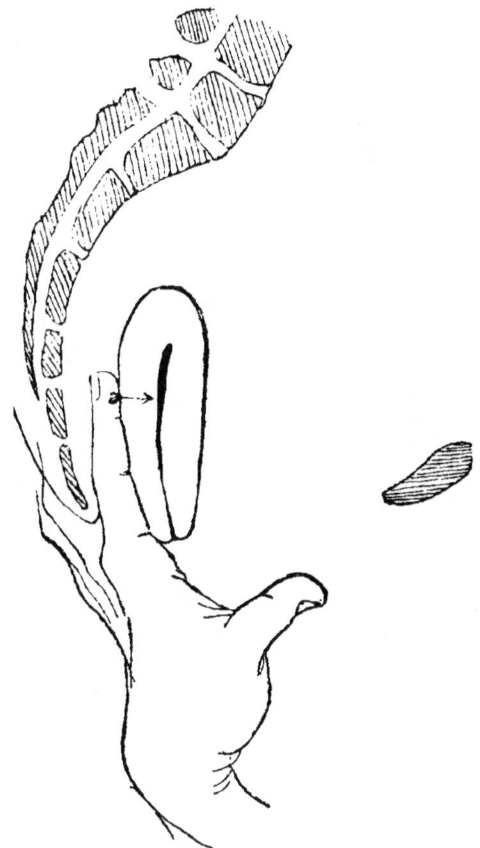

Fig. 347. — Réduction abdomino-vaginale : par soulèvement, 1er temps.

Le médecin introduit lentement son index, aussi haut que possible
dans le rectum, en cherchant à arriver au niveau du fond utérin
(fig. 351); s'il a de la peine à l'atteindre, la main droite arrivant à son
aide par des mouvements de massage sur le fond utérin, repous-
sera l'organe en bas jusqu'à ce qu'il soit *étendu* sur l'index gauche
(fig. 352); le médecin soulevant l'utérus par le rectum amène le fond
en avant ; le pouce introduit à ce moment dans le vagin refoule le col

en arrière, par le cul-de-sac antérieur; lorsque le fond se trouve suffisamment en avant pour être saisi de la main droite, celle-ci complètera la réduction (fig. 353).

Toutes ces manœuvres doivent être exécutées doucement et légèrement avec des mouvements de massage (frictions circulaires, trépidations). Il ne faut pas exercer de fortes pressions sur le corps de l'utérus, mais se laisser guider par l'indication du moment.

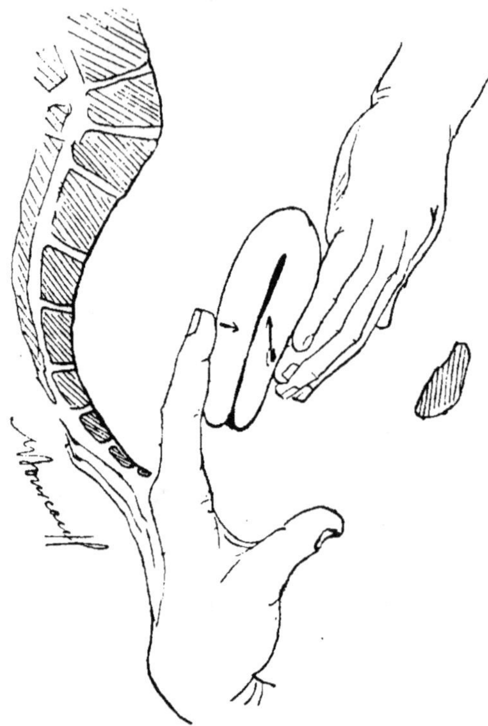

Fig. 348. — Réduction abdomino-vaginale : 2e temps.

Déviations latérales. — L'index introduit dans le vagin peut appuyer d'un côté sur le col et le refouler *du côté de la déviation*, puis changer de côté et soulever le fond par le cul-de-sac dans la direction opposée à la déviation. En combinant ces mouvemements avec le massage et les principes déjà énoncés plus haut, on arrivera facilement au but. (Voy. *Massage dans les exsudats* et fig. 354).

Déviations antérieures. — Elles ne sont qu'une exagération de la position normale de l'utérus. Les fixations antérieures et latérales devront être traitées par les procédés que nous avons indiqués plus haut : *massages, étirements et élévations.*

L'*antéflexion*, très accentuée et pathologique, est généralement due à des troubles trophiques par circulation défectueuse ; ces phénomènes une fois supprimés et si la flexion n'est pas trop ancienne, on pourra arriver sans trop de difficultés à corriger la flexion en modifiant

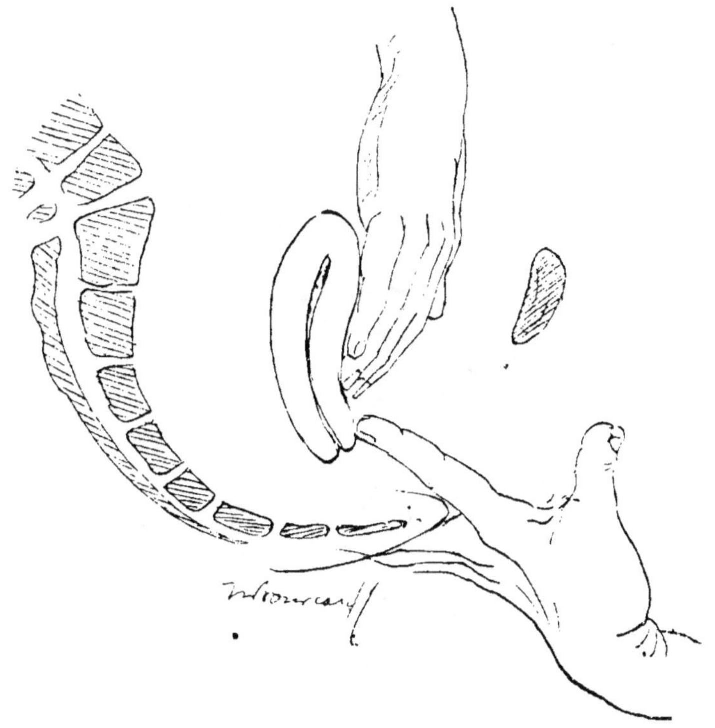

Fig. 349. — Réduction abdomino-vaginale : 3e temps.

la nutrition de l'organe ; les adhérences de surface peuvent amener des antéflexions difficiles à vaincre.

Les manipulations consistent à étendre l'utérus sur l'index gauche et à le masser par sa paroi postérieure (fig. 355) A ; le massage antérieur n'a lieu qu'exceptionnellement, dans le cas d'adhérences antérieures de surface ; l'utérus est alors légèrement renversé et le fond attiré en arrière avec la main droite (fig. 356) (B) (Voy. page 536).

Les manœuvres de réduction des déviations postérieures peuvent très bien se combiner avec le port d'un bon *pessaire.* Cet instrument permet au médecin de garder ses positions, l'utérus une fois réduit en place, et d'éviter à la malade des manipulations préparatoires souvent fatigantes.

Comme nous l'avons dit plus haut, nous ne pouvons nous conformer complètement aux idées de *Brandt* qui, n'étant pas médecin, n'osait pas se servir d'instruments ; il pourra parfaitement nous ar-

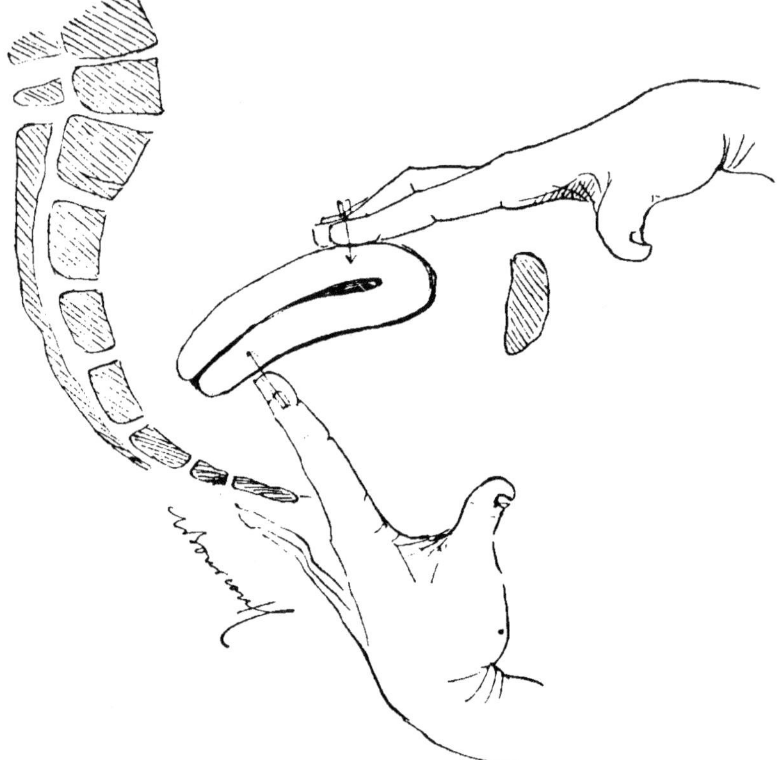

Fig. 350. — Réduction abdomino-vaginale 4e temps.

river, dans certains cas spéciaux, pour faciliter une manœuvre de réduction, de nous servir de la *sonde utérine*, en nous entourant des précautions nécessaires, ou de réduire un utérus, la femme étant endormie, en abaissant le col au moyen de pinces, etc.; car il peut se faire que, malgré la *patience* du chirurgien et la *mobilité* de l'utérus, celui-ci échappe aux manœuvres de réduction, à cause de l'état de contracture, nerveuse ou douloureuse, des parois abdominales ; l'utérus réduit et les douleurs supprimées, le massage pourra quelquefois être entrepris avec une facilité à laquelle on ne s'attendait pas.

Donc de même que nous demandons aux chirurgiens de recourir au massage avant de prendre le couteau, nous devons, nous aussi,

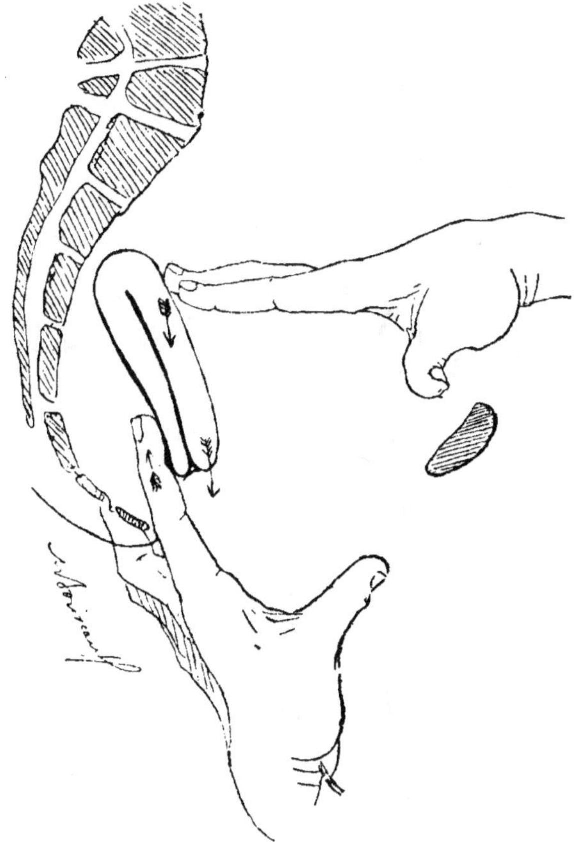

Fig. 354. — Réduction recto-vagino-abdominale : 1ᵉʳ temps.

ne pas vouloir faire une panacée du massage, mais savoir diriger notre intervention d'après les indications de la maladie.

Traitement du relâchement de l'appareil ligamenteux et musculaire.

Ce traitement, pour certains cas légers, fait partie du traitement général de l'**entéroptose** que le lecteur retrouvera dans une autre partie de cet ouvrage (1), ou encore se rattache au chapitre précédent. Le massage, dans les cas de relâchement très marqué de l'appareil ligamentaire ou dans les déchirures du diaphragme pelvien (descentes, prolapsus), ne sera qu'une préparation ou une suite à l'opération chirurgicale, ayant pour but la restauration du vagin ou

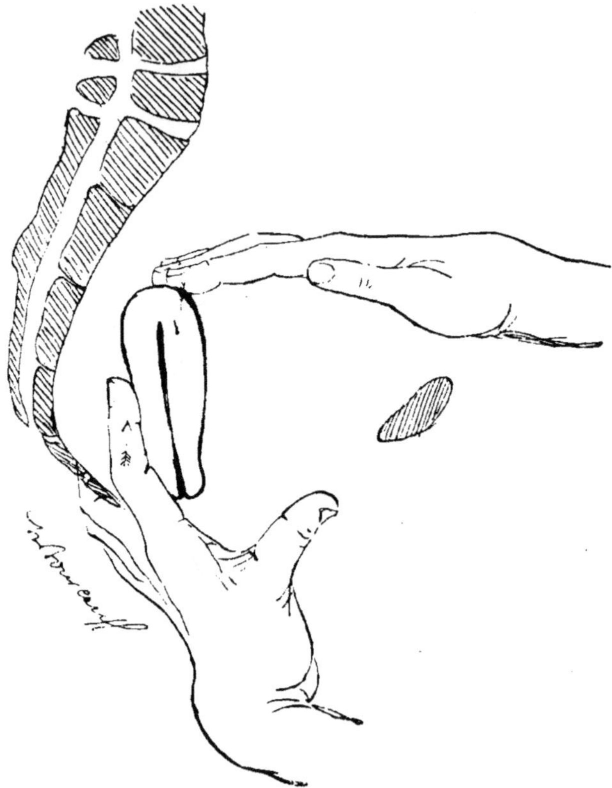

Fig. 352. — Réduction recto-vagino-abdominale : 2e temps.

du périnée, ou le raccourcissement de l'appareil ligamentaire de soutien (Alexander moderne, ventro-fixation, etc.).

Lorsqu'il y a seulement atrophie partielle, affaiblissement de l'appareil de suspension, léger degré d'entéroptose, les manipulations de massage, les manœuvres de relèvement, la gymnastique générale ou spéciale des muscles abdominaux ou pelviens peuvent donner d'excellents résultats, toute lésion concomitante ayant naturellement été supprimée.

(1) Voir aussi *Le Ventre*, par BOURCART et CAUTRU.

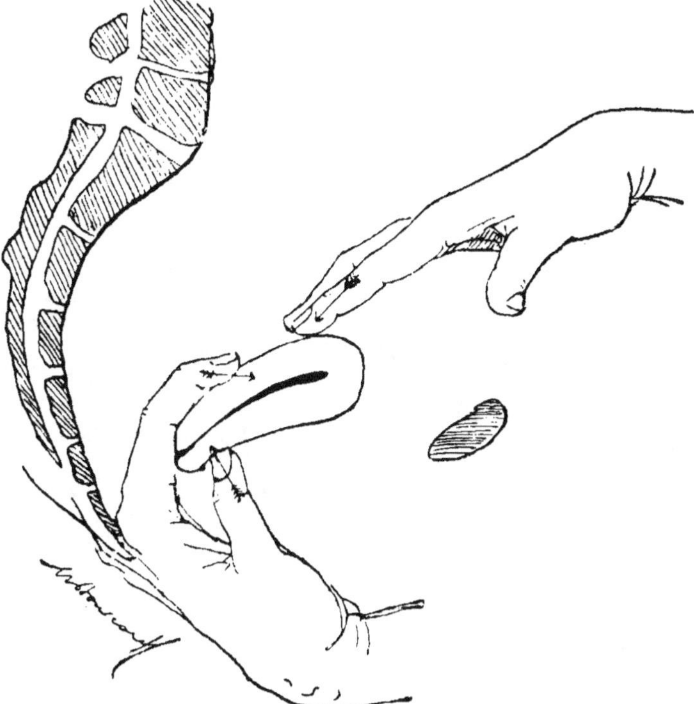

Fig. 353. — Réduction recto-abdomino-vaginale : 3e temps.

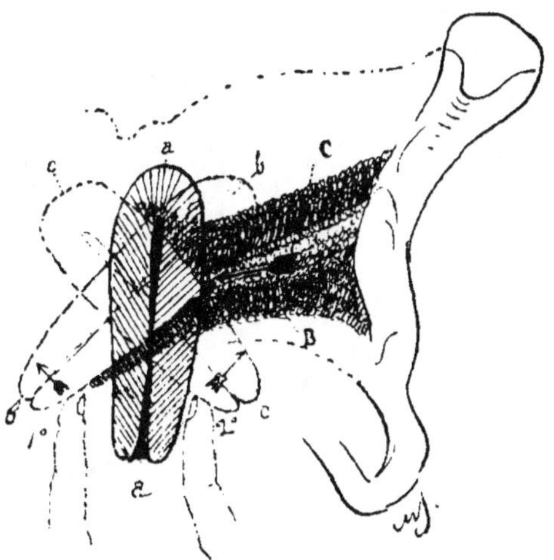

Fig. 354. — Mobilisation des latéroflexions.

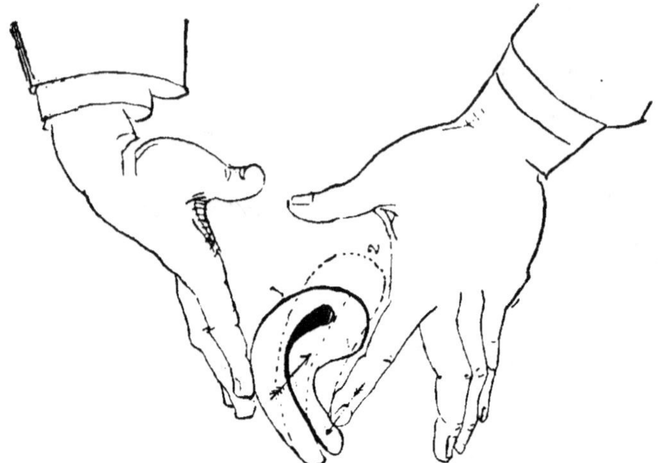

Fig. 355. — Réduction de l'antéflexion : mode A.

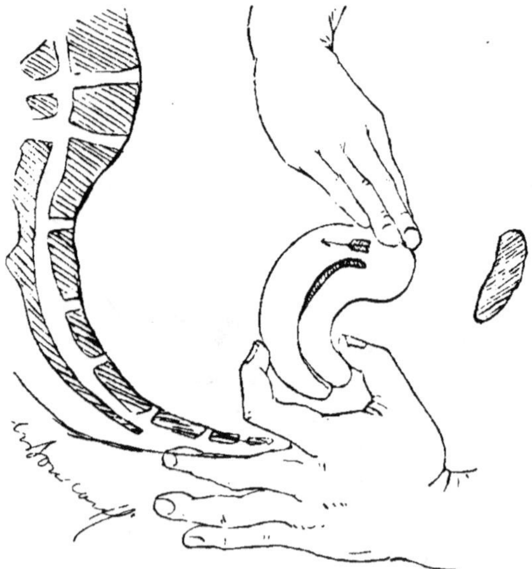

Fig. 356. — Réduction de l'antéflexion : mode B.

Les déplacements des annexes dans le Douglas, qui peuvent être ainsi la cause de la formation de grossesses extra-utérines (Bourcart), pourront être traités par le massage, mais quand il s'agira d'intervenir chirurgicalement, nous pourrons employer l'opération de l'*Alexander moderne*, celle-ci ayant une très grande action sur l'appareil ligamentaire des annexes (ainsi que nous l'avons décrit dans d'autres travaux) de préférence à la ventro-fixation.

Autres applications du traitement.

Tout en étant partisan de l'opération dans les *fibro-myomes* utérins, nous avons vu qu'on pouvait quelquefois lutter contre les hémorragies de congestion, en facilitant la circulation par les vibrations manuelles ; le traitement kinésique peut quelquefois être appliqué contre les troubles apportés par ces tumeurs à l'équilibre et au fonctionnement abdominal, mais l'indication de l'intervention posée, nous resterons purement chirurgiens.

Le massage pourra encore nous rendre des services dans certaines **affections de la vessie.**

Le massage de la vessie se combine souvent avec celui des affections utérines ; la stase sanguine des plexus veineux périvésicaux, produite par l'existence d'exsudats péri- et paramétritiques, ou la déviation en arrière de la matrice, entraînent toujours des lésions plus ou moins marquées du côté de la vessie ; le massage abdominal, soit combiné, soit simple. rend aux organes leur indépendance fonctionnelle.

Les mouvements de gymnastique agissant directement sur la circulation pelvienne pourront être prescrits à côté du traitement local. Brandt recommandait chez les enfants l'exercice d'*adduction des jambes,* le *massage recto-vésical* et le *tapotement* de la région sacrée.

Les *vibrations* appliquées sur la vessie peuvent se combiner avec des vibrations lombaires et périnéales.

Dans l'**incontinence,** le massage du *sphincter vésical* peut en rappeler la contractilité, surtout si le traitement est combiné avec une intervention chirurgicale parfois nécessaire (cystocèle).

Dans les *spasmes de la vessie,* dépendant d'une cystite chronique, ou d'un réflexe ovarien, les *vibrations sus-pubiennes* amèneront une sédation de la contracture et une diminution des douleurs.

En **obstétrique** nous n'insisterons pas sur l'utilité du massage, pour lutter contre l'*atonie utérine,* et sur son action dans le rétablissement de la *tonicité des parois abdominales.*

Le traitement des *vomissements de la grossesse* par le massage et les

vibrations nous a donné de brillants résultats, quand il est employé
à temps.

Tout le monde sait que les vomissements sont un des symptômes
les plus fréquents du début de la grossesse. Tant que ces vomissements ne sont que légers, le médecin n'est point appelé et les malades
n'y attachent pas grande importance ; il en est autrement quand
tous les repas sont évacués et que l'affection s'établit d'une façon
permanente.

Il semble à première vue que les femmes enceintes ne pourraient
pas trop longtemps supporter cet état ; mais il n'en est rien, on est
quelquefois étonné de voir sa durée se prolonger des semaines
sans avoir de l'influence sur la santé générale, une partie seule
des aliments étant rejetée, le reste suffit à l'entretien ; il n'en
est cependant pas toujours ainsi et il arrive un moment où la
maladie prend rapidement le dessus et où la vie de la femme est
même menacée.

Nombreuses ont été les théories édifiées sur ce sujet et nombreux
ont été les traitements palliatifs : la plupart d'entre eux faisaient
souvent défaut et dans les cas graves il fallait généralement recourir à l'avortement.

Le vomissement de la grossesse est un réflexe en relation avec
l'état du système génital de la femme et spécialement de l'équilibre
circulatoire intra-abdominal ; pour les uns il serait dû à un état
inflammatoire de l'utérus et de ses annexes, pour d'autres à la
résorption de produits placentaires.

Les stases veineuses provoquées dans les *ganglions du système nerveux sympathique* par le fait du ralentissement apparent de la circulation portale des femmes enceintes, doivent jouer ici un rôle très
important, d'une part en entravant l'action normale des centres
vaso-moteurs sur la circulation et la nutrition des viscères abdominaux, d'autre part en augmentant l'irritabilité réflexe due à la
résorption éventuelle ou la non-élimination des toxines, digestives
ou autres, formées dans l'estomac ou l'intestin ; nous citerons à ce
propos les vomissements de la péritonite, ceux dus aux lésions de
l'intestin, ceux des névrites tabétiques du plexus solaire et ceux de
la maladie d'Addison.

Les vomissements surviennent principalement chez les déséqui-
librées du ventre, anémiques, rhumatisantes, neurasthéniques, entéroptosiques, etc.

Si l'on a soin dès le début de rechercher les symptômes du déséquilibre, tels que : la stase sanguine, le ralentissement dans les fonctions
viscérales assimilatrices ou éliminatrices, il sera facile de trouver la

cause des vomissements et d'arrêter ceux-ci, avant que leurs conséquences aient un retentissement trop marqué sur l'individu.

Comme *traitement*, il faudra exécuter les manipulations ayant pour but de soulager la circulation veineuse en retour, soit *porte*, soit *cave*; ces manipulations ne présentent aucun danger pour la grossesse en cours, bien au contraire, car les stases et les congestions passives ou actives de l'utérus favorisent l'avortement ; nous y ajouterons toutes les manipulations nécessaires au rétablissement de la configuration normale du contenu abdominal, qu'il s'agisse d'une descente du côlon transverse, d'une ptose du rein ou de l'estomac, d'un travail hépatique insuffisant, d'une affection utérine.

Nous porterons notre attention sur le fonctionnement des parois du sac abdominal, soit du côté externe, soit du côté diaphragmatique, et saurons placer soit un bon corset abdominal, soit une ceinture, ou, s'il le faut, nous maintiendrons la malade dans la position horizontale jusqu'au moment où les désordres seront *rétablis* ou *compensés*.

Aux manipulations d'ordre général et spécial nous ajouterons les *massages directs des ganglions du plexus cœliaque* ; nous avons fait cesser ainsi plus d'une fois la propagation de « l'arc réflexe » du plexus ganglionnaire utérin au système stomacal.

Ces vibrations s'exécutent en déprimant doucement, avec les deux mains l'une sur l'autre — l'une appuyant (la gauche), l'autre vibrant (la droite) — la paroi abdominale antérieure au niveau des plexus, et cela pendant deux ou trois minutes avec de petites reprises.

L'estomac étant généralement vide, et les vomissements se produisant surtout dans les premiers mois de la grossesse, il est facile d'atteindre les ganglions ou leur région, l'effet des vibrations étant toujours assez puissant pour pénétrer jusqu'à eux.

Les manipulations de refoulement « vers le diaphragme » du tractus digestif, soulagent la circulation du bassin, en facilitant la décompression des vaisseaux caves inférieurs (utéro-annexiels) par le paquet intestinal et ne sont d'aucun danger s'ils sont exécutés avec prudence ; par contre, les massages intempestifs, tels que les pétrissages du ventre, profonds ou superficiels, vont à fin contraire, étant éminemment congestifs quand la voie hépatique n'est pas ouverte.

TABLE ALPHABÉTIQUE

20197. — Corbeil. Imprimerie Crété